B. Krautheimer

Homöopunktur

Praktische Quantenmedizin

Bernd Krautheimer

Homöopunktur
Praktische Quantenmedizin

ELSEVIER
URBAN & FISCHER

URBAN & FISCHER München

Zuschriften und Kritik an:
Elsevier GmbH, Urban & Fischer Verlag, Lektorat Medizin, Hackerbrücke 6, 80335 München
E-Mail: medizin@elsevier.com

Autor:
Dr. med. Bernd Krautheimer, Jupiterstraße 9, 87484 Nesselwang

Wichtiger Hinweis für den Benutzer
Die Erkenntnisse in der Medizin unterliegen einem laufenden Wandel durch Forschung und klinische Erfahrungen. Herausgeber und Autoren dieses Werkes haben große Sorgfalt darauf verwendet, dass die in diesem Werk enthaltenen therapeutischen Angaben (insbesondere hinsichtlich Indikation, Dosierung und unerwünschten Wirkungen) dem derzeitigen Wissensstand entsprechen. Das entbindet den Nutzer dieses Werkes aber nicht von der Verpflichtung, anhand weiterer schriftlicher Informationsquellen zu überprüfen, ob die dort gemachten Angaben von denen in diesem Buch abweichen, und seine Verordnung in eigener Verantwortung zu treffen.
Wie allgemein üblich wurden Warenzeichen bzw. Namen (z.B. bei Pharmapräparaten) nicht besonders gekennzeichnet.

Bibliographische Information der Deutschen Nationalbibliothek
Die Deutsche Nationalbibliothek verzeichnet diese Publikation in der Deutschen Nationalbibliographie; detaillierte bibliographische Daten sind im Internet über http://dnb.d-nb.de abrufbar.

1. Auflage 2010

Der Urban & Fischer Verlag ist ein Imprint der Elsevier GmbH.

10 11 12 13 14 5 4 3 2 1

Um den Textfluss nicht zu stören, wurde bei Patienten und Berufsbezeichnungen die grammatikalisch maskuline Form gewählt. Selbstverständlich sind in diesen Fällen immer Frauen und Männer gemeint.

Planung: Martina Volz und Christine Schwaiger, München
Redaktion und Lektorat: Renate Metz, München
Herstellung: Dietmar Radünz, München
Zeichnungen: Alex Folin, Dont di Zoldo, Italien
Grafiken: Stefan Dangl, München
Fotos: Chris Zenz, Graz, Österreich; übernommen aus:
Bahr et al., Das große Buch der klassischen Akupunktur, Elsevier 2007
Satz: MedienProfis Leipzig GmbH, Leipzig
Druck und Bindung: LegoPrint, Lavis, Italien
Umschlaggestaltung: Spieszdesign Büro für Gestaltung, Neu-Ulm

ISBN 978-3-437-59901-9
Aktuelle Informationen finden Sie im Internet unter **www.elsevier.de** und **www.elsevier.com**

Vorwort

Dieses Buch entstand aus der praktischen Arbeit am Patienten und den zahlreichen Seminaren zum Thema Homöopunktur. Die Seminarteilnehmer haben immer wieder den Wunsch an mich herangetragen, die langjährigen Erfahrungen der klinischen Arbeit in einer praktisch verwertbaren Form niederzuschreiben. Somit ist eine Anleitung zur Therapie mit Injektionen homöopathischer Arzneimittel in Akupunkturpunkte entstanden, die einerseits dem Fortgeschrittenen sicher viele Anregungen bietet, dem Anfänger auf jeden Fall den Einstieg in die Materie erleichtert, dem Skeptiker den Einblick in eine neue Sichtweise von Krankheit und Therapie eröffnet und hoffentlich zum Ausprobieren anregt und nicht zuletzt auch für Patienten neue Hoffnung, Möglichkeiten und Wege der Therapie bei bisher erfolgloser Heilbemühung zeigt. Insgesamt aber möchte das Buch auch zum Umdenken anregen: Es muss nicht immer Chemie sein, was wir zur Heilung brauchen. Unser Organismus ist ein hochintelligentes Wesen, das seine Steuerimpulse für den Ablauf der Ordnungsprozesse aus Energien und Informationen nichtmaterieller, geistiger, noch wenig erforschter Art erhält. Die Existenz und Auswirkung dieser Energien und Informationen wurde von Physikern wie Einstein und anderen eindeutig bewiesen und hat in der Quantenmedizin ihre praktische Anwendung erfahren. Chemie ist bei völliger Entgleisung der autonomen Regulationsfähigkeit sicher derzeit in der Therapie noch unverzichtbar, weil wir uns nicht anders helfen können, es nicht besser wissen; Chemie aber ist eine Krücke. Sie kann im Endeffekt nur ersetzen oder blockieren. Überleben und heilen kann nur der Organismus sich selbst. Deshalb ist der primäre Einsatz von Chemie bei harmlosen Störungen nicht unbedingt sinnvoll; er behindert die Selbstheilungskräfte des Körpers und kann somit eine chronische Krankheitsbereitschaft induzieren. Mit zunehmender Kenntnis der energetischen Zusammenhänge in der Atomphysik bestätigt sich immer mehr, dass Chemie nur ein sichtbarer und fassbarer Bruchteil der energetischen Auswirkung der Quantenphysik ist. Hinter einer Massenmenge steht eine millionenfache Menge an Energiequanten und Information energetischer Natur, die die Masse strukturiert. So ist auch die krankhafte Veränderung des Gewebes und der Funktionen unseres Körpers nur eine sichtbare materielle Folge eines tiefgreifenden energetischen Informationsprozesses im Hintergrund: Unsere zukünftige Aufgabe wird es sein, im Abgleich mit den Naturphänomenen den in der Krankheit ablaufenden Bewusstseinsprozess, die darin verborgene Information zu erkennen und daraus den Weg zur Heilung zu finden, so wie die Traditionelle Chinesische Medizin (TCM) und Hahnemann mit der Homöopathie es uns vom Prinzip her gezeigt haben.

Die Homöopathie und TCM sind sehr umfangreiche Erfahrungswissenschaften; daher kann dieses Buch niemals den Anspruch stellen, das Thema Homöopunktur umfassend abzuhandeln. Es ist ein Überblick, eine Anleitung, ein Erfahrungsbericht und eine Momentaufnahme. Interessierte werden nicht umhin können, sich ausführlich mit einschlägiger Literatur und Seminaren aus den Bereichen Akupunktur, TCM, Quantenmedizin und Homöopathie weiterzubilden; dies ist eine Aufgabe ohne Ende, sie erfordert ein ganzes Leben voller Offenheit, Lernbereitschaft, revolutionärem Denken und eigener Erfahrung: Nur das eigene Erfahren und Erleben kann überzeugen. Was wir bei unserer Arbeit am Patienten im Einzelfall sehen und erleben, ist die Realität, die es zu reflektieren gilt. Unreflektierte Gleichmacherei in Diagnostik und Therapie aufgrund statistisch konstruierter, „wissenschaftlich“ in Doppelblindstudien mit häufig zweifelhaftem und unrealistischem Ansatz erworbener Daten und Mittelwerte hat weder für den Patienten Sinn, noch bringt dieses Vorgehen wirkliche Erkenntnisse.

Anmerkung zum Therapieteil

Das im Therapieteil beschriebene Vorgehen bei den verschiedenen Krankheitsbildern wurde nach bestem Wissen und Gewissen entsprechend der Erfahrungen des Autors dargestellt. Jeder Therapeut muss jedoch seine Patienten aus seiner Perspektive und seinen Erfahrungen heraus eigenverantwortlich behandeln; die Therapievorschläge können hier nur Anregungen für bisher ungenutzte Möglichkeiten darstellen, wobei jedoch gegenüber dem Autor und dem Verlag dieses Buches keinerlei Rechts- oder Schadensersatzansprüche gestellt werden können.

Danksagung

Zuallererst möchte ich mich bei meiner Familie für die Geduld und Nachsicht während der Zeit bedanken, in der ich die ungewohnte und auch „reizvolle“ Tätigkeit des Schriftstellers ausübte. Die Zeichnungen als Vorlage für die Darstellung der Akupunkturpunkte verdanke ich zum großen Teil Herrn Alex Folin aus Dont di Zoldo/Italien, die digitale Verarbeitung dieser Zeichnungen hat Herr David Schanner aus Nesselwang durchgeführt. Nicht zuletzt möchte ich mich natürlich bei meinen vielen Lehrern (insbesondere bei Herrn Prof. Dr. F. Bahr) und Kollegen bedanken, die mir in den letzten 30 Jahren dieses Wissen vermittelt haben und durch fortwährende Diskussionen reifen ließen.

Inhaltsverzeichnis

Theoretischer Teil

Therapeutischer Teil

Theoretischer Teil

Inhalt

KAPITEL

1 Zur Geschichte der Homöopunktur

1.1 Der Tantrismus

Wenn wir die Homöopunktur in ihrem wahren Wesen verstehen wollen, müssen wir weit zurückschauen. Im Industal, südlich von Kaschmir, entstand vor 7000 Jahren die mystische, wissenschaftliche und künstlerische Strömung der drawidischen Kultur mit der esoterischen Lehre des Tantrismus. Dabei dient die körperliche Vereinigung von Mann (dem Yang-Prinzip) und Frau (dem Yin-Prinzip) dazu, die Erfahrung einer spirituellen, geistigen, kosmologischen Einheit (das Tao oder Dao) zu erleben, indem die Praktizierenden im Zustand der rituellen Ekstase das Empfinden für Raum, Zeit und sich selbst verlieren und nur noch im Jetzt existieren. Es ist die Sehnsucht nach der Rückkehr ins Paradies, nach der Vereinigung mit dem göttlichen Prinzip, dem kosmischen Bewusstsein oder – wie es später die Chinesen nannten – dem Tao.

In dieser Geisteshaltung zeigte sich die Erkenntnis, dass wir unser angeborenes, kindlich-unschuldiges Erleben der Welt und unserer Existenz durch Erziehung, durch religiöse, kulturelle und gesellschaftliche Prägung verlieren, dass wir eine Persönlichkeitsstruktur, ein Ego, einen „Charakter" entwickeln, durch dessen Brille wir alle Dinge sehen und beurteilen und nach dessen Gesetzen wir handeln. Wir verlieren unser innerstes ureigenes Wesen und urteilen nach dem Bewusstsein derer, die uns geformt und geprägt haben, die für uns Vorbild und Autorität sind und von deren Anerkennung wir abhängig sind.

Die Unbefangenheit und Aufgeschlossenheit, das Selbstvertrauen, mit dem ein Kind seine Umwelt erlebt, sind beim Erwachsenen durch einen Panzer des Egos verschlossen. Als Voraussetzung zum Aufbrechen dieses Panzers dient die sinnliche körperliche Erfahrung, die Berührung der „Kategorien des Universums", der „Tattvas". Die ersten fünf Tattvas sind: die Erde, das Wasser, die Luft, der Äther und das Feuer. Weitere Tattvas sind die Sinne: der Geruch, der Geschmack, die Form, das Berühren und der Klang. Dieses tiefe Erleben der Elemente mit den Sinnen führt zu einer Änderung des Bewusstseins, zu dem Gefühl der Einheit mit der Natur. Hier werden wir schon sehr stark an die spätere Lehre der fünf Elemente aus der chinesischen Medizin erinnert.

1.2 Die Chakrenlehre

Daneben entwickelte sich in Indien und im Tibet die Energielehre der Chakren, verbunden mit der Auralehre, die besagen, dass Energie im Universum niemals verloren geht, sondern sich nur in andere Formen umwandeln kann. Das Sanskritwort „Prana" steht für unsere absolute Lebensenergie, die niemals vernichtet wird; wir finden dafür später in der chinesischen Medizin den Begriff „Qi" und in der japanischen Heilkunde den Ausdruck „Ki". Diese Lebensenergie „Prana" umhüllt unseren materiellen Körper in mehreren Schichten (Auraschichten) und stellt unser Bewusstsein dar. Wir müssen uns also neu orientieren, wenn wir jetzt erkennen, dass unser Bewusstsein nicht in unserem Gehirn sitzt, sondern außerhalb unseres materiellen Körpers in Form einer schwingenden energetischen Hülle, und dass unser Gehirn nur ein Gerät ist, eine Antenne, um dieses Bewusstsein wahrzunehmen. Vergleichen wir es mit Radio und Fernsehen: Die Musik und das Bild entstehen nicht im Gerät, sondern irgendwo weit weg in einem Studio und Sender. Das Gerät dient nur der Umwandlung der Sender-Wellen in eine für uns sichtbare und hörbare Information.

Die Energie dieser Auraschichten ist in permanenter Bewegung, die einzelnen Schichten durchdringen sich gegenseitig. An den Schnittpunkten entstehen energetische Verwirbelungen, die als Chakren besonders energiereiche Zonen am Körper bilden. Sensible Menschen können diese Energiehüllen und die Chakren tasten oder sehen. In unserem Körper fließt die Energie Prana in besonderen Kanälen, den „Nadis", mit denen wir in der chinesischen Medizin als Akupunkturmeridiane in ähnlicher Form arbeiten.

Die größten Nadis sind Shushumna, Ida und Pingala. Die beiden wichtigsten Energieformen (die Energie der Erde, Yin oder Schwerkraft, und die solare und spirituelle Energie des Himmels, Yang) werden über das Wurzelchakra am Damm und das Scheitelchakra auf dem Schädeldach aufgenommen. Zwischen diesen beiden Zentren läuft die Shushumna als Verbindungskanal entlang der Wirbelsäule, hier steigt die Kundalini-Kraft (Yin) vom Wurzelchakra nach oben und versorgt die übrigen Chakren mit der kosmischen Schöpfungsenergie, die in der indischen Weisheitslehre als Shakti (tantrischer Begriff) oder weiblicher Aspekt Gottes (Yin) bezeichnet wird. Die Gegenkraft tritt durch das Kronenchakra auf dem Scheitel in die Shushumna ein; es ist die Energie des unmanifestierten, immateriellen Aspektes Gottes, also die Idee (Yang) Gottes, die in besonderem Maße geeignet ist, Blockaden aufzulösen und den Menschen das Göttliche, die kosmische Einheit, das Tao als das alles durchdringende und erzeugende Prinzip der Materie erkennen lässt.

Ida und Pingala ziehen vom Damm hoch zu den Nasenlöchern, Pingala transportiert wärmende, anregende solare Energie (Yang, entspricht dem dorsal gelegenen Lenkergefäß der Akupunktur) auf der rechten Seite, Ida transportiert lunare, kühlende, beruhigende Energie (Yin, entspricht dem ventralen Konzeptionsgefäß der Akupunktur) auf der linken Seite; beide winden sich auf dem Weg nach oben um die Shushumna. Ida und Pingala haben die Fähigkeit, über die Atmung Giftstoffe auszuscheiden und Prana aus der Luft aufzunehmen.

Die innerste oder erste Auraschicht wird als physischer Körper bezeichnet. Sie steuert die Funktionen und Form des materiellen Körpers. Hierher gehört auch das „Abwehr-Qi" der Lunge aus der chinesischen Medizin, das flächig auf unserer Körperoberfläche zirkuliert. Diese Auraschicht ist verbunden mit dem Wurzelchakra im Bereich des Dammes (Akupunkturpunkt KG 1). Probleme der Existenz (Beruf, Geld, zu Hause, Vertrauen zum Leben) zählen zu den Themen, die hier die Energetik schwächen und dann Störungen im Skelettsystem, an Wirbelsäure, Hüft- und Kniegelenken, Lymphstauungen oder Erkrankungen der äußeren Geschlechtsorgane hervorrufen. Der Akupunkturpunkt KG 1 am Damm ist für die Injektion von homöopathischen Mitteln hochempfindlich, deshalb empfehle ich die indirekte Öffnung des Konzeptionsgefäßes über den Kardinalpunkt Lunge 7 und die Öffnung des Lenkergefäßes über den Kardinalpunkt Dünndarm 3. Als Mittel kommen hier unter anderem Bryonia in Frage („Angst vor finanziellem Ruin").

Die zweite Auraschicht ist als Emotionalkörper zuständig für die Art und Weise, wie wir Gefühle erleben. Hierzu gehört auch das Thema Sexualität und Elternschaft, das Körperbewusstsein und die Nahrungsaufnahme, das Befriedigen der eigenen Bedürfnisse. Unglückliches Erleben der Sexualität, Unterdrückung von Gefühlen und Emotionen, Unterdrückung von körperlichen Bedürfnissen führen zu Erkrankungen von Harn- und Geschlechtsorganen. In der Homöopunktur bietet sich hier eine Therapiemöglichkeit über die Punkte KG 4 und LG 4 mit den homöopathischen Mitteln Populus, Solidago, Berberis oder Turnera diffusa.

Die dritte Auraschicht, der sogenannte Mentalkörper, prägt unsere Ratio, das Freiheitsgefühl, unsere Persönlichkeit, unser Machtstreben, unsere Entscheidungsfähigkeit und die Kontrollneigung über das dritte Chakra, das Nabelchakra. Im Körperlichen unterliegen die Verdauungsorgane, das Bindegewebe und die Muskulatur dem Einfluss dieser Auraschicht. In der chinesischen Medizin finden wir hierzu viele Parallelen im Begriff der „Mitte" mit den Organen Milz und Magen. Ein schwaches Selbstwertgefühl mit wenig Durchsetzungsvermögen, das Gefühl kontrolliert und von anderen beherrscht zu werden bis hin zum Mobbing schwächt die Energie in diesem Chakra. Die Folge sind Verdauungsprobleme mit Bauchschmerzen, Durchfällen, Blähneigung, Ulcuskrankheit oder Colitis. Die Homöopunktur kann hier über die Punkte KG 9 und KG 12 mit den homöopathischen Mitteln Nux vomica, Eichhornia und Taraxacum Erleichterung schaffen.

Die vierte Auraschicht ist unser Astral- oder Geisteskörper mit der Verbindung zum Herzchakra in der Mitte des Brustbeins. Hier werden die Themen bedingungslose Liebe, bedingungsloses Geben, Akzeptanz, Freude und Beziehung zu anderen Menschen verarbeitet. Bei Problemen in der Bereitschaft zu lieben, ohne eine Gegenleistung zu erwarten, zu geben, ohne eine Gegenleistung zu erwarten, andere zu akzeptieren, wie sie sind, oder die Nähe und körperliche Berührung zuzulassen reagiert der Patient mit Herz-Kreislauf-Störungen, Atemerkrankungen oder Infektanfälligkeit (Thymus-Schwäche, Immunschwäche). Therapeutisch ist die Homöopunktur an den Punkten KG 17 und LG 10 mit Bryonia, Grindelia, Crataegus oder Thymus möglich.

Die fünfte Auraschicht, der Ätherkörper, äußert sich über das Kehlkopf- oder Halschakra. Es lässt uns kommunizieren, hören und sprechen, Gedanken und Intuition wahrnehmen. Mit Hilfe dieses Energiezentrums können wir uns auch ausdrücken, verbal, künstlerisch, in Gesten, wir können unsere Wünsche äußern und Geschenke annehmen. Bei einem blockierten Halschakra wird uns dies nicht gelingen und wir werden unter Schulter-Arm-Beschwerden, Nackenschmerzen, Ohrenerkrankungen oder Schilddrüsenproblemen leiden. Über die Homöopunktur können wir an den Punkten KG 22 in der Halsgrube und LG 14 unter dem Dornfortsatz des siebten Halswirbels Silicea oder Magnesium fluoratum einsetzen.

Die sechste Auraschicht, unser spiritueller Körper, lässt uns hinter die Dinge schauen; wir schauen mit dem „dritten Auge", dem Stirnchakra über der Nasenwurzel. Hier steigen wir aus dem materiellen Bereich heraus in das reine Yang, sind uns jedoch noch der Dualität bewusst: Wir fühlen uns noch als Individuum gegen unsere Umwelt abgegrenzt, sind noch im Bewusstsein von Yin und Yang, Mann und Frau, dem Bewusstsein von Oben und Unten, haben noch nicht das Gefühl, eins zu sein mit Gott, dem Kosmos, dem Tao. Wir spüren jedoch, dass wir mehr sind als nur unser Körper, unsere materielle Existenz. Dieses Chakra steuert über die Hypophyse unser Hormonsystem und führt bei Schwäche zu endokrinologisch bedingten Organstörungen. Unterstützend können wir über die Akupunktur die Punkte Yin Tang und LG 16 nadeln; eine Injektion am Yin Tang möchte ich jedoch dem Einsteiger nicht unbedingt empfehlen, da hier sehr leicht Blutergüsse bis hin zum Monokel- oder Brillenhämatom provoziert werden.

Die siebte Auraschicht, der Kausalkörper, verbindet unser persönliches Energiefeld über das siebte Chakra auf dem Scheitel, dem Kronenchakra, mit dem universalen, kosmischen Energiefeld. Es ist unsere Verbindung zum Tao, zu Gott, es führt uns zu dem Gefühl der Einheit mit dem Universum und all den darin vorhandenen Ideen von Leben und den Dingen. Über dieses Chakra erhalten wir Wahrnehmungen und Intuitionen, tiefe, weise Erkenntnisse und sind geistig mit unseren Mitmenschen verbunden. Bei Störungen des Kronenchakras bleibt uns diese spirituelle Einsicht verwehrt, wir leben in einem materiellen Bewusstsein, ohne uns um den Sinn des Lebens zu kümmern, ohne eine höhere Intelligenz zu akzeptieren. Hierbei kann es zu Blockaden im Bereich der Zirbeldrüse kommen, die sich in organischen Erkrankungen zeigen, aber auch zu Störungen des Gehirns wie Multiple Sklerose oder Morbus Alzheimer. Unterstützend ist auch hier die Nadel-Akupunktur am Punkt LG 20 als Maßnahme der Injektion vorzuziehen.

Die Bedeutung der Aurahüllen für die Krankheitsentstehung liegt darin, dass diese Energiehüllen unser Bewusstsein darstellen und alle widrigen Erlebnisse und Gefühle speichern. Sind wir beim Thema „Liebe bedingungslos geben" einmal schwer enttäuscht oder verletzt und gedemütigt worden, werden wir uns nur schwer noch einmal für die Liebe öffnen, weil dieses energetische Bewusstsein uns blockiert, weil in der zuständigen Auraschicht ein „Energieknoten" verhindert, dass das entsprechende Chakra sich öffnen kann. Diese Blockade führt bis zu körperlichen Dysfunktionen im Sinne von Beschwerden und Krankheit.

Wenn wir nun versuchen uns vorzustellen, dass unser Bewusstsein eine verletzliche Hülle um unseren Körper herum darstellt, dann können wir auch nachvollziehen, dass wir uns in der Gesellschaft mancher Menschen wohl fühlen, andere jedoch meiden. Es ist die gegenseitige Beeinflussung unserer Auren bei Annäherung, die uns ein angenehmes oder abweisendes Empfinden verspüren lässt. Häufig ziehen sich Menschen mit ähnlicher Aura, also ähnlichen Problemen gegenseitig an. Das ist auch der Grund dafür, dass man immer wieder in ähnliche Situationen gerät, die gleichen Fehler immer wieder macht, so als hätte man daraus nicht gelernt. Die Lösung aus diesem Dilemma ist nur über eine Deblockierung der Chakren und der Auraschichten möglich; wir müssen also das Problem aus unserem Bewusstsein heraus lösen. Ein Knieproblem kann nach der Chakrentheorie der Hinweis sein, dass man große Differenzen mit der Mutter (linkes Knie) oder dem Vater (rechtes Knie) erlebt hat, vielleicht sogar empfindlich verletzt wurde. Was nutzt dann eine Operation oder gar eine Knieprothese? Wenn die Ursache im Bewusstsein sitzt, muss dort die Lösung angesetzt werden, sonst sucht sich die Störung ein neues Zielorgan, vielleicht das Hüftgelenk.

7. Chakra	LG 20
6. Chakra	Yin Tang – LG 15
5. Chakra	KG 22 – LG 14
4. Chakra	KG 17 LG – 11 (BW 5)
3. Chakra	KG 12 – LG 6 (BW 11) KG 8 – LG 5 (LW 1)
2. Chakra	KG 4 – LG 4 KG 2 – LG 2
1. Chakra	LG 1 (Dü 3, Lu 7)

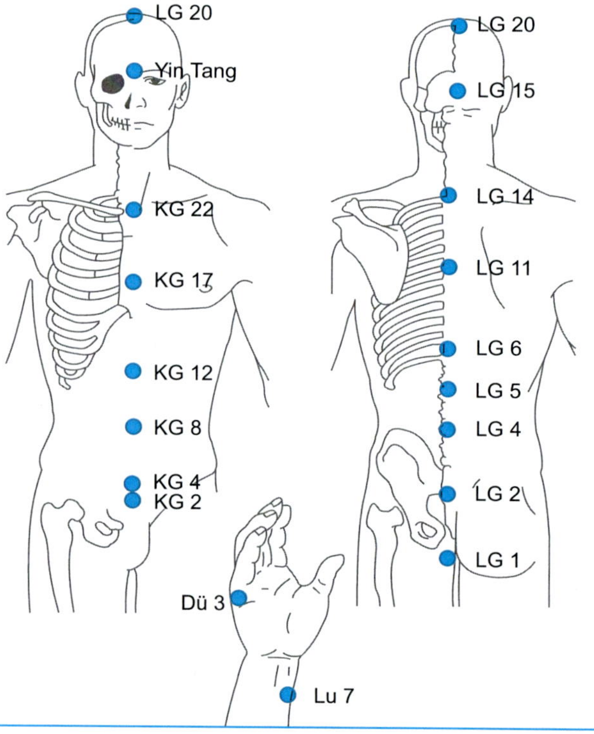

Abb. 1: Chakrenpunkte

Die Akupunktur, zu der wir in den nächsten Kapiteln kommen werden, behandelt den Menschen ebenso wie die Homöopathie über diese Energiesysteme; sie stellen also sehr kausale Therapiemöglichkeiten dar. Zum Verständnis der Entwicklung der Akupunktur war es mir wichtig, den kulturellen und geistigen Nährboden darzustellen, auf dem sie gedeihen konnte, man möchte fast sagen, zwangsweise entstehen musste.

1.3 „Huang di", der legendäre Gelbe Kaiser

Der legendäre Gelbe Kaiser soll von 2704 bis 2595 v. Chr. im Gebiet des Gelben Flusses gelebt haben (es existieren durchaus unterschiedliche Zeitangaben). In der Provinz Shaanxi, etwa 200 km von Xian entfernt, soll in einem Grabhügel von 48 Metern Umfang und 3,6 Metern Höhe sein Grab liegen, das heute noch gepflegt wird. Dieses Grab zählt als Wiege der chinesischen Nation und der Gelbe Kaiser als Stammvater. Huang di ist der Begründer der Traditionellen Chinesischen Medizin; darüber hinaus kümmerte er sich um die Entwicklung der chinesischen Schrift, um Wagenbau, Schiffbau, Tierzucht und Ackerbau. Seine Frau, die Kaiserin Leizu, führte die Aufzucht von Seidenraupen und die Brokatweberei ein.

Der Sage nach sollen Huang di's Vorfahren Fuxi und Nuwa gewesen sein, das von einem Drachen abstammende erste Menschenpaar, das die menschliche Rasse und insbesondere die der Chinesen begründete. Der Drache als unbesiegbares Wesen wurde zum Emblem des Himmelssohns, des Kaisers auf dem Drachenthron. Fuxi soll der Menschheit das Entfachen von Feuer, den Fischfang, das Knüpfen von Netzen und das Kochen von Essen beigebracht haben.

In diesem Umfeld hat nun der Gelbe Kaiser durch Naturbeobachtung die Gesetzmäßigkeiten des Kosmos und in Analogie dazu die Gesetzmäßigkeiten der Gesundheit und Krankheit zu verstehen versucht. Das Qi („Prana") wurde als Lebenskraft gesehen, aus der alles besteht: Himmel und Erde, Tiere, Pflanzen, die Berge, das Wasser, die Luft und die Menschen. Der Mensch als Teil der Natur war wie alles in der Natur somit auch den Gesetzen unterworfen, die die Natur im Laufe der Jahreszeiten wandelte, ebenso musste der Mensch den kosmologischen Einflüssen unterworfen sein.

Daraus entwickelte sich die philosophische Strömung des Taoismus, eine ethische Lehre. Es ist immer wieder schwierig, diesen Begriff zu übersetzen; Tao (oder Dao) bedeutet „Weg", „Pfad". Dieser Ausdruck soll uns wohl nahebringen, dass der Mensch in einer ständigen Bewegung, Wanderung und Wandlung auf dem Weg der Suche nach dem Sinn des Lebens wandeln sollte. In dieser Zeitspanne entstand auch das „I Ging", das Buch der Wandlungen oder Weissagungen, das in 64 Kapiteln (Hexagrammen) ethische Orakelsprüche abhandelt. Dieses Buch ist mindestens so weit verbreitet wie die Bibel und ist heute noch im gesamten asiatischen Raum in Gebrauch, wenn eine wichtige Entscheidung getroffen werden muss. Man konzentriert sich mental auf die Fragestellung und wirft dann nach einem Ritual Münzen oder Bambusstäbchen oder schneidet mit einem Messer blind in das Buch hinein um das Kapitel zu erhalten, in dem der richtige Rat zur Lösung des anstehenden Problems zu finden ist. Aber auch die Lektüre der einzelnen Kapitel ohne direkten Anlass ist zu einem spirituellen Verständnis des Lebens sinnvoll.

Die taoistische Strömung gipfelt in Laotse's Buch „dao de jing" („Tao te king"), dem Werk über den Weg und die Tugend. (Übrigens heißt Deutschland auf Chinesisch „deguo", Land der Tugend, leider wahrscheinlich nur aus phonetischen Gründen.) Laotse war vom taoistischen Gedankengut tief durchdrungen. Er arbeitete als Bibliothekar am Hofe des Königs Zhou in Luoyang und war mit den korrupten Zuständen so unzufrieden, dass er die Autorität der Obrigkeit völlig ablehnte und zu seinen inneren Ursprüngen zurückkehrte: Er verließ das Land und wurde auf dem Weg über einen Pass von einem Zöllner gebeten, seine Lehre niederzuschreiben. Daraus entstand das Dao de jing und Laotse verschwand – niemand weiß, wohin. Sein berühmter Grundsatz ist das „Wu-wei": sich nicht in die Gesetze der Natur einmischen, das Vertrauen darauf, dass die Natur und der Kosmos weiser seien als der menschliche Geist. Wie weise die Einstellung ist, zeigt uns heute die Situation in unserer durch Menschenhand schwer angeschlagenen Umwelt.

Die Philosophie Laotse's erinnert an die Idee des Tantrismus und der Chakrenlehre. Im Universellen Bewusstsein, dem Dao oder Wu-ji („ohne Grenzen") ist die Idee sämtlicher Existenz energetisch vorhanden. Diese Idee ist eine Einheit, es ist weder Yin noch Yang erkennbar. Lassen wir uns jedoch nicht verwirren von der pragmatischen chinesischen Denkweise: Nachdem die Idee nichts Materielles ist, gehört sie zum Yang. Laotse drückt es so aus: „Dao erzeugt eins“ (die Einheit von Yin und Yang). Wenn aus einer Idee Materie entsteht, spaltet sich die Einheit in die Dualität. Laotse: „Eins erzeugt zwei“ – Es werden der Yin- und der Yang-Aspekt sichtbar, es gibt den Tag nicht ohne Nacht, es gibt das Licht nicht ohne Schatten. Im Spannungsfeld zwischen Yin und Yang entsteht die Lebenskraft, das „Qi“. Laotse: „Zwei erzeugt drei“. Nachdem alles aus Qi besteht, kommt Laotse zu dem Schluss: „Drei (Yin, Yang und Qi) erzeugt die 10 000 Dinge“.

Die christliche Philosophie nimmt ebenfalls diesen Gedanken auf. Adam und Eva leben im Paradies (dem Dao) in der Einheit, sie erkennen also nicht, dass sie Männlein und Weiblein sind, Yin und Yang. Sie sind nur eins: Mensch. Als Eva und Adam von der Schlange verführt wurden, einen Apfel vom verbotenen Baum der Erkenntnis zu essen, fallen sie aus dem Paradies, aus dieser Einheit mit dem Dao heraus und erkennen plötzlich, dass sie duale Gegensätze, Yin und Yang, sind.

1.4 Der Einfluss des Buddhismus

Etwa 500 v. Chr. beginnt in Indien die Geschichte des Buddhismus. Natürlich findet er seinen Weg auch nach China, wird jedoch offiziell erst um die Zeitwende in China eingeführt. Der Buddhismus kennt keinen strafenden Gott, er geht von der logischen Erkenntnis aus, dass der, der nicht in Übereinstimmung mit den Gesetzen der Harmonie des Universums lebt, sich selbst straft. Wer stiehlt, lügt, mordet, Unrecht begeht, wird Gewissensbisse haben, wird innerlich nicht in Frieden und Harmonie leben können, er wird emotional belastet sein. Wenn ich meinem Nachbarn den Wohlstand, die Frau, das Auto, das Haus neide und unzufrieden und wütend bin, dann strafe ich mich selbst, erleide Kopfschmerzen, Magenschmerzen, hohen Blutdruck, schlechten Schlaf, Freudlosigkeit und bereite mir somit selbst mein „Fegefeuer“. Hier zeigen sich viele taoistische Denkansätze in Bezug auf Krankheitsentstehung in dem Sinne, dass Krankheit aus einer emotionalen Fehlhaltung oder Belastung heraus entsteht.

1.5 „Huang di nei jing“ – Der Klassiker des Gelben Kaisers zur Inneren Medizin

Ab circa 300 v. Chr. schreiben namentlich nicht bekannte Ärzte in einem zweiteiligen Werk das zusammen, was bis dato in der Traditionellen Chinesischen Medizin (TCM) überliefert wurde. Der Klassiker des Gelben Kaisers legt die ganzen Erkenntnisse der mythischen Kaiserfigur und seinem Minister Qi Bo in den Mund, um die Bedeutung der Aussagen zu unterstreichen. Es sind grundlegende Ausführungen zur Akupunktur, Physiologie, Ätiologie, Pathologie und Diagnostik der TCM enthalten; die Akupunkturmeridiane werden dargestellt, wie sie auch heute noch in Gebrauch sind. Damals werden ca. 165 Akupunkturpunkte beschrieben, heute kennen wir doppelt so viele. Die Kräutermedizin, die heute einen wesentlichen Teil der TCM ausmacht, ist damals noch sehr knapp vertreten.

Im Kapitel 1 heißt es: Abhandlung über die grundlegenden Wahrheiten aus alter Zeit.

„Als in alten Zeiten der Gelbe Kaiser geboren wurde, war er mit göttlichen Talenten ausgestattet; schon als Kleinkind lernte er sehr früh sprechen, und bereits als junger Mann besaß er eine sehr schnelle Auffassungsgabe und war überaus scharfsinnig. Als sich seine Zeit erfüllt hatte, stieg er zum Himmel auf.

Einst wandte sich der Gelbe Kaiser an den himmlischen Meister und fragte: „Mir ist zu Ohren gekommen, dass in alten Zeiten die Menschen um die hundert Jahre alt geworden sind, wobei sie immer noch am Leben teilnahmen und in ihren Unternehmungen nicht nachließen. Aber heute werden die Menschen nur halb so alt und werden dabei immer anfälliger. Hängt dies damit zusammen, dass sich die Welt von Generation zu Generation ändert oder hat es damit zu tun, dass die Menschheit die Gesetze der Natur nicht mehr beachtet?"

Qi Bo antwortete: „In alten Zeiten orientierten sich die Leute, die das Dao verstanden, an Yin und Yang, den beiden Prinzipien, die die Natur ausmachen, und lebten in Übereinstimmung mit den Gesetzen des Kosmos und der Gestirne.

Sie waren zurückhaltend in Essen und Trinken, sie standen zu den gleichen Zeiten auf und gingen zu den gleichen Zeiten zu Bett. Auf diese Weise hielten die Alten den Körper und den Geist zusammen, um so die ihnen zugemessene Zeit voll auszuschöpfen, die bis zu hundert Jahren betragen konnte, bevor sie dahinschieden.

Heute aber sind die Menschen ganz anders: Sie trinken Wein und sind in ihrem Verhalten überaus leichtsinnig, was ihre Lebensweise angeht. Sie übertreiben es in der körperlichen Liebe, und ihre Leidenschaften übertreffen ihre Lebenskraft bei weitem, und in ihren Begierden vergeuden sie ihre wahren Kräfte. Sie wissen nicht, wie sie Befriedigung in sich selbst finden können, und sie sind in der Kontrolle ihres Geistes ungeübt. Sie geben sich völlig dem Genuss hin und halten sich somit von den Freuden eines langen Lebens fern. Sie stehen zu unregelmäßigen Zeiten auf, und gehen zu unregelmäßigen Zeiten zu Bett. Aus diesen Gründen erreichen sie nur die erste Hälfte von hundert Jahren und lassen dann körperlich nach."

Ist es nicht erstaunlich, dass wir uns aus dieser Sicht seit Jahrtausenden immer weiter von den Idealvorstellungen eines gesunden Lebens entfernen?

1.6 Hahnemann und die Homöopathie

Samuel Hahnemann, geboren 1755 in Meißen und gestorben 1843 in Paris, gilt als Entdecker der Homöopathie, die sich mit einer ungeheureren Dynamik in Europa, Amerika und Indien verbreitet. Eigentlich lebte Hahnemann zu einer Zeit, zu der die oben erwähnten chinesischen Schriften uns noch nicht zugänglich waren, denn diese wurden erst um 1912 übersetzt. Trotzdem entwickelte Hahnemann eine Sicht der Krankheitsentstehung und Therapie, die starke Bezüge zur taoistischen Philosophie zeigt. Auch für Hahnemann war Krankheit das Abweichen des Menschen vom göttlichen Prinzip; im Laufe seiner Studien wurden somit auch die Geistes- und Gemütssymptome immer wichtiger zum Auffinden des geeigneten Heilmittels. Hahnemann geht von einer geistigen, energetischen Einheit des Menschen mit Gott und der Natur aus, wobei in den Dingen, die uns umgeben, den Mineralien, den Pflanzen und den Tieren ein prinzipielles analoges Bewusstsein für das Fehlverhalten des Menschen innewohnt. Unsere Umwelt spiegelt also das wieder, was wir an Problemen zu verarbeiten haben, und kann uns somit zu einer Heilung auf der energetischen und spirituellen Ebene verhelfen.

Nehmen wir als Beispiel einen Patienten mit Nesselsucht. In der modernen Medizin sehen wir in dieser Erscheinung eine allergische Reaktion, eine Überreaktion des Immunsystems vom Soforttyp. Die TCM versteht die Nesselsucht als ein Muster des „Leberwindes", der womöglich durch unterdrückten Zorn, Wut und Ärger ausgelöst wird. Wut blockiert in der Leber das gleichmäßige Fließen des Qi und des Blutes, sodass sich das System über eine Stagnation, einen Energiestau aufheizt und als erhitztes Leber-Yang im Körper wie in einem Kamin nach oben steigt. Die Vorstellung ist sehr bildlich, denn wir wissen aus Erfahrung, dass es in einem Kamin „zieht", dass also Luft sich als Wind nach oben und außen bewegt. Dieses stürmische Aufsteigen von Leber-Yang kann auf der Haut die stürmische Reaktion der Nesselsucht hervorrufen mit den typischen Zeichen einer „Windsymptomatik": plötzlicher Beginn, heftiger Ausbruch, schneller Wechsel der Symptomatik und Juckreiz.

Zu Hahnemanns Zeiten gab es die Allergie-Diagnose nicht. Für ihn war das Krankheitsbild der Nesselsucht vergleichbar und ähnlich der Symptomatik, die beim Kontakt mit der Brennnessel auf der Haut entstand. Die logische Folgerung war, dass in der Brennnessel das Bewusstseinsprinzip für die Entstehung der Nesselsucht verborgen sein musste, und zwar nicht nur in körperlicher Hinsicht, sondern auch als seelisch-geistige Ursache. Das Problem des Kranken, Dinge durch die Brille der Wut und des Zorns zu sehen, wirkt sich über energetische Steuerungen auf den Körper als Krankheit aus. Die Brennnessel zeigt auf der organischen, materiellen Ebene (Yin) das ähnliche Symptom, muss also auf der Ebene des kosmischen Bewusstseins (Yang) dieses Symptom als Idee repräsentieren.

Hahnemann war klar, dass er die Krankheit des Patienten, die im organischen, körperlichen Umfeld ablief, nicht mit der Brennnessel als Pflanze direkt behandeln konnte. Bestreichen der Haut des Patienten mit den Blättern hätte die Situation nur verschlechtert. Es galt, die Idee der Krankheitsentstehung aus der Pflanze herauszuholen und sie dem Patienten verabreichen zu können, damit der Patient in seinem Bewusstsein geheilt wurde und nicht mehr die Welt durch die Augen des Zorns anschauen musste. Homöopathische Mittel wirken immer wieder erstaunlich: Zuerst bessern sich das Allgemeinbefinden, der Schlaf, die innere Unruhe, dann erst verschwinden die körperlichen Symptome, wobei die Heilung von oben nach unten oder von innen nach außen verläuft. Wie aber wird aus der Brennnessel eine geistige Information für den Patienten? Wie kann man aus Materie die Idee der Materie herauslösen und dann auch noch festhalten?

Hier hat Hahnemann der Menschheit eine geniale Leistung hinterlassen: Durch „Potenzieren" des Urstoffes war es möglich, das ideelle Prinzip einer Pflanze, eines Minerals oder eines Tieres auf Flüssigkeiten oder Zucker zu übertragen. Beim Potenzieren wird die Ausgangssubstanz schrittweise verdünnt: 1:10 (Dezimal-Potenzen: D3, D4 usw.) oder 1:100 (Centesimal-Potenzen: C6, C200). Der Buchstabe zeigt die Art der Verdünnung an, die Zahl dahinter die Anzahl der Verdünnungsschritte. Gegen Ende seiner Schaffensperiode hat Hahnemann noch die Q-(oder LM-)Potenzen eingeführt, die mit einer schrittweisen Verdünnung von 1:50 000 hergestellt wurden und sehr sanft wirken. Die Verdünnung alleine erzeugt jedoch noch lange keinen „Potenzierungseffekt". Das Wesen des Potenzierens liegt in der Bearbeitung bei jedem Verdünnungsschritt: durch langes Verreiben im Mörser (bei Zucker als Träger) oder durch langes Verschütteln mit kräftigen Schüttelschlägen (bei Flüssigkeiten als Informationsträger). Durch dieses Bearbeiten nimmt die Trägersubstanz Schwingungsphänomene aus dem Urstoff auf und gerät selbst in eine molekulare Schwingung, also in einen resonanten Informationszustand. Man kann das in einem kleinen Experiment selbst nachvollziehen: Stellt man ein geschlossenes Fläschchen mit einer homöopathischen Medizin über Nacht in ein Glas Wasser, hat am nächsten Morgen das umgebende Wasser die gleiche Heilfähigkeit angenommen, wie sie in der eigentlichen Medizin vorhanden ist.

Rein mathematisch ist in vielen homöopathischen Arzneimitteln eigentlich gar kein Wirkstoff mehr vorhanden, denn ab D23, der Loschmidt'schen Zahl, ist auch das letzte Molekül des Urstoffes herausgeschüttelt. Für die Wirksamkeit des homöopathischen Arzneimittels bedeutet dies jedoch eher ein Zuwachs an Wirkkraft. So erreichen die hochpotenzierten Mittel etwa ab D30 mehr die seelisch-geistige Ebene des Patienten, die niedrig potenzierten wie D4 bis D12, die noch Materie enthalten, wirken mehr im organisch-materiellen Bereich. Nach der Idee der Homöopathie wäre es natürlich dann sinnvoller, dem Patienten immer höhere Potenzen zu verabreichen, bis letztlich die Heilung im Bewusstsein auf der spirituellen Ebene vollzogen ist. Diese Behandlungsweise ist sehr verbreitet, erfordert jedoch seitens des Therapeuten exakte Kenntnisse des Arzneimittelbildes und reichlich Erfahrung im Umgang mit Hochpotenzen und verlangt vom Patienten die Bereitschaft, Erstverschlechterungsreaktionen zu akzeptieren. Unter der Therapie mit Hochpotenzen werden nicht selten alte Krankheitsphasen aus der Vorgeschichte, die damals unterdrückend behandelt wurden, im Sinne eines Bewusstwerdungsprozesses nochmals heftig durchlaufen.

Zur Homöopunkturbehandlung verwenden wir nach einer langjährigen Beobachtung ausschließlich niedrige Potenzen D4 bis D12 in Form von Potenzakkorden. Das bedeutet, dass wir in einer Sitzung ein oder mehrere Arzneimittel in verschiedenen niedrigen Potenzierungen (meist D4, D8 und D12) in die Akupunkturpunkte injizieren. Der Vorteil für den Patienten ist, dass er kaum mit Erstverschlechterungen rechnen muss, dass die Behandlung intensiv täglich, in akuten Fällen wie bei einem Herpes Zoster auch mehrmals täglich durchgeführt werden kann. Potenzakkorde mit Verdünnungsstufen von D4 bis D200 oder gar D1000 in der gleichen Sitzung verbieten sich eigentlich nach der Theorie Hahnemanns, da sie sowohl im organotropen wie im geistigen Bereich wirken, eher sehr selten eingesetzt werden dürften und zu einer hohen Rate der Erstverschlechterung neigen können.

Diese Zusammenhänge der Kombination von niedrig potenzierten Homöopathika werden durch die Dosierungsrichtlinien der Kommission D für homöopathische Arzneimittel (Stand 25. Juni 2003) bestätigt. Danach ist für homöopathische Arzneimittel vorgesehen, dass entweder nur niedrige Verdünnungsgrade (bis D23) oder nur hohe Verdünnungsgrade (ab D24) miteinander kombiniert werden dürfen. Die bei der Homöopunktur eingesetzten homöopathischen Arzneimittel bestehen nur aus den niedrigen Potenzierungsgraden wie zum Beispiel D4, D8 oder D12, weshalb sie inhaltlich voll den Dosierungsrichtlinien der Kommission D entsprechen. Da in den Einzelmitteln der Homöopunktur nur tiefe Verdünnungsgrade miteinander kombiniert sind, steht über die gewählten Potenzakkorde ein optimal aufeinander abgestimmtes, sinnhaftes und harmonisiertes Therapieprinzip zur Verfügung. Die besonderen Vorteile für den therapeutischen Einsatz der niedrigen Potenzen (D4 bis D12) in Form der Potenzakkorde zeigen sich bei der Homöopunktur dadurch, dass sowohl die akuten als auch die chronischen Krankheitszustände gleichermaßen behandelt werden können. Die nach diesen Regeln zur Homöopunktur eingesetzten Arzneimittel zeigen nicht nur eine sehr gute Verträglichkeit, sondern lassen eine Erstverschlimmerung nur in geringem Maße auftreten, wenn es überhaupt durch die harmonisierten Potenzakkorde dazu kommt.

Die Homöopunktur vereint zwei energetische Wirkungsmechanismen, die zudem noch sehr synergistisch wirken. Der Akupunkturpunkt ist ähnlich wie ein Chakra eine Verwirbelung oder eine Konzentrationszone kosmischer Energie auf der Haut. Er ist ein Sinnesorgan ganz besonderer Art, fähig zur Informationsaufnahme und zur Energieausstrahlung. Der Akupunkturpunkt hat die Fähigkeit, auf mechanische Reize durch eine Nadel Schwingungen aufzunehmen, umzuwandeln und abzugeben, wobei auch die Aura, also das Bewusstsein des Behandlers als spirituelle Information direkt über die Nadel in das System des Behandelten einfließen. Es ist also nicht gleichgültig, was der Therapeut zum Zeitpunkt der Therapie denkt. Je konkreter und konzentrierter die Vorstellung des Behandlers ist, was er im System des Patienten „bewegen“ möchte, wie er den Fluss des Qi beeinflussen möchte, desto besser wird die Wirkung sein. Wir kennen die Arbeit mit der Qi-Energie des Patienten oder an uns selbst in Form des Qi-Gong („Arbeit mit dem Qi“), bei der eine Heilung nach den Prinzipien der Akupunktur nur durch Gedankenkraft bewirkt werden kann. Das Qi als Energie des Bewusstseins folgt unseren Gedanken. Es ist deshalb auch nicht sinnvoll, Akupunktur und Homöopunktur ohne eigene innere Vorstellung des Wirkprinzips nur nach „Kochrezepten“ nachzuvollziehen. Bei dieser Therapie führen Sie den Patienten in die Tiefe seines Bewusstseins.

Das homöopathische Mittel als Idee eines Krankheitsprinzips oder besser als Idee eines Gesundungsprozesses wird ebenso vom Sinnesorgan Akupunkturpunkt „verstanden“ wie die Nadel und das über die Nadel transformierte Bewusstsein des Therapeuten. Es vollzieht sich hier ein Prozess der Resonanz zwischen der Krankheitsinformation am Akupunkturpunkt in Form einer energetischen Schwingung, der entsprechenden Resonanzfrequenz des homöopathischen Arzneimittels und im besten Falle auch noch der positiven gedanklichen Frequenzen der Vorstellungen und Heilintentionen des Therapeuten. Die Information, die wir als Behandler dem Patienten zukommen lassen wollen, wird durch das niedrigpotenzierte homöopathische noch deutlicher vom Patienten verstanden als die Akupunkturnadel alleine, und zwar zunächst auf der organischen Ebene, wobei über das Sinnesorgan Akupunkturpunkt diese Information auf die geistige Ebene transformiert wird. Sicher sei es erfahrenen Ärzten erlaubt, auch höhere Potenzen in Akupunkturpunkte zu injizieren, wenn mit entsprechender Vorsicht die Regeln der homöopathischen Vorgehensweise beachtet werden.

Nach einer Weisheit der alten Naturheilkundigen, dass alles, was wir zu unserer Heilung brauchen, auch in unserem Kulturkreis, mit uns und um uns herum wächst und entsteht, haben die Initiatoren der

Homöopunktur, Dr. Irmgard Niestroj und Dr. Markus Wiesenauer, seit 1990 einfache organotrope Substanzen als Basis der Therapie herausgesucht. Mittel wie Berberitze, Weißdorn, Löwenzahn, Wasserhyazinthe, Espe und Goldrute sind nichts Exotisches und doch, zielbewusst eingesetzt, hochwirksam. Dazu kommen Stoffe, die in unserem Körper sogar als Bausteine vorhanden sind wie Schwefel, Kieselsäure oder Magnesium und Fluor.

Für manchen Leser, besonders mit naturwissenschaftlicher Geisteshaltung mag das bisher geschilderte vielleicht sehr abenteuerlich, etwas weit hergeholt, nicht beweisbar erscheinen. Zählt hier nur als Beweis, was man unter Fremdbedingungen im Laborglas, abgekoppelt vom wirklichen Leben in Bruchstücken zusammenhanglos reproduzieren und beobachten, messen und wiegen kann? Zählt die Jahrtausende alte empirische Beobachtung des wahren Lebens gar nicht? Die Erfahrungen, die jeder täglich machen kann und die nicht auf Kommando im Reagenzglas einzufangen ist?

1.7 Einstein hat es uns berechnet

Zum Glück gibt es jedoch noch Klügere als die ganz Klugen; ich erinnere da an Physiker wie Einstein, Heim und Heisenberg die uns ein neues Weltbild verschafft haben, und ich denke, dass dies nur der Anfang einer neuen Bewusstseinsebene der Menschheit ist. Einstein hat uns mathematisch bewiesen, dass es keine Materie gibt. Dass Materie nur eine Konzentration von Energie darstellt und dass Materie und Energie ineinander wandelbar sind, sozusagen ein und dasselbe sind. Ein Hoch auf Huang di, Laotse, Yin und Yang.

Wir beschäftigen uns heute zunehmend mit der Quantenmedizin, wobei Physiker berechnen und beweisen konnten, dass in der Materie auf ein Masseteilchen (Nukleon) $9{,}746 \times 10^8$ Energiequanten kommen, die die Masseteilchen in der Struktur halten, wie wir sie als Materie sehen. Zu diesem Verhältnis zwischen Masse und Energie ist jedoch eine prägende Information, eine Intelligenz notwendig, die die räumliche Struktur der Masseteilchen entsprechend ordnet, damit die unterschiedlichen Stoffe wie Wasser, Stickstoff, Sauerstoff, Eisen, Phosphor etc. aus sich nicht unterscheidenden Masseteilchen und Energiequanten entstehen können. Wir finden hier das Weltbild der alten Chinesen bestätigt; aus drei werden die 10 000 Dinge: Materie (Yin) – Information (Qi) – Energie (Yang). Das bedeutet, dass Materie immer auch einen immateriellen, energetischen Gegenpol haben muss sowie ein informatives Bewusstsein. Dies trifft zu für jeden Stein, für jede Pflanze, für jedes Tier und den Menschen, es trifft zu für jede materielle Veränderung im Sinne einer Krankheit oder Degeneration: Die Veränderung der Materie, also die sichtbaren Krankheitszeichen müssen im Hintergrund eine energetische Komponente und eine Änderung der Information, ein verändertes Bewusstsein haben. Die Chinesen definieren das Qi als die Lebenskraft (Intelligenz, Information), die uns und den Dingen die Form und die Funktion verleiht. Das Qi ist die Intelligenz, die wir im Rahmen der Akupunkturbehandlung und der Homöopathie steuern, die wir nur indirekt an deren Auswirkung auf die Materie, den Körper erkennen können.

Ich hoffe, dass der Spaziergang durch 7000 Jahre spiritueller und geistiger Reifung des Menschen überzeugend ist und so viel Neugier erweckt, dass die nächsten Seiten dieses Buchs, die das „Handwerkszeug" für die Homöopunktur vermitteln, für Sie als Leser eher ein Vergnügen als ein Qual werden. Es gibt viele Bücher über Akupunktur und Homöopathie; die meisten sind sehr ernst und sehr wissenschaftlich. Diesen Anspruch stelle ich nicht. Ich möchte aus der Erfahrung und Beobachtung berichten, aus dem Leben, so wie ich nach über dreißig Jahren ärztlicher Tätigkeit auf diesem Gebiet die Sache empfinde, auch wenn vielleicht die eine oder andere Meinung sehr persönlich gefärbt ist und Widerspruch hervorrufen kann. Erfahrung kann man schlecht wegdiskutieren, man kann sie auch nicht aus Büchern lernen oder im Reagenzglas nachvollziehen, Erfahrung muss man selbst erleben.

Vielleicht passt hier ein Spruch aus Laotse's „Dao de jing“:

Erkenntnis des Leidens
Wissen, dass man nichts weiß, ist das Höchste.
Nichtwissen für Wissen achten, ist Leiden.
Nur wer an seinem Leiden leidet,
wird frei von Leiden.
Der Berufene (Erleuchtete) ist frei von Leiden.
Weil er an seinem Leiden leidet,
darum ist er frei von Leiden.

KAPITEL

2 Grundlagen der Akupunktur

Zunächst möchte ich zum klaren Verständnis die Begriffe Yin, Yang und Qi nochmals definieren. Qi ist eine intelligente Informations-Energie, aus der alles, was wir kennen, besteht, es formt die „10 000 Dinge". Man könnte in Anlehnung an unser Weltverständnis Qi als eine Art atomare Kraft bezeichnen. Wir sagen ja, dass alles aus Atomen besteht. Der Unterschied zwischen den Dingen ist nur, dass sie sich in der Anzahl ihrer Atomkerne und Elektronen oder dem Vielfachen daraus unterscheiden. Aber der Basisbaustein ist das Atom. Das Atom ist jedoch, wie Einstein uns gezeigt hat, nicht unbedingt eine materielle Kugel, sondern konzentrierte Energiewirbel in Schwingungsform. In dieser Weise können wir vielleicht das Qi besser verstehen: Es ist konzentrierte Energie in Schwingungsform, was bedeutet, dass es auf der einen Seite Schwingung darstellt, also nicht fassbar, nicht sichtbar, nicht materiell ist, auf der anderen Seite aber Materie ordnen und konzentrieren kann und somit indirekt sichtbar, fühlbar, erkennbar für uns wird. Nehmen wir als bildliches Beispiel Wasser. Je nach Aggregationszustand kann es flüssig, bei Kälte fest (als Eis) und bei Hitze flüchtig, gas- oder dampfförmig sein. Kälte und Eis wären Yin, der feste, materielle Zustand ist Yin. Das Gegenteil, der flüchtige, dampfförmige Zustand, der aus der Hitze resultiert, wäre Yang. Aber Wasser bleibt es allemal: einmal als Yin (Eis), ein andermal als Yang (Dampf), wobei alle Zustände sich hin und zurück immer wieder ineinander wandeln können.

Genauso ist es mit dem Qi: Diese Energie ist einmal unsichtbar in flüchtiger Yang-Form, dann handelt es sich um unsere Gedanken, Ideen, unseren Geist, unsere Körperwärme; oder das Qi wird zu Yin-Qi und bildet dann unseren Körper mit allem Drum und Dran, dem Blut, den Flüssigkeiten, den Organen und den Knochen. Dabei ist dann das noch flüssige und bewegliche Blut Yang, im Vergleich zu den harten Knochen, die Yin wären. Somit ist Yin und Yang einmal etwas Absolutes ein andermal etwas Relatives zueinander. Yin und Yang spiegeln also nur unterschiedliche Aggregationszustände von Qi. Für uns befremdend ist vielleicht, dass sich unsere Ideen in Blut, unser Blut in Knochen und unsere Knochen in Blut wandeln können sollen. Nach dem oben Gesagten sollte uns das gar nicht mehr so fremd sein. Die Wandelbarkeit ist eine wichtige Grundvorstellung der chinesischen Philosophie (und mittlerweile auch unseres wissenschaftlichen Weltbildes dank der Quantenphysik) und beschreibt Phänomene mit einem Wort klar und präzise, die wir zwar in chemischen Teilschritten im Stoffwechsel verstehen, aber durch unsere wissenschaftlichen Scheuklappen nie in seiner Gesamtheit begreifen. Wir unterliegen ständigen Aus- und Abbauvorgängen und sind in jeder Minute nicht mehr der, der wir vor einer Minute noch waren.

Die Polarität von Yin und Yang als Gegensätzlichkeit bedingt sich selbst. Es gibt kein Licht ohne Schatten, keinen Tag ohne die Nacht, es kann nur den Begriff „Frau" geben, wenn auch ein „Mann" existiert. Die Einteilung in Yin und Yang ist in der chinesischen Denkweise fest verankert.

Yin

- Materie, Körper
- Frau
- Mond
- Erde
- Dunkelheit
- Minus
- Kälte
- Ruhe
- Wasser

Yang

- Funktion, Geist
- Mann
- Sonne
- Himmel
- Helligkeit
- Plus
- Hitze
- Aktivität
- Feuer

Abb. 2: Die Polaritäten von Yin und Yang

Der Himmel als das Unfassbare ist das Yang, die Erde als das Materielle ist das Yin. Zwischen einem Pluspol (Yang) und einem Minuspol (Yin) entstehen Feldlinien. Erinnern Sie sich an den Physikunterricht in der Schulzeit? Man legte eine Glasplatte auf einen U-Magneten, streute kleine Eisenspäne darauf und klopfte ein wenig: Die Eisenspäne ordneten sich nach unsichtbaren Linien, den Feldlinien. Genauso könnte man sich vorstellen, dass Energielinien zwischen dem Himmel und der Erde verlaufen und der Mensch sich dann in diesem Energiefeld bewegt. Die Kraftlinien würden sich dann auf seiner Körperoberfläche abbilden in Form von linienförmigen Verdichtungen, wobei diese elektromagnetischen Felder Informationsträger darstellen, die von unseren Sinnesorganen „Akupunkturpunkte" verstanden werden können.

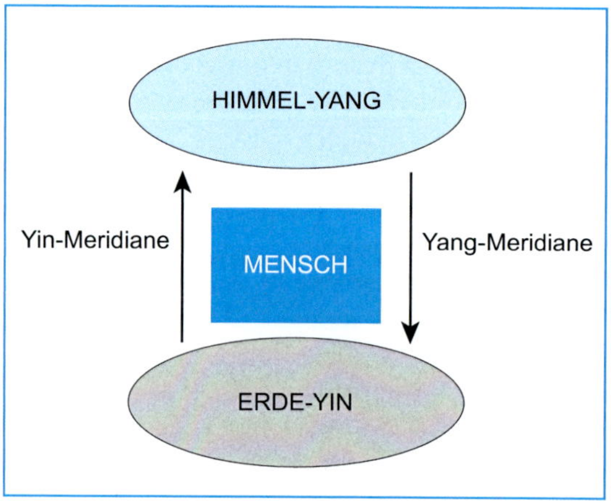

Abb. 3: Der Mensch im Spannungsfeld

Stellen Sie sich einen Menschen vor, der in einem Reisfeld gebückt arbeitet. Der Rücken und der Kopf, die Außenseite der Arme und Beine werden von der Sonne beschienen. Dieser sonnenbeschienene Teil wird als Yang bezeichnet, dort verlaufen auch die Yang-Meridiane. Die Innenseite der Arme und Beine sowie Brust und Bauch liegen im Schatten und sind der Ort der Yin-Meridiane. Wir sehen hier aber auch, dass vom Kopf (dem Zentrum des Yang) eine rote Linie in den Yin-Bereich hineinläuft und dann wieder in den Yang-Bereich: Dies ist der Magenmeridian mit der Symbolik, dass der Magen Yin (feste Nahrung, Getränke) aufnimmt und daraus Energie gewinnt. Dieser Magenmeridian verläuft als einziger durch die Brustwarze (Punkt Magen 17) als Symbol dafür, dass die weibliche Brust die Menschheit ernährt.

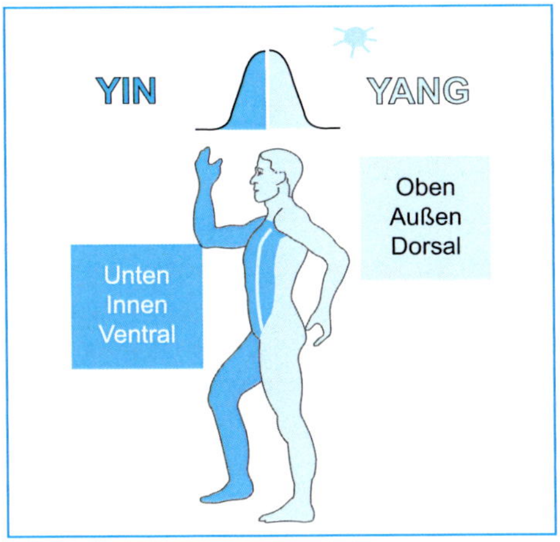

Abb. 4: Yin- und Yang-Seite des Menschen

2.1 Die fünf Wandlungen

Da der Mensch aus Qi besteht, ist er wie die gesamte Natur den Einflüssen des Kosmos im Laufe und Wandel der Jahreszeiten unterworfen. Der jahreszeitliche Ablauf ist zunächst im Lebensverlauf des Menschen zu beobachten.

Winter

Der Winter ist in der Natur eine Zeit, in der sich das Leben starr in die Erde zurückzieht. Es ist kein Grün zu sehen, keine Regung, kein Leben zu spüren, selbst das Wasser ist zu Eis gefroren. Diese Phase der Starre kann verglichen werden mit der Starre des Todes, wobei mit Ende des Winters und Beginn des Frühjahrs die Phase der Geburt beginnt.

Frühjahr

Das Frühjahr ist erfüllt durch das Austreiben der Pflanzen aus dem Boden, das Austreiben der Blätter aus den Bäumen, einem Prozess der Expansion und Raumforderung. Dies entspricht der Lebensphase bis zum 20. Lebensjahr, in der aus dem Kind durch Wachstum (Expansion) ein Erwachsener wird, der jedoch auch seinen Lebensraum beansprucht. In dieser Lebenszeit ist der Mensch häufig stürmisch und aufbrausend wie die Stürme des Frühjahrs.

Sommer

In der Natur ist die Zeit des Sommers geprägt durch das Austreiben von Blüten, durch die Sommerhitze, Leben und Aktivität in der Natur. Auf den Menschen übertragen bedeutet es, dass er seinen Höhepunkt der geistigen, körperlichen und schöpferischen Leistungsfähigkeit erreicht, seinen Status in der Gesellschaft und im Beruf. Er ist auf der Höhe und in der Blüte seines Lebens bis zum 40. Lebensjahr.

Spätsommer

Aus den Blüten reifen im Spätsommer in der Natur die Früchte, die die Energie des Sommers und die Feuchtigkeit der Erde gespeichert haben. Auch der Mensch unterliegt im Spätsommer seines Lebens bis zum 60. Lebensjahr einem Speicherungsprozess: Das Bankkonto wächst, Haus, Familie und Hund sind vorhanden, der Keller und Speicher sind voll und das Auto steht vor der Tür. Aber auch körperlich zeigt sich in dieser Zeit die „Speicherung“ in der Zunahme des Bauchumfangs.

Herbst

Im Zentrum der gereiften Frucht finden wir im Herbst das Leben getrocknet und konzentriert auf einen kleinen Punkt, den Apfelkern, Kirschkern, die Nuss. Das Leben ist einem Trocknungs- und Schrumpfungsprozess unterworfen, den wir am Menschen ebenfalls verfolgen können: Der Wassergehalt der Haut nimmt ab, die Ohrläppchen und nicht nur der Hals werden runzelig, der Mensch reduziert sich mehr auf die geistigen Aktivitäten, auf den Kern seiner Existenz.

Winter

Das Leben liegt als Samen oder Apfelkern oder Nuss starr in der Kälte des Bodens, ruht und wartet auf den neuen Beginn im Frühjahr. Somit ist der Winter einmal die Phase des Todes, aber zugleich auch der Neuanfang, die Geburt. Diese Erkenntnis aus der chinesischen Medizin ist für uns wichtig, denn sie bedeutet, dass es im Prinzip keinen Tod mit Vernichtung der Energie gibt, sondern dass der Tod nur eine Wandlungsphase darstellt, die uns in ein neues Leben, in eine neue Existenz führt.

2.2 Die zwölf Hauptmeridiane, eine Analogie zu den 12 Monaten des Jahres

Die Qi-Natur des Menschen macht es jedoch erforderlich, dass die kosmologischen Veränderungen auch innerhalb eines Jahres im Organismus des Menschen eine analoge Wirkung zeigen wie die Natur um uns herum, also einen Jahresablauf. Es gilt, im Menschen den Ort zu finden, an dem das Prinzip des Winters, des Frühjahrs, des Sommers, des Spätsommers und des Herbstes abläuft. Welches Organ im Menschen repräsentiert welche Jahreszeit? Entsprechend den Häufungen der Erkrankungen zu bestimmten Jahreszeiten und gestützt durch meditative Erkenntnisse, Geisterbeschwörung und orakelähnliche Rituale, bei denen nach einer mentalen Fragestellung Schildkrötenpanzer so lange erhitzt wurden, bis sie barsten und anhand der Rissbildungen die Antworten gedeutet wurden, hat man die Niere dem Winter, die Leber dem Frühjahr, das Herz dem Sommer, die Milz dem Spätsommer und die Lunge dem Herbst zugeordnet. Damit wurden auch die witterungsbedingten jahreszeitlichen Eigenschaften den Organen zugeschrieben. Die Niere war das Organ der Kälte und des Wassers, die Leber das Organ des Windes und des Aufbrausens, ihr wurden das „Holz“, das Austreiben der Pflanzenwelt und die Frühjahrsstürme zugeordnet. Das Herz galt als das Organ der Hitze, des Feuers und des Geistes, die Milz als das Organ der Feuchtigkeit und Erde, die Lunge als das Organ der Trockenheit, die in der Logik dem Metall zugeteilt wurde.

Es ergeben sich also zunächst aus dieser kosmologischen Sicht fünf Organe, die in einer Analogie zu den jahreszeitlichen Witterungseinflüssen die Entstehung und weitere Ausbreitung von Krankheiten beschreiben, ebenso wie die Auslösung von Krankheiten durch bestimmte äußere Einflüsse wie Wind, Hitze, Kälte und Feuchtigkeit. Zu jedem dieser fünf klassischen Yin-Organe (Vollorgane oder Parenchymorgane) werden Transportorgane, (Hohlorgane, Yang-Organe) zugeordnet. Diese Yin-Yang-Partner bilden eine Einheit in einem Element bzw. in einer Wandlungsphase, wobei der Yin-Partner die Energie produziert und der Yang-Partner die gewonnene Energie transportiert. Später wurde aufgrund der ungleichen Verteilung (drei Yin-Yang-Partner am Bein, jedoch nur zwei am Arm) ein Meridianpaar am Arm eingeführt, als Kreislaufsexualitätsmeridian (Yin) und Drei-Erwärmer-Meridian (Yang).

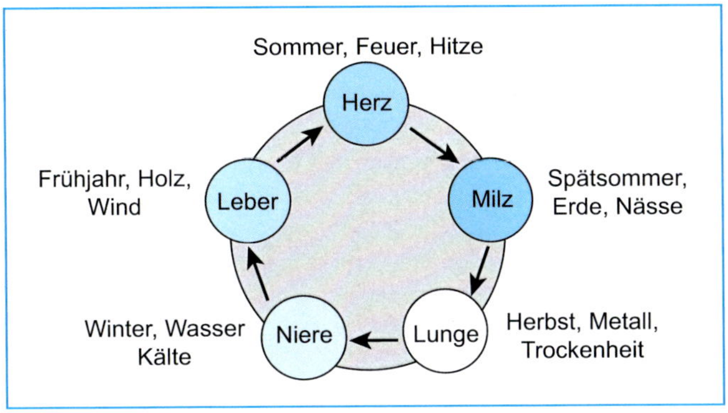

Abb. 5: Die fünf Wandlungen (Elemente)

Der Kreislaufsexualitätsmeridian (KS) wird international als Pericardmeridian bezeichnet (PE) und betrifft das Organ Herz und die Blutgefäße, während der Herzmeridian zur Behandlung der Psyche und des Geistes dient. Der Drei-Erwärmer-Meridian war zuständig für die Regulation von Qi, Blut und Wasserhaushalt; er hat kein eigenes Organ in der chinesischen Medizin, sondern nur eine Funktion. Nach unserem Verständnis sehen wir heute in diesem Meridian einen Steuermechanismus für unser endokrines System, d. h. wir finden auf dem Meridian Punkte zur Beeinflussung der Schilddrüsenfunktion, der Thymusdrüse, der Bauchspeicheldrüsenfunktion und der Nebennierenrinde. Das Grundverständnis von Gesundheit in der chinesischen Medizin setzt das freie, ungehinderte Fließen von Qi, Blut und Flüssigkeiten sowie ein Gleichgewicht von Yin- und Yang-Energie voraus. Da der Drei-Erwärmer-Meridian den Fluss des Qi reguliert, ist er somit bei vielen Störungen zur Therapie einsetzbar.

Der Name Drei Erwärmer bezieht sich darauf, dass eine Einteilung des Körpers in drei Ebenen vorgenommen wird. Der obere Erwärmer umfasst alle Organe oberhalb des Zwerchfells, also im Wesentlichen Herz, Lunge, Kopf und Arme. Der Energiefluss in diesem Bereich wird reguliert über den Punkt KG 17 in der Mitte des Brustbeins, dem sogenannten respiratorischen Alarmpunkt des Drei Erwärmers. Über diesen Punkt kann man zum Beispiel mit Grindelia oder Bryonia eine Bronchitis behandeln, ebenso wie mit Crataegus eine Herz-Kreislauf-Erkrankung.

Der mittlere Erwärmer umfasst die Körperregion zwischen Bauchnabel und Zwerchfell mit den Verdauungsorganen, insbesondere Milz-Pankreas und Magen. Der zuständige digestive Alarmpunkt KG 12 ist zur Therapie sämtlicher Beschwerden im Oberbauch geeignet, wie Übelkeit, Sodbrennen, Magenkrämpfe, Völlegefühl oder Durchfälle, die durch eine Milz-Qi-Schwäche bedingt sind. Als Mittel bieten sich hier je nach Symptomatik Nux vomica, Eichhornia oder Taraxacum an.

Unterhalb des Bauchnabels ist für die Urogenitalorgane und Beine sowie für die Kontrolle der Schließmuskel von Darm und Blase der untere Erwärmer mit dem sexuellen Alarmpunkt KG 7 zuständig. Sei es ein Harnwegsinfekt, Dysmenorrhoe, Prostataleiden oder Kältegefühl der Füße: Über den Punkt KG 7 wird der Qi-Fluss im unteren Drei Erwärmer harmonisiert und somit die Selbstheilung des Organismus eingeleitet. Häufig eingesetzte Medikamente sind Solidago, Populus, Berberis, Turnera und Sulfur.

Das Drei-Erwärmer-System ist durch seine klare Struktur und einfache Handhabung ideal für den Einstieg in die Homöopunktur.

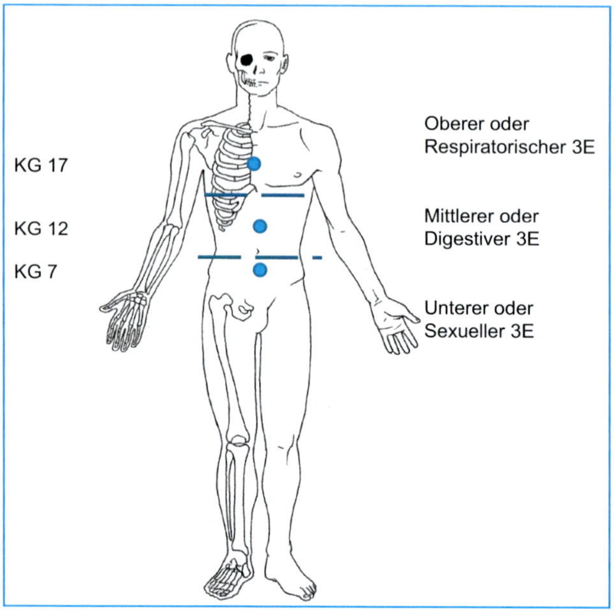

Abb. 6: Die Zonen und Alarmpunkte des Drei-Erwärmer-Meridians

2.3 Die Zirkulation der Energie in den Yang- und Yin-Meridianen

Die Yang-Meridiane leiten die Yang-Energie des Himmels von oben nach unten. Eintrittspforte sind die Fingerspitzen, von dort läuft die Energie in den Yang-Meridianen des Armes Dünndarm – Drei Erwärmer – Dickdarm an der Außen- und Hinterseite der Arme zum Kopfbereich. Am Kopf selbst finden wir ausschließlich Yang-Meridiane, keine Yin-Meridiane. In der Nähe der Sinnesorgane (Yang-Funktion, da nichtmaterielle Information wie Licht, Geruch, Geräusch, Geschmack aufgenommen wird) springt die Yang-Energie aus den „Yang-Meridianen des Armes" auf die „Yang-Meridiane des Beines" über: Blase – Gallenblase – Magen.

Die Yang-Meridiane der Beine verlaufen über den Rücken und die Flanke (Ausnahme: Magenmeridian) sowie über die hintere und seitliche Partie der Beine zu den Zehen. Dort tritt die Yang-Energie aus dem Körper aus und wird durch den Kontakt mit der Erde (Schwerkraft) in Yin-Energie umgewandelt. Danach tritt die Energie nun gegenpolig als Yin-Energie über die Zehenspitzen wieder in den Körper ein.

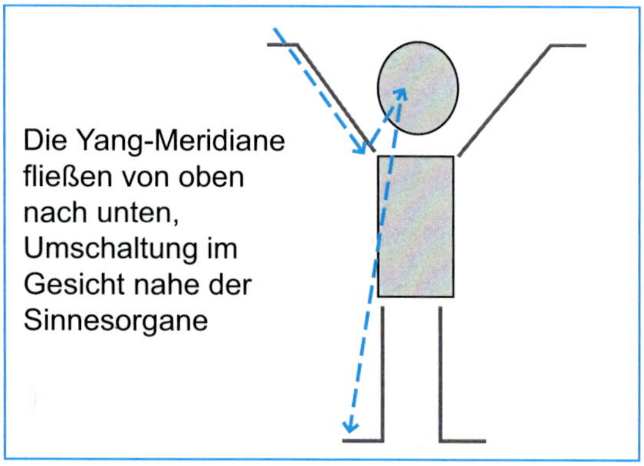

Abb. 7: Die Systematik der Yang-Meridiane

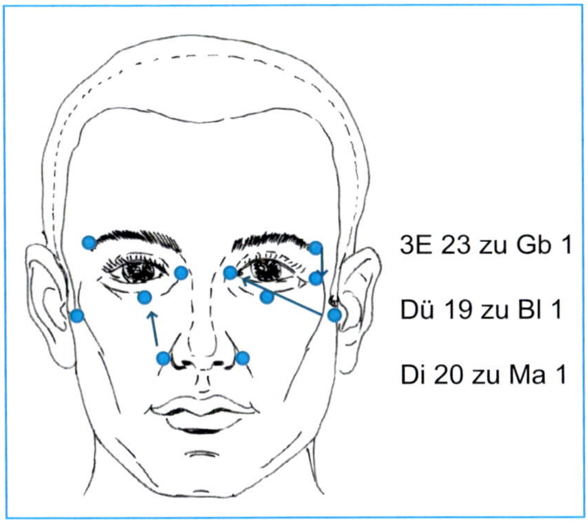

Abb. 8: Energieübergänge am Kopf

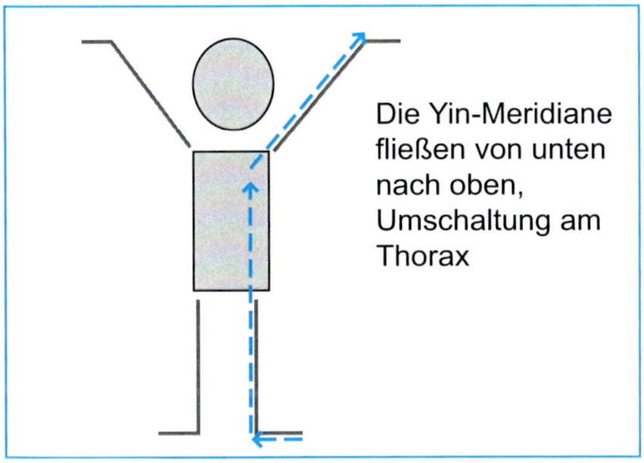

Abb. 9: Die Systematik der Yin-Meridiane

Die „Yin-Meridiane des Beines" Milz – Leber – Niere ziehen auf der Innenseite der Beine zum Bauch und Brustkorb und werden dort umgeschaltet auf die „Yin-Meridiane des Armes" Lunge – Kreislauf/Sexualität – Herz, die auf der Innenseite der Arme weiterlaufen bis zu den Fingerspitzen. An den Fingerspitzen tritt das Yin wiederum aus dem Körper aus, um als Yang-Energie in die Yang-Meridiane zurückzukommen.

Die Fingerspitzen und Zehenspitzen sind somit hochsensible energetische Zonen, da dort ein Austausch und Kontakt der körpereigenen Energie mit der Energie der Umgebung stattfindet. Über diese als „Ting"-Punkte bezeichneten periphersten Punkte eines Meridians kann somit auch angesammelte pathogene Energie oder Fremdenergie aus dem Meridian herausgeleitet werden, eine Maßnahme, die in der Praxis bei orthopädischen Krankheitsbildern sehr häufig eingesetzt wird. Ein Schulter-Arm-Syndrom durch Verkühlung mit einer Schmerzausbreitung entlang des Dickdarmmeridians kann somit über den „Ting"-Punkt des Dickdarmmeridians Di 1 am Zeigefinger-Nagelfalz behandelt werden mit der Intention, hier die Kälte und den Wind aus dem Meridian herauszuziehen. Die „Ting"-Punkte sind jedoch aus anatomischen Gründen mehr für eine Akupunktur als für eine Homöopunktur geeignet, wobei nicht genug betont werden kann, dass die Kombination beider Methoden in einer Sitzung grundsätzlich zu empfehlen ist.

Die „Ting"-Punkte wirken als Einschaltpunkte für die tendinomuskulären Meridiane; das sind Energiebahnen, die begleitend zu den eigentlichen Meridianen, aber oberflächlicher verlaufen und in die klimatische Einflüsse von außen eindringen und Schmerzsyndrome im Bewegungsapparat auslösen. Diese Meridiane haben keine eigenen Punkte.

2.4 Die Energieumläufe

In den oben beschriebenen Yin- und Yang-Meridianen zirkuliert das Qi jedoch nicht zu allen Zeiten in allen Bahnen gleich stark. Alle zwei Stunden hat ein anderer Meridian seine Phase der höchsten Aktivität, wobei dieses Aktivitätsmaximum wie eine Pulswelle durch das Meridiansystem läuft. Zieht man alle Meridiane vom Körper herunter, entfaltet sich aus dem Wirrwarr ein geschlossener schlauchförmiger Kreislauf für die Qi-Zirkulation, bei dem wie auf einer Uhr das Maximum der Energie alle zwei Stunden an einem anderen Meridian abzulesen ist.

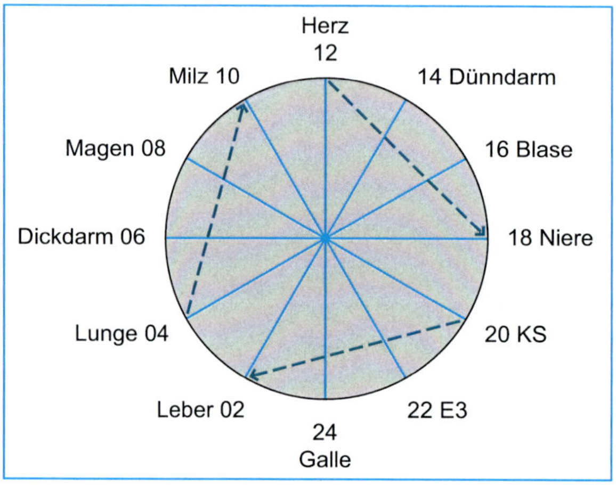

Abb. 10: Die Organuhr und die Energieumläufe

Diese Organuhr ist für die erste Diagnostik am Patienten häufig richtungsweisend. Beschwerden vegetativer Art, die man nicht so direkt einem Organ zuordnen kann, die jedoch immer zur gleichen Zeit auftreten, können bedeuten, dass der Patient zu dieser Zeit unter einer energetischen Schwäche leidet. So ist die Schilderung, man erwache sehr oft gegen 2 Uhr nachts mit Kopfschmerzen, Herzklopfen, Beklemmungsgefühl im Brustkorb, innerer Unruhe und Spannungsgefühl im Oberbauch verdächtig auf eine energetische Störung der Leber, die ja gegen 2 Uhr in ihrem Aktivitätsmaximum sein sollte. Die Behandlung des Lebermeridians, z. B. über den Punkt Leber 3 am Fußrücken mit Taraxacum, könnte hier den Patienten von seinen Beschwerden befreien.

Einschlafstörungen, die den Patienten erst nach 1 Uhr zur Ruhe bringen, lassen eine Schwäche des Gallenblasenmeridians vermuten; regelmäßiges Erwachen gegen 4 Uhr mit diffusen anderen Symptomen eine Problematik im Lungenmeridian.

Aufgrund der 12 Meridiane und der Organuhr ergeben sich drei Energieumläufe mit je 4 Meridianen innerhalb von 24 Stunden:

- Am Vormittag ein vorderer, ventraler Umlauf im Bereich: Lunge – Dickdarm – Magen – Milz
- Am Nachmittag ein hinterer, dorsaler Umlauf im Bereich: Herz – Dünndarm – Blase – Niere
- In der Nacht (beim Liegen und Ruhen) ein seitlicher, lateraler Umlauf im Bereich: Kreislauf/Sexualität – Drei Erwärmer – Gallenblase – Leber

2.5 Die therapeutische Bedeutung eines Meridians (am Beispiel des Magenmeridians)

Ein Meridian ist zunächst einmal für das Organ zuständig, nach dem er benannt ist; der Magenmeridian also für den Magen und seine funktionellen Störungen wie Übelkeit, Sodbrennen, Krämpfe, Völlegefühl. Die Frage ist, welcher der vielen Punkte – hier sind es insgesamt 45 – eines Meridians nun der für das Organ zuständige Punkt ist? Diesen Punkt findet man mit einer einfachen Regel: Der Ho-Punkt (oder He-Punkt), also der Punkt, von dem aus eine direkte Beziehung zum Organ besteht, liegt auf einem Meridian am Knie- oder Ellenbogengelenk. „He" bedeutet Meer und beschreibt die Vorstellung, dass der Energiefluss wie eine Quelle am Ting-Punkt entspringt, dann zu einem Bächlein, einem Fluss, einem Strom wird und sich zuletzt in das Innere, das Meer ergießt. Hier wäre es also der Punkt Ma 36 am Kniegelenk, mit dem wir die Magenbeschwerden direkt behandeln können; passend wäre das Mittel Nux vomica.

Was machen wir nun mit dem Rest des Meridians? Die Körperregionen, die ein Meridian durchfließt, werden von ihm energetisch und blutmäßig versorgt sowie funktionell gesteuert. Somit wäre der Magenmeridian in seinem oberen Verlauf zuständig für das äußere Auge (Conjunctivitis), die Kieferhöhle (Sinusitis), die Mundwinkel (Facialisparese), die Zähne (Schmerzen), das Kiefergelenk (Schmerzen), die Stirnregion (Kopfschmerz), weiter unten für den Kehlkopf (Heiserkeit), den Brustkorb (Bronchitis), die Brustdrüse (Mastitis), den Oberbauch (Schmerzen), den Unterbauch (Durchfall), die Urogenitalregion (Blase, Uterus, Prostata), die Leistengegend (Schmerzen), das Knie (Arthrose), das Sprunggelenk (Arthrose) und den Vorfuß (Schmerzen).

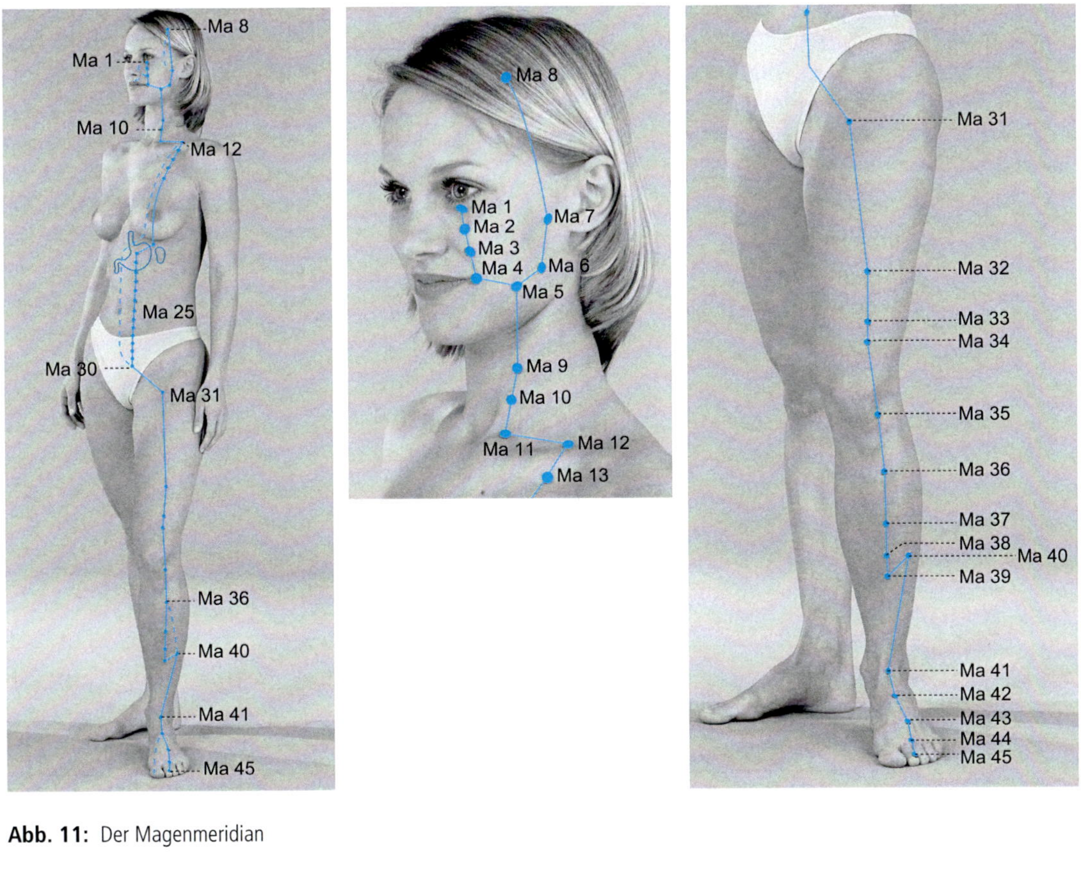

Abb. 11: Der Magenmeridian

Bei einer Erkrankung im Verlauf eines Meridians ist es dann sinnvoll, lokale Punkte, die sogenannten A-shi-Punkte („Ah, da ist es“), die häufig spontan druckdolent sind, zu verwenden und diese mit Fernpunkten zu kombinieren (z. B. Ausleitung von Wind und Kälte über den Ting-Punkt). Spätestens hier wird deutlich, dass die alleinige Nadeltherapie in Form der Akupunktur schwächer wirksam sein wird als die Homöopunktur, die an den lokalen Punkten zusätzlich zur inhaltlichen Reizwirkung des Punktes die Heilungsinformation des homöopathischen Mittels einsetzt. Ein trockener Reizhusten lässt sich am Punkt Magen 16 (oberhalb der Brustwarze) unter Injektion von Bryonia gezielter lindern als mit der Akupunkturnadel alleine.

2.6 Die Steuerpunkte

Am Beispiel des Magenmeridians sollen hier noch die sogenannten Steuerpunkte erläutert werden. In alten Zeiten war es der gesellschaftlichen Sitte entsprechend dem Arzt nicht möglich, insbesondere Patientinnen entkleidet zu untersuchen. Zugänglich waren nur die Arme bis zum Ellbogen, die Beine bis zum Knie und der Kopf. Daraus entwickelten sich die diagnostischen und therapeutischen Möglichkeiten wie Puls- und Zungendiagnostik, Ohren- und Augendiagnostik sowie therapeutisch das System der Steuerpunkte und antiken Punkte. Diese Punkte liegen an den Armen und Beinen auf den entsprechenden Meridianen von den Fingerspitzen bis zum Ellbogen und den Zehenspitzen bis zum Knie. Wie der Name schon andeutet, wird der Qi- und Blutfluss im Meridianbereich durch diese Punkte gesteuert: durch den Tonisierungspunkt angeregt (Yang-Effekt), durch den Sedierungspunkt beruhigt und gekühlt (Yin-Effekt), durch den Quellpunkt in beiden Richtungen unterstützt. Der Quellpunkt ist auf jedem Meridian der Konzentrationspunkt der Erbenergie (Yin), also der konstitutionellen Kraft (auf die wir später im Rahmen der Funktionskreise noch genau zu sprechen kommen). Zwei sogenannte gekoppelte Meridiane wie Lunge – Dickdarm (Yin- und Yang-Partner), beide an einer Extremität gelegen, sind über das System Luo-Punkt (oder Lo-Punkt) und Quellpunkt miteinander vernetzt. Luo bedeutet „Netz“; das heißt, dass hier die Energie über eine Art Einbahnstraße vom Luo-Punkt des einen Meridians zum Quellpunkt des gekoppelten Partners fließt. Der Vollständigkeit halber sei hier noch der Xi-Punkt (Spaltenpunkt) erwähnt, an dem sich ein Füllezustand im Meridian ansammelt bzw. dann auch ausleiten lässt.

Lassen Sie sich durch die Aufzählung dieser Punktearten nicht erschrecken! Wir kommen im Rahmen der Homöopunktur mit relativ wenigen Punkten aus, die auch von der Systematik rasch erlernbar sind. Darauf gehen wir in den folgenden Kapiteln und dem speziellen Therapieteil noch genauer ein. Es ist nicht sinnvoll, die Akupunktur so zu erlernen, wie das in der Vergangenheit zum Frust des Studierenden häufig praktiziert wurde: Indikationslisten zu den Punkten pauken. Sie müssen die Materie verstehen, ein Bild von der Wirkungsweise und den Zusammenhängen in sich aufbauen und sich dann erst auf den Weg machen, im Rahmen von Learning by Doing die für Ihre Praxis wichtigen Punkte mitzunehmen. Ein einfach erlernbares Therapiesystem haben wir in den „Zustimmungspunkten“.

2.7 Neue Sichtweisen einer Krankheitsentwicklung

Am Beispiel des Magenmeridians lassen sich Krankheitsentwicklungen sehr schön aus einer völlig anderen Sicht als bisher beschreiben. Stellen Sie sich einen Patienten oder eine Patientin vor, die mit einer kräftigen Erkältung zur Behandlung kommt. Am Nachmittag drängen noch Verhandlungstermine und Geschäftsabschlüsse, also wird man dem Patientenwunsch nachgeben, möglichst schnell Beschwerdefreiheit zu erlangen, und man verordnet Nasenspray, Nasensekretionshemmer, Hustenblocker, Aspirin und vielleicht noch ein Antibiotikum. Und siehe da: Am Nachmittag schon ist die Krankheit wie weggeblasen. Die Freude währt aber nicht lange, denn bei der nächsten Zugluft und Stresssituation kommt die Erkältung zurück und zwar heftiger als zuvor. Da war das Nasensekret noch glasig, jetzt wird es gelb und grün. Therapeutisch wird dieselbe Prozedur wiederholt. Der Patient kommt in immer kürzeren Abständen und die Symptome sind jedesmal deftiger. Dann… mit einem Mal ist Ruhe! Hat es der Patient geschafft, gesund zu werden? Der gleiche Patient kommt nach Monaten oder Jahren (in denen er immer wieder mal Magenprobleme und Durchfallerkrankungen hatte) mit den Zeichen einer Prostatitis oder Urethritis, die Patientin wegen eines weißlichen Ausflusses oder Cystitis. Die Symptome sind wiederum sehr therapieresistent und neigen zu Rezidiven, trotz aller schweren Geschütze, die man auffährt. Auch da ist plötzlich nach einiger Zeit plötzlich Ruhe. Aber jetzt haben wir doch gewonnen?! Ohne dass wir die Zusammenhänge sehen, suchen uns diese Patienten in einigen Jahren mit Kniegelenksarthrosen auf. Was ist passiert? Die anfängliche Erkältung wurde nicht – wie es die chinesische Medizin und viele andere Naturheilverfahren (so auch die Homöopathie) fordern – ausgeleitet, sondern die Absonderungen wurden unterdrückt und somit die Krankheit in die Tiefe des Organismus, in die Meridiane hineingepresst. Anfänglich hat sich das System noch mit Rückfällen gewehrt, dann hat es sich in der Mitte ein neues Ventil gesucht: die Blase. Aber auch da wurde der Pathomechanismus verkannt und die Erkrankung weiter in das System geschoben: Endstation Kniearthrose, jetzt aber nur noch schwer behandelbar, weil die krankmachenden Energien (Wind, Kälte) am Kniegelenk zu einem morphologischen Substrat geworden sind; aus der Energie wurde Materie. Wenn wir demnächst solche Krankheitsgeschichten aus den Meridianverläufen verfolgen können und über den Leidensweg des Patienten bestätigt bekommen, eröffnen sich für uns und unsere Patienten wirkliche Heilungschancen.

2.8 Die Zustimmungs- und Alarmpunkte „Shu-mo"

Jeder der 12 Körpermeridiane hat zusätzlich auf dem Rücken einen ihm zugeordneten Zustimmungspunkt, der zu einem neutralisierenden und energetisch harmonisierenden Effekt im Meridian und dem dazugehörigen Organ führt, unabhängig von der Ausgangslage. Die Entscheidung, ob nun Fülle oder Leere, Yin oder Yang ausgeglichen werden müssen, ist für die Therapie über den Einsatz der Zustimmungspunkte nicht notwendig: Die Regulationsfähigkeit des Systems läuft immer in Richtung Optimierung. Die Heilungspotenz der Zustimmungspunkte geht so weit, dass nicht nur die körperlich-organische Ebene, sondern auch die darüber liegende psychisch-emotionale Problematik angesprochen wird. Gehören z. B. zur Lunge die Ebenen Haut, Abwehrkräfte, rhythmische Lebensvorgänge, Intuition, Traurigkeit und Resonanzfähigkeit mit den Mitmenschen und ist die Infektanfälligkeit eines Menschen mit Bronchitis nach einem Trauerfall entstanden, so wird verständlich, wieso die Problematik durch Injektion eines homöopathischen Heilmittels wie Bryonia in den Zustimmungspunkt der Lunge (Blase 13) umfassend und kausal-energetisch behandelt werden kann. Die Zustimmungspunkte wirken sowohl bei akuten als auch bei chronischen inneren Erkrankungen. Bei äußeren Erkrankungen, bei denen sich die Pathologie nur im Meridianverlauf (meist als Schmerzsymptomatik) ohne Organbeteiligung äußert, sollten wir die Therapie über die oben genannten Ting-Punkte vorziehen.

Die Zustimmungspunkte liegen alle auf dem Innenast des Blasenmeridians, also zwei Querfinger seitlich der Mittellinie des Rückens, die durch die Dornfortsätze verläuft. Das System beginnt zwei Querfinger seitlich des Unterrandes des dritten Brustwirbeldornfortsatzes mit dem Zustimmungspunkt der Lunge: Blase 13. Wirbel für Wirbel haben wir einen weiteren Zustimmungspunkt, z. B. in Höhe des fünften Brustwirbeldornfortsatzes (BWD) den Zustimmungspunkt des Herzens – Blase 15, in Höhe des siebten BWD den Zustimmungspunkt zum Zwerchfell und Meisterpunkt des Blutes – Blase 17. Es existieren also nicht nur Zustimmungspunkte zu bestimmten Meridianen bzw. Organen, sondern auch zu bestimmten Punkten oder auch Systemen, die keinen eigenen Meridian haben, wie das Zwerchfell. In Höhe des 8. BWD ist eigentlich kein klassischer Zustimmungspunkt, sodass wir hier einen Sprung in der

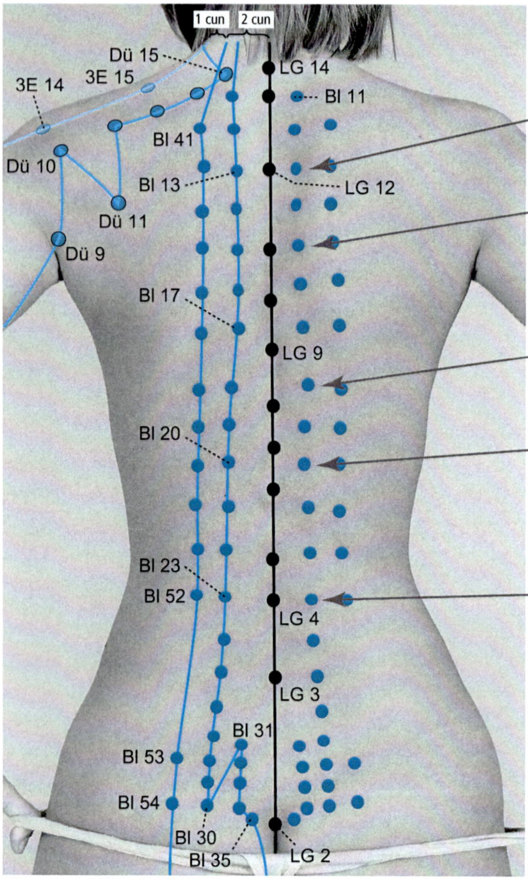

Punkte	Organbezug	Lokalisation
Bl 13	Lunge	3. BWD
Bl 14	KS	4. BWD
Bl 15	Herz	5. BWD
Bl 16	Lenkergefäß	6. BWD
Bl 17	Zwerchfell	7. BWD
Bl 18	Leber	9. BWD
Bl 19	Gallenblase	10. BWD
Bl 20	Milz-Pankreas	11. BWD
Bl 21	Magen	12. BWD
Bl 22	3 Erwärmer	1. LWD
Bl 23	Niere	2. LWD
Bl 24	Punkt KG 6	3. LWD
Bl 25	Dickdarm	4. LWD
Bl 26	Punkt KG 4	5. LWD
Bl 27	Dünndarm	1. Sacral
Bl 28	Dickdarm	2. Sacral

Abb. 12: Die Zustimmungspunkte

Zustimmungspunkte Yin und Ergänzungspunkte

Bl 13 – BW 3 Lu 7	Lunge Trauer	Grindelia Bryonia	Pulmorell Articurell
Bl 15 – BW 5 He 7	Herz Freude	Crataegus	Cororell
Bl 18 – BW 9 Le 3	Leber Wut	Taraxacum Sulfur	Hepatorell Sulfurell
Bl 20 – BW 11 MP 6	Milz Kummer	Eichhornia Nux vomica	Pancrearell Nuvorell
Bl 23 – LW 2 Ni 3	Niere Angst	Solidago	Renorell

Abb. 13: Zustimmungspunkte und geeignete organotrope Homöopathika

Nummerierung verzeichnen und die Reihenfolge am 9. BWD mit Blase 18, dem Zustimmungspunkt der Leber, fortgeführt wird. In der neueren Akupunktur hat man jedoch sogenannte Extrapunkte, die nach der Erfahrung eine gute Wirkung bringen. Seitlich des 8. BWD finden wir somit den „Weiwanshu“, den Zustimmungspunkt für die Organe der Magengrube mit besonderer Wirkung auf Verdauungsstörungen im Oberbauch (Blähung, Völlegefühl). Die komplette Auflistung zcigt die Tabelle über die Zustimmungspunkte.

Die Zustimmungspunkte erinnern an die Head'schen Zonen in ihrer segmentalen Anordnung, die in etwa der höhenmäßigen Lage der Organe entsprechen bzw. der Höhe der Nervenaustritte zu den Organen aus dem Rückenmarkskanal. Bei der Behandlung innerer Erkrankungen können hier sehr gut auch Organzusammenhänge in die Therapie miteinbezogen werden: Eine chronische Bronchitis oder ein chronisches Asthma werden mit Punkten der Lunge alleine nicht zufriedenstellend ausbehandelt sein. Aus der Lehre der chinesischen Energetik wissen wir, dass die Lunge und die Niere eng über den Austausch von Qi und Wasser funktionell verbunden sind. Somit sollte man hier immer beide Organsysteme ausgleichen, ebenso wenn eine Erkrankung der Harnwege vorliegt (Kombination von Blase 13 (Grindelia, Bryonia), Zustimmungspunkt der Lunge mit Blase 23 (Solidago, Populus), Zustimmungspunkt der Niere).

2.9 Hua Tuo's Punkte: „hua tuo jia ji“ (Hua Tuo's Punkte beidseits der Wirbelsäule)

Hua Tuo, eine schillernde chinesische Arztpersönlichkeit, soll von 141 bis 203 gelebt haben. Er heilte mit Akupunktur, Hydrotherapie und Gymnastik und empfahl das „Spiel der fünf Tiere“ (Tiger, Hirsch, Bär, Affe und Vogel) zur Erhaltung der Beweglichkeit im Alter (Tanzspiel mit Imitation der typischen Bewegungen der Tiere). 1975 fand man Bildrollen mit diesen Übungen in einem Grab aus Hua Tuo's Zeit. Er war einer der wenigen klassischen chinesischen Ärzte, die anatomische Studien betrieben und chirurgisch tätig waren. Die Betäubungen nahm er mit einem Absud von Hanf vor und nähte die Wunden mit Fäden, die mit einem Antiseptikum getränkt waren. Im Alter von 97 Jahren wurde Hua tuo von seinem Arbeitgeber geköpft, weil dieser eine vorgeschlagene hirnchirurgische Maßnahme zur Therapie seiner Kopfschmerzen als Attentat aufgefasst haben soll. Hua Tuo erkannte die Gefahr, dass ungenügend ausgebildete Akupunkteure womöglich einen Pneumothorax bei unsachgemäßer Behandlung der Zustimmungspunkte setzen konnten. Deshalb riet er zu einer gleichartig wirksamen Punktekette, die jedoch nur etwa 1 cm (0,5 Cun) seitlich der Mittellinie zu finden ist mit der empfohlenen Stichrichtung nach medial (zur Wirbelsäule). Bei der Homöopunktur, die mit feinen Dentalkanülen durchgeführt wird (Länge circa 2 cm) ist die Gefahr eines Pneu bei vernünftigem Vorgehen eigentlich nicht gegeben. Besonders effektiv werden jedoch Hua Tuo's Punkte im Bereich der Halswirbelsäule nach Schleudertraumen eingesetzt (Arnika, Rhus toxicodendron, Bryonia).

2.10 Die Alarmpunkte

Jedem Zustimmungspunkt auf dem Rücken wird ein Alarmpunkt auf der Ventralseite (Brustkorb, Bauch) zugeordnet. Leider ist die Systematik hier nicht so klar und einfach erlernbar; die Alarmpunkte liegen auf verschiedenen Meridianen und verlangen etwas Fleiß zum Auswendiglernen. Die Alarmpunkte zeigen in ihrer Wirkung eine Verstärkung des Yin-Effekts (beruhigend, kühlend, entspannend), weshalb sie vor allem bei krampfartigen Störungen der Organe (Koliken) benutzt werden. Häufig eingesetzte Alarmpunkte sind die schon bekannten des Drei-Erwärmer-Meridians (KG 17, KG 12 und KG 7), der Alarmpunkt des Dickdarms – Magen 25 (2 Cun seitlich des Bauchnabels) – bei Durchfällen, der

Alarmpunkt der Milz – Leber 13 (am freien Ende der 11. Rippe) – bei Blähung und Völlegefühl mit weichen Stühlen und der Alarmpunkt der Niere – Gallenblase 25 (am freien Ende der 12. Rippe) – bei Harnleiterkoliken.

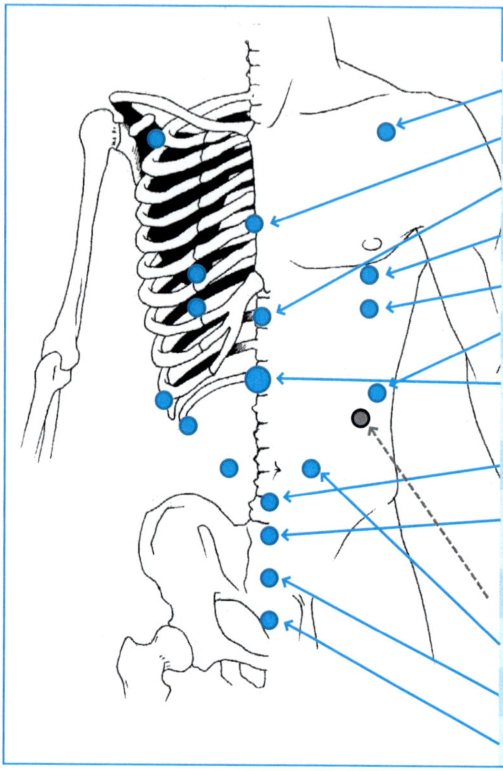

Punkte	Organbezug	Lokalisation
Lu 1	Lunge	2 Cun u. Clavicula
KG 17	Oberer 3E	Mitte Sternum 4. ICR
KG 14	Herz	1 Cun unter Xiphoid
Le 14	Leber	Mamillarlinie 6. ICR
Gb 24	Gallenblase	Mamillarlinie 7. ICR
Le 13	Milz-Pankreas	Ende 11. Rippe
KG12	Magen, Mittlerer 3E	Mitte zw. Xiphoid und Nabel
KG 7	Unterer 3E	2 Cun unter Nabel
KG 5	3E gesamt	2/5 Nabel-Symphyse unter Nabel
Gb 25	Niere	Ende 12. Rippe
Ma 25	Dickdarm	2 Cun lateral Nabel
KG 4	Dünndarm	3/5 unter Nabel
KG 3	Blase	1/5 über Symphyse

Abb. 14: Die Alarmpunkte

2.11 Die Quellpunkte

Zur Therapie innerer Erkrankungen sind die Quellpunkte der Yin-Organe von unverzichtbarem Wert. An ihnen konzentriert sich die Erbenergie, also die konstitutionelle Kraft aus der Niere (genauere Erläuterung beim Funktionskreis der Niere) und somit die Potenz zur Regeneration und Heilung. Diese Punkte folgen einer sehr einfachen Regel: Es sind die dritten Punkte auf dem Yin-Meridian, von der Peripherie aus gezählt. Bei den Yang-Meridianen sind es die vierten Punkte von der Peripherie, jedoch haben die Quellpunkte der Yang-Meridiane eher eine ausleitende Wirkung (siehe Dickdarm 4: Ausleitung von Hitze aus dem Kopf und Gesicht). Die Regel besagt, dass eine innere Erkrankung immer die Mitbehandlung der Zustimmungspunkte und Quellpunkte erfordert.

Der Quellpunkt der Leber (Leber 3) zwischen dem 1. und 2. Mittelfußknochen wird auch als Stress- und Ärgerpunkt bezeichnet und wird in der heutigen stressigen Zeit sehr häufig gefunden, auch besonders bei Frauen. Da die Leber für den gleichmäßigen Fluss des Qi und des Blutes sowie der Emotionen sorgt, ist bei Störungen im Ablauf der Menstruation dieser Punkt häufig führend.

Alle Erschöpfungszustände, sei es durch körperliche Arbeit oder durch emotionale Belastung, aber auch durch Störherde (Operationsnarben, nicht vertragenes Zahnersatzmaterial, Quarzuhren, Implantate, chronische Entzündungsherde) zehren das Nieren-Yin auf. Die Behandlung erfolgt über den Quellpunkt Niere 3 (zwischen Innenknöchel und Achillessehnenrand), am besten gleich unter Mitbehandlung der Lunge (Qi-Aufbau aus der Atemluft und der Nahrungsenergie) und der Mitte (Milz und Magen).

Das erschöpfte Nieren-Yin kann die Leber nicht mehr kühlen und beruhigen (siehe oben: Wandlungsphasen) und somit bilden sich sehr leicht emotionale Erregungszustände aus mit Reizbarkeit, Zorn und aufbrausendem „Hitzkopf", die im weiteren Verlauf (Wandlungsphasen) unsere geistige Ausgeglichenheit und Harmonie stören: Einschlafstörungen, innere Unruhe, unruhige Träume, Konzentrationsmangel und Herzstolpern sind die Folge. Hier brauchen wir dann den Quellpunkt des Herzens – Herz 7 –, um den Geist zu beruhigen.

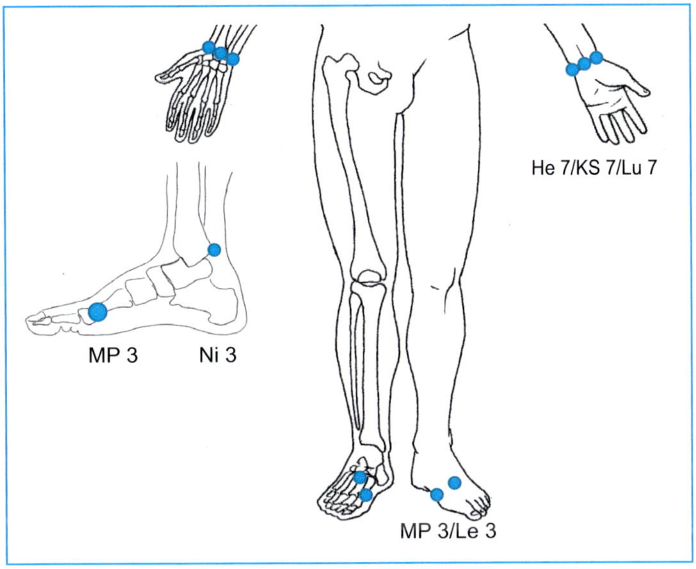

Abb. 15: Die Quellpunkte der Yin-Meridiane

2.12 Die Funktionskreise

Bei der Darstellung der Wandlungsphasen und Herleitung der Meridiane haben wir schon gesehen, dass eine Wandlungsphase eigentlich einer jahreszeitlichen Passage der Energie entspricht. Der Funktionskreis eines Organs umfasst Zuordnungen von Sinnesorganen, Geweben, Emotionen, Farben, Gerüchen, Geschmacksarten, Gewebearten usw., die wie das Organ selbst dem Thema einer jahreszeitlichen Wandlungsphase unterworfen sind. Der Begriff „Entsprechungen" dehnt dieses Thema noch weiter aus auf unsere Umwelt, unseren Kosmos und beinhaltet die Zuordnung von Tieren, Zahlen, Planeten usw.

Wer die Funktionskreise und Entsprechungen versteht, wird mit wenigen Punkten das Wesentliche einer Krankheit auf der psychischen und der somatischen Ebene erfassen und behandeln können. Deshalb ist es sinnvoll, vor dem Studium der Meridianverläufe und deren Punkte die eigentliche Bedeutung des Funktionskreises für den Organismus in seiner gesunden und kranken Struktur zu erfassen. Da die klassische Akupunktur mit den fünf klassischen Organen ihren Anfang nahm, kennen wir entsprechend dieser fünf Yin-Organe die fünf Funktionskreise: Leber, Herz, Milz-Pankreas, Lunge und Niere.

Tabelle der Entsprechungen

Holz	Feuer	Erde	Metall	Wasser
Frühling	Sommer	Spätsommer	Herbst	Winter
Grün	Rot	Gelb	Weiß	Schwarz
Osten	Süden	„Mitte"	Westen	Norden
Wind	Hitze	Feuchtigkeit	Trockenheit	Kälte
Leber	Herz, Kreislauf-Sexualität (Pe)	Milz	Lunge	Niere
Gallenblase	Dünndarm, Drei-Erwärmer	Magen	Dickdarm	Blase
Augen	Zunge	Mund	Nase	Ohren
Sauer	Bitter	Süß	Scharf	Salzig
Sehnen, Gelenke, Fingernägel	Blutgefäße	Muskeln, Subcutis, „Fleisch"	Haut, Poren, Körperhaare	Knochen, Zähne, Gehirn, Rückenmark
Sehen	Fühlen, Gefühle, Integration der Sinne	Schmecken	Riechen	Hören
Schreien	Lachen	Singen	Weinen	Stöhnen
Zorn, Wut, Hass, Neid, Frust, Aggressionen, Chaos, Ärger, Entscheidungsunfähigkeit, Unzufriedenheit	Hysterische, schrille Freude, Hektik	Kummer, Grübeln, Sorgen, Partnerprobleme, Mobbing, geistige Überarbeitung, Lernprobleme	Traurigkeit, Verlust, Nachtrauern, Resonanzunfähigkeit, Teamunfähigkeit, Arroganz	Ängste, Panik, Existenzängste
Lebensplanung, Mut, Entscheidungsfähigkeit, Entschlossenheit, Diplomatie, Abgrenzung des eigenen Lebensraums, Erfüllung der eigenen Bedürfnisse	Ausgeglichenheit, Harmonie, stille Freude, klarer Ausdruck, Langzeitgedächtnis	Klare rationale Denkfähigkeit, Lernfähigkeit, Problemlösungen, Intellekt	Intuition, Trauerbewältigung, Teamfähigkeit, Resonanzfähigkeit, die gleiche Luft mit anderen atmen	Zuversicht, Urvertrauen, Stabilität, Wille, Durchhaltevermögen, Kurzzeitgedächtnis
Geburt, Wachstum, Expansion	Blüte, Höchstform, Zenit	Speicherung, Ernte	Austrocknung, Konzentration	Tod und Geburt, Wandlung
Jupiter	Mars	Saturn	Venus	Merkur
8	7	5	9	6
Schaf	Huhn	Ochse	Hund	Schwein
Weizen	Bohnen	Reis	Hanf	Hirse
Wanderseele „hun"	„Shen", geistige Verbindung zum Kosmos	Seele „yi", Intellekt	Körperseele „po" drückt die Emotionen auf der Haut aus	Seele „zhi", Willenskraft

Der Funktionskreis Leber

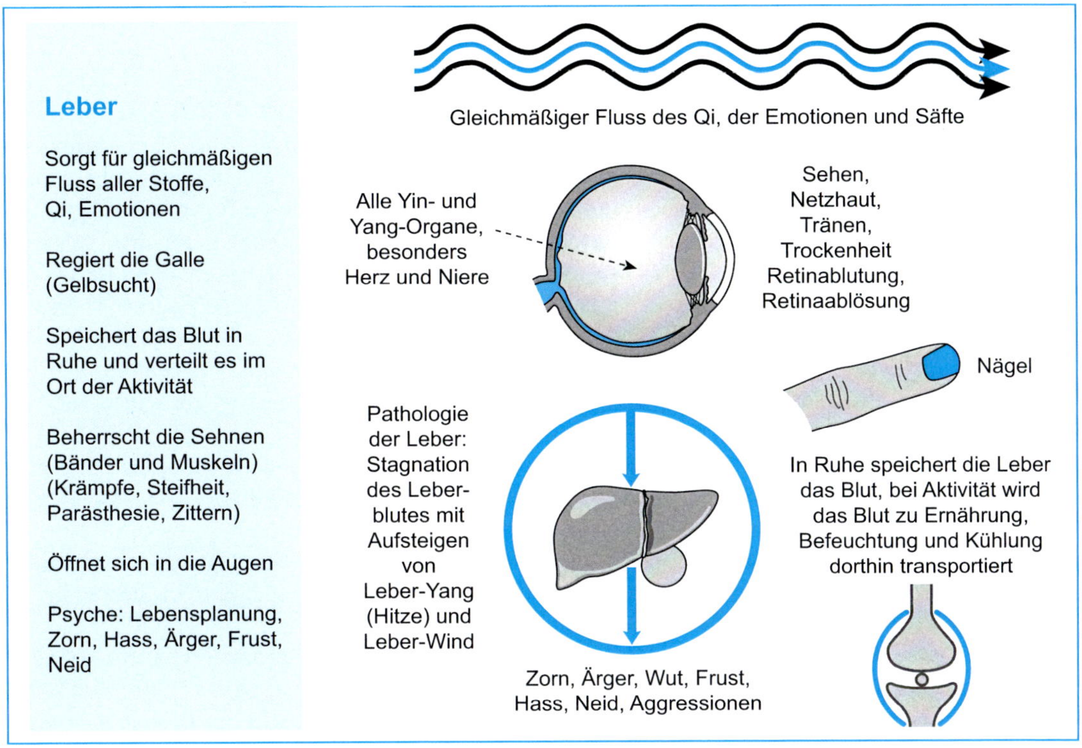

Abb. 16: Funktionskreis Leber

Die Leber sorgt für das gleichmäßige Fließen aller Stoffe, des Qi, des Blutes und der Emotionen. Somit ist sie bei vielen „Blockaden" oder „Stagnationen" des Qi und des Blutes (z. B. dem prämenstruellen Syndrom und Menstruationsstörungen) mitbeteiligt. Die Leberenergetik beherrscht die „Sehnen" (Bänder, Gelenkskapseln und Muskeln), ist also besonders bei „rheumatischen" Beschwerden gestört, die mit Krämpfen, Steifigkeit der Gelenke, Parästhesien (Qi-Mangel), Taubheitsgefühl (Blutmangel) und Zittern einhergehen. In Ruhe speichert die Leber das Blut; bei Aktivität gibt sie es wieder frei und lässt es zum Ort der Tätigkeit fließen, wo es das Gewebe befeuchtet und somit geschmeidig macht, kühlt und nährt. Nach getaner Arbeit fließt das Blut wieder zur Leber zurück, wird gereinigt und gespeichert. Diese Vorstellung erinnert an den Glykogenstoffwechsel: Überschüssige Glucose wird in Ruhe in der Leber als Glykogen gespeichert, bei Muskelaktivität in Glucose gespalten und zum Ort der Aktivität transportiert; danach wird die restliche Glucose in der Leber wieder als Glykogen gespeichert. Das Sinnesorgan der Leber ist das Auge: Augenerkrankungen des inneren Auges (Netzhautablösung, Netzhautblutung, Glaskörpertrübung und Maculadegeneration) erfordern eine Mitbehandlung der Leber, ebenso wie pochende Kopfschmerzen auf dem Schädeldach.

Die krankmachenden Emotionen sind Stress, Ärger, Zorn, Wut, Hass, Frust und Neid. Diese negativen Emotionen führen über die Behinderung der eigentlichen Leberfunktion (gleichmäßiges Fließen lassen) zu einer Stagnation des Leberblutes und des Leber-Qi. Stagnation bedeutet Erhitzung des Systems durch erhöhten Druck und somit steigt das erhitzte Leber-Yang(-Qi) im Körper auf. Jetzt beginnt der eigentlich häufigste Pathomechanismus der Leber: Das aufsteigende hitzige Leber-Yang löst im Abdomen Spannungsschmerzen aus, führt im Brustkorb zu Beklemmung und Luftmangel (ähnlich wie bei

Stenocardien), führt im Halsbereich zu einem Engegefühl (Globusgefühl, chinesisch „Pflaumenkerngefühl") und im Kopf zur Rötung des Gesichtes und der Augen, zu hohem Blutdruck, Schwindel und den pochenden Kopfschmerzen. Ein hochfrequenter, pfeifender, klingender Tinnitus, der unter Stressbelastung auftritt und dann häufig wieder durch leichte Bewegung des Kopfes und der Halswirbelsäule verschwindet, ist durch aufsteigendes Leber-Yang bedingt.

Wie in einem Kamin die heiße Luft einen Luftzug nach oben bewirkt, so stellt sich die chinesische Medizin die Entstehung des „Inneren Windes" vor: Das aufsteigende, erhitzte Leber-Yang verursacht eine innere Energiebewegung, den „Leberwind" oder „Inneren Wind". Im Rahmen der fünf Wandlungsphasen waren zur Leber das Frühjahr und der Wind zugeordnet; dieses Bild wird hier sinngemäß übertragen. Der Leberwind führt letzten Endes zum „Windschlag", dem Apoplex mit den typischen Windsymptomen: schnelles, unerwartetes Auftreten, schneller Wechsel der Symptome. Die Beziehung der Leber zu Wind kann aber auch bei Befall mit äußerem Wind therapeutisch genutzt werden (Luftzugempfindlichkeit). Die wichtigsten Punkte zur Ausleitung dieses Windes sind die Punkte Gallenblase 20 im Nacken („Teich des Windes") in Verbindung mit den Punkten Leber 2 (Sedierungspunkt) oder Leber 3 (Quellpunkt), die das Leber-Yang beruhigen. Bei apoplexgefährdeten Patienten haben wir hier auch ein wertvolles Werkzeug zur Vorsorgetherapie.

Geeignete Homöopathika sind unter anderem Nux vomica (ist sehr zugluftempfindlich und aufbrausend) D4, D8, D12, Taraxacum D4, D8, D12, Sulfur D8, D12 und Berberis D4, D8, D12 an den Punkten Leber 3 und Blase 18 (Zustimmungspunkt der Leber).

Natürlich hat die Leber nicht nur negative Emotionen. Eine gesunde Leber zeigt sich in der Fähigkeit, die Vision (Augen!) eines Lebensziels zu haben, Mut zu entwickeln, sich einen Lebensraum zu schaffen, seine Bedürfnisse und Wünsche zu äußern und zwar nicht mit Gewalt, sondern mit Diplomatie. Gelingt dies nicht, bilden sich Aggressionen (Ärger, Zorn) heraus. Hier sind besonders die heutigen jungen Frauen belastet, die nach einer hochwertigen Berufsausbildung zunächst viele Jahre als Mutter und Hausfrau verbringen und damit ihren Traum des Lebensziels, ihre Wünsche zurückstellen müssen. Daraus resultieren Frust und Zorn mit den Problemen Migräne, Dysmenorrhoe, Hypertonie und Schilddrüsenerkrankungen (Stauung des Leber-Yang im Halsbereich).

Der Funktionskreis Herz

Herz

Reguliert das Blut und die Gefäße

Reguliert den Fluss des Blutes (gleichmäßiger Puls)

Speichert und regiert „Shen", den Geist, das Bewusstsein, den Verstand

Das Herzblut beherbergt in der Nacht den Geist (Schlaf, Träume)

Öffnet sich in die Zunge: klare Kommunikation, Stottern, Lallen

Zeigt sich im Gesicht (Farbe, Glanz der Augen)

Psyche: Lust, Freude, Harmonie

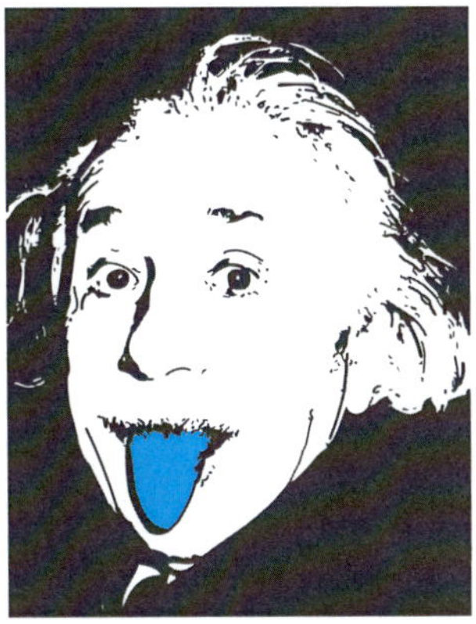

Einstein: $E = mc^2$

Bewusstsein, Psyche, Geist, „Shen" als geistige Verbindung zum kosmischen Bewusstsein, Träume, Einschlafen, Kommunikation, Sprache, klarer Ausdruck, Lachen, Witz, Humor, innere Harmonie, Ausgeglichenheit

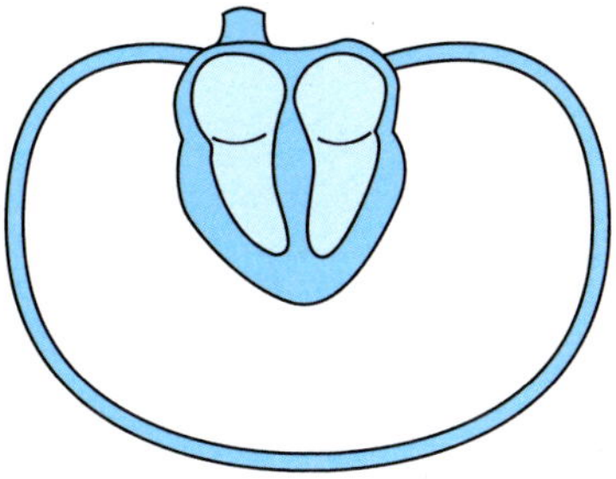

Blutkreislauf, Pulsregelmäßigkeit, Nachtschweiß ist Yin-Mangel Tagschweiß ist Qi-Mangel

Abb. 17: Funktionskreis Herz

Das Herz steht in erster Linie für den „Geist", die innere Harmonie, den gesunden, ungestörten Schlaf, die Konzentrations- und Merkfähigkeit (Langzeitgedächtnis). Das Herz regiert das Bewusstsein und eine höhere Intelligenz, die spirituelle, intuitive Unterscheidungsfähigkeit zwischen gut und böse, richtig und falsch, wahr und unwahr, ein Empfinden, das nicht aus dem Verstand, sondern aus der geistigen Verbindung zu einem übergeordneten Bewusstsein resultiert. Dies äußert sich in einer klaren Kommunikationsfähigkeit, klarer Ausdrucksweise und klaren Aussagen; die Zunge mit ihrer Motorik ist also das Sinnesorgan des Herzens.

Hierzu hat die chinesische Medizin wiederum eine schöne bildliche Vorstellung. Der Geist „Shen", der tagsüber (Yang) in Aktivität sein soll, zieht sich nachts (Yin) in das Blut (Yin) zur Ruhe zurück. Es muss also genügend Herz-Blut vorhanden sein und dieses Blut muss kühl sein, damit man abends zur Ruhe kommt und einschlafen kann. Der oben geschilderte Zustand des aufsteigenden Leber-Yang jedoch führt über den Kreislauf der Wandlungsphasen dem Herzen zu wenig (Stagnation des Leberblutes) und dazu noch erhitztes Blut, ebenso erhitztes Yang(-Qi) zu, das das restliche Herz-Yin aufbraucht. Somit kann sich der Geist nachts nicht im Blut zur Ruhe legen und sorgt für unruhige lebhafte Träume. An der Zunge des Patienten sehen wir jetzt eine gerötete Spitze, eventuell mit feuerroten Papillen.

Haben wir jedoch genügend Herz-Yin, dann wird in der Nacht der Geist leer und kann sich dem kosmischen Bewusstsein öffnen, Ideen und Intuitionen hereinlassen, die uns am nächsten Morgen als geniale Einfälle helfen, die Probleme des Vortags zu lösen. Es ist also gar nicht so verkehrt, vor einer wichtigen Entscheidung erst einmal darüber zu schlafen.

Im Herzen sitzen natürlich auch die Liebe, die Freude, die innere Harmonie, das Lachen. Den gesunden Zustand des Herzens erkennt der chinesische Arzt beim Patienten an seiner rosigen Gesichtsfarbe, an seinem freudigen Gesichtsausdruck und dem wachen Glanz der Augen. Dies spiegelt auch die Aufgabe des Herzens wieder, die Blutgefäße und das Blut zu regulieren. Nur durch die Pumptätigkeit des Herzens bleibt das Blut erhalten, bleiben die Blutbestandteile durch die Bewegung des Blutes in der Schwebe: Stagnation bedeutet Thrombose.
Die negativen Emotionen des Herzens sind die „überzogene Freude“, die hysterische Überaktivität und Hektik unserer Zeit, die Unfähigkeit, sich an etwas zu erfreuen, die Unfähigkeit, Ruhe zu genießen.

Die Pathologie des Funktionskreises Herz umfasst weitere Symptome wie Stottern, Lallen und Herzstolpern. Therapeutisch geeignet ist Crataegus D4, D8, D12 an den Akupunkturpunkten Herz 7 und Blase 15.

Der Funktionskreis Milz

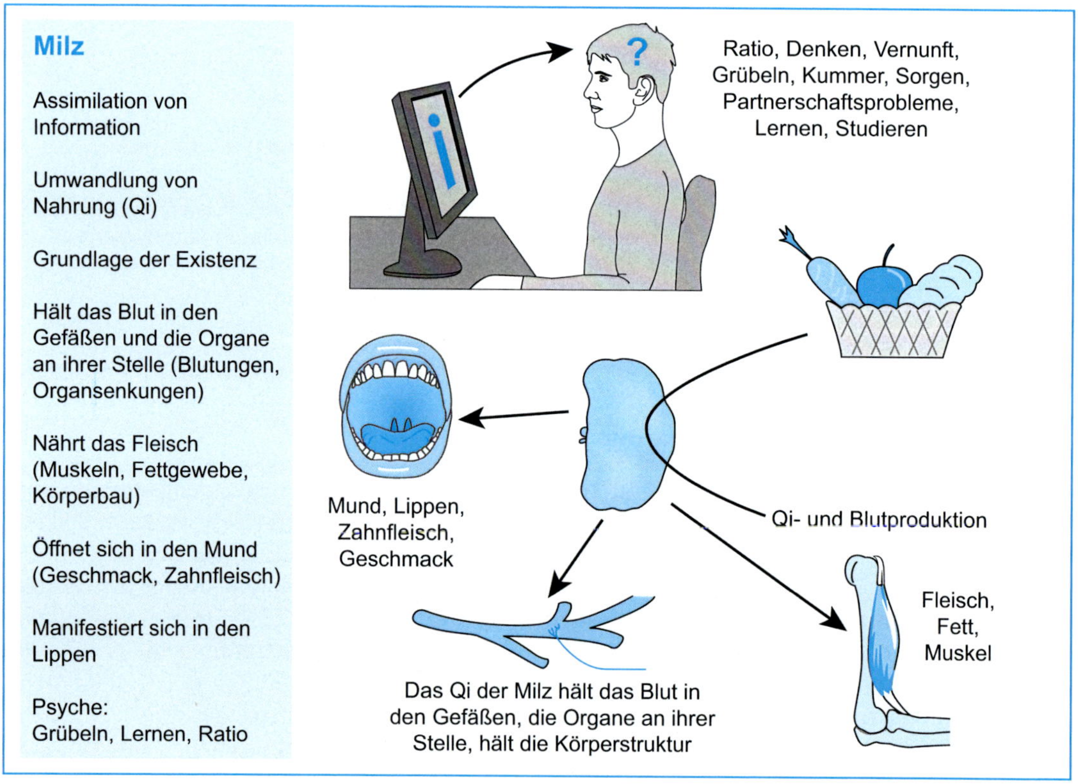

Abb. 18: Funktionskreis Milz

Die Milz ist unser „Assimilationsorgan“: Aufnahme von „Außen“ und Umwandlung in körpereigene Energie. Dies betrifft sowohl Nahrung und Getränke als auch Information. In unserer heutigen Zeit der Informationsflut, in der alle fünf Monate ein neues Betriebssystem oder eine neues Programm auf unseren Computern installiert wird und ein nutzloses Heer von Beamten in der EU uns mit noch nutzloseren neuen Regelungen zur Gleichmacherei quält, ist die Milz überfordert. Die Milz-Qi-Schwäche ist unsere Zivilisationskrankheit! Zumal durch diese Tausenden von Vorschriften die Wirtschaft alles andere als blüht und jeder wirtschaftliche Sorgen hat. Die Milz ist der Meridian des Lernens, des Studierens, des

Denkens zum Lösen von Problemen mit rationalen, gelernten Fähigkeiten, aber auch des Grübelns, des Kummers und der Sorgen. Geistige Überarbeitung, Überforderung durch permanentes Umlernen, Mobbing und Partnerschaftsprobleme schädigen den Milzmeridian ebenso wie zu viele, zu fette, zu kalte Nahrungsmittel (Fastfood, Milch und Milchprodukte). Eine Störung der Milzenergetik zeigt sich in Wassereinlagerung (Ödeme, Zahneindrücke an den Zungenrändern), Fetteinlagerung (Adipositas), Zahnfleischproblemen, rissigen Lippen, Bindegewebsschwäche (Varizen, Hämorrhoiden, Brüche, Organsenkungen und Vorfälle) und Blutungsneigung (das Milz-Qi hält das Blut in den Gefäßen und die Organe an ihrem Platz). Das Sinnesorgan ist die Zunge (Geschmack).

Das Milz-Qi formt unseren Körper durch Aufbau des Unterhautfettgewebes, Steuerung des Wassergehaltes und Festigkeit des Bindegewebes. Die Milz gilt als Quelle unserer Existenz mit der Aufgabe, aus der Nahrung und den Getränken das reine Nahrungs-Qi und das reine Wasser zu extrahieren. Der Yang-Partner Magen hat hierzu eine vorbereitende Funktion. Die Milz ist also die wichtigste Station in der Qi-Synthese unseres Körpers. In unserer modernen Ernährungslehre sprechen wir von Kohlehydraten, Proteinen, Fetten, Vitaminen und Spurenelementen. Die chinesische Medizin fasst das unter dem Begriff des „reinen Nahrungs-Qi" zusammen.

Dieses reine Nahrungs-Qi wird von der Milz hochgegeben zur Lunge, die es mit dem Atem-Qi (Sauerstoff-Verbrennung-Zitratzyklus-Atmungskette) zusammenführt und daraus das körpereigene Sammel-Qi entstehen lässt, das in unseren Meridianen fließt. Für diese Reaktion benötigt die Lunge eine Art Katalysator, das Ursprungs-Qi aus der Niere.

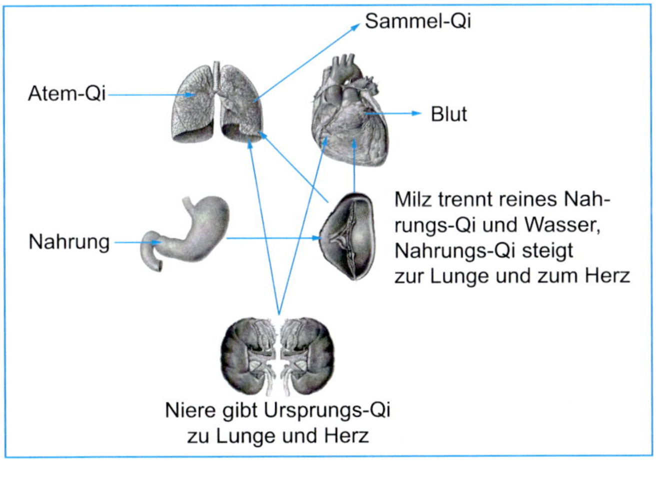

Abb. 19: Qi-Synthese

Geeignete Punkte zur Therapie sind Milz-Pankreas 6 (MP 6) und Blase 20 (Zustimmungspunkt der Milz), die mit Eichhornia D8, Nux vomica D4, D8, D12 oder bei Frauen in der Menopause mit Cimicifuga D4, D8, D12 behandelt werden können. Der Punkt MP 6 hat bei Frauen einen Bezug zum Uterus, bei Männern zur Prostata (geeignetes Medikament Populus tremuloides D4, D8, D12).

Der Funktionskreis Lunge

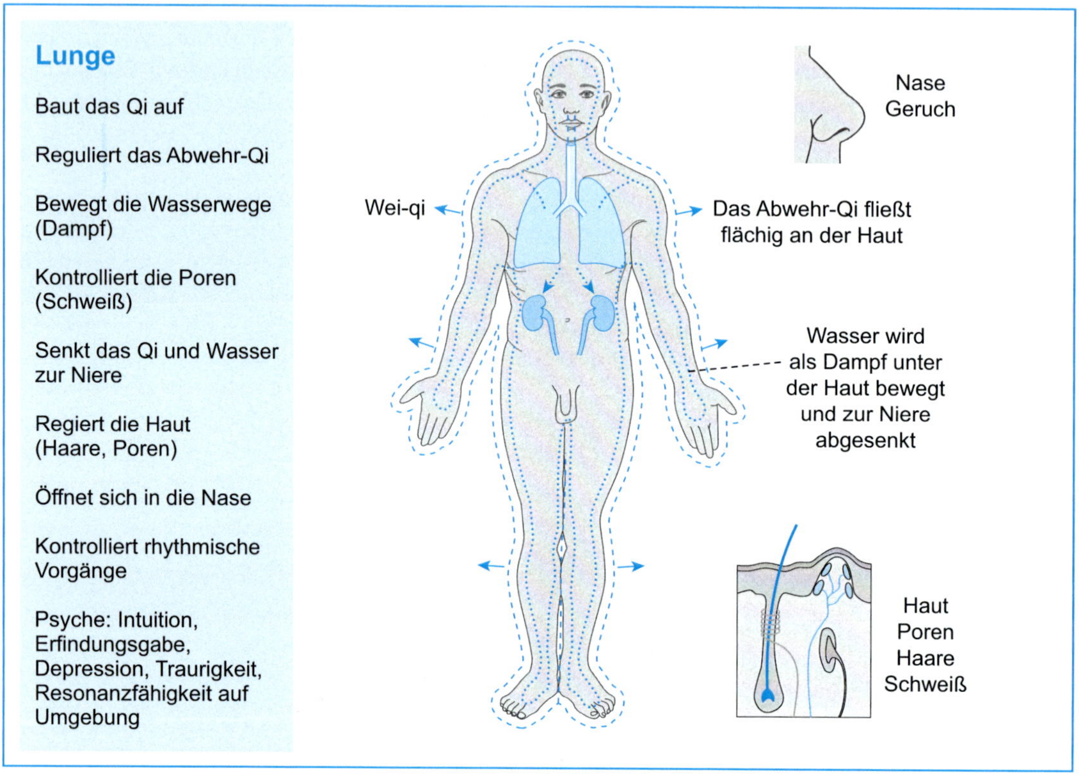

Abb. 20: Funktionskreis Lunge

Aus dem Sammel-Qi der Lungen entstehen die verschiedenen Qi-Arten der einzelnen Organe, die auch deren Funktion, Form und Aussehen bestimmen. Die Lunge synthetisiert außer dem Sammel-Qi eine ganz spezielle Energieform, das Abwehr-Qi zum Abwehren der äußeren pathogenen Faktoren (Wind, Kälte, Hitze, Feuchtigkeit oder in unserem Verständnis Bakterien, Viren und Pilze). Eine wesentliche Aufgabe der Lunge ist also die Infektabwehr analog zu unserem Immunsystem. Zu diesem Zweck zirkuliert das Abwehr-Qi nicht nur in den Meridianen, sondern flächig auf unserer Körperoberfläche. In der TCM sieht man also zunächst einmal die krankmachende Potenz der klimatischen Umweltfaktoren, die bei entsprechender Stärke und/oder zusätzlicher Schwächung des Abwehrsystems in die Körperoberfläche eindringen, dort die Energetik stören und somit den Krankheitserregern in unserem Sinne (Bakterien, Viren, Pilze) Tür und Tor öffnen.

Die Lunge kontrolliert auch die Feuchtigkeit der Haut und die Poren (Schweißabsonderung). Über die Atmung ist die Lunge eine wichtige Station zur Energiegewinnung (Qi-Aufbau durch Zusammenführung von Atmungs- und Nahrungs-Qi). Rhythmische Vorgänge wie Schlaf-Wach-Rhythmus, Herzrhythmus, Ein-Aus-Atmung unterliegen der Lungenkontrolle. Das Sinnesorgan ist die Nase.

Störungen der Lungenfunktion entstehen besonders durch Verlustreaktionen (Traurigkeit nach Todesfällen, finanziellen Verlusten, Verlust des Arbeitsplatzes, Wohnungsumzug mit Verlust des Freundeskreises) und führen dann zu gehäuften Infekten bis hin zu einer Immunschwäche mit möglicher Tumorentstehung. Der Yang-Partner der Lunge ist der Dickdarmmeridian, der wiederum zusammen mit dem Magenmeridian eine Längsachse am Körper bildet, das sogenannte „Yang Ming“. Die Traurigkeit der

Lunge kann sich über diese Vernetzung in die Yang-Meridiane des Yang-Ming ausbreiten und dort zu Sinusitis, Mammatumoren, Colitis, Darmtumoren und Unterleibstumoren führen.

Die Lunge ist energetisch über den Wasser- und Qi-Haushalt eng mit der Niere verknüpft, sodass chronische Lungenschwächen in der Regel eine Mitbehandlung der Niere erfordern. Geeignete Punkte sind Lunge 7, Konzeptionsgefäß 17 und Blase 13 (Zustimmungspunkt der Lunge) mit den Mitteln Grindelia D4, D8, D12, Silicea D8, D12 und Bryonia D4, D8, D12.

Der Funktionskreis Niere

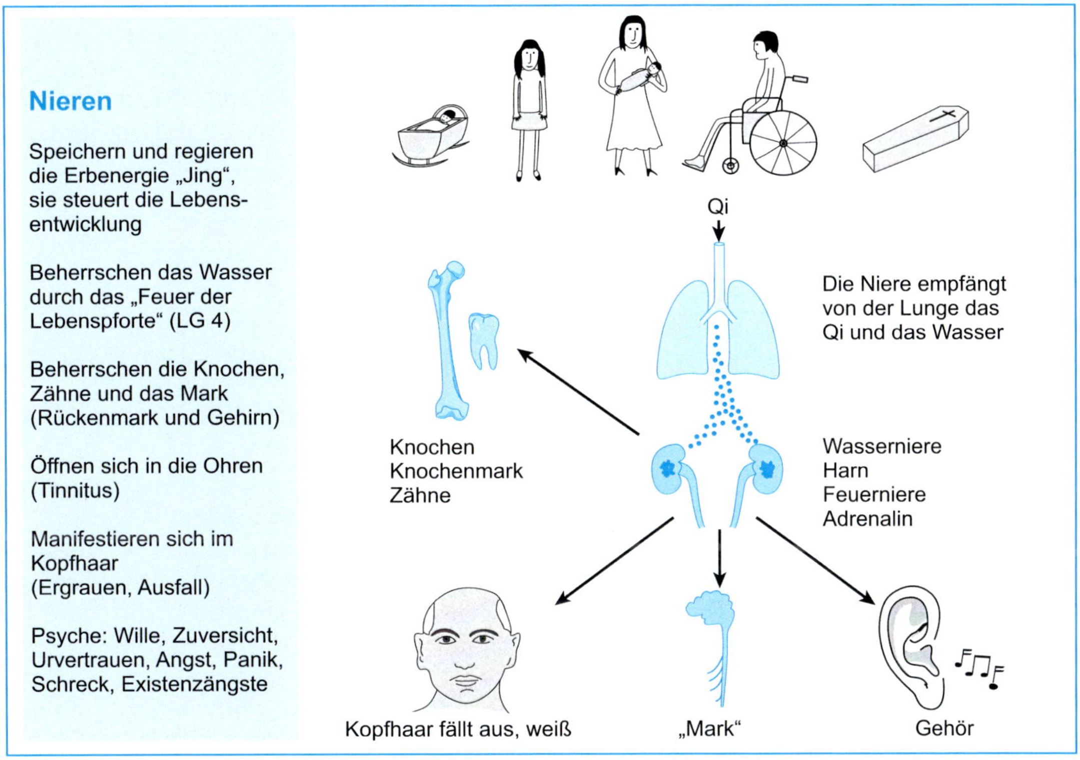

Abb. 21: Funktionskreis Niere

Die Nieren speichern die sogenannte Erbenergie („Jing“), unsere Konstitution, die unsere Lebensentwicklung bestimmt. Die Qualität und Quantität unseres Jing hängt von der Verfassung der Eltern zum Zeitpunkt der Zeugung ab. Erschöpfung, Krankheiten, emotionale Belastungen, Trunkenheit oder Drogenmissbrauch wirken sich ungünstig auf unser Jing aus. Dementsprechend verlaufen unsere Entwicklung vor der Geburt (Missbildungen), der Geburtsvorgang, die kindliche und jugendliche Reifung, die Fortpflanzungsfähigkeit, unser Lebensweg und unser Alterungsprozess.

Dieses „Jing“ ist in der Vorstellung der TCM eine Flüssigkeit (Yin), die zwischen den Nieren lagert und sich im Laufe des Lebens langsam erschöpft. Deshalb werden in der taoistischen Lehre Maßnahmen, die dem Erhalt des Jing und seiner sparsamen Nutzung dienen, sehr hoch angesehen. Dazu gehören Ernährungsregeln, Lebensregeln, die körperliche, seelische, geistige und sexuelle Erschöpfung vermeiden sollen.

Die Flüssigkeit des „Jing“ wird durch das Feuer des Lebens (Punkt LG 4 „Schicksalstor“), dem Nieren-Yang (Nebennierenrinde), erhitzt und in einen dampfförmigen Transportzustand versetzt, dem

„Ursprungs-Qi“. Dieses unterscheidet sich also nur durch seinen Aggregationszustand, durch seine Transportfähigkeit vom „Jing“. Wir haben bei der Qi-Synthese das Ursprungs-Qi in der Lunge schon als Katalysator kennengelernt. Das Ursprungs-Qi wird besonders über Systeme des Drei Erwärmers und der Wundermeridiane verteilt, zirkuliert aber auch in sämtlichen Meridianen, wobei es sich dort an den Quellpunkten konzentriert.

Im emotionalen Bereich bedeutet die Niere Stabilität, Willenskraft, „der Fels in der Brandung“. Im Körperlichen zeigt sich die Stabilität in den Knochen und Zähnen, wobei als Zeichen einer Nierenschwäche besonders Beschwerden in der Wirbelsäule lumbal und den Kniegelenken auftreten, ebenso wie die Zähne früh Schaden nehmen. Weiter gehören das Gehirn (Kurzzeitgedächtnis) und das Rückenmark zum Funktionskreis der Niere sowie die Kopfbehaarung (die im Falle einer Nierenschwäche früh ergraut) und das Gehör (Sinnesorgan der Niere, Schwerhörigkeit im Alter, tiefer, rauschender Tinnitus). Körperliche, sexuelle und seelische Überforderung mit Existenzängsten schwächen dieses System und führen zu Osteoporose, Wirbelsäulenproblemen, Kniegelenksbeschwerden, Zahnproblemen und Beeinträchtigung des Gehörs. Wir setzen zur Therapie die Punkte Niere 3 und Blase 23, als Homöopathika Solidago D4, D8, D12, Berberis D4, D8, D12, Sulfur D8, D12 und Damiana D4, D8, D12 (Turnera diffusa) ein.

2.13 Kleine Meridian-Lehre

Hier stellen wir die Meridiane in ihrem Verlauf, ihrer Bedeutung und mit ihren wichtigsten Punkten für die Akuinjektion und die begleitend mögliche Akupunkturtherapie vor. Diese Darstellung ist natürlich für die Einarbeitung in die Materie stark vereinfacht und kann ein Lehrbuch der Akupunktur nicht ersetzen.

Ein Meridian stellt eine äußere, auf der Haut gelegene Reizzone dar, innerhalb derer von bestimmten Stellen, den Akupunkturpunkten, eine Wirkung auf das zugehörige Organ und dessen Funktionskreis ausgeübt werden kann. Die Wirkung ist je nach Akupunkturpunkt unterschiedlich: So gibt es Punkte, die die Funktion des Organs und seiner weiteren Aspekte sowie den Energiefluss im Meridianverlauf anregen (Tonisierungspunkte); wieder andere fördern Ruhe, Kühlung, Ernährung und Stärkung der Organstruktur (Sedierungspunkte). Die Tonisierungspunkte steigern den Yang-Aspekt (Funktion), die Sedierungspunkte den Yin-Aspekt (Materie, Struktur).

Für die Behandlung innerer Erkrankungen verwenden wir besonders die Quellpunkte, an denen sich die Erbenergie (Konstitution) in Form des sogenannten Ursprungs-Qi konzentriert. Die Erbenergie hat Yin-Charakter und kann somit das Yin des Sedierungspunktes zusätzlich stärken, aber auch das Yang des Tonisierungspunktes, da nach der traditionellen Lehre, das Yang als Feuer (Funktion, Aktivität) aus dem Yin als Quelle der Energie (bildlich: Brennstoff, Öl) genährt wird.

Wichtig für uns zur Therapie innerer Erkrankungen sind die Ho-Punkte, die auf den Meridianen immer in der Nähe der Knie- bzw. Ellenbogengelenke liegen: Von ihnen können wir die inneren Organe direkt erreichen, es führt also eine Energiebahn von diesen Hautstellen in die Tiefe des Körpers zu den entsprechenden Organen.

Die sogenannten Lo- oder Luopunkte (Vernetzungspunkte) zeigen unter anderem Verbindungen zwischen gekoppelten Yin- und Yang-Meridianen über die Quellpunkte sowie zu den Organen. Wir werden sie in erster Linie zur Ableitung bei Energiestau im Meridian (z. B. Schmerz) oder auch Materialstau (z. B. Schleim, Blut) einsetzen.

Noch eine Bemerkung zu den Begriffen des Funktionskreises und des Meridians: Der Meridian in seinem äußeren Verlauf wird bei äußeren Erkrankungen nur nach der Lokalisation der Beschwerden ausgesucht. So können z. B. Schulterentzündungen über den Dickdarm- oder Dünndarmmeridian behandelt werden, weil er dort auf der Körperoberfläche verläuft, nicht weil die Beschwerden etwas mit dem Darm zu tun hätten! Auf der anderen Seite können wir von bestimmten Punkten eines Meridians auch über die inneren Verläufe das dazugehörige Organ und – noch viel mehr – den Funktionskreis beeinflussen. Als Funktionskreise bezeichnet man die Gesamtheit der Beziehungen (Entsprechungen) eines Organs im Körper (Beispiel: die Niere ist auch zuständig für Knochen, Zähne, Kopfhaar, Rückenmark, Gehirn, Gehör, Angst, Willenskraft). Diese Zuordnungen sind uns aus westlicher Sicht zunächst häufig fremd, weil sie sich nicht mit unserem wissenschaftlichen Bild der Physiologie und Anatomie decken, bieten uns jedoch neue wesentliche Impulse und Denkansätze zur Erstellung eines Therapiekonzeptes, die zwar auf einer empirisch-philosophischen Grundlage basieren, sich in der Praxis erfreulicherweise aber immer wieder bestätigen.

Herzmeridian (xin-jing)

Verlauf: Aus der Mitte der Achselhöhle auf der Innenseite des Armes bis zum Nagelfalz des Kleinfingers daumenseitig; Yin-Qualität.

Bedeutung: Entspricht nicht so sehr dem Organ Herz, sondern mehr unserem Begriff Psyche. Ist zuständig für unser Bewusstsein, klare Ausdrucksfähigkeit, klare Urteilskraft, innere Harmonie, Verarbeitung emotionaler Reize, Fähigkeit zur Freude und Bewahrung von Ruhe.

Hauptpunkte zur Akuinjektion:

1. He 7 (Sedierungspunkt): Angst, Unruhe, Einschlafstörungen, Angstträume, Nervosität
2. He 5 (Ho-Punkt): Herzrhythmusstörungen, Hypertonie mit Herzangst, Prüfungsangst auch mit Harndrang, Platzangst, Lampenfieber, Hemmungen
3. He 3 (Ho-Punkt): organische Herzbeschwerden, Epicondylitis, Parästhesien des Unterarms, psychisch bedingte Impotenz, Mangel an Lebensfreude

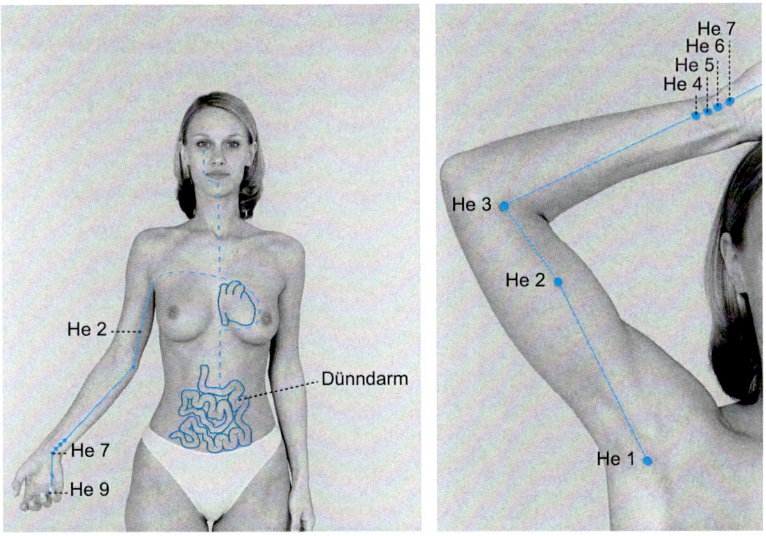

Abb. 22: Herzmeridian

Dünndarmmeridian (xiao chang jing)

Verlauf: Vom Kleinfinger-Nagelfalz außen seitlich über den Arm, dann über das Schulterblatt, die seitliche Halspartie zum Oberkieferbereich, endet vor dem Ohr.
Bedeutung: Besonders für Schmerzen, Neuralgien und Sensibilitätsstörungen in seinem Verlauf, aber auch für epileptische Krämpfe, bei Schlaganfällen und spastischen Beschwerden im Verlauf der paravertebralen Muskulatur (Rücken); Yang-Partner des Herzens.
Hauptpunkte zur Akuinjektion:

1. Dü 3 (Tonisierungspunkt): Schulter-Arm-Syndrom, Cervicalsyndrom, Rückenbeschwerden, Epilepsie, Apoplex, Tinnitus, Depressionen
2. Dü 8 (Sedierungspunkt): Epicondylitis, Schulter-Arm-Syndrom
3. Dü 9 („Schürzenbinderpunkt"): wenn der Arm nicht nach hinten gehoben werden kann
4. Dü 19 („Palast des Gehörs"): Tinnitus, Ohrenentzündung, Ohrenfluss, Schwerhörigkeit

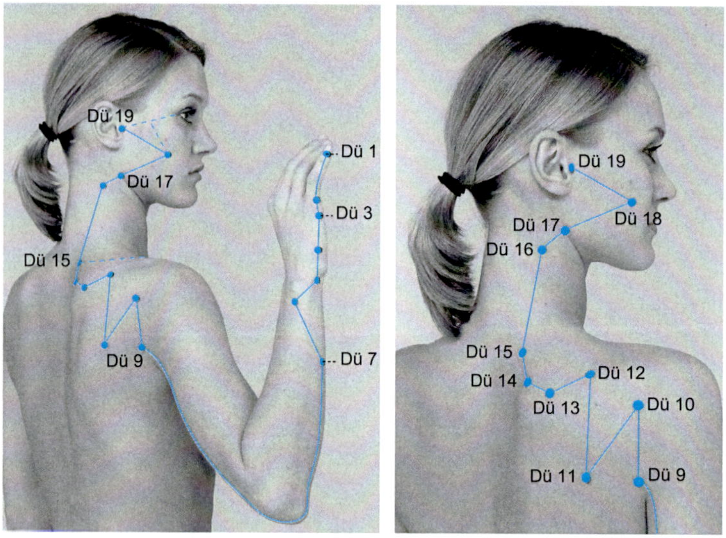

Abb. 23: Dünndarmmeridian

Blasenmeridian (pang guang jing)

Verlauf: Vom inneren Augenwinkel über die Stirn und den Schädel zum Hinterkopf (Bl 10), dort Teilung in doppelten Verlauf über den Rücken und Gesäß bis zur Kniekehle (Bl 40), dann weiter dorsolateral über die Wade, hinter den Außenknöchel zum seitlichen Nagelfalz der Kleinzehe.

Bedeutung: Kontrolliert als Ausscheidungsmeridian und Yang-Partner der Niere vor allem die Blase. Seine besondere Bedeutung liegt jedoch in der segmentalen Beeinflussung sämtlicher Meridiane über die sogenannten „Zustimmungspunkte“ auf dem Innenast am Rücken (Bl 13 bis Bl 28). Besonders bei Erkrankungen der inneren Organe muss über diese Zustimmungspunkte therapiert werden, die Yin-Yang sowie Fülle-Leere ausgleichen und den gesamten Funktionskreis des entsprechenden Organs harmonisieren (z. B. auch die psychischen Aspekte). Siehe auch das Kapitel über die Therapie der inneren Erkrankungen.

Hauptpunkte zur Akuinjektion:

1. Bl 31: Meisterpunkt für Wechseljahresbeschwerden (zusammen mit Gb 30 und Ni 3)
2. Bl 36 („Rinne des Fleisches“): Ischias, Rückenschmerzen, Hämorrhoiden
3. Bl 40 (Ho-Punkt): Gonarthrose, Ischias, Allergien, Ekzeme, Furunkulose, Juckreiz, Schweiße
4. Bl 58 (Lo-Punkt): Durchblutungsstörungen der Beine, rastlose Füße, Rheuma, Krämpfe
5. Bl 60 Meisterpunkt für alle Schmerzen im Verlauf des Blasenmeridians (Ischias, Rücken)
6. Bl 62 Spezialpunkt Schlafstörung bei Männern, mit Dü 3 Apoplex, Epilepsie, Rückenschmerz

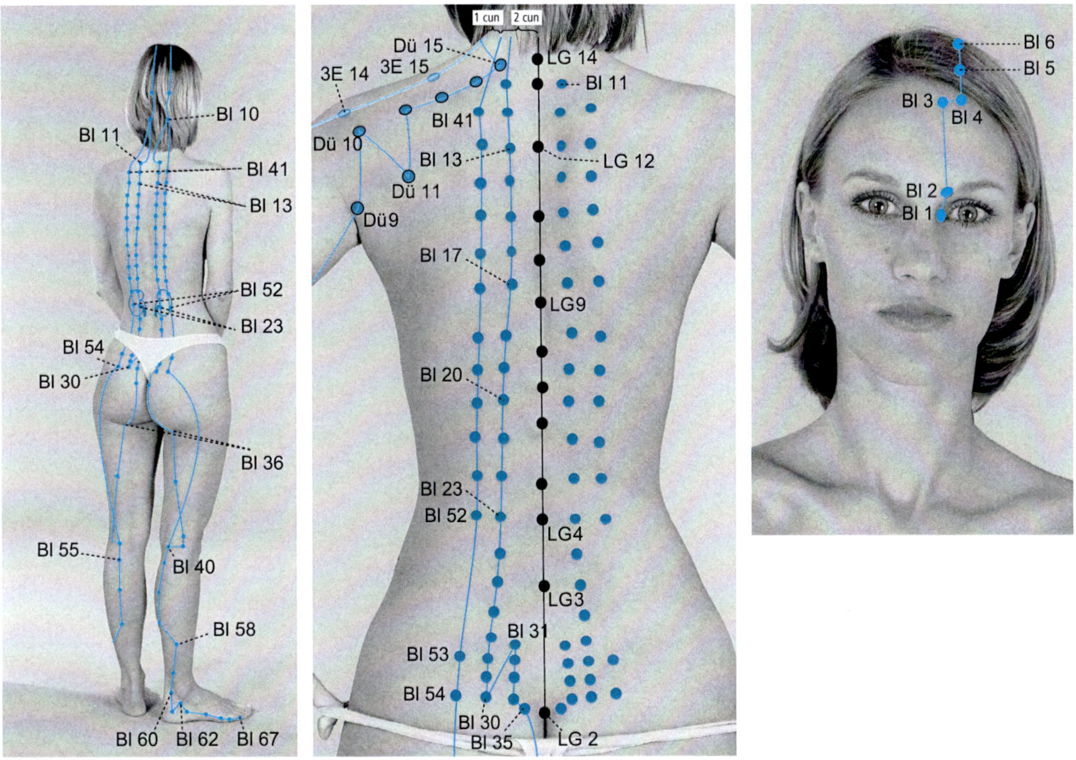

Abb. 24: Blasenmeridian

Nierenmeridian (shen jing)

Verlauf: Von der Fußsohle zum Innenknöchel, über die Innenseite der Kniekehle zur Leiste (Genitale), weiter über den Bauch und Brustkorb zum Sternoclaviculargelenk.

Bedeutung: Die Niere beherbergt die Erbenergie (Jing), die unsere Konstitution bestimmt sowie die Lebensabläufe von der Geburt über die kindliche und sexuelle Reifung, bis hin zum Altern und Tod. Die Niere ist zuständig für Knochen, Zähne, Kopfhaar, Rückenmark, Gehirn, Gehör und die psychischen Qualitäten Willenskraft, Standhaftigkeit bzw. Angst und Panik.

Die Blasenfunktion hängt von der Energie der Niere ab (Enuresis), ebenso die Funktion der Lunge (Asthma) (Verlauf über Brustkorb!).

Hauptpunkte zur Akuinjektion:

1. Ni 3 (Quellpunkt): stärkt die Konstitution bei allen Erkrankungen und Altersbeschwerden mit Yin-Mangel, Krankheitsanfälligkeit infolge von Störherden (Rheuma, Asthma, Allergien); Rückenschmerzen, Zahnprobleme
2. Ni 7 (Tonisierungspunkt): Durchblutungsstörungen der Beine (Kälte, Ödeme), Rückenschmerz
3. Ni 6 Meisterpunkt gegen Schlafstörungen der Frauen: Beruhigung („Valiumpunkt" nach Bahr); Klimakterium; Menstruationsbeschwerden; gichtig-rheumatische Beschwerden; Asthma
4. Ni 27: Asthma, Bronchitis, Krampfhusten

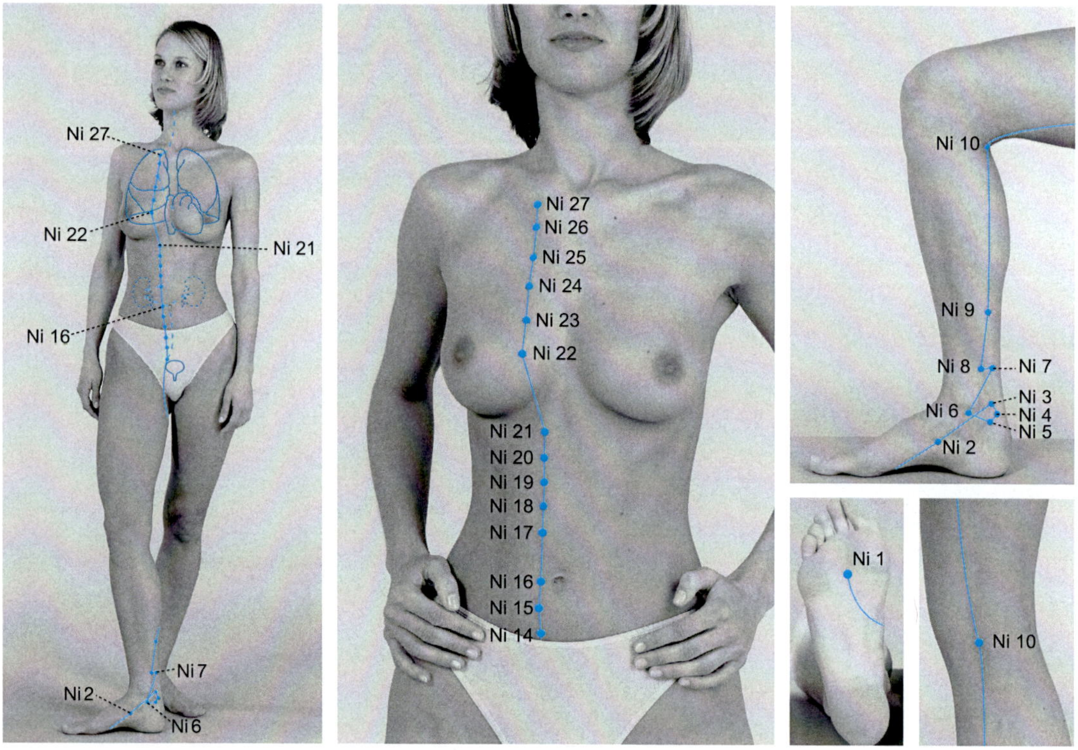

Abb. 25: Nierenmeridian

KS = Kreislauf-Sexualitäts-Meridian = Pe = Pericard-Meridian (xin bao jing)

Verlauf: Beginnt lateral der Mamille, läuft über die Innenseite des Oberarms zur ventralen Unterarmmitte und endet am Nagelfalz des Mittelfingers daumenseitig. Es existieren hier unterschiedliche Angaben, z. B. auch Kuppe des Mittelfingers.

Bedeutung: Im internationalen Sprachgebrauch wird dieser Meridian als Pericard-Meridian bezeichnet; er entspricht funktionell unserem Organbegriff des Herzens, wird also besonders bei organischen Herzbeschwerden (Stenocardien, Koronarinsuffizienz und Rhythmusstörungen) eingesetzt.

Hauptpunkte zur Akuinjektion:

1. KS 3 (Ho-Punkt): organische Herzerkrankungen, Epicondylitis, Schweiße an Kopf und Nacken ggf. mit Ekzemen, nach Apoplex, nach Alkoholrausch
2. KS 4 und KS 5: Angina pectoris
3. KS 6: Beruhigung, Hypertonie, Brechreiz (Seekrankheit), Singultus, gastrocardiale Beschwerden; hormonelle Stärkung der Sexualsphäre
4. KS 7 (Quell- und Sedierungspunkt): Hypertonie, Stenocardie, Gürtelrose am Thorax (mit 3E 5)

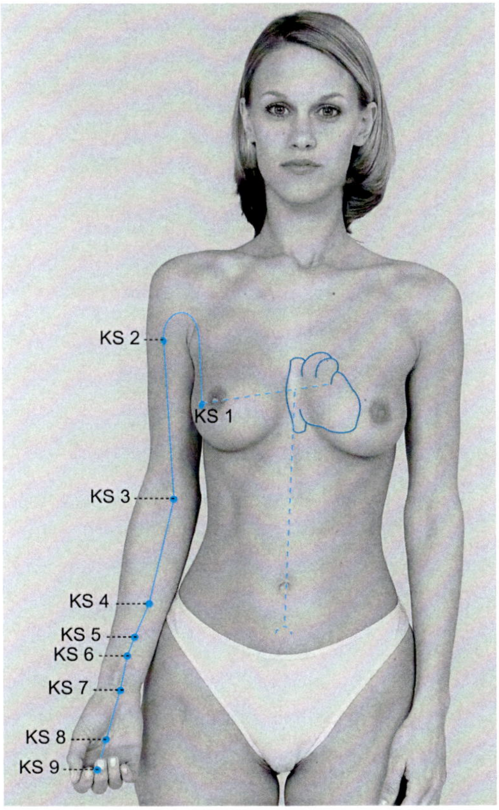

Abb. 26: KS-Meridian

Drei-Erwärmer-Meridian (san jiao jing)

Verlauf: Der Meridian beginnt am Nagelfalz des Ringfingers (kleinfingerseitig), zieht über den Handrücken zum Ellbogen (Olecranon), dorsal über den Oberarm zur hinteren Schulterpartie, dann zum Hals, umfließt die Ohrmuschel von hinten und endet am lateralen Augenbrauenende.

Bedeutung: Seine Bedeutung ist zunächst schwierig zu verstehen, da wir kein Gegenstück kennen. Die Chinesen sagen, der Meridian habe keine Form (Organ), aber eine Funktion. Wir könnten ihn als Regulator unseres Hormonsystems auffassen, um die vielfältigen Aufgaben zu verstehen. Aus traditioneller Sicht regelt der 3E die Verteilung von Qi, Ursprungs-Qi und Wasser im Körper mittels Yang (Feuer) auf 3 Ebenen. Der obere 3E (KG 17) reguliert das Qi der Organe oberhalb des Zwerchfells, der mittlere 3E (KG 12) das Qi der Organe zwischen Zwerchfell und Nabel und der untere 3E (KG 7) das Qi unterhalb des Nabels, wozu auch die Leber gehört! Nach der Theorie, dass Krankheit eine Störung der Zirkulation von Qi, Blut oder Flüssigkeiten darstellt, ist der 3E somit immer regulierend einsetzbar, meist über seine Alarmpunkte (auf dem Konzeptionsgefäß KG 5, 7, 12 und 17) und eventuell über seinen Zustimmungspunkt (Bl 22 – Höhe 1. LWD). Beispiel Asthma: KG 17 – Bl 22. Beispiel Gastritis: KG 12 – Bl 22. Beispiel Cystitis: KG 7 – Bl 22. Allgemeine energetische Schwäche: KG 5 – Bl 22.

Hauptpunkte zur Akuinjektion: (siehe auch oben)

1. 3E 5 Thymuspunkt (nach Bahr): Rheuma, Arthritis, Tinnitus, Infekte, Ekzeme, Kopfschmerzen
2. 3E 10 (Ho-Punkt): Schulter-Arm-Syndrom
3. E 15 (Meisterpunkt der Arme): Schulter-Arm-Syndrom, besonders bei Störherdfunktion der Weisheitszähne und Tonsillen(-Narben) und Wetterabhängigkeit der Beschwerden
4. 3E 18 und 3E 21: Ohrenerkrankungen

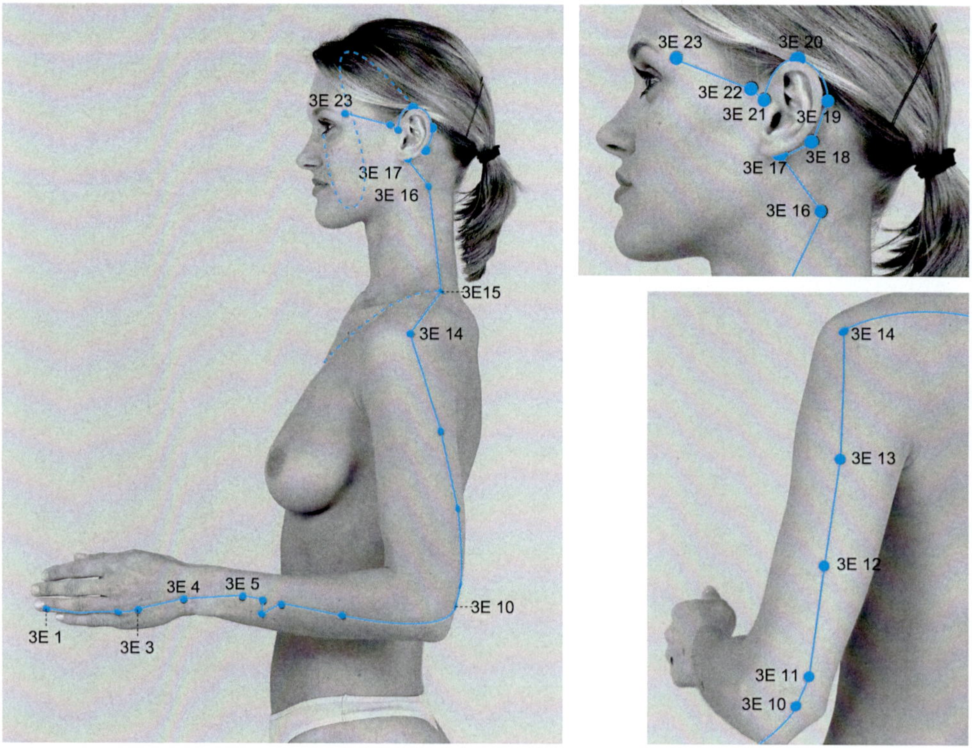

Abb. 27: Drei-Erwärmer-Meridian

Gallenblasenmeridian (dan jing)

Verlauf: Vom lateralen Augenwinkel zum Ohr, dann in mehreren Zick-Zack-Bewegungen über dem Ohr seitlich am Schädel zum Hinterkopf, über die Schulterhöhe seitlich am Brustkorb zur Hüfte, weiter seitlich am Bein bis zum seitlichen Nagelfalz der 4. Zehe.

Bedeutung: Vom Verlauf her im Kopfbereich zuständig für das äußere Auge, Migräne, Schulterschmerzen, die seitliche Thoraxregion (Intercostalneuralgie, Nierenkolik, Gallenkolik), das Hüft-, Knie- und Sprunggelenk sowie allgemein für Sehnen und Gelenke. Als Yang-Partner der Leber beherrscht die Gallenblase die Emotionen Zorn und Ärger, sie bestimmt die Entschlussfähigkeit und den Mut.

Hauptpunkte zur Akuinjektion:

1. G 8: seitliche Kopfschmerzen, Schwindel, Übelkeit und Erbrechen, Alkohol-Beschwerden
2. G 20: (Teich des Windes): Occipito-cervicale Schmerzsyndrome, besonders auch nach Zugluft, Schwindel, cerebrovasculäre Insuffizienz, Apoplexie
3. G 24 (Alarmpunkt Galle): Gallenkoliken
4. G 25 (Alarmpunkt Niere): Nierenkoliken
5. G 30: Hüft- und Kniegelenk, Ischias, Kreuzschmerzen, Erythema nodosum mit Rheuma
6. G 34 (Ho-Punkt): Meisterpunkt der Muskeln und Sehnen, Knie- und Hüftgelenk
7. G 37 (Sedierungspunkt): Spezialpunkt für Augenerkrankungen
8. G 41: Meisterpunkt für Rheuma der großen Gelenke (zusammen mit 3E 5)

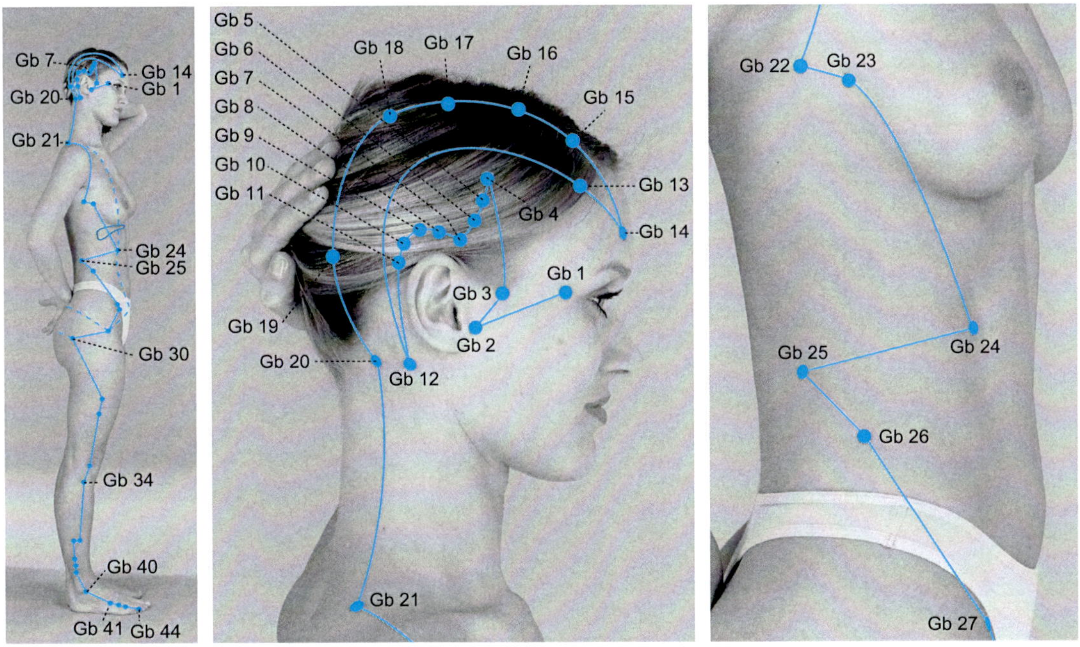

Abb. 28: Gallenblasenmeridian

Lebermeridian (gan jing)

Verlauf: Vom medialen Nagelfalzwinkel der Großzehe über den Fußrücken auf der Innenseite des Unterschenkels zum medialen Ende der Kniefalte, weiter zur Leiste (Genitale), von dort zur Leberregion.
Bedeutung: Der Funktionskreis der Leber ist zuständig für das Innere des Auges (Netzhaut), die Nägel (als Verlängerung der Sehnen) und das gleichmäßige Fließen aller Substanzen, auch des Qi und des Blutes. Bei Aktivität wird die Muskulatur mit Blut versorgt (genährt und befeuchtet), in Ruhe kehrt das Blut zur Speicherung zur Leber zurück. Die Leber wird von den Emotionen Zorn, Ärger, Hass, Neid und Frust belastet und reagiert darauf mit Stauung des Qi- und Blutflusses, was zu Yang-Überschuss und Hitze führt, die nach oben steigt. Dadurch entstehen pochende Kopfschmerzen auf dem Schädeldach, Engegefühl im Thorax und Hals (Globus), hoher Blutdruck, rotes Gesicht und gerötete Augen. Im Extrem führt die aufsteigende Leberhitze zum Apoplex („Windschlag"). Bei Frauen führt die Stagnation des Leberblutes zu Menstruationsstörungen und zum prämenstruellen Syndrom. Die positive Emotion der Leber ist die Planungsfähigkeit für das eigene Leben.
Hauptpunkte zur Akuinjektion:

1. Le 3 (Quellpunkt) eventuell mit Le 2 (Sedierungspunkt) und Le 8 (Tonisierungspunkt): Folge von Ärger, Stress, Hektik, Hass, Neid, Frust; prämenstruelles Syndrom; Kopfschmerz; Hypertonie; zur Vorbeugung gegen Apoplex; Oberbauchbeschwerden
2. Le 14 (Alarmpunkt Leber): Oberbauchschmerzen, Seekrankheit, Schwangerschaftserbrechen

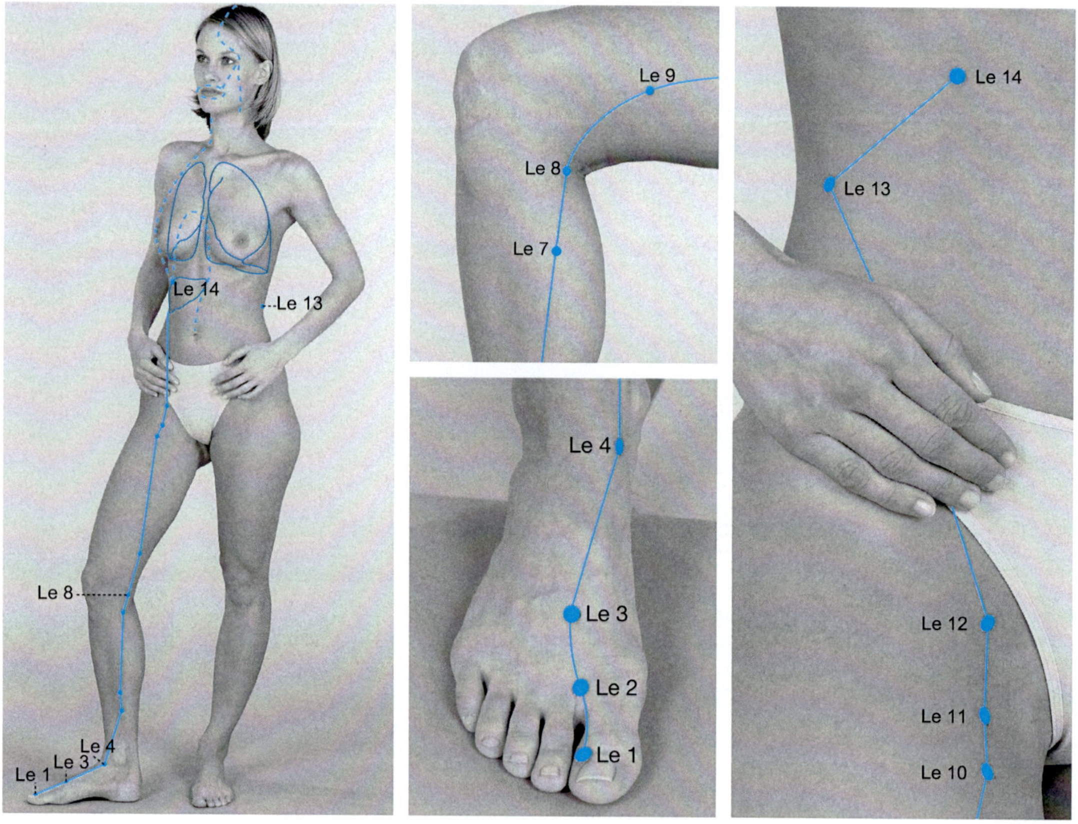

Abb. 29: Lebermeridian

Lungenmeridian (fei jing)

Verlauf: Vom radialen Nagelfalzwinkel des Daumens über den Daumenballen und die A.-radialis-Pulstaststelle zur Ellenbeuge (lateral der Bicepssehne), dann über die vordere Schulterpartie zu einer Grube zwischen Oberarmmuskulatur und Thorax, etwa daumenbreit unter der Clavicula.

Bedeutung: Die Lunge hat eine zentrale Stellung in der Qi-Synthese: Mit Hilfe des Qi aus Atmung, Nahrung (Magen-Milz) und des Ursprungs-Qi (aus der Niere) baut die Lunge das Abwehr-Qi (Abwehrkräfte der Körperoberfläche) und das Nähr-Qi auf (fließt in den Meridianen). Weiter hat die Lunge auch eine regulierende Aufgabe für den Wasserhaushalt (das Qi der Lunge kontrolliert die Poren; bei Qi-Schwäche kommt es zu Schweißausbrüchen). Über den Qi- und Wasserhaushalt sind Lunge und Niere funktionell eng verbunden. Das bedeutet für die Praxis: keine Therapie einer Lungenerkrankung ohne Behandlung der Niere und umgekehrt! Zum Funktionskreis der Lunge gehören noch die Nase, die Körperbehaarung und die Lautstärke der Stimme.

Hauptpunkte zur Akuinjektion:

1. Lu 10: Schmerzen im Daumengrundgelenk, Arm und Nacken; schmerzhafte Bronchitis
2. Lu 9 (Quell- und Tonisierungspunkt): Spezialpunkt für Blutgefäße, Rhythmusstörungen
3. Lu 7 (Lo-Punkt): Meisterpunkt für alles Geschehen im Thorax (Asthma, Bronchitis), Quinckeödem; Abwehrschwäche mit Infektanfälligkeit; Facialisparese, Trigeminusneuralgie
4. Lu 5 (Sedierungspunkt): trockener Husten; Akne im Gesicht
5. Lu 1 (Alarmpunkt Lunge): Angst und Sorgen; Asthma, Bronchitis

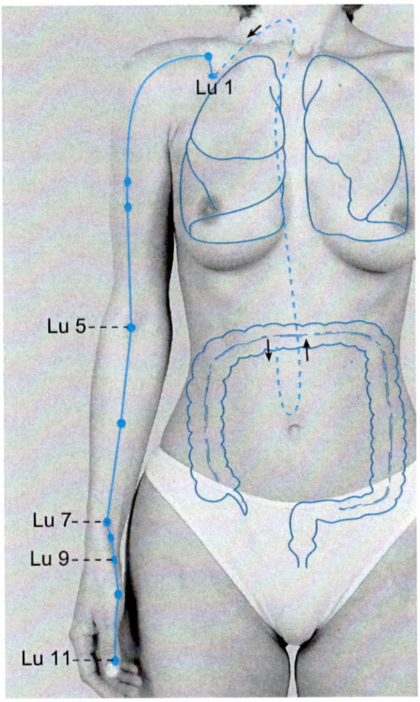

Abb. 30: Lungenmeridian

Dickdarmmeridian (da chang jing)

Verlauf: Vom daumenseitigen Nagelfalzwinkel des Zeigefingers über den Unterarm zum seitlichen Ende der Ellenbeugefalte, weiter über den seitlichen Oberarm zur Schulter, von dort über die seitliche Halspartie unter die Nase, wobei der Meridian die Mittellinie kreuzt und auf der Gegenseite seitlich des Nasenflügels endet. Der Dickdarmmeridian ist der einzige Meridian, der über die Mittellinie kreuzt.

Bedeutung: Vom Verlauf her zuständig insbesondere für Zähne, Nase, Nebenhöhlen, Schulter- und Ellbogengelenk sowie Schulter-Arm-Schmerzen. Der Quellpunkt Di 4 (steht in Verbindung mit dem Lo-Punkt Lu 7) leitet aus dem Gesicht und Oberkörper Wind-Hitze aus und wird somit zur Behandlung von Kopfschmerzen, Hautausschlägen im Kopf-Gesichtsbereich und zur Aknetherapie eingesetzt. Dieser Punkt zählt als „Joker" in der Schmerztherapie. Auch Paresen des Armes werden unter Einbezug des Dickdarmmeridians akupunktiert.

Hauptpunkte zur Akuinjektion:

1. Di 4 (Quellpunkt): Schmerzen allgemein, Akne, Ekzeme im Gesicht, Dupuytren, Schweiße, Asthma, Erschöpfung körperlich und seelisch
2. Di 11 (Tonisierungspunkt): Obstipation, Fieber, Hypertonie, Kopfschmerzen, Epicondylitis
3. Di 14: Schulter-Arm-Syndrom, Augenerkrankungen, Parese des Armes nach Apoplex
4. Di 15: Schulter-Arm-Syndrom, Generalisierte Exantheme, Parese des Armes nach Apoplex
5. Di 20: Nase-Nebenhöhle, Facialisparese, Trigeminusneuralgie, Quinckeödem, Nikotinentwöhnung

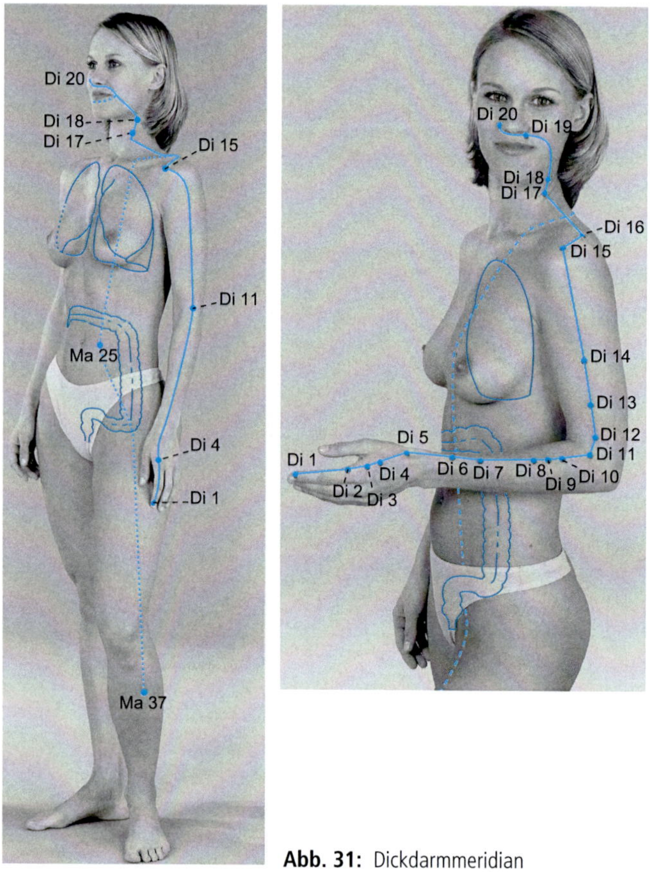

Abb. 31: Dickdarmmeridian

Magenmeridian (wie jing)

Verlauf: Der Meridian beginnt unterhalb des Auges, verläuft dann neben dem Mundwinkel zum Kieferwinkel und vor dem Ohr hoch zur „Geheimratslücke" an der Stirn. Im Unterkieferbereich über der A. facialis läuft der Meridian nach unten seitlich am Kehlkopf vorbei und dann lateral zur Supraclaviculargrube. In der Mamillarlinie passiert er den oberen Teil des Thorax, nähert sich dann der Mittellinie im Bereich des unteren Thorax und des Abdomens und zieht dann etwas lateral über den Oberschenkel, vorbei am Knie zum lateralen Nagelfalz der 2. Zehe. Dieser Verlauf ist relativ kompliziert und außergewöhnlich, denn es ist der einzige Yang-Meridian, der im Bereich des Rumpfes auf der Ventralseite auf die Vorderseite wechselt. Hier werden Zusammenhänge mit der Aufgabe der Nahrungsverarbeitung und Qi-Gewinnung diskutiert.

Bedeutung: Vom Verlauf lässt sich ableiten, dass Sinusitis, Facialisparese, Zahnschmerzen, Kopfschmerzen, Laryngitis, Bronchitis, Asthma, Verdauungsbeschwerden, genitale Erkrankungen, Knie- und Sprunggelenksbeschwerden zum Therapiespektrum gehören. Der Magen gehört mit der Milz zur sogenannten „Mitte", die für die Aufbereitung und Trennung der Nahrung in Nahrungs-Qi, Wasser und unbrauchbare Stoffe verantwortlich ist. Ist diese Grundfunktion gestört, kann der Organismus nicht mehr gesund werden.

Hauptpunkte zur Akuinjektion:

1. Ma 4: Facialisparese
2. Ma 8: Kopfschmerzen
3. Ma 10: Laryngitis
4. Ma 25 (Alarmpunkt Dickdarm): Durchfälle
5. Ma 35 (äußeres Knieauge): Gonarthrose
6. Ma 36 (Ho-Punkt): Gastritis, Ulcus, Beruhigung („göttlicher Gleichmut"), Leistungssteigerung
7. Ma 40 (Lo-Punkt): Verschleimung, z. B. bei Bronchitis und Asthma

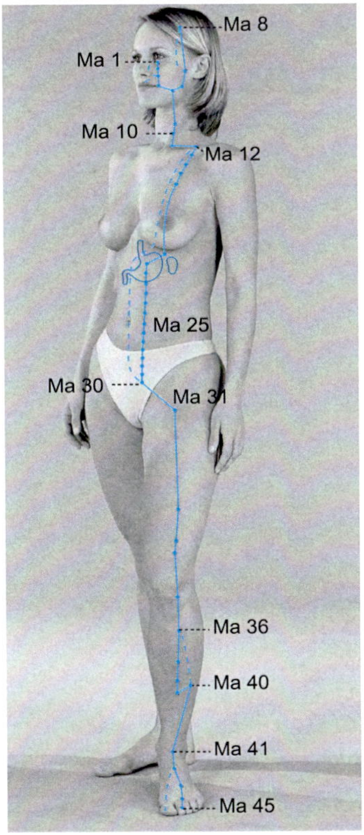

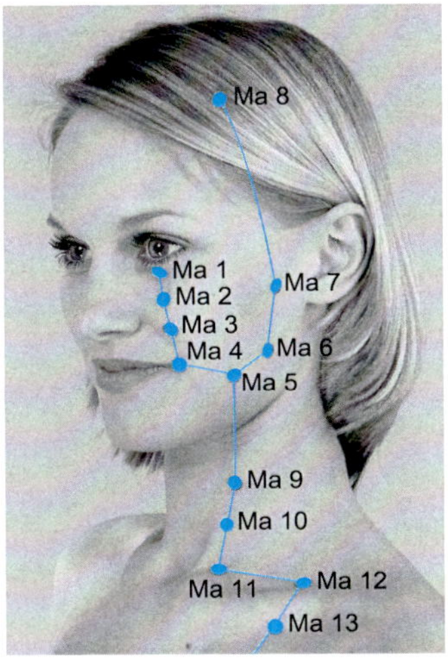

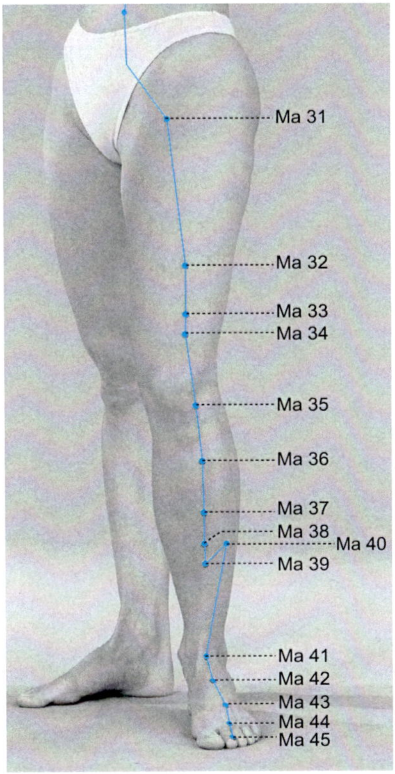

Abb. 32: Magenmeridian

Milz-Pankreas-Meridian (pi jing)

Verlauf: Der Milzmeridian beginnt am inneren Nagelfalzwinkel der Großzehe, zieht dann an der medialen Fußkante oberhalb des Innenknöchels über die mediale Seite des Unterschenkels zur Tuberositas tibiae, weiter über die Innenseite des Oberschenkels zur Leiste und über das Abdomen hoch in die Nähe von Lu 1, dann hinunter zum seitlichen Thorax: Endpunkt MP 21 in der Medio-Axillarlinie im 7. ICR.
Bedeutung: Die Milz trennt nach traditioneller Sicht mit Hilfe von Yang (Hitze) die vom Magen vorbereitete Nahrung in Nahrungs-Qi und Wasser. Ist das Milz-Yang schwach, kommt es zu einer Wasseransammlung (mangelnde Verdampfung), wobei das Wasser durch die Kälte (Yang-Mangel) in Schleim, später sogar in Fett umgewandelt wird. Die Milz assimiliert jedoch nicht nur die Nahrung, sondern auch die aufgenommene Information („geistige Nahrung"): Sie ist verantwortlich für die Ratio, das bewusste, geistige Arbeiten (z. B. Rechnen), das Lernen und Studieren; im negativen Aspekt jedoch für das übertriebene „Studieren", das in Grübeln, Kummer und Sorgen umschlägt. Das Qi der Milz hält die Körperstruktur im Lot: Qi-Schwäche führt zu Organsenkungen und Prolapsen sowie zum Austritt von Blut aus den Blutgefäßen (Blutungen).
Hauptpunkte zur Akuinjektion:

1. MP 2 (Tonisierungspunkt): Erschöpfung, Müdigkeit (tagsüber), Konzentrationsschwäche, Blähungen, Widerwilligkeit
2. MP 3 (Quellpunkt): Verdauungsinsuffizienz mit Blähneigung; Menstruationsbeschwerden; Spezialpunkt bei Hämorrhoiden und Hämorrhoidalthrombosen
3. MP 4 (Lo-Punkt): Meisterpunkt gegen Durchfälle; Ödeme, Gesichtsödeme, Infekte
4. MP 6: inneres Genitale, Menstruationsbeschwerden, Klimakterium, Impotenz
5. MP 9: (Ho-Punkt): Durchfälle, Ödeme, Enuresis, Dysurie
6. MP 10: Blutstillung

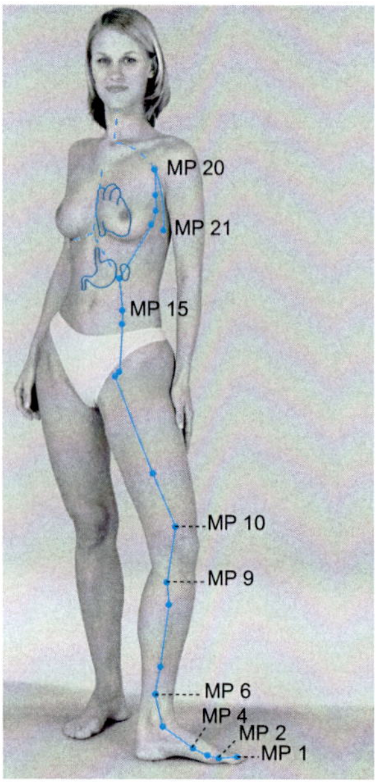

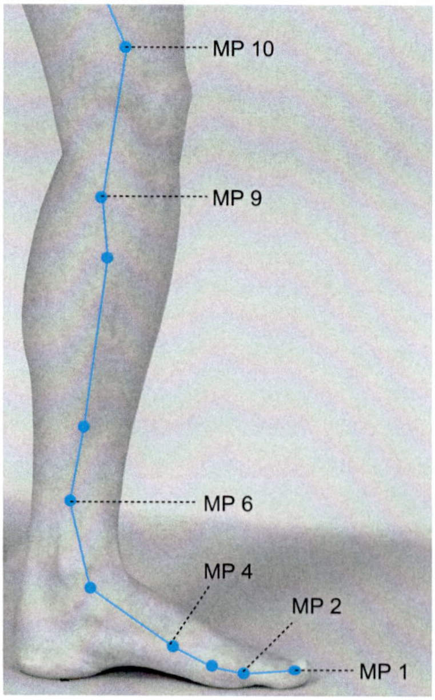

Abb. 33: Milz-Pankreas-Meridian

Konzeptionsgefäß (Ren mai)

Verlauf: Dieser Sondermeridian beginnt am Damm. Der Verlauf ist unpaarig in der ventralen Mittellinie nach oben bis zur mentolabialen Furche.

Bedeutung: Hier handelt es sich um einen Sonder- oder Wundermeridian, der die Erbenergie über den Körper in die anderen Meridiane verteilt. Insgesamt kennen wir 8 Wundermeridiane, von denen jedoch nur zwei eigene Punkte haben (wie hier das Konzeptionsgefäß). Allen gemeinsam ist, dass die Sondermeridiane über einen außerhalb gelegenen „Kardinalpunkt" (hier Lu 7) in ihrem gesamten Verlauf „eingeschaltet" werden können. Man kann dann jedoch zusätzlich gezielt Punkte auf dem Wundermeridian dazugeben. Einige Punkte haben wir schon als Alarmpunkte des Drei-Erwärmers kennengelernt.

Hauptpunkte zur Akuinjektion:

1. KG 3 (Alarmpunkt Blase): alle Störungen des Genitale und der Blase
2. KG 5 (Hauptalarmpunkt des 3E): energetische Verteilungsstörungen
3. KG 7 (sexueller Alarmpunkt des 3E): energetische Störungen des Genitale und der Blase
4. KG 12 (digestiver Alarmpunkt des 3E): energetische Störungen der Verdauung
5. KG 17 (respiratorischer Alarmpunkt des 3E): energetische Störungen im Thorax
6. KG 21: Krampfhusten, Kitzelhusten, Sodbrennen, Globusgefühl
7. KG 24: Facialisparese, Torticollis, Stottern, Zahnprobleme, Würgereiz bei Zahnbehandlung

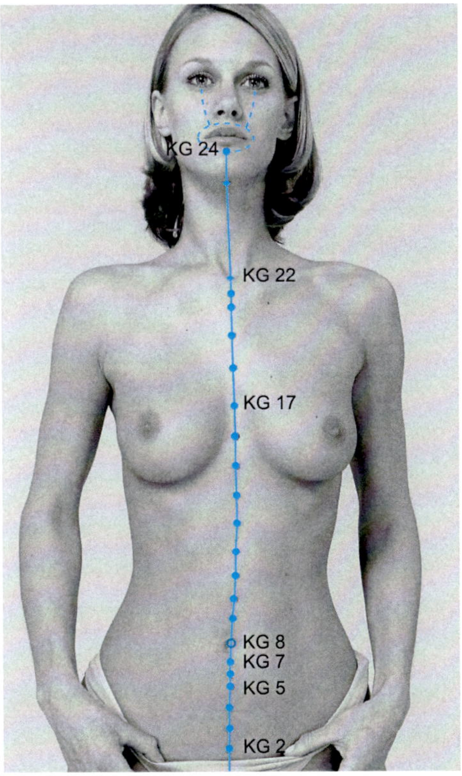

Abb. 34: Konzeptionsgefäß

Lenkergefäß (du mai)

Verlauf: Von der Damm-Mitte über die dorsale Mittellinie nach oben über den Schädel, über die Nase, das Philtrum und die Oberlippe in dem Mund bis zum Lippenbändchen.
Bedeutung: Auch hier handelt es sich um einen Wundermeridian (siehe unter Konzeptionsgefäß), der im Gegensatz zu den anderen Sondermeridianen über eigene Punkte verfügt. Das Lenkergefäß dient ebenso wie das Konzeptionsgefäß der Verteilung von Erbenergie, wobei hier mehr Yang-betonte Energie fließt. Der Einschaltpunkt für das Du mai ist der Kardinalpunkt Dü 3. Die Indikation der Punkte auf dem Lenkergefäß ähnelt der Indikation der Zustimmungspunkte (siehe unter Therapie innerer Erkrankungen), die auf entsprechend gleicher Höhe liegen.
Hauptpunkte zur Akuinjektion:

1. LG 3: genitale Beschwerden; nach Traumata in der Rücken- und Lendengegend; Spezialpunkt nach Commotio cerebri und Hinterkopftrauma
2. LG 4: (Tor der Vitalität): wichtiger Sexualpunkt (besonders beim Mann); stärkt das Nieren-Yang; Rückenschmerzen, Kopfschmerzen, Tinnitus (Niere-Gehör)
3. LG 14 („Spinne"): Cervikalsyndrom; Schulter-Arm-Syndrom; thorakale Erkrankungen (Bronchien)
4. LG 16: Durchblutungsstörungen des Schädels, Schwindel nach Occipitaltrauma
5. LG 20: Durchblutungsstörungen des Schädels, Schwindel, Parkinsonismus, Anosmie, Psyche, Stärkung der Energetik der Zentralachse

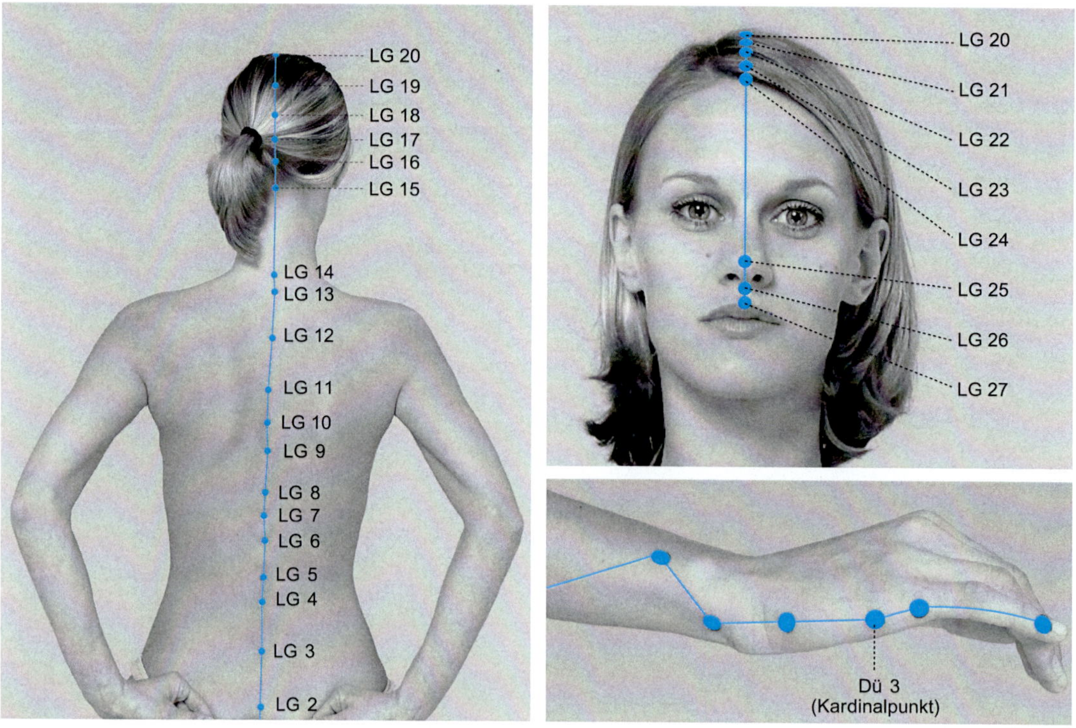

Abb. 35: Lenkergefäß

Die Kardinalpunkte

Außer den dargestellten Hauptmeridianen und den beiden Sondermeridianen Konzeptions- und Lenkergefäß gibt es noch sechs weitere Wundermeridiane, die selbst über keine eigenen Punkte verfügen, sondern vernetzend Punkte und Meridianverläufe der Hauptmeridiane benutzen. Diese Wundermeridiane werden über die sogenannten Kardinalpunkte „eingeschaltet". In diesen Gefäßen soll die Zirkulation der Erbenergie aktiviert werden können. Vorsichtige Stimmen mahnen zu einem sparsamen Umgang mit diesen Wundermeridianen, damit die Erbenergie, von der uns nur eine bestimmte Menge lebenslang zur Verfügung steht, nicht vergeudet wird, sondern lange anhält. Nach meiner Erfahrung wird jedoch beim Einsatz dieser Wundermeridiane die Erbenergie zwar in das Leitbahnsystem hineingegossen, allerdings nicht verbraucht. Erbenergie hat Katalysatorfunktion: In der Lunge werden mit Hilfe des „Ursprungs-Qi" (Erbenergie) das Nahrungs-Qi aus der Milz und das Atem-Qi aus der Lunge zum körpereigenen Basis-Qi zusammengeführt, im Herzen entsteht mit Hilfe des „Ursprungs-Qi" als Katalysator das Blut. Nach meiner Beobachtung führt die Therapie mit Kardinalpunkten zu einem Energieschub bei reaktionsschwachen Patienten (natürlich auch bei alten und gebrechlichen chronisch Kranken) durch verbesserten Aufbau neuer Energiequellen. Danach wird die Erbenergie wieder im Reservoir Niere gespeichert. Ich benutze mit gutem Erfolg und ohne erkennbare Nachteile seit mehr als 35 Jahren in fast jeder Sitzung einen oder zwei Kardinalpunkte. Um die Wirkung gezielt zu erreichen, sollten die ausgewählten Kardinalpunkte als erster oder letzter Punkt einer Kombination gestochen werden. Die Seitenempfehlungen in der Literatur differieren, spielen aber nach meiner Erkenntnis nicht die wesentliche Rolle. Wichtig ist, einen Kardinalpunkt oben (am Arm) und einen unten (am Bein) einzusetzen, davon einen links und einen rechts, sodass man eine diagonale Linie erhält. Seit einigen Jahren hat sich bei chronischen Beschwerden auch der Einsatz von vier Kardinalpunkten bewährt, über Kreuz gestochen: rechter Arm und linkes Bein sowie linker Arm und rechtes Bein. Nach der Theorie entwickeln dabei jedoch nur zwei Punkte echte Kardinalwirkung, nämlich der erste und der letzte; zwei Punkte – der zweite und dritte – zeigen Meisterfunktion.

Das Lenkergefäß und das Konzeptionsgefäß zählen ebenfalls zu den Wundermeridianen, verfügen jedoch über eigene Punkte. Bei Säuglingen und Kleinkindern ist das Meridiansystem noch nicht ausgebildet, wohl aber das Lenker- und Konzeptionsgefäß, sodass eine Therapie bei Kindern bis zum circa 6. Lebensjahr hauptsächlich über diese beiden Meridiane durchgeführt wird. Nach einer mündlichen Mitteilung von Herrn Hempen sollen die Wundergefäße die embryonalen und fetalen Meridiane darstellen, wobei die „Einschaltpunkte" die Wirkinhalte dieser Meridiane aktivieren, deshalb auch die Beziehung zur Erbenergie.

Das Lenkergefäß wird durch den Punkt Dü 3, das Konzeptionsgefäß durch den Punkt Lu 7 eingeschaltet, wodurch sich die Wirkung zusätzlich eingesetzter Punkte auf den aktivierten Meridianen verstärkt.

Das Gürtelgefäß (Einschaltpunkt Gb 41) umschlingt den Beckenbereich, kontrolliert alle dort gelegenen Organe (Beckenknochen, Os sacrum, ISG, LWS, Hüftgelenke, urogenitale Organe) und kontrolliert den Energiefluss zwischen Körper und Beinen, Oben und Unten. Der Einschaltpunkt selber zählt als Meisterpunkt für die großen Gelenke und als wesentlicher Punkt zur Therapie von Windpathologien. Dazu kombiniert man den Kardinalpunkt 3E 5, Meisterpunkt für rheumatische Entzündungen, der das „Haltegefäß des Yang" eröffnet. Für alle entzündlichen, rheumatischen oder degenerativen Gelenkserkrankungen ist diese Kombination hilfreich (Mittel: Bryonia, Rhus toxicodendron, Berberis, Sulphur).

Zum oben erwähnten Lenkergefäß mit Kardinalpunkt Dü 3 gibt man den Kardinalpunkt Bl 62 zur Einschaltung des aufsteigenden Yang-Gefäßes, einer Vernetzung, die am Rücken über den Bereich der paravertebralen Muskulatur bis zum Schädel läuft. Dü 3 gilt als Meisterpunkt der Spasmolyse besonders für die Muskulatur des Schultergürtels und der HWS (Torticollis, Cervicobrachialsyndrom); in seiner Eigenschaft als Einschaltpunkt für das Lenkergefäß wirkt er auf Störungen der gesamten Wirbelsäule und der Verbindung Gehirn-Körper (Epilepsie, Apoplexie), wobei diese Wirkung durch Bl 62 unterstützt wird. Bl 62 soll eine Anregung auf die Epiphyse (Melatonin) und die Augenlider haben und wird bei Männern auch zur Therapie von Schlafstörungen eingesetzt (Mittel bei WS-Syndrom: Bryonia, Rhus toxicodendron, Berberis, Mittel bei Schlafstörungen: Nux vomica, Ambra grisea, Coffea).

Die oben beschriebene Funktion von Lu 7 (Einschaltung des Konzeptionsgefäßes) verwendet man zusammen mit dem Kardinalpunkt Ni 6 (Einschaltung des aufsteigenden Yin-Gefäßes, das Yin-Energie vernetzend vom Unterschenkel zu den Augen über Abdomen und Thorax transportiert. Diese Kombination hat sich bewährt bei Traurigkeit, reaktiven Depressionen, Unruhe, Hauterkrankungen, Allergien, Asthma, rheumatoiden und gichtigen Gelenksbeschwerden, harnsaurer Diathese, Ödemneigung (Quincke), Schlafstörungen (Mittel bei harnsaurer Diathese: Berberis, Lycopodium, Sulphur; Mittel bei Asthma: Grindelia, Bryonia, Solidago; Mittel bei Allergien: Desarell®).

Somit bleibt noch ein Kardinalpunkte-Paar, das bei präkordialen Beschwerden im Sinne des Roemheld-Syndroms bzw. bei abdominellen Problemen im Sinne einer Milz-Qi-Schwäche eingesetzt wird: KS 6, Kardinalpunkt für das Haltegefäß des Yin, das Yin-Energie vom Bein über Abdomen und Thorax bis zum Kehlkopfbereich leitet, und MP 4, Kardinalpunkt für das „Gefäß der breiten Bahn", der Mutter aller Meridiane, die Erbenergie aus der Niere über Bauch und Thorax zum Mund führt. MP 4 gilt auch als Meisterpunkt gegen Durchfälle und sorgt für die harmonische Funktion der Verdauungs- und Herz-Kreislauf-Organe (Mittel: Nux vomica, Eichhornia, Taraxacum, Okoubaka, Crataegus).

2

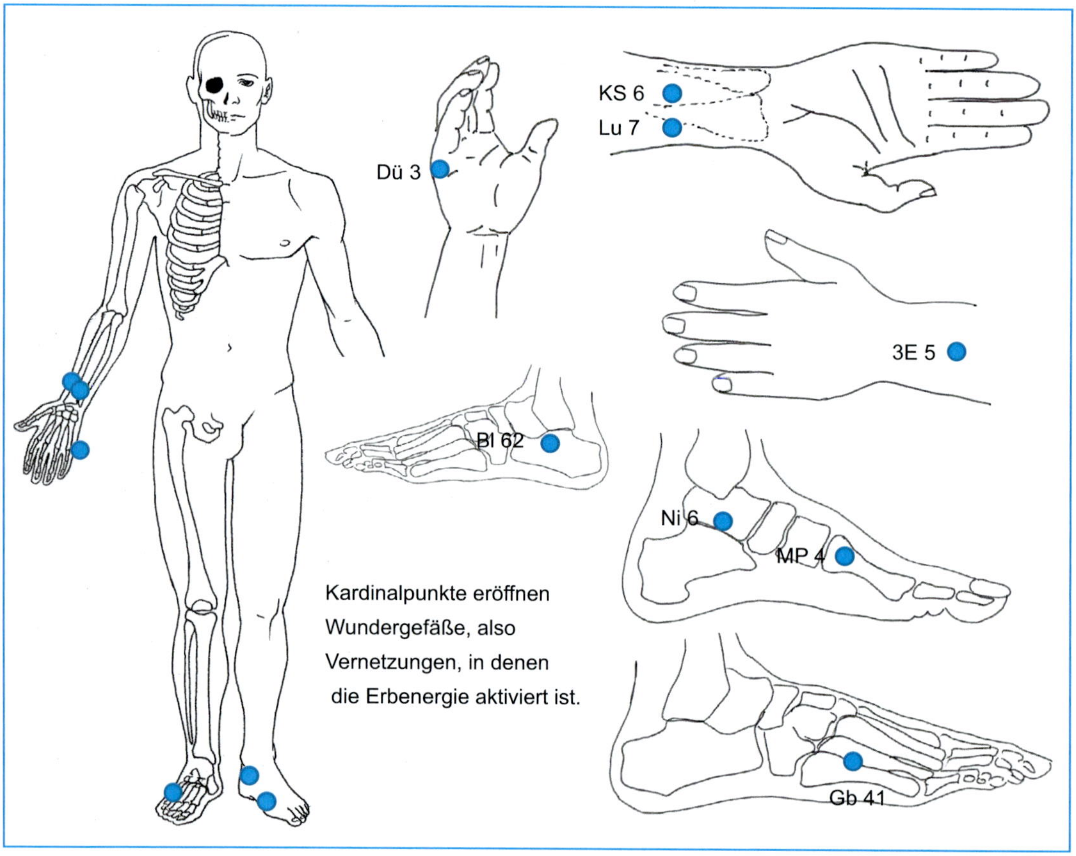

Abb. 36: Kardinalpunkte

KAPITEL

3 Die Entstehung chronischer Krankheiten – Die Miasmen

Unser Organismus ist prinzipiell ein selbstregulierendes System, das pathogene Faktoren im Sinne der chinesischen Medizin (Wind, Kälte, Nässe, Hitze) sowie Viren, Bakterien und unverträgliche toxische Stoffe durch entsprechende Gegenreaktionen der Abwehr eliminiert und die Homöostase wieder in ein Funktionsgleichgewicht bringt. Therapeutische Maßnahmen sollten dieses Bemühen des Organismus unterstützen und fördern, die Heilungsmechanismen jedoch nicht blockieren. Leider sind wir mittlerweile so ungeduldig und uneinsichtig, dass wir Krankheitsphasen nicht mehr als einen zu unterstützenden Reinigungsprozess, sondern als lästiges Übel auffassen, das sofort beseitigt werden muss zur äußeren Erhaltung unserer Arbeits-, Sport-, Reise- und Sonstwasfähigkeit. Somit schießen wir bei vielen banalen Erkrankungen mit Kanonen auf Spatzen, sprich mit Antibiotika, Corticoiden und Antiphlogistika auf meist harmlose Viren – eine völlig unsinnige Therapie. Dabei drücken wir nur die Symptome weg; wir drücken sie in unser Energiesystem hinein. Jede materielle Form hat einen energetischen und einen informativen Anteil. Auch jeder Krankheitsprozess besteht aus Materie, Energie und Information, wobei die Information die Kraft ist, die mit Hilfe der Energie die Erscheinungsform der Materie prägt. Wenn wir mit Allopathika, mit geballter Chemie die Materie zur Veränderung zwingen, verändern und prägen wir somit auch die Energie und die dahinterstehende Information. Es kommt nicht zur Heilung auf einer energetisch höheren Ebene (das wäre z. B. die ungehinderte Antikörperbildung und Immunität), sondern zu einer verkorksten, verstümmelten Heilung auf einer energetisch niedrigeren Ebene mit dem Resultat der insuffizienten Immunität, der erhöhten Infektanfälligkeit und Rezidivneigung.

Die chinesische Medizin beschreibt dies als Zurückbleiben von pathogenen Faktoren in den Meridianen oder als Hineindrücken von pathogenen Faktoren in die inneren Organe. Damit legen wir den Grundstein für die Entstehung einer chronischen Erkrankung, denn ab diesem Zeitpunkt trägt der Patient eine pathogene Information in sich, die nicht mehr das Prinzip der Selbstregulation unterstützt. Hahnemann hat bei seinen homöopathischen Behandlungen beobachtet, dass gewisse allopathische Therapien bei den Vorfahren seiner Patienten oder auch bei seinen Kranken selbst konstitutionelle Erkrankungsbereitschaften hinterließen. Er sah im Wesentlichen drei Reaktionsmuster, die er als Miasmen bezeichnete: die Psora, die Sykosis und die Syphilinie. Die heutigen Homöopathen haben in Fortführung dieser Beobachtungen noch weitere Miasmen wie die Tuberkulinie, die Carcinosinie und andere hinzugefügt.

Gehen wir also von der Erkenntnis aus, dass eine chronische Erkrankung immer nur auf dem Boden einer bestimmten Diathese oder nach den Kriterien der chinesischen Medizin auf verbleibenden, blockierenden Restpathologien entstehen kann, können wir eine chronische Erkrankung mit den bisherigen Methoden nie heilen, sondern allenfalls Symptome lindern, wobei die Grunderkrankung jedoch immer weiter fortschreitet. Durch die Sanierung der Miasmen mit entsprechend wirksamen homöopathischen Mitteln und der Ausleitung pathogener und blockierender Faktoren über die TCM haben wir einen völlig neuen Ausgangspunkt für unser therapeutisches Denken und Handeln.

3.1 Die Psora

Die häufigste miasmatische Belastung basiert auf der Unterdrückung von Hautausschlägen. Hahnemann nennt hier die „Krätze“ der Vorfahren als Prägungsfaktor, meint damit jedoch wohl Hautausschläge allgemein. Das Wesen der Psora besteht in der Mangelversorgung des Gewebes und der Zellen mit Nährstoffen und somit einem gesamten Mangelzustand auf körperlicher und emotionaler Ebene. Geplagt von trockenen, juckenden und schuppenden Hautausschlägen sehen wir einen ängstlichen, kummervollen, blassen, schmächtigen Lymphatiker mit geröteten Lidrändern. Seine Passivität zeigt sich in der Langsamkeit seiner Bewegungen, Obstipation, schneller Ermüdbarkeit, Impotenz, Schüchternheit, mangelndem Selbstvertrauen und Unsicherheit. Der Patient ist introvertiert, redet wenig, ist leicht gekränkt. Er leidet unter häufigen Infekten, Bronchitis und Asthma.

Antimiasmatisch wirksame Mittel wie Calcium carbonicum, Graphites, Silicea Lycopodium, Sulphur oder die Nosode Psorinum helfen diesem Patienten, aus der Krankheitsbereitschaft herauszukommen.

3.2 Die Sykosis

Ganz anders der Sykotiker. Seine miasmatische Belastung entstand durch Erkrankungen der Vorfahren oder von ihm selbst mit Gonorrhoe, deren allopathische Therapie zu einer Fehlinformation im Sinne der Überfunktion, Wucherung und Speicherung geführt hat. So sind proliferierende Papillome, Polypen, Kondylome, Warzen, Hyperkeratosen und Herpes das Hinweiszeichen für eine sykotische Diathese. Die Unterdrückung von katarrhalischen Sekretionen mit Antibiotika, Corticoiden, Säureblockern, Antihistaminika usw. trägt zur Aktivierung des Miasmas bei. Der Patient ist überaktiv, frönt dem Alkohol, Nikotin und Koffein, ist ein jovialer Zeitgenosse, der mit seinem Geld und Besitz prahlt, narzisstisch, eingebildet, penetrant, arrogant, angeberisch und schamlos. Stoffwechselmäßig leidet er am metabolischen Syndrom mit Adipositas, Blutfetterhöhung, Diabetes, Hyperurikämie, Hypertonie und ist steinreich an Nieren- und Gallensteinen. Der Sykotiker ist ideenreich, strebt nach Leistung, Erfolg, gesellschaftlichem Stellenwert, Sex, Geld. Diese Patienten benötigen Thuja, Nux vomica, Acidum nitricum, Aurum oder die Nosode Medorrhinum.

3.3 Die Syphilinie

Dieses Miasma hat eine Prägung durch quecksilberbehandelte Syphilitiker in der Aszendenz. Es ist die Diathese der Destruktion durch Geschwüre, Eiterungen und Gangrän. So neigen die Patienten zu ulzerierenden und fistelnden Erkrankungen, degenerativ-zerstörenden Knochen- und Nervenerkrankungen. Typisch ist hier die nächtliche Verschlimmerung der Schmerzen zusammen mit Schlaflosigkeit, Panik und Albträumen. Das Chaos zeigt sich in Herzrhythmusstörungen, Psychosen, Wut, Aggression, Mord- und Suizidgedanken. Tiefe Depression, Eifersucht, aber auch Euphorie führen zu künstlerischen Höchstleistungen. Grausamkeit und Rachsucht zeigen sich in terroristischen Aktivitäten. Homöopathisch sind hier angezeigt: Aurum, Arsenicum album, Mercurius solubilis (Amalgam!) oder die Nosode Syphilinum.

3.4 Differenzialdiagnostik der Miasmen

siehe Tabelle

Tabelle: Differenzialdiagnostik der Miasmen
Modifikationen durch Erziehung, Beruf, Lebensweise, Ernährung, Klima, Sitten, Gebräuche und ungünstige, unterdrückende Therapien (Antibiotika, Corticoide, Schwermetalle)

Veränderungen	Psora	Sykosis	Syphilis
Hautausschläge	oberflächliche, rötliche, trockene, schuppende, juckende	proliferierende, Papillome, Polypen, Kondylome, spitze oder Hahnenkamm-förmige Feigwarzen, Warzen, blumenkohlartige Wucherungen, Bläschenausschläge (Herpes), Verhornungen, nässende und proliferierende Hautveränderungen	destruktive, Geschwüre, Eiterungen, Fistelungen, Lymphknotenschwellungen, chronische tiefgehende Eiterungsprozesse, tiefgehende, blutende Ulcera an Haut und Schleimhäuten, Gangrän
Reaktionslage des Organismus	Mangel, Schwäche, Unterfunktion, Ernährungsmangel der Zellen und Organe	Hyperplasie, Überfunktion, Wucherungen, Neubildung	Destruktion, Dysfunktion, Degeneration, Dystrophie, Perversion
Entstehungsmechanismus	Unterdrückung von Hautausschlägen löst innere Erkrankungen aus, die nie spontan heilen, sondern immer mit dem Tod enden.	Unterdrückung von katarrhalischen Ausscheidungen und chirurgische Entfernung von hyperplastischen Hauterscheinungen drücken die Pathologie in die Tiefe; keine Spontanheilung, bleibt bis Tod; Therapie mit Interferon, Antibiotika, Corticoiden, Hormonen, Antihistaminika, H2-Säureblockern	falsche, unterdrückende Behandlung ulzerierender Erkrankungen (Ulcera, Fisteln, Eiterungen mit Antibiotika)
Wertigkeit	tiefstes und grundlegendstes Miasma	Reaktion auf Psora als Versuch der Kompensation des Mangels	schwer zu heilendes Miasma, besonders wenn mit Psora kombiniert
Therapiereihenfolge	1	2	3
Verschlechterungszeiten	morgens mit Lauf der Sonne	nach Mitternacht bis frühmorgens	nachts von Sonnenuntergang bis -aufgang
Verschlechterungsmodalitäten	Sorgen, Kummer, Angst; vor den Menses, starke Gerüche, Lärm; Stehen, Bewegung; Sonnenlicht	Ärger, Wetterwechsel, feuchtes, schwüles und feuchtkaltes Wetter nach Schwitzen und Stuhlgang; künstliches Licht	Ärger; starke Kälte und Wärme, an der See, Winter, starkes Schwitzen
Besserungsmodalitäten	Liegen, Ruhe, Stille, Wärme; physiologische Ausscheidungen wie Schweiß, Stuhl, Harn	auf dem Bauch liegen; trockenes Wetter; Wiederkehr der Menses oder unterdrückter Ausscheidungen (Fluor, Katarrh); Warzenbildung	Bewegung, in den Bergen, kalte Anwendungen, Auftreten eines alten Geschwürs, Ulcus oder Eiterung
Bevorzugte Gewebe	Haut, Schleimhäute (trockene Ekzeme), Lymphorgane, endokrine Drüsen (Unterfunktion)	Haut (Wucherungen), Bindegewebe, Muskeln, Sehnen (rheumatische Affektion durch Einlagerung)	Haut (Ulcus, Fissuren, Eiterungen), Nerven (Paralyse), Knochen und Drüsen (Destruktion)

Tabelle: Differenzialdiagnostik der Miasmen (Fortsetzung)

Veränderungen	Psora	Sykosis	Syphilis
Gesicht	blasse, trockene, raue, pickelige Haut; rote Lippen; entzündete Augenlider	fahle, grobporige, fettige, glänzende, verschwitzte Haut mit erweiterten Kapillaren (Nase) und roten Muttermalen; spärliche Wimpern	fettig, schmierig, kupferfarbene Flecke, dicke Lippen; Papillome; unregelmäßige Augenbrauen und Wimpern
Mund/Zähne	Zunge mit vielen Rissen	gelbe Zähne, faulen leicht; trockener Mund, fauler Atem, übler Mundgeruch; zäher Schleim fließt beim Schlafen aus dem Mund; Aphten, Lippenherpes	Zahnfehlstellungen, deformierte Zähne; schwarzbraune Karies; Schmelzdefekte am Zahnhals; Lockerung der Zähne; Schleimhautgeschwüre, wucherndes Zahnfleisch; blutet leicht; Zunge rot, wund, aufgesprungen, zäher Speichel; Lippen-Kiefer-Gaumenspalte
Allgemeinbefinden	Passivität, langsame Bewegung; Bewegungsunlust; schnelle Ermüdung; Nachdenklichkeit, geistesabwesend; schwaches Gedächtnis; blasse Haut, trockene Schleimhäute; < Winter, morgens, Feuchtigkeit, < Trockenheit, Kälte, > Ruhe	Überaktivität, Neigung zu Hektik und Betriebsamkeit, übermäßiger Genuss von Speise, Alkohol, Tabak, Kaffee, Medikamenten; Schmerzen wandern, veränderlich; < Ruhe, Wetterwechsel, nachmittags; < abends, > frische Luft, Bewegung, Aktivität; < Wind und Zugluft	nächtliche Verschlimmerung mit Schlaflosigkeit und Panik auslösenden Gedanken; schreckliche Träume von ekelhaften Dingen, Mord, Selbstmord, Unfall, Verfolgung, Vergewaltigung
Kreislauf	Hypotonie, Bradykardie	Hypertonie, Tachykardie, Kongestionen, Erregungszustände, Polyglobulie, Varicosis	Chaos: Rhythmusstörungen, Arrhythmien, ubiquitäre Hämorrhagien; Arteriosklerose
Verdauung	langsam, isst langsam, weiche Stühle oder Obstipation, Anorexie, Milchunverträglichkeit	hastiges Essen, großer Appetit, Fresssucht, Aufstoßen, Magenübersäuerung, Durst, Blähungen, Darmkollern, Speichelfluss; Gallensteine	totale Unordnung in den Essgewohnheiten, verlangt nach Speisen, die nicht vertragen werden, pervertierte Peristaltik, Magen-Darm-Ulcera, Spasmen der Hohlorgane, Koliken; Pylorospasmus; Divertikulose
Sexualität	Impotenz, sexuelle Unzufriedenheit; verzögerte, schwache Menses, Sterilität; trockene Schleimhäute	gesteigerte sexuelle Aktivität und Erregbarkeit, Schamlosigkeit, sexuelle Exzesse; Exhibitionist; Prostatahypertrophie, Ausfluss aus Urethra, häufiger Harndrang mit großen Mengen; Nierensteine, Blasensteine, Entzündungen (Uterus, Ovarien, Prostata); Menses verfrüht, lange, stark; Gyn.: Fluor, Zysten, Myome, Polypen, Tumoren	verlängerte Menses, krampfartige Schmerzen, dunkle Blutung

Tabelle: Differenzialdiagnostik der Miasmen (Fortsetzung)

Veränderungen	Psora	Sykosis	Syphilis
Psyche	allgemeine Ängste und Befürchtungen, Angst vor dem Tod, vor Krankheit, Unsicherheit, Erwartungsängste, die ihn lähmen; mangelhaftes Selbstvertrauen, Minderwertigkeitsgefühle; Gefühl von Verlassensein; Einsamkeit, Langeweile; Schuldgefühle; sucht Halt und Führung bei anderen; Fremdüberschätzung anderer; Selbstmitleid, lebt in Phantasiewelt, weinerlich, naiv, gutgläubig; stur und geduldig, nachgiebig	Furcht vor bestimmten Dingen: Dunkelheit, Alleinsein, Räubern, Insekten, Gewittern, Tod mit Neigung zur Flucht und Zerstreuung; gebieterisch, eingebildet, penetrant, narzisstisch, arrogant, stolz, neidisch; ausgeprägte Selbstliebe; eilig, überstürzt und hastig, fleißig, beginnt vieles zugleich, bringt wenig zu Ende; Unruhe, Bewegungsdrang, Ehrgeiz; oberflächlich, kein Tiefgang; Aufschneider, auffallende Mimik und Gestik; Geld und äußere Dinge wie Auto und eigenes Aussehen bedeuten viel; schwankt zwischen Lachen und Weinen; leicht zornig, gekränkt und gewalttätig; weint schnell, kann Liebe zeigen und geben; Eitelkeit, Eifersucht, Selbstbewusstsein; extrovertiert; Partylöwe; isst viel, raucht, trinkt; strebt nach Leistung, Besitz, Erfolg, Sport, Sex, hohem gesellschaftlichem Stellenwert; Egoist; Diktator	Psychosen, Zwangsvorstellungen; Perversion von Intellekt, Willen und Gemüt in Form von Gewalt und Terror in Taten und Worten; Hass, Wut, Aggression gegen sich und andere, Mord- und Suizidgedanken; kein Verzeihen; Verachtung für die Umgebung, Unzufriedenheit; extreme Eifersucht und Misstrauen; tiefe Depressionen und extreme Euphorie (künstlerische Höchstleistungen); rebellisch, Anarchist, Terrorist; Todesangst; Isolation, Menschenfeindlichkeit, Abneigung gegen Gesellschaft; Verzweiflung, Hoffnungslosigkeit; Schuldgefühle; Koordinationsstörungen, Benommenheit; grausam, brutal; korrupt, bestechlich, heuchlerisch; nachtragend, rachsüchtig
Geist	abgestumpft, Gedächtnisschwäche, lernt schwer Sprachen, maulfaul, introvertiert, geistesabwesend; denkt vor dem Reden; bewahrt Altes	Ideenreichtum, Redefluss, Geschwätzigkeit; redet, um zu denken; überschwänglich kommunikativ; macht vieles auf einmal; liebt Neues, Phantasie, Luftschlösser	Verrücktheit, Wahnsinn, Idiotie, panische Angst; Homosexualität
Nervensystem			Parkinsonsyndrom, multiple Sklerose, Epilepsie, Apoplexie, Hydrocephalus, Meningitis, cerebrale Missbildungen; Neuropathien, cerebrale Aneurysmen
Emotionale Belastung	durch Kränkung und Verluste, neue Aufgaben		
Körperbau	mager, wenig Fettpolster	adipös	Missbildungen und Nabelhämorrhagien bei Neugeborenen; Zahnfehlstellungen, Verlagerungen

Tabelle: Differenzialdiagnostik der Miasmen (Fortsetzung)

Veränderungen	Psora	Sykosis	Syphilis
Atmung		Hyperventilation, Tachypnoe	
Infekte	kälteempfindlich, infektanfällig für Rhinitis, Sinusitis, Tonsillitis, Bronchitis	Niesanfälle mit reichlich Nasensekret, rasselnde Bronchitis, reichlich Auswurf	
Hauptmittel	Calc. Carb., Graphites, Silicea, Lyc., Sulf.	Thuja, Medorrhinum, Nux. v., Acid. nit., Aurum.	Aurum met., Arsenicum alb., Mercurius solub.
Extremitäten und Gelenke		Ablagerungen, Gicht, Arthritis mit Schwellung, Rötung und Hitze oder Schwellung und Blässe; Berührungsempfindlichkeit, schubweiser Verlauf; Zysten	degenerative Gelenkserkrankungen, Osteomyelitis
Schmerzcharakter			brennend, bohrend, reißend, krampfartig
Neugeborene/Kinder			Koliken, Pylorospasmus, Missbildungen, Nabelblutung, blutige Stühle; Kinder zerstören ihr Spielzeug, schlagen die Eltern, hämmern mit dem Kopf gegen die Wand; quälen Tiere und Mitschüler; Autoritätsprobleme
Farbwahl	blau	gelb	rot
Muster der TCM	Mangel an Qi, Yin, Yang und Blut	Yang-Überschuss durch Yin-Mangel, leere Hitze kombiniert mit Fülle-Hitze wie aufsteigendes Leber-Yang	Feuer
Resonanzpunkt der Akupunktur	KG 17	KG 8 (Nabel), ausweichen auf KG 7–9	KG 5

3.5 Was ist die Selbstheilungskraft?

Durch die Quantenphysik wissen wir, dass Materie sich aus Masse, Energie und Information zusammensetzt. Die Masse-Teilchen sind der Teil, den wir sehen und anfassen können. Nun sind die Masseteilchen oder Nukleonen jedoch auch nur verdichtete Energiewirbel, wobei pro einem Masseteilchen $9{,}7 \times 10^8$ Energieteilchen (Energiequanten) nötig sind, um die Masseteilchen in einem räumlichen Strukturgitter in ihrer Position zu halten und somit die Qualität (Art) der Masse zu definieren. Diese Anordnung wird durch eine intelligente Information gestaltet, die das Wissen um die Existenz dieser Art der Materie beinhaltet. Sie hält z. B. Wasserstoff- und Sauerstoffatome in einer bestimmten dreidimensionalen Konstellation durch elektromagnetische Bindekräfte, damit wir mit unseren Sinnen „Wasser" erleben können. Das gleiche Prinzip trifft auf jedes Masseteilchen unseres Körpers zu: Das bedeutet, dass wir ein hochenergetisches Wesen sind, da wir im Vergleich zu unserer sichtbaren Körpermasse $9{,}7 \times 10^8$ mal so viele Energiequanten besitzen, die einer intelligenten Information bedürfen, um die verschiedenartigen Stoffe, Zellen, Gewebe, Organe zu bilden und deren Funktionen zu gewährleisten. Diese intelligente Information ist die von Hahnemann als „göttliche Kraft" und von den Chinesen als Qi bezeichnete Energie: Qi ist die Lebenskraft, die den Dingen ihre Form und Funktion verleiht, oder wie Hahnemann es formulierte: In jedem Ding und jedem Lebewesen steckt ein göttliches Bewusstsein.

Wenn wir gesund sind, müssen wir uns um diese Information, das Qi oder das göttliche Bewusstsein eigentlich keine Gedanken machen: Alles funktioniert ideal, weil das kosmische Bewusstsein immer die genialste Lösung für Wandlungsprozesse sucht. Unser Organismus ist also ein selbstregulierendes System, das umso besser funktioniert, je weniger man in die Regulationsabläufe eingreift. Nun ist jedoch der Mensch im Gegensatz zur Pflanzen- und Tierwelt (wo dieses Prinzip noch weitgehend intakt ist) mit einem Bewusstsein und einem Verstand ausgestattet. Unsere Gedanken und Emotionen stellen ebenfalls energetische Informationen dar, die jedoch nicht immer die idealste Beeinflussung für unsere Regulationsabläufe beinhalten. Die Beurteilung der Umwelt und der erlebten Phänomene ist sehr individuell geprägt. Nehmen wir als Beispiel den Anblick eines Messers: Der erste Beobachter sieht darin ein nützliches Werkzeug zum Brotzeit machen, der zweite, ängstliche Betrachter sieht nur die mögliche Verletzungsgefahr, der dritte Beobachter, der gerade Streit mit seinem Nachbarn hat, würde ihn mit diesem Messer am liebsten umbringen. Keiner sieht in diesem Messer den gleichen Gegenstand wie der andere; jeder sieht nur einen Teilaspekt der ganzen Wahrheit je nach seiner Bewusstseinslage und verdrängt dadurch mit seinen Gedanken die eigentlich kosmische Information.

Ein Krankheitsprozess hat einen materiellen Aspekt, wobei durch eine bestimmte Information die Energie derart geleitet wird, dass krankhaft veränderte Materie (z. B. entzündetes Gewebe) und Funktionsabläufe (z. B. Sekretionen, Schmerzen) entstehen. Wir können zumeist den Sinn dieser Veränderung nicht verstehen und sehen darin etwas für uns Nachteiliges und Behinderndes. Nach der Theorie der intelligenten Information ist Krankheit eine Situation reaktiv veränderter optimaler Funktionsabläufe mit dem Ziel, einen verbesserten Zustand zu erreichen, z. B. Immunität gegen bestimmte Viren, wobei das Erleben dieses Vorgangs uns durch Änderung unserer täglichen Lebensabläufe sowie der Verhaltens-, Ernährungs- und Denkgewohnheiten zur Umorientierung, Reifung und neuen Erkenntnissen zwingt. Wird dieser Prozess durch chemische Blockaden („Medikamente") unterbrochen, findet die Heilung auf einem niedrigeren Niveau statt: keine Immunität, sondern erhöhte Infektanfälligkeit und Rezidivneigung, keine Erkenntnis einer höheren Organisation, sondern Chemiegläubigkeit und Uneinsichtigkeit für notwendige Änderungen unserer Gewohnheiten.

Ein Krankheitsprozess erfordert also vom Therapeuten die begleitende Unterstützung der Vorgänge, die die Natur durch die kosmische Intelligenz zum Vollzug des Lernvorgangs für den Patienten vorgesehen hat. Der Schlaf ist eines der heilsamsten Mittel bei Krankheit: Durch das Abschalten des Bewusstseins und der Denkvorgänge kann sich die kosmische intelligente Information, das Qi, ungehindert bewegen und auswirken, ohne dass es von Gedankenenergien des Patienten gestört wird. Die Akupunktur arbeitet mit wenig Hilfsmitteln, die zudem selbst keine Wirkinformation in sich tragen (wie die Akupunkturnadel), sondern lediglich den freien Fluss des Qi anregen, sei es durch Ausleitung blockierender pathogener Energien oder Stimulation der kosmischen Qi-Zirkulation. Die Homöopathie sucht über die Arzneimittelbilder der verschiedenen Substanzen nach dem Ähnlichkeitsprinzip einen Stoff, der eine ähnliche „Kunstkrankheit" erzeugen kann, weil dieser Stoff nach der Quantenphysik eine ähnliche, resonante Information zur energetischen Strukturierung der Materie besitzt, die der Information gleicht, mit der das kosmische Bewusstsein die Heilung des Organismus über den Krankheitsmechanismus betreibt. Die Resonanz führt zu einer Verstärkung und somit Beschleunigung der Heilungsvorgänge (so wie der Resonanzkasten einer Geige erst einen lauten Ton aus der ansonsten unhörbaren Saitenschwingung hervorbringt). Im Laufe der praktischen Tätigkeit wird dem Therapeuten nicht verborgen bleiben, dass seine positive mentale Einstellung beim Behandlungsakt wesentlich zum Erfolg beitragen kann, denn seine geistigen Energien werden die erforderlichen Heilinformationen ebenso verstärken wie die angesetzten Heilmaßnahmen. Es ist deshalb wichtig, dass der Therapeut ein klares Bild über seine Vorgehensweise und die beabsichtigte Wirkung macht, dass er eben auch über exakte Kenntnisse seiner Materie verfügt und während der Arbeit gedanklich nicht abschweift, sondern bei der Sache ist.

KAPITEL 4

Homöopunktur: Die sinnvolle Kombination von Akupunktur und Homöopathie

Die Traditionelle Chinesische Medizin hat seit 2000 Jahren zusätzlich zur Akupunktur mehr und mehr auch die sogenannte Kräutertherapie eingesetzt. Hierfür ist jedoch ebenfalls die Theorie der Akupunktur als Basiswissen notwendig. Bei der Auswahl der chinesischen Kräuter geht man jedoch nicht nach Arzneimittelbildern oder speziellen wirkstoffbedingten Gesichtspunkten vor, sondern nach Geschmack, Geruch, Farbe und Wirkzuordnung zu bestimmten Elementen der fünf Wandlungsphasen und deren Entsprechungen. Für den westlichen Mediziner ist dies noch fremdartiger und schwerer zu verstehen als die Akupunktur selbst. Andererseits ist die Kräutertherapie mittlerweile ein äußerst wichtiger Bestandteil der chinesischen Medizin, die davon ausgeht, dass chronische Erkrankungen ohne Einsatz von Kräutern nicht ausheilen können.

Das Erlernen der Kräutertherapie, die Beschaffung der Kräutermischungen in unserem Land, die Qualität und Reinheit dieser Mittel (Belastung mit Herbiziden und Schwermetallen) und der Umgang des Patienten damit (Art der Zubereitung und Einnahme) sind gewisse Hindernisse, die in den letzten Jahren mit zunehmender Verbreitung teilweise ausgeräumt sind. Da nun die Homöopathie eine zur Akupunktur sehr gleichsinnige energetische Wirkungsweise hat und darüber hinaus für unseren Kulturkreis, die Mentalität, die Erlernbarkeit, die Beschaffungsmöglichkeit und die Akzeptanz in der Bevölkerung viele positive Aspekte aufweist, bietet sich die Kombination von Akupunktur und Homöopathie förmlich an. Nachteile gegenüber der Kräutertherapie in der Wirkung für den Patienten gibt es eigentlich keine.

August Weihe jun. (1840–1896) hat als homöopathischer Arzt bestimmte Mittel druckschmerzhaften Körperzonen zugeordnet, wobei diese Körperregionen zum Teil Akupunkturpunkten entsprechen oder in der Nähe liegen, ohne dass Weihe das Akupunktursystem kannte. Die Zuordnung der Mittel erfolgte mental, wobei das Mittel und die Körperzone fest zusammengehörten. Man muss diese Pionierleistung zur damaligen Zeit hoch anerkennen. Auch in der später entwickelten Homöosiniatrie werden bestimmte homöopathische Arzneimittel bestimmten Akupunkturpunkten fest zugeordnet.

Die Homöopunktur geht jedoch von einer krankheitsbezogenen Resonanz des homöopathischen Arzneimittels mit dem Akupunkturpunkt aus. Der Akupunkturpunkt arbeitet wie ein Sinnesorgan für elektromagnetische Schwingungen und Photonenemissionen, die beide Überträger von Informationen darstellen, wobei der Informationsinhalt nicht mit der Schwingung oder Photonenemission gleichgesetzt werden darf, so wie die Schallwelle auch nur den Träger der Information, nicht aber den Inhalt darstellt. Der Akupunkturpunkt ist aber zugleich Sender und Empfänger; er emittiert je nach Krankheitsprozess eine krankheitsspezifische Information in Form von elektromagnetischen Schwingungen und Photonenemissionen. Zur Therapie ist es notwendig, ein Mittel zu finden, das mit dieser speziellen, nur für diesen Krankheitsprozess aktiven Schwingung und Information in Resonanz kommen kann. Die feste Zuordnung eines resonanten Mittels passt zur Grundemission der Stoffwechselaktivität des Punktes im Normalzustand. Therapeutisch wird damit im Krankheitsfall, also bei einer abweichenden Emissionsinformation, die normale Grundfrequenz der Stoffwechselaktivität vorgegeben und versucht, durch Resonanz zu stärken, wobei die eigentliche Heilungsinformation übertönt wird. Dagegen bewirkt die Anwendung der Heilungsinformation durch ein für den individuellen Krankheitsprozess ausgesuchtes homöopathisches Mittel eine resonante Verstärkung der Heilvorgänge und hebt das Immunsystem des Patienten auf ein energetisch höheres Niveau.

Wir erleben gerade bei älteren Patienten bei der reinen Akupunkturbehandlung gelegentlich sehr schleppende oder auch therapieresistente Verläufe. Selbst nach Ausschluss oder Behandlung von Störherden kommen wir nicht so recht weiter. Nach Aussagen Hahnemanns über die Entstehung von chronischen Erkrankungen durch miasmatische Belastungen wird nun verständlich, dass die Injektion von Homöopathika mit antimiasmatischem Wirkspektrum (bei sehr vielen Mitteln enthalten) gerade bei älteren und chronisch Kranken eine sehr gute Reaktion zeigt. Diese Patienten haben auch häufig Probleme, die zur Wirkung der Akupunkturnadeln nötige Ruhephase abzuwarten; entweder sind sie zu ungeduldig und unruhig und gefährden sich dann selbst durch ungeschickte Bewegungen mit den gestochenen Nadeln oder sie haben Angst, alleine mit gestochenen Nadeln zu ruhen, ziehen sich die Nadeln selbst heraus und gehen auf die Flucht. Hier ist die Homöopunktur unter Aufsicht des Therapeuten die ideale Alternative.

4.1 Erarbeitung eines Therapiekonzeptes zur Homöopunktur

1. Anamnese mit krankheitsbezogenen und biografischen Daten
2. Gezielte Abfrage der Leitsymptome der fünf Elemente
3. Zungendiagnostik
4. Hinweise aus der Organuhr?
5. Homöopathisch orientierte Anamnese (Modalitäten, Gemütssymptome, emotionale Belastung?)
6. Zuordnung des Krankheitsgeschehens zu Meridianen/Funktionskreisen
7. Auswahl von Nah- und Fernpunkten
8. Auswahl von übergeordneten Punkten, Kardinal-, Meisterpunkten
9. Störherde als Therapiehindernis
10. Auswahl des homöopathischen Mittels

Anamnese mit krankheitsbezogenen und biografischen Daten

Die Patienten schildern meist die kausalen Zusammenhänge ihrer Krankheitsentwicklung sehr exakt, sodass bei genauem Verfolgen der zeitlichen Entwicklung der Beschwerden im Zusammenhang mit erlebten und erlittenen Ereignissen die Entstehung des jetzigen Zustands verständlich wird. Somit ist immer die Frage zu stellen, was denn vor und in der Phase des Auftretens der körperlichen Störungen den Patienten besonders bewegt, erschreckt, geärgert oder anderweitig emotional belastet haben könnte. Enttäuschungen in der Partnerschaft und Familie sind meist schwerwiegender als berufliche oder finanzielle Probleme, wobei bei der Bewertung der Bedeutsamkeit der Ereignisse das individuelle Empfinden und Erleben des Patienten und nicht des objektiven Beobachters zugrunde gelegt werden muss. Die Zuordnung der emotionalen Grundbelastung zum entsprechenden Funktionskreis der chinesischen Medizin öffnet die Möglichkeiten, über gezielte Fragen ein klares Bild zu schaffen.

Gezielte Abfrage der Leitsymptome der fünf Elemente

Erhält man zunächst keine deutlich strukturierte Idee von der Art der Störung des Patienten, sollte man systematisch die Leitsymptome der fünf Wandlungsphasen und ihrer Organe abfragen:

1. Herz (Feuer, Hitze): Palpitationen, Rhythmusstörungen, Unruhe, Einschlafstörungen, unruhige Träume, Konzentrationsstörungen, Freudlosigkeit
2. Milz (Erde, Feuchtigkeit): Blähneigung, Völlegefühl, weiche, ungeformte Stühle, Leistungsschwäche, Ödeme, Gewichtszunahme, Kummer, Sorgen, Grübeln, Mobbing, geistige Überforderung, Partnerschaftsprobleme

3. Lunge (Metall, Trockenheit): Infektanfälligkeit, Husten, leise Stimme, Belastungsdyspnoe, Traurigkeit, Verluste (Todesfälle, Trennungen, Haustiere, Arbeitsplatz, Umzüge, finanziell)
4. Niere (Wasser, Kälte): Knie- und Rückenbeschwerden, Zahnprobleme, Tinnitus, Schwerhörigkeit, Kopfhaar früh grau oder fällt aus, Geburten, Existenzängste
5. Leber (Holz, Wind): Kopfschmerzen, Bluthochdruck, Schwindel, Hochtontinnitus, Wut, Ärger, Zorn, Frust, Neid, Aggressionen, Reizbarkeit, Entscheidungsfähigkeit, Verzicht auf Lebensträume, unerfüllte Lebensziele

Die entsprechenden Antworten können sehr deutlich auf die emotionale Situation und die daraus erwachsene Pathologie hinweisen.

Zungendiagnostik

Die Zunge ist entsprechend der energetischen Versorgung des Organismus durch den Drei-Erwärmer-Meridian in drei Abschnitte geteilt, wobei das vordere Zungendrittel Herz und Lunge, das mittlere Zungendrittel Milz, Magen, Leber und Galle und das hintere Zungendrittel Dickdarm, Dünndarm, Niere und Blase repräsentieren. Störungen der Körperfunktionen zeigen sich zuverlässig in den Arealen auf der Zunge, die dem Organ zugeordnet sind, sodass man aus der Lokalisation und Art der Veränderungen auf der Zunge auf die Lokalisation und Art der Störung im Körper schließen kann. Mit etwas Übung wird man so sehr schnell und effektiv diagnostisch weiterkommen.

Man beurteilt die Farbe des Zungenkörpers und seine Form, den Belag auf der Zunge nach Farbe, Dicke und Lokalisation und beachtet Rissbildungen nach ihrer Tiefe, Anordnung und Lokalisation. Die Grundidee ist einfach: Roter Zungenkörper und gelber Belag bedeuten Hitze, blasser Zungenkörper und weißer Belag bedeuten Kälte; ist der Befund eng begrenzt, kann man die Zuordnung zu einem Organsystem treffen. Fehlt der Belag, spricht dies für „Leere“ oder Mangel an Energie; ist der Belag dick, zeigt sich dadurch eine „Fülle“ an. Akute äußere Erkrankungen durch Wind-Kälte-Nässe-Hitze zeigen meist einen dicken gelben (Hitze), dicken weißen (Kälte) oder dicken schleimig-zähen (Nässe) Belag, sind also zunächst Fülle-Erkrankungen, die eine Ausleitung erfordern. Chronische innere Erkrankungen verlaufen zumeist belaglos, wobei die belaglose rote Zunge mit Rissbildungen am häufigsten zu sehen ist und auf einen „leeren“ Hitzezustand durch Yin-Mangel (Risse) hindeutet, wogegen eine belaglose blasse Zunge einen Yang-Mangel, die „leere“ Kälte widerspiegelt. Hier sollte dann energetisch aufgebaut werden.

Eine ausgeprägte Rötung der seitlichen Zungenränder bedeutet Hitze durch aufsteigendes Leber-Yang, die Rötung der Zungenspitze Hitze des Herzens (Yin-Mangel mit Yang-Überschuss). Feine Risse am seitlichen Zungenrand und Zahneindrücke spiegeln Störungen der Milz.

Bei der Inspektion der Zunge sollte man beachten, dass das Herausstrecken der Zunge eine aktive muskuläre Leistung darstellt, die nach ca. 20 Sekunden zu einer Rötung durch Hyperämie führt; man sollte deshalb die Beurteilung durch mehrmaliges Herausstrecken nacheinander vornehmen.

Hinweise aus der Organuhr

Der Umlauf der Energie innerhalb von 24 Stunden zeigt alle zwei Stunden ein Maximum der Energieanflutung in einem der 12 Meridiane: 12 Uhr Herz, 14 Uhr Dünndarm, 16 Uhr Blase, 18 Uhr Niere, 20 Uhr KS, 22 Uhr 3E, 24 Uhr Galle, 2 Uhr Leber, 4 Uhr Lunge, 6 Uhr Dickdarm, 8 Uhr Magen, 10 Uhr Milz. Patienten, die über unbestimmte vegetative Beschwerden klagen, die mit großer Regelmäßigkeit um die gleiche Zeit auftreten, wie z. B. Kopfschmerzen, Erwachen, Herzklopfen, Atemnot, Unruhe, Missbefinden, haben mit ziemlicher Wahrscheinlichkeit zu diesem Zeitpunkt nicht den nötigen Anstieg der energetischen Pulswelle im entsprechenden Organsystem. So deuten immer um 2 Uhr nachts auftretende Störungen auf eine Dysfunktion der Leber hin, um 4 Uhr auftretende Probleme auf eine Dysfunktion der Lunge und zeigen den therapeutischen Ansatz: Stärkung des zur Symptomzeit zuständigen Funktionskreises, am günstigsten über den Luo-Punkt des entsprechenden Meridians.

Homöopathisch orientierte Anamnese

Zur Auswahl des passenden homöopathischen Mittels ist neben den bisher erhobenen anamnestischen Angaben noch besonders nach auslösenden Faktoren, Modalitäten und Gemütssymptomen zu fragen. In den entsprechenden Kapiteln über die Therapie der verschiedenen Erkrankungen werden Vorschläge aus den gängigen Repertorien angeboten (Kent, Synthesis), wobei sich die letztendliche Entscheidung nach den individuellen Symptomen des Patienten richtet. Dazu kann sich der Behandler in der kurz gefassten Materia medica (dieses Buches) orientieren, welches Arzneimittelbild den Symptomenkomplex des Patienten am besten abdeckt. Die Listen über die sich gut ergänzenden Arzneimittel führen dann ebenso weiter wie die Tabelle über die miasmatische Wertigkeit der Mittel, die bei chronischen Erkrankungen sicher eine wichtige Rolle spielt.

Zuordnung des Krankheitsgeschehens zu Meridianen/Funktionskreisen

Zunächst ist die Zuordnung der Lokalisation der Beschwerden zum Verlauf eines Meridians wichtig. Diese Energiebahnen versorgen die Körperzonen, die sie durchlaufen, mit steuernder und struktiver Energie. So kann ein Schulter-Arm-Syndrom den Dickdarm-, Drei-Erwärmer- oder Dünndarmmeridian betreffen und die Hauptschmerzzone entscheidet, welcher der drei Meridiane zur Therapie eingesetzt wird. Hierbei handelt es sich um eine äußere Erkrankung, die sich auf der Haut, in der Subkutis, der Muskulatur und im Meridianverlauf abspielt. Gesellen sich zur lokalen Symptomatik noch Zeichen eines Organbefalls, handelt es sich zusätzlich um eine innere Erkrankung (Beispiel: zusätzlicher Durchfall bei einem Schulter-Arm-Syndrom könnte auf eine Störung des Organs Dickdarm hindeuten). Dabei sollte man nach der Regel des fördernden Kreislaufs aus den fünf Wandlungsphasen besonders bei der Behandlung innerer Erkrankungen die „Mutter“ des erkrankten Elementes mit behandeln (Beispiel: bei Milz-Qi-Schwäche Mitbehandlung des Herzens, bei Leberstörungen Mitbehandlung der Niere etc.).

Die Zuordnung zu einem Funktionskreis mit Hilfe der Anamnese, dem zeitlichen Auftreten der Beschwerden über die Organuhr, der Leitsymptome der fünf Elemente und dem Zungenbild sichert die Diagnose gut ab.

Auswahl von Nah- und Fernpunkten

Bei der äußeren Erkrankung wird man im akuten Fall eher über Fernpunkte, bei chronischen Krankheitszuständen zusätzlich über Nahpunkte behandeln. Bewährt hat sich im akuten Stadium die Nutzung der tendinomuskulären Begleitverläufe der Meridiane, die von den äußeren pathogenen Faktoren meist betroffen sind: Man leitet die Pathologie durch den lokalen Schmerzpunkt „Ashi“ und den Ting-Punkt (Endpunkt des Meridians an den Akrenspitzen) aus, stärkt das körpereigene Qi über den Tonisierungspunkt und verhindert das Eindringen der Pathologie in die Tiefe durch den Reunionspunkt (Merksatz: Ting-Ton-Reunion). Der Reunionspunkt für alle Yang-Meridiane des Armes ist Gb 13, für alle Yang-Meridiane des Beines Dü 18.

Bei Neuralgien (Trigeminusneuralgie, Zosterneuralgie, Phantomschmerz) behandelt man lokal auf der Gegenseite; Fernpunkte dürfen gleichseitig eingesetzt werden (beim Phantomschmerz ebenfalls Gegenseite).

Auswahl von übergeordneten Punkten, Kardinal- und Meisterpunkten

Die Wirkung dieser Punkte erstreckt sich auf den gesamten Funktionskreis des befallenen Meridians mit all seinen körperlichen und seelischen Entsprechungen wie bei den Zustimmungspunkten, auf ein regionales und funktionales Thema wie bei den Kardinalpunkten (Anregung von energetischen Abläufen durch Aktivierung der katalysatorischen Zündfunktion der Erbenergie) oder auf eine bestimmte, nicht an eine Körperregion gebundene Wirkung wie bei den Meisterpunkten. Die übergeordneten Punkte sind wichtig zur Sanierung des Terrains, der Konstitutionsschwäche, aufgrund derer die Krankheit sich entwickeln konnte.

Störherde als Therapiehindernis

Chronische Entzündungsherde und alte Vernarbungen nach mehrfachen Entzündungen oder im Anschluss daran durchgeführten Operationen stören durch eine Dauerdepolarisation des inaktiven Gewebes das Nervensystem mit einer permanenten Impulsstimulation und führen durch Überreizung zu efferenten Entladungen in konstitutionell geschwächte Körperzonen. Die meisten dieser Herde sitzen im Kopfbereich (Zähne, Kiefergelenk, NNH, Tonsillen) und können weitab Schmerzbilder auslösen (Lumbalgie, Gonarthralgie, Periarthritis humeroscapularis). Aber auch andere Narbenregionen besonders in Meridianverläufen, chronische Entzündungen im Beckenbereich, Zahnersatzstoffe (Amalgam, Palladium) oder externe elektromagnetische Felder (Quarzuhr, Handy) führen möglicherweise zu energetischen Zirkulationsstörungen.

Bei einem Verdacht auf Herde im Kopf können die Adlerschen Druckpunkte an der Halswirbelsäule einen ersten Hinweis geben, die gezielte Anamnese und Inspektion erhärten. Sollte eine direkte herdbezogene neuraltherapeutische oder akupunkturmäßige Intervention nicht möglich sein, kann über die Punkte 3E 5 und Ni 3 das Energiesystem des Patienten unspezifisch im Hinblick auf eine Störherdbewältigung gestärkt werden: entweder mit Akupunktur oder Homöopunktur unter Einsatz eines zur Symptomatik des Patienten passenden Mittels.

Auswahl des homöopathischen Arzneimittels

Die richtige Auswahl des Homöopathikums liegt uns natürlich sehr am Herzen, denn es ist ein großer Teil unseres Therapieerfolges. Gute Kenntnis der Arzneimittelbilder ist deshalb unverzichtbar; man sollte auch die Investition für ein Repertorium im Laufe der Zeit nicht scheuen. Trotzdem ist es nicht immer einfach, rational oder intuitiv die richtige Wahl des Wirkstoffes zu treffen. Hier können radiästhetische Verfahren hilfreich sein, besonders wenn man sich in einem Verfahren lange geübt hat und es somit sicher und zuverlässig beherrscht. Am direktesten und einfachsten ist die Kontrolle über den RAC (reflexe auriculo cardiaque) von Nogier, jedoch für manchen schwierig zu erlernen. Leichter geht es häufig mit Kinesiologie oder dem Biotensor. Diese Verfahren sollten jedoch unbedingt in geeigneten Kursen praktisch erlernt werden.

4.2 Liste der am häufigsten zur Homöopunktur eingesetzten Wirkstoffe mit ihrer miasmatischen Wertigkeit

Wirkstoff	Enthalten in	Psora	Sykose	Syphilinie
Acidum formicicum	Desarell®			
Agnus castus	Agnurell®		1	1
Apis mellifica	Desarell®	1	2	2
Argentum nitricum		1	3	1
Arnika	Arnicarell®	1	1	1
Arsenicum album	Arsenarell®	1	2	2
Aurum metallicum	Aurumarell®	1	1	3
Berberis	Berberell®	1	1	1
Bryonia	Articurell®	1	1	
Calcium carbonicum	Calciurell®	3	2	1
Cardiospermum	Desarell®			
Causticum		1	2	2
Cimicifuga	Ovarell®		1	
Cocculus		1		
Conium	Conirell®	1	1	2
Cortisonum	Cortisorell®	1		
Crataegus	Cororell®			
Cuprum	Cuprurell®	2	1	1
Damiana, Turnera	Testerell®			1
Drosera	Droserell®	1		
Dulcamara	Dularell® N	1	2	
Eichhornia	Pancrearell®			
Galphimia, Thryallis	Desarell®			
Gelsemium			1	1
Grindelia	Pulmorell®			
Hamamelis	Venorell®		1	
Hepar sulfuris	Immunorell®	2	1	2
Ignatia	Ignatiarell®	1		
Ipecacuanha		1		
Kalium bichromicum		1	1	2
Lachesis	Miburell®	1	2	2
Lycopodium	Lycoporell®	2	2	2
Mercurius solubilis	Mercurell®	2	1	4
Magnesium fluoratum	Maflurell®			
Natrium chloratum	Natriurell®	2	2	

Wirkstoff	Enthalten in	Psora	Sykose	Syphilinie
Natrium selenosum	Selenarell®			
Natrium sulphuricum			3	1
Nux vomica	Nuvorell®	1	1	1
Okoubaka	Okoubarell®	1		
Phosphorus	Phosphorell®	1	1	2
Phytolacca			2	3
Populus	Prostarell®			
Pulsatilla	Pulsatirell®	1	3	
Rhus tox	Toxicorell®	1	1	
Rumex		1		
Sanguinaria	Dularell® N			2
Sepia	Sepiarell®		3	2
Silicea	Dermarell®	2	2	3
Solidago	Renorell®			
Spigelia		1	1	
Staphisagria		1	3	2
Sulfur	Sulfurell®	3	2	2
Taraxacum	Hepatorell® H	1		
Thryallis, Galphimia	Desarell®			
Thuja	Thujarell®	1	4	2
Thymus	Thymorell®			
Turnera, Damiana	Testerell®			1
Viscum album	Miburell®	1		
Zincum	Zinkorell®	1		

Zur Durchführung der Homöopunktur werden besonders ausgewählte Homöopathika verwendet, die keine Konservierungsstoffe enthalten, handverschüttelt sind und deren arzneilich wirksamen Bestandteile aus kontrolliertem ökologischen Anbau stammen. Diese homöopathischen Arzneimittel liegen zum größten Teil als Potenzakkorde vor und entsprechen den Dosierungsrichtlinien, wie diese von der Kommission D für homöopathische Arzneimittel herausgegeben wurden (Stand 25. Juni 2003). Diese Richtlinien sehen vor, dass entweder nur niedrige Verdünnungsgrade (bis D23) oder nur hohe Verdünnungsgrade (ab D24) miteinander kombiniert werden dürfen.

Für die Potenzakkorde der aufgelisteten Homöopathika wurden grundsätzlich nur die niedrigen Potenzierungsgrade D4, D8 oder D12 gewählt, weshalb diese homöopathischen Arzneimittel somit inhaltlich voll den Dosierungsrichtlinien der Kommission D entsprechen. Da bei den für die Homöopunktur verwendeten Homöopathika hauptsächlich niedrige Verdünnungsgrade miteinander kombiniert werden, sprechen wir von einer optimalen Abstimmung und von einem harmonisierten Therapieprinzip. Ein weiterer Vorteil der Potenzakkorde hat sich darin gezeigt, dass sowohl die akuten als auch die chronischen Krankheitszustände gleichermaßen behandelt werden können. Die homöopathischen Arzneimittel zur Homöopunktur zeigen nicht nur eine sehr gute Verträglichkeit, sondern lassen eine Erstverschlimmerung nur in geringem Maße auftreten, wenn es überhaupt durch die harmonisierten Potenzakkorde dazu kommt.

Andere homöopathische Arzneimittel, in denen gleichzeitig tiefe Potenzstufen bis D23 mit Hochpotenzen ab D24 fix kombiniert sind, entsprechen nicht den Dosierungsempfehlungen der Kommission D. Einer derartigen fixen Kombination von tiefen Potenzstufen mit Hochpotenzen fehlt allein schon wegen der unzulässigen Dosierung die Sinnhaftigkeit.

Das Votum der Kommission D sieht vor, dass homöopathische Arzneimittel parenteral ausschließlich wie folgt verabreicht werden dürfen:

1. mit tiefen Verdünnungsgraden (bis D23)
   - bei akuten Zuständen (1–2 ml) bis zu 3× täglich
   - bei chronischen Verläufen (1–2 ml) täglich
2. mit hohen Verdünnungsgraden (ab D24)
   - nur als einmalige Gabe (1–2 ml)

Diese Dosierungsempfehlung der Kommission D macht deutlich, dass Hochpotenzen wie D30 und D200 mit Niederpotenzen wie D4, D8, D12 in einem Potenzakkord aus homöopathischer Sicht nicht kombinierbar sind. Diese Zusammenhänge sollten bei Durchführung der Homöopunktur unbedingt beachtet werden. In der vorstehenden Liste der am häufigsten zur Homöopunktur eingesetzten Wirkstoffe mit ihrer miasmatischen Wertigkeit entsprechen alle aufgeführten homöopathischen Arzneimittel den Dosierungsrichtlinien der Kommission D.

4.3 Häufige homöopathische Arzneimittelbilder – Leitsymptome und Wirkresonanzen zu Akupunkturpunkten

4

Acidum formicicum (Reiztherapeutikum)

Wirkstoff: Ameisensäure
Wirkung:

1. Rheumatisch-gichtige Erkrankungen
2. Arthrosen
3. Ischias
4. Exsudative Diathese wie Milchschorf, Ekzeme, Urtikaria, Psoriasis
5. Infektneigung mit Tonsillitis, Grippevorbeugung, Bronchitis, Tuberkulose
6. Allergische Diathese mit Heuschnupfen, Asthma

Akuinjektion:

- (Zustimmungspunkt Lu): Abwehr-Qi, Bronchitis, Asthma, Heuschnupfen, Haut
- Lu 7 (Kardinal-, Luopunkt): Hauterkrankungen, Infektanfälligkeit, Asthma
- 3E 5 (Kardinalpunkt): Allergie, Rheuma, Entzündungen, Hautausschläge
- Gb 41 (Kardinalpunkt): Rheuma
- Ni 6 (Kardinalpunkt): Hauterkrankungen, Allergien, Asthma, Gicht

Agnus castus (Hypophysen-Hormone)

Wirkstoff: Vitex agnus castus (Mönchspfeffer, Keuschlamm, Abrahamsstrauch)
Wirkung: Regulierung der Hypophysen- und Zwischenhirn-Hypophysenfunktion
Beim Mann:

1. Minderung eines übermäßigen Geschlechtstriebs („Mönchspfeffer")
2. Ausgleichende Wirkung auf einen verminderten männlichen Geschlechtstrieb und Impotenz

Bei der Frau:
1. Ovarielle Zyklusstörung: Amenorrhoe bis Menorrhagie; verfrühte und verspätete Periode
2. Dauerblutungen und Myomblutungen, eventuell Rückbildung des Myoms
3. Prämenstruelles Syndrom mit Mastodynie, Ekzemen, Herpes simplex, Stomatitis aphthosa, Akne vulgaris
4. Steigerung der Milchsekretion

Psyche: Depressive Einstellung mit Todesgedanken
Akuinjektion:
- Ni 3 (Quellpunkt): Impotenz, Zyklusstörungen
- Ni 7 (Tonisierungspunkt): Impotenz
- LG 4 (Tor der Vitalität): Impotenz
- KG 4 (Meer des Blutes): Zyklusstörungen
- MP 6 („Uteruspunkt"): Zyklusstörungen, Myome
- Le 3 (Quellpunkt, Ärgerpunkt): Impotenz, Dysmenorrhoe
- Ma 36 (HO): Laktation, Psyche
- Yin-Tang-LG 16: Längsdurchflutung, Wirkung auf Hypophyse

Apis (akute Schwellung, Glottisödem)

Wirkstoff: Aus dem ganzen Körper der lebenden Honigbiene, Apis mellifica
Wirkung:
1. Exsudative Entzündungen mit blasser Ödembildung der Haut und Schleimhäute, stichartigen und brennenden Schmerzen; Nesselsucht, dyshidrotisches Ekzem, Erysipel, Scharlach, Tonsillitis, Kehlkopfschwellung (auch allergisch)
2. Organotrope Beziehung zum Rachenring und Kehlkopfschleimhaut (Angina, Diphtherie, Scharlach, Glottisödem)
3. Rhinitis, Bronchitis, Otitis media mit starker Schwellung
4. Quincke-Ödem
5. Allergische Schwellung der Bindehäute des Auges (Blepharitis, Chemosis)
6. Exsudative Schwellungen der serösen Häute (Hirnhaut, Pleura, Pericard, Peritoneum, Synovia der Gelenke)
7. Glomeruläre Nephritis mit starkem Harndrang, Polyurie, Brennen und Wundheitsgefühl in der Harnröhre; organotrope Beziehung zu Harnwegen
8. Akute rheumatische Gelenkserkrankungen mit Schwellung und Abneigung gegen Wärme, Schleimbeutelhygrome
9. Ovarialcysten, Amenorrhoe, Schilddrüsen-Cysten
10. Allergie auf Bienen- und Insektenstiche; diverse Beschwerden wie Ekzeme, rheumatische Erkrankungen, Lumbago, Ischias, Bursitiden, Neuralgien bei Patienten mit einer Bienengiftallergie im Hintergrund

Psyche: Ausgeprägtes sexuelles Verlangen bis ins hohe Alter; bei Unterdrückung der Sexualität in der Jugend Amenorrhoe und Ovarialcysten
Leitsymptome: Akute, blasse, ödematöse Schwellung; Kälte bessert, Wärme verschlimmert; stechende und brennende Schmerzen
Akuinjektion:
- Lu 7 (Luo-, Kardinalpunkt): Schwellungen im Gesicht und Hals, Quincke-Ödem, Chemosis
- Gb 20 (Windausleitung): Allergische Reaktionen im Rahmen der Pollinosis
- 3E 5 (Kardinalpunkt): Rheuma, Allergien, Ekzeme
- Gb 41 (Kardinalpunkt): Rheuma, Lumbago, Ischias, Ovarialcysten

- Ma 10: Glottisödem
- MP 5 (Sedierungspunkt): Ovarialcysten
- Bl 40 (Ho-Punkt): Allergische Diathese
- Bl 13 (Zustimmungspunkt Lu): Allergische Diathese, Ekzeme
- Bl 23 (Zustimmungspunkt Ni): Nephritis, Lumbalgie, Ischias

Argentum nitricum (Nervenschwäche, Lampenfieber)

Wirkstoff: Silbernitrat (salpetersaures Silber)
Wirkung:
1. Stärkung des zentralen und vegetativen Nervensystems: Erwartungsangst und Versagensangst (Lampenfieber) vor Auftritten, Prüfungen, Reden mit Durchfällen, Harndrang, Herzklopfen, Schwindel, Hitzewallungen, Blähungen, Aufstoßen
2. Stärkung der geistigen Ebene: Erregbarkeit, Nervosität, fixe Ideen, irrationale phantasiehafte Impulse, Schwinden der Gedanken, Angst an hochgelegenen Orten, Todesangst
3. Schleimhäute (NNH, Kehlkopf, Magen-Darm, Uterus, Harnwege): Katarrhe, dickschleimige, teils blutige Absonderung, Splitterschmerz, Fissuren

Leitsymptome: Starkes Süßverlangen, aber Süßes verschlimmert (Bauchsymptome); Wärme verschlimmert, Kälte bessert; Verlangen nach Salz und Deftigem
Akuinjektion:
- He 5 (Luo-Punkt): Lampenfieber
- He 7 (Quellpunkt): Lampenfieber, beruhigt den Geist
- Bl 15 (Zustimmungspunkt): beruhigt den Geist
- KS 6 (Luo-, Kardinalpunkt): beruhigt den Geist und das Verdauungssystem
- MP 4 (Luo-, Kardinalpunkt): Meisterpunkt gegen Durchfälle
- MP 6 (Gruppenluo-Punkt Ni-MP-Le): Verdauung, Süßverlangen
- KG 12 (Alarmpunkt Magen): abdominelle Beschwerden
- Di 4 (Quellpunkt): NNH-Schleimhäute, leitet Hitze aus Kopf
- Di 20 (Endpunkt): Sinusitis
- Lu 11 (Meisterpunkt für Halskrankheiten): Tonsillen, Kehlkopf

Arnika (Verletzungen)

Wirkstoff: Arnica montana (Berg-Wohlverleih) Potenz D6; giftig!

Wirkung:
1. Blutstillend: spontane Blutungen (Nasenbluten), bei und nach Operationen und Zahnextraktionen; Mittel der Wahl bei Trauma/Verletzung
2. Schmerzstillend nach Verletzungen und Operationen
3. Körperliche Überforderung (Muskelkater, Überanstrengung), Zerschlagenheitsgefühl; rheumatische Beschwerden mit Zerschlagenheitsgefühl
4. Resorptionsfördernd auf Hämatome: Restzustände nach alten Verletzungen (Schmerzgedächtnis des Gewebes) mit rezidivierenden Schmerzzuständen (Lumbalgien nach Sturz auf Gesäß)
5. Roter Bluthochdruck (rotes Gesicht, rote Augen) mit Arteriosklerose und Coronarsklerose
6. Akuter Apoplex und Folgezustände nach Apoplex
7. Alkoholismus!

Leitsymptom: Verletzung auf der körperlichen und seelischen Ebene

Akuinjektion:
- Bl 17 (Meister des Blutes): Höhe 7. BWD
- Bl 20 (Zustimmungspunkt Milzpunkt): hält Blut in Gefäßen, Höhe BWD 11
- MP 10 (Meer des Blutes): 3 Cun oberhalb medialer Kniefalte
- Gb 20 (Teich des Windes): bei Apoplex; lateral des M. trapezius am Schädel
- Dü 3 (Kardinalpunkt Einschaltung Lenkergefäß): bei Apoplex; lateral Handkante
- Bl 62 (Kardinalpunkt Einschaltung des aufsteigenden Yang-Gefäßes): bei Apoplex; unter Außenknöchel

Arsenicum album (Unsicherheit und Angst)

Wirkstoff: Arsenige Säure As_2O_3, lebensnotwendiges Spurenelement (besonders Schilddrüse)
Wirkung:
1. Heftige Gastro-Enteritis mit Erbrechen und Durchfällen, Leibschmerzen und starkem Durst, Verfall der Kräfte
2. Pektanginöse Beschwerden und Myokardinfarkt
3. Asthma bronchiale besonders zwischen 0 und 3 Uhr mit starker Unruhe und Erstickungsängsten
4. Schwere Gewebsentzündungen, Katarrhe der Schleimhäute und Geschwüre mit septisch-infektiösen Symptomen, bösartiger Verlauf akuter Infektionskrankheiten
5. Heftig brennende, massiv juckende, trockene, schuppende Ekzeme mit Besserung durch Wärme; Herpes zoster und Postzosterneuralgie
6. Morbus Basedow
7. Anämien
8. Häufiges Begleitmittel bei malignen Prozessen

Psyche: Tiefes Gefühl der Unsicherheit, Verwundbarkeit und Schutzlosigkeit mit Krankheits- und Todesängsten – besonders nachts und beim Alleinsein – und dem Bedürfnis, jemanden um sich zu haben, der ihm helfen könnte. Die Furcht vor dem Tod spiegelt die Furcht vor dem endgültigen Zustand der Unsicherheit. Karzinophobie. Geizig, besitzgierig (auch in Bezug auf Menschen), egoistisch und selbstsüchtig; gibt nur in der Erwartung, dass ihm dadurch geholfen wird. Zwanghafte Sammlernatur. Versucht die innere Unsicherheit durch zwanghaft pedantische Ordnung und Sauberkeit in seiner Umgebung auszugleichen.
Leitsymptome: Verschlimmerung nachts 0–3 Uhr, beim Alleinsein; große Angst und Ruhelosigkeit, brennende Schmerzempfindung, trotzdem Besserung durch Wärme, unstillbarer Durst, schuppende Haut
Besonderheit: Arsenicum album gibt man häufig in C30 bis C200 bei malignen Erkrankungen, die anderen Therapien nicht mehr zugänglich sind. Damit fühlen sich die Patienten über längere Phasen erstaunlich gut und beschwerdefrei, bis sie dann final innerhalb weniger Tage ohne langes Siechtum versterben.
Akuinjektion:
- Ni 3 (Quellpunkt): Existenzängste
- Bl 23 (Zustimmungspunkt Ni): Existenzängste
- Ni 6 (Kardinalpunkt): Unruhe, Ängste, Juckreiz
- KS 5 (Gruppenluopunkt): brutale Herzschmerzen
- He 7 (Quellpunkt): beruhigt den Geist
- KS 6 (Kardinal-, Luopunkt): beruhigt den Geist, Herzschmerzen, Erbrechen
- KS 7 (Quellpunkt): Herpes zoster
- Ma 36 (Ho-Punkt): Erbrechen
- Ma 25 (Alarmpunkt Di): Durchfälle

- Di 4 (Luo-, Kardinalpunkt): Durchfälle
- Lu 7 (Luopunkt): Asthma, Hauterkrankungen
- Ting chuan (0,5 Cun lateral LG 14): Asthma
- KG 17 (oberer Alarmpunkt 3E): Asthma, Stenocardien
- 3E 6: Schilddrüsenprobleme

Aurum metallicum (Depression und Lebensüberdruss)

Wirkstoff: Gold; Vorkommen in Gehirn und Aorta
Miasma: Syphilinie (destruktives Miasma)
Wirkung:

1. Psyche: Depression mit Lebensüberdruss, Todeswunsch, Selbstmordgedanken (aus großer Höhe herabstürzen, mit dem Auto gegen eine Wand fahren). Aufrechter, korrekter, intelligenter und erfolgreicher Mensch, der sich durch Kummer, Schreck, Enttäuschung (Liebe), Unterdrückung von Ärger sozial und emotional zurückzieht und isoliert, freudlos wird. Die Arbeit dient als Ersatz für das arme Gefühlsleben, befriedigt jedoch im Endeffekt nicht, da der Patient glaubt, im Leben versagt zu haben.
2. Herz-Kreislauf: Blutstauung zum Kopf mit Rötung des Gesichtes, Tinnitus, Hitzewallung, Herzklopfen, Hypertonie, Rhythmusstörungen, Angina pectoris, allgemeine Arteriosklerose
3. Augen: Entzündungen des äußeren und inneren Auges (Iritis, Chorioretinitis, Glaukom, Ablatio retinae)
4. Knochen und Gelenke: Rheuma, Arthrosen, Osteochondrosen, Spondyarthrosen (organotrope Wirkung) mit häufig nächtlichen Schmerzen (luetisches Miasma)
5. Genitale: Uterusmyome, Ovarialtumoren, Uteruskarzinome, Hodentumoren, Prostatahypertrophie
6. Leberzirrhose

Leitsymptome: Depression, Lebensüberdruss, Verschlossenheit; Verschlimmerung nachts, durch Anstrengung und Kälte; rheumatisch-arthrotische Gelenksbeschwerden, Hypertonie
Akuinjektion:

- Bl 15 (Zustimmungspunkt He): Depression, Hypertonie
- Bl 44 (Seelenpunkt shen): Depression, Freudlosigkeit
- He 7 (Quellpunkt): Herzbeschwerden, Depression
- KG 17 (oberer Alarmpunkt 3E): Herzbeschwerden
- 3E 5 (Kardinalpunkt): rheumatische Entzündungen
- Gb 41 (Kardinalpunkt): Meisterpunkt der großen Gelenke
- Gb 20 (Windausleitung): Wirkung auch auf die Augen
- Le 3 (Quellpunkt): Wirkung auf Leber, Augen, Blutdruck, Steifigkeit der Gelenke
- MP 6 (Gruppenluopunkt): Uterus, Prostata
- Ba feng (Fuß) und Ba xie (Hand): rheumatische Beschwerden der Finger-, Zehen-, Hand- und Sprunggelenke

Berberis (Muskeln und Sehnen, Nieren und Gallenblase)

Wirkstoff: Berberis (Berberitze, Sauerdorn)
Wirkung: Harnsaure Diathese mit Beeinträchtigung der Leber und Niere; Nieren- und Gallensteinleiden; allgemeine Übersäuerung mit Gicht, Diabetes, Infektanfälligkeit; venöse Stase mit Krampfadern und Hämorrhoiden; durch Übersäuerung bedingte Akne simplex und Urticaria

Weitere spezielle Indikationen:
1. Harnleiter- und Gallenkolik
2. Rückenschmerzen (lumbal) mit lähmendem Schwächegefühl
3. Körperliche und geistige Abspannung durch Übersäuerung
4. Schmerzen in den Fersen, schlimmer durch Gehen und Stehen („Fersensporn")

Homöopathische Leitsymptome: Bleiche, graue Gesichtsfarbe mit Ringen um die Augen, Harn wechselt sehr häufig zwischen konzentriert und hell, gelb-roter Satz. Auch die anderen Symptome wechseln sehr schnell. Alles schlimmer durch Bewegung und Stehen.

Akuinjektion:
- Bl 18 (Zustimmungspunkt Le): Höhe 9. BWD
- Le 3 (Quellpunkt der Le): im Winkel zwischen 1./2. Metatarsale rechter Fußrücken
- Le 8 (Ho- und Tonisierungspunkt Le): mediales Ende der Kniefalte rechts
- Bl 23 (Zustimmungspunkt Ni): Höhe 2. LWD
- Ni 3 (Quellpunkt der Ni): Mitte zwischen Innenknöchel und Achillessehne
- Gb 25 (Alarmpunkt der Ni): freies Ende der 12. Rippe

Bryonia (trockene Entzündung seröser Häute)

Wirkstoff: Bryonia (Zaunrübe)

Wirkung:
1. Schleimhäute: trockener Bronchialkatarrh mit schmerzhaftem Husten und Verlangen von kaltem Wasser, schlimmer morgens und durch Ärger; Darmverstopfung (Trockenheit); daneben jedoch auch Durchfälle bis zum Bild des Typhus
2. Seröse Häute: trockene oder exsudative Entzündung von Pleura, Peritoneum, Synovia der Gelenke, Perikard und Meningen (Pneumonie, Pleuritis, Cholecystitis, Appendicitis)
3. Muskeln, Sehnen, Gelenkkapseln: Schmerzen bei der geringsten Bewegung, schlimmer morgens und nach Ärger, akuter Gelenkrheumatismus

Homöopathische Leitsymptome:
1. Trockenheit der Schleimhäute bzw. serösen Häute, Durst mit Verlangen nach kaltem Wasser
2. Stechende Schmerzen bei der geringsten Bewegung; jede Bewegung wird ängstlich vermieden
3. Verschlimmerung morgens, durch Aufregung und Ärger
4. Verschlimmerung des Hustens durch Zimmerwärme
5. Symptomatik bevorzugt rechte Körperhälfte

Psyche: Angst vor finanziellem Ruin

Akuinjektion: richtet sich nach dem Beschwerdebild

Gelenke: lokale Injektionen periartikulär, dazu:
- Gb 41 (Meisterpunkt große Gelenke): im Winkel 4/5 Metatarsale, Fußrücken rechts
- 3E 5 (Meisterpunkt kleine Gelenke, Thymuspunkt): 2 Cun proximal der Handgelenksfalte dorsale Unterarmmitte (Sitz der Armbanduhr)

Bronchitis/Pneumonie:
- Bl 13 (Zustimmungspunkt Lu): Höhe BWD 3
- Lu 1 (Alarmpunkt Lu): 1 Cun unter Clavicula in der Rinne zwischen Schulter und Thorax
- KG 17 (respiratorischer Alarmpunkt des 3 E): Sternummitte, Mamillarlinie

Calcium carbonicum (Trägheit des Stoffwechsels)

Wirkstoff: Hauptbestandteil Calcium aus unreinem Kalk (Manganbeimischung) der weißen Anteile zerbrochener Austernschalen. Calcium dichtet die Zellgrenzschichten gegen Austausch von Wasser und Elektrolyten ab, vermindert somit die Erregbarkeit (Aktionspotenziale) in den Nerven und in der Muskulatur (schlaff), verhindert Ödeme, verlangsamt den Stoffwechsel (Fetteinlagerung, Infektanfälligkeit). Zusammen mit Phosphaten Hauptbestandteil des Knochens.
Miasma: Psora (3), Sykosis (2), Syphilinie (1)
Wirkung:
1. Schon seit Kindheit Infektanfälligkeit mit ständigen Rhino-Sinu-Bronchitiden und Asthmaneigung, Tonsillitis, Otitis, Nasenpolypen, Lymphdrüsenschwellungen
2. Seit Kindheit Neigung zu schlaffer Adipositas mit schneller körperlicher und geistiger Erschöpfbarkeit und Schweißneigung (besonders am Kopf), Atemnot, Herzklopfen, Trägheit, Interesselosigkeit, guter Intelligenz aber langsamer Auffassung, Mangel an Selbstvertrauen
3. Übersäuerung des Magens, saure Durchfälle, Blähneigung, Abneigung gegen Milch, die erbrochen wird; Verlangen nach Eiern, Süßem, Austern, Salz
4. Pyknische Frauen mit zu früher, zu langer und zu starker Regel, Myomblutungen, klimakterischen Beschwerden
5. Durch Kälte, Nässe und Anstrengung ausgelöster Muskelrheumatismus und Lumbago
6. Hautprobleme wie Milchschorf, Nesselsucht, Ekzeme, feucht-kalte Hände und Füße, Nachtschweiße
7. Kropfbildung

Psyche: Ängstlicher Patient mit Höhenangst, Angst um die Gesundheit (vor Krebs, Geistes- und Herzkrankheiten), Angst vor dem Tod, Angst, dass andere ihre Schwäche bemerken könnten
Leitsymptome: Stoffwechselträger, korpulenter, infektanfälliger, kalter Mensch; arbeitet hart, langsam und mühsam, um die Trägheit zu kompensieren; ängstlich, führungsbedürftig; Schweißneigung, Hautprobleme
Akuinjektion:
- Lu 7 (Luopunkt): stärkt das Abwehr-Qi, baut das Qi auf
- Bl 13 (Zustimmungspunkt): stärkt den Qi-Aufbau und die Abwehr; Hauterkrankungen
- MP 6 (Gruppenluo Ni-Le-MP): Blähneigung, Durchfälle, Energieaufbau, Adipositas; Uterus
- Ma 36 (Ho-Punkt): Erbrechen, Energieaufbau, Stärkung der Mitte; Adipositas
- Ni 3 (Quellpunkt): Ängste, Knochen, Zähne, Genitale, Hautausschläge, Nachtschweiß
- Ni 7 (Tonisierungspunkt): Kältegefühl, Aktivität, Knochen
- Bl 23 (Zustimmungspunkt): verstärkt Ni 3 und 7
- 3E 5, 6: Anregung von Thymus- und Schilddrüse (Immunsystem und Stoffwechsel)
- KG 22: Anregung der Schilddrüse

4

Cardiospermum (Hautjucken)

Wirkstoff: Cardiospermum halicacabum (Herzsame)
Wirkung:
1. Antiallergisch
2. Antiekzematös
3. Juckreizstillend

Akuinjektion:
- Bl 40 (Ho-Punkt): Allergien
- 3E 5 (Kardinalpunkt): Entzündungen, Allergien
- Le 5 (Luopunkt): Juckreiz

Causticum (Lähmung durch verletzten Gerechtigkeitssinn)

Wirkstoff: Frischgebrannter Kalk aus Marmor und doppeltsaures, schwefelsaures Kalium, Ammoniak
Miasma: Trimiasmatisch Psora (1), Sykosis (2), Syphilinie (2)
Wirkung:

1. Menschen, die durch Kummer, Enttäuschungen und Ärger in ihrem starken Sinn für soziale Gerechtigkeit und Intoleranz gegenüber jeglicher Autorität verletzt werden und in der Folge fortschreitende Lähmungen des zentralen und peripheren Nervensystems entwickeln (Facialislähmung, Ösophagusdysfunktion, Ptosis der Augenlider, Stottern, Blasendysfunktion, Multiple Sklerose, Myasthenie); dabei Schmerzen wie Stromstöße; Lähmungen nach Apoplexie
2. Trockener, schmerzhafter Husten mit dem Gefühl der Rohheit und Harnverlust
3. Trockene Laryngitis
4. Heuschnupfen mit verstopfter Nase nachts und im Liegen
5. Trockene, rissige Hautausschläge, besonders um die Nase herum, wobei nach Unterdrückung mit Corticoiden o. g. Folgeerkrankungen auftreten
6. Warzen im Gesicht und an den Fingern in Nagelnähe
7. Enuresis nocturna der Kinder, Inkontinenz nach Blasenoperationen
8. Frigidität bei Frauen

Psyche: Stark mitfühlender, rebellischer Gerechtigkeitsfanatiker mit Intoleranz gegen Autoritäten; Angst vor schlimmen Ereignissen, Dunkelheit, Alleinsein, nachts
Leitsymptome: Trockener Mensch, Verschlimmerung durch trockene kalte Luft, Verschlimmerung zwischen 3 und 5 Uhr, Lähmungen, Rheuma, Arthritis, Neuralgien, Inkontinenz
Akuinjektion:

- Gb 20 (Windausleitung): Ausleitung Wind-Kälte
- Gb 41 (Kardinalpunkt): Windelementpunkt, Meisterpunkt für Gelenke
- Ni 3 (Quellpunkt): nährt das Mark (Gehirn, Nerven, Rückenmark), löst Ängste
- Le 3 (Quellpunkt): beruhigt aufsteigendes Leber-Yang (Lähmung, Trockenheit)
- KG 4 (Meer des Blutes): befeuchtet die Schleimhäute
- KG 3 (Alarmpunkt Blase): stärkt die Blasenfunktion
- Lu 7 (Luopunkt): wirkt gegen die nächtliche Verschlimmerung zwischen 3 und 5 Uhr

Siehe auch Therapieteil: Facialisparese, Multiple Sklerose, Laryngitis, Inkontinenz etc.

Cimicifuga (Menopause)

Wirkstoff: Cimicifuga racemosa (Wanzenkraut, Traubensilberkerze, sqaw-root, black cohosh)
Wirkung:

1. Östrogenartige Wirkung über den Hypophysenvorderlappen; altes indianisches Mittel zur Therapie von uterinen Krankheiten (Menorrhagien, Dysmenorrhoe, Amenorrhoe, Geburtsschwierigkeiten, Neuralgien im Becken und an Ovarien, Verlagerungen der Gebärmutter)
2. Rheumatische Beschwerden im Klimakterium (Arthralgie, Myalgie, Neuralgie); starke Empfindlichkeit auf kalte Luft im Nackenbereich
3. Fettsucht in Menopause
4. Endokrine Magersucht
5. Funktionell-nervöse Erkrankung in der Menopause (z. B. Herzbeschwerden)

Psyche:

1. Psychopathien in der Menopause (Depressionen, Hysterie, Ängste, Schizophrenie); Gefühl des Gefangenseins wie in einem Käfig durch die Lebensumstände in der Familie; lehnt innerlich die Heirat ab, sehnt sich nach Freiheit; Neigung zur künstlerischen Kreativität (Malerei, Musik, Tanz);

Schwatzhaftigkeit (ähnlich Lachesis), aber wenig tiefsinnig; Neigung zum Alkoholismus; Seufzen (Ignatia, Calc-phos.)
2. Amenorrhoe, Dysmenorrhoe, Hypermenorrhoe
3. Hormonelle Migräne, besser durch warmes Einhüllen des Kopfes; wahnsinnige Kopfschmerzen vom Nacken zur Stirn ausstrahlend, Seite wechselnd

Leitsymptome:
1. Die Beschwerden sitzen überwiegend links
2. Besonders betroffen sind Kopf und Nacken-Schulterregion
3. Typisches Mittel für Beschwerden, die in den Wechseljahren der Frau auftreten

Akuinjektion:
- MP 5 (Sedierungspunkt MP – Östrogen, Ovar): med. Fußrücken vor Knöchel
- MP 6 (Gruppen-Luo-Punkt – Uterus): med. Unterschenkel 4 QF über Knöchel
- Ni 6 (Kardinalpunkt – Tranquilizer): unter med. Knöchelspitze
- Gb 20 (Reunionspunkt): lat. Trapeziusrand – Schädelbasis
- He 7 (Quell-Sedierungspunkt Herz): volare Handgelenksfalte über A. ulnaris
- Bl 31 (Meisterpunkt Klimakterium): im 1. Sacralloch
  Weitere Injektionspunkte sind je nach Symptomatik differenziert möglich.

Cocculus (Reisekrankheit)

Wirkstoff: Kockelskörner, Früchte der Anamirta Cocculus, einer vorderindischen und malaiischen Schlingpflanze (Krampfgift Pikrotoxin)

Wirkung: (Vagussymptome, Geistessymptome, Tonusveränderung der Muskulatur)
1. Drehschwindel mit Nystagmus bei jeder Bewegung, beim Heben des Kopfes, mit Übelkeit und Brechreiz; Hinterkopf-Nackenschmerzen, Schweißausbrüche; ausgelöst durch:
   a. Fahren im Wagen, Schiff oder Flugzeug
   b. Überreizung und geistige Überanstrengung, Kummer, Sorgen, Ärger
   c. Häufige Schlafunterbrechung (Nachtwachen, Nachtdienste)
2. Apathischer, in sich versunkener, depressiver Zustand mit verzögerten geistigen Funktionen und Intentionstremor

Leitsymptome: Drehschwindel durch die geringste Bewegung, Nystagmus, Übelkeit, Erbrechen, Schweiß

Akuinjektion:
- KS 6 (Kardinal-, Luopunkt): Übelkeit, Schwindel, Reisekrankheit
- Gb 8: Übelkeit, Brechreiz nach Alkohol
- Le 14 (Alarmpunkt Le): Schwangerschaftserbrechen
- Ma 36 (Ho-Punkt): Magenmotorik, rebellierendes Magen-Qi
- KG 12 (Alarmpunkt Ma): Übelkeit, Brechreiz, Erbrechen
- Gb 20 (Windausleitung): Schwindel, Nackenschmerz, Übelkeit

Achtung: Zur Therapie der Reisekrankheit einen Tag bis einige Stunden vor Antritt der Reise mit der Anwendung beginnen.

Conium (Schwindel im Senium)

Wirkstoff: Alkaloid Coniin aus dem blühenden Kraut von Conium maculatum (Schierling)
Wirkung:
1. Schwindel bei jeder Lageveränderung, beim Drehen des Kopfes im Bett, dabei Doppelbildsehen (Augenmuskellähmung), lähmungsartige Schwäche der Zunge (Artikulation), Ataxie mit schwankendem Gang
2. Kitzelhusten krampfartig, nachts und im Liegen schlimmer
3. Papulo-pustulöse, juckende, brennende Ekzeme
4. Psychosexuelle Disharmonie mit Depression oder Reizzustand durch sexuelle Ausschweifung oder erzwungene Abstinenz (Witwen, Witwer, Nonnen, Zölibat)
5. Verhärtung und Tumoren endokriner und exokriner Drüsen (Kropf, Prostatahypertrophie, Mammae)
6. Vorzeitiges Altern, Arteriosklerose
7. Kalter Schweiß bei geringster Anstrengung, beim Einschlafen, beim Schließen der Augen

Leitsymptome: Schwindel bei jeder Lageänderung, bei sexuellen Störungen im Alter, nach geringen Mengen Alkohol

Achtung: Tumorbildung als Folge von Trauma (Hämatom), z. B. an der Mamma; vorsorgliche Gabe bei stumpfen Traumen der Mamma; palliativ bei malignen Tumoren

Akuinjektion:
- Gb 20 (Windausleitung): Schwindel beim Drehen des Kopfes
- Gb 12 (Mastoid): Schwindel
- Lu 5 (Sedierungspunkt): nächtlicher krampfartiger Husten, Ekzeme
- KG 21 (Höhe 1. Rippe, Mitte Manubrium sterni): Kitzelhusten
- Ni 6 (Kardinalpunkt): psychosexuelle Dysfunktion
- MP 6 (Gruppenluopunkt Ni-Le-MP): sexuelle Dysfunktion, Uterus, Prostata
- KS 6 (Kardinalpunkt): Husten, Schwindel, Sexualsphäre
- Ni 2 (Sedierungspunkt): Schweißregulation
- Ma 16 („Fenster der Brust“, 3. ICR): stumpfes Trauma der Brust

Cortisonum (Nebennierenhormon)

Wirkstoff: Cortisonum (Cortison)
Homöopathische Prüfungssymptome:
1. Geist und Gemüt: Euphorie im Wechsel mit Depression, Konzentrationsstörungen
2. Nervensystem: Parästhesien, Tremor, Taubheitsgefühl
3. Kopf: Kopfschmerzen, Schwarzwerden vor den Augen beim Aufstehen
4. Augen: Myopie, Glaukom
5. Ohren: Geräusche, Gehörgangsjucken
6. Lunge: Asthma, Hustenreiz in frischer Luft
7. Abdomen: Gastritis, Ulcus, colitische Symptome
8. Haut: Akne, Urticaria, Quincke-Ödem, Teleangiektasien, verstärkter Haarwuchs, juckende Ekzeme der Unterschenkel, Hände und Füße
9. Blut: Diabetes, Hyperurikämie, Hypercholesterinämie, Thromboseneigung, Ödeme
10. Schlaf: Schlaflosigkeit, Erwachen um 4 Uhr
11. Kreislauf: Hypertonie, besonders bei Kindern
12. Hormone: Libido- und Potenzverlust; Gynäkomastie

Akuinjektion:
- Bl 52 (Außenast des Bl-Meridians, Höhe LWD 2): Nebennierenpunkt
- Le 13 (freies Ende der 11. Rippe): Alarmpunkt MP, ACTH-Punkt
- 3E 3 (cortisonresonanter Punkt auf dem Drei-Erwärmer)

Dazu je nach Problematik lokale Punkte.

Homöopathisiertes Cortison wirkt nicht wie die materielle, allopathische Gabe, sondern als Information für den Organismus, die körpereigene Cortisonproduktion einzuregulieren. Deshalb ist es in der Entwöhnungsphase beim Absetzen einer Cortisontherapie sowie als Stimulans bei niedrigem Cortisolspiegel oder beim stressbedingten Burnout-Syndrom geeignet.

Crataegus (Herz-Kreislauf)

Wirkstoff: Crataegus (Weißdorn)
Wirkung:
Niedrige Dosierung: Blutdrucksenkung (bei niedrigem Blutdruck Anhebung), Herz-Frequenzsenkung, Zunahme der Coronardurchblutung, Senkung des Vorhofdrucks rechts, positiv inotrope Wirkung
Hohe Dosierung: zusätzlich sedativ bis narkotisch, hämodynamisch ungünstige Anhebung des Vorhofdrucks
Indikationen: Hypertonikerherz, leichte Myocardinsuffizienz, leichte Coronarinsuffizienz, Fettherz; Herzmuskelschäden nach Myocarditis, Diphterie und Scharlach, Allgemeininfekten; Altersherz, adjuvant zur Digitalistherapie
Homöopathische Leitsymptome: Müdigkeit, Abgeschlagenheit, benommener Kopf, Schwindel, Herzklopfen, Extrasystolen, Beklemmung und präkordialer Schmerz bei Anstrengung, breiiger Durchfall mit krampfartigem Stuhldrang (TCM: Verbindung Herz – Dünndarm), quälender, trockener Husten nachts mit Schweißausbrüchen, häufiger Harndrang (bei wenig Urin), Schmerzen im Nacken und Rücken sowie links in Arm, Schulter, Knie und Sprunggelenk
Akuinjektion:
- Bl 14 (Zustimmungspunkt KS): Höhe 4. BWD
- Bl 15 (Zustimmungspunkt He): Höhe 5. BWD
- KG 14 (Alarmpunkt He): 1 Cun unter Xiphoidspitze
- KS 6 (Lo-Punkt des KS): volar am Unterarm in der Mitte 2 Cun prox. Hand
- He 7 (Quellpunkt He): in der Handgelenksfalte volar über A. ulnaris

Cuprum metallicum und Cuprum aceticum

Wirkstoff: Metallisches Kupfer, kommt im Organismus an Eiweiß gebunden als Spurenelement besonders in der Leber vor, hat vielfältige Katalysatorwirkung; Gesamtgehalt im Organismus 150 mg
Wirkung:
1. Krampflösend auf das Zentralnervensystem, die willkürliche und die unwillkürliche Muskulatur
   a. Hauptmittel bei Epilepsie
   b. Standardmittel bei Keuchhusten
   c. Wadenkrämpfe
   d. Magen-Darm-Krämpfe bei Magen-Darm-Katarrhen
2. Leberzirrhose, Aszites
3. Masernkomplikationen wie Meningitis oder Pneumonie
4. Kollaps mit Zyanose, Kälte und Krämpfen

Leitsymptome: Krämpfe, Zyanose, Verschlimmerung nachts, durch Schreck, Berührung, vor den Menses, durch kalte Luft (Husten), Erbrechen

Achtung: Cuprum metallicum und aceticum scheinen gleichwertig zu wirken.

Akuinjektion:
- Dü 3 (Kardinalpunkt): Epilepsie, Meningitis
- Bl 62 (Kardinalpunkt): Epilepsie, Meningitis
- Le 2 (Sedierungspunkt): abdominelle Krämpfe, Wadenkrämpfe, Leberzirrhose
- Le 3 (Quellpunkt): abdominelle Krämpfe, Wadenkrämpfe, Leberzirrhose
- Bl 18 (Zustimmungspunkt): abdominelle Krämpfe, Leberzirrhose
- Le 14 (Alarmpunkt): abdominelle Krämpfe
- KS 6 (Kardinalpunkt): Krampfhusten
- LG 26: Kollaps
- Lu 9 (Quell- und Tonisierungspunkt): Keuchhusten

Drosera (Keuchhusten)

Wirkstoff: Blühende Pflanze der Drosera rotundifolia (Sonnentau)
Wirkung:
1. Krampfhafte nächtliche Hustenanfälle, Kitzelhusten mit stichartigen Schmerzen in der Brust, sodass der Patient die Brust mit beiden Händen hält und nach Luft ringt
2. Keuchhusten
3. Lungen- und Knochentuberkulose

Leitsymptome: Schmerzhafter Husten nachts mit Luftnot
Akuinjektion:
- Lu 7 (Kardinal- und Luopunkt): reguliert das Lungen-Qi, Husten
- Lu 5 (Sedierungspunkt): nächtlicher, trockener Husten
- Lu 10 (Daumenballen): schmerzhafter Husten
- LG 14 (Spinne): alle Erkrankungen im Thoraxraum
- Bl 13 (Zustimmungspunkt): Husten, Bronchitis
- LG 10 (6. BWD): Spezialpunkt gegen chronischen Husten
- KS 6 (Kardinalpunkt): Bronchitis, Laryngitis, Hustenreiz

Achtung: Bevorzugt werden seltene Gaben in höheren Potenzen (C200) verabreicht! Häufige Gaben sollen den Wirkeffekt zerstören!

Dulcamara (Erkrankungen durch Nässe und Kälte)

Wirkstoff: Frische Triebe und Blätter von Solanum Dulcamara (bittersüß; Verwandte: Capsicum, Kartoffel, Tomate); Hauptalkaloid Tomatidenol, Hauptsaponin Yamogenin
Wirkung:
1. Empfindlichkeit auf Kälte und Nässe, bei nasskalter Witterung, Durchnässung, plötzlichem Wetterwechsel zu kalt, Leben und Arbeiten in feucht-kalten Räumen
2. „Erkältungsbedingte" Erkrankungen durch Nässe und Kälte wie Kopfschmerz, Bindehautentzündung, Gesichtsneuralgien, Heuschnupfen, Husten, Durchfälle, Bauchschmerzen, Blasenreizungen, rheumatische Beschwerden, Hautausschläge besonders im Gesicht, Nesselsucht

3. Wirkt besonders gut bei Patienten mit erhöhtem Cholesterinspiegel und durch Nässe-Kälte ausgelösten Beschwerden
4. Hypertonie

Psyche: Dominierend, besitzergreifend, eigensinnig, misstrauisch und rechthaberisch. Macht jedem Vorschriften, erwartet dafür Dankbarkeit und ist enttäuscht und bösartig, wenn man die Anweisungen nicht befolgt. Daraus entsteht die Hypertonie.
Leitsymptome: Auslösung durch Nässe, Feuchtigkeit, Kälte
Akuinjektion:
- MP 3 (Quellpunkt): bei nässebedingten Magen-Darm-Beschwerden und Kopfschmerzen
- MP 6 (Gruppenluo Ni-Le-MP): bei nässebedingten Magen-Darm- und Blasenbeschwerden, Hypertonie
- MP 9 (Ho-Punkt): bei Ödemen, nässebedingten Magen-Darm- und Blasenbeschwerden
- Ni 7 (Tonisierungspunkt): bei kältebedingten Beschwerden an Blase, Bewegungsapparat
- LG 4 (Tor des Lebens): bei kältebedingten Rücken- und Blasenbeschwerden
- Bl 12, 13 (Windausleitung, Zustimmungspunkt Lu): Husten
- Le 3 (Quellpunkt): Hautausschläge, Nesselsucht, Hypertonie, Verletzung der eigenen Interessenssphäre
- Gb 20 (Ausleitung Wind-Kälte): Kopfschmerzen, Hypertonie, Augenerkrankungen

Eichhornia (Bauchspeicheldrüse)

Wirkstoff: Eichhornia crassipes (Wasserpest, Wasserhyazinthe)
Wirkung:
1. Sekretinähnlich auf die exogene Pancreasfunktion. Die Pancreassaftmenge und Bicarbonatkonzentration steigen stark an, später auch die Amylase-, Chymotrypsin- und Lipaseaktivität.
2. Blähneigung, Völlegefühl, weiche, ungeformte Stühle, wechselhafte Stuhlkonsistenz, Inappetenz, Leistungsmangel, Oberbauchbeschwerden

Akuinjektion:
- Bl 20 (Zustimmungspunkt MP): Höhe 11. BWD
- Le 13 (Alarmpunkt MP): freies Ende der 11. Rippe
- MP 15 (Reunionspunkt mit Yin Oe): 4 Daumenbreiten lat. Nabel
- MP 3 (Quellpunkt): prox. Rand des Großzehengrundgelenks
- MP 4 (Luo-Punkt, Meisterpunkt gegen Durchfall): prox. Ende MT1 med. Fußrand

Gelsemium (kongestive Kopfschmerzen mit hochrotem Gesicht)

Wirkstoff: Frischer Wurzelstock von Gelsemium sempervirens (gelber Jasmin), einer nordamerikanischen Schlingpflanze; Verwandte: Nux vomica, Ignatia, Spigelia
Wirkung:
1. Massive kongestive Kopfschmerzen mit tiefer Rötung des Gesichts (eventuell Hemikranie), Somnolenz und schweren Augenlidern besonders bei grippalem Fieber
2. Nichteitrige Katarrhe der Nebenhöhlen mit kongestiven Kopfschmerzen und Gesichtsrötung
3. Augenerkrankungen wie Neuritis optica, Retinitis, Iritis und Glaukom mit Sehstörungen, Doppelbildern und kongestiven Kopfschmerzen
4. Diphtherische Lähmungen (Schluckmuskulatur, Stimmbänder, Bewegungsapparat) und diphtherische Myokardiopathien
5. Masern
6. Zittern, Krämpfe und Tics im Gesicht
7. Durch Examensangst und Lampenfieber verursachte, nach der Prüfung auftretende Beschwerden

Leitsymptome: Kongestive Kopfschmerzen, hochroter Kopf, Somnolenz, schwere Augenlider, Besserung nach reichlicher Harnflut

Akuinjektion:

- Gb 8 (Stagnation des Blutes im Kopf): Kopfschmerzen
- Di 4 (Quellpunkt): Ausleitung Hitze aus dem Kopf, Kopfschmerzen
- Gb 20 (Wind-Kälte-Hitze-Ausleitung): Kopfschmerzen, Augen
- Gb 14 (Gallentestpunkt): Kopfschmerzen, Augen, Nebenhöhlen
- He 5 (Luo-Punkt): Lampenfieber, Myocardiopathien
- Bl 15 (Zustimmungspunkt He): Lampenfieber, Myocardopathien
- KS 6 (Kardinalpunkt): Kopfschmerzen, Myocardiopathie, Blutstagnation, Angst
- Le 3 (Quellpunkt): zusammen mit Di 4 (4 Pfoten) bei Tics

Grindelia (Bronchitis, zäher Schleim)

Wirkstoff: Grindelia (Grindelin)

Wirkung: Parasympathikotonisch

1. Asthma und chronische Bronchitis mit zähem Schleim
2. Emphysemlunge
3. Aussetzende Atmung im Schlaf
4. Herpes Zoster
5. Entzündete Hautwunden (ähnlich Arnika, Calendula, Bellis, Chamomilla)

Eigentümliche Symptome: Erstickungsgefühl durch aussetzende Atmung beim Einschlafen, Schmerzen im linken Auge, schmerzhafte Bewegung der Augen

Akuinjektion:

- Bl 13 (Zustimmungspunkt Lu): Höhe 3. BWD
- Lu 1 (Alarmpunkt Lu): Daumenbreit unter Clavicula Oberarm-Thoraxrinne
- KG 17 (Respirator; Alarmpunkt 3E): Sternummitte – Höhe Mamillarlinie
- Ni 27 (Endpunkt des Nierenmeridians): Sternalrand unter Sternoclaviculargelenk
- Lu 7 (Luo-Punkt Lu): 2 Daumenbreiten prox. Handgelenksfalte über A. radialis
- MP 6 (Gruppen-Luo Yin-Bein): Handbreit oberhalb Innenknöchel (Schleim)
  Weitere Punkte je nach Symptomatik möglich.

Hamamelis (venöse Stauung und Blutung)

Wirkstoff: Hamamelis (Zauberstrauch, Hexenhasel; aus den Zweigen macht man Wünschelruten)

Wirkung: Organotrope Wirkung auf venöse Stauungen und venöse Blutungen

1. Varizen, Hämorrhoiden mit Stauungsbeschwerden bis hin zur Venenentzündung
2. Venöse Blutungen (Varizen, Hämorrhoiden, Uterus, Nase)
3. Hämorrhagische Katarrhe (Blut im Sputum, Stuhl, Urin)
4. Blutung aus den Mamillen
5. Ulcus cruris

Eigenartige Symptome: Allgemeines Zerschlagenheitsgefühl, Verschlimmerung bei feuchtwarmem Wetter

Akuinjektion:

- MP 5 (Sedativpunkt, Meisterpunkt Bindegewebe): vor Sprunggelenk, neben Sehne des M. Tibialis ant.
- Bl 20 (Zustimmungspunkt MP): Höhe 11. BWD
- Bl 17 (Meisterpunkt des Blutes): Höhe 7. BWD bei Blutungen

- MP 10 (Meer des Blutes): medial am Oberschenkel; Handbreit proximal der Kniefalte (Blutungen)
- MP 3 (Quellpunkt): med. Fußrand hinter Großzehengrundgelenk **(Hämorrhoiden)**
- Le 8 (Ho-Punkt Le): med. Ende der Kniefalte (venöse Stase)
- Le 3 (Quellpunkt Le): Winkel zwischen 1./2. Metatarsale (venöse Stase)
- MP 9 (Ho-Punkt MP): Tuberositas tibiae medial **(Stauungsödeme)**

Hepar sulfuris (Eiterbildung)

Wirkstoff: Hepar sulfuris calcareum, Kalkschwefelleber, kristallines Gemisch von Calciumpolysulfiden und Calciumsulfat, hergestellt durch Erhitzen von Austernschalen und Schwefelblumen CaS_2, CaS_4, CaS_5
Wirkung:
1. Große Überempfindlichkeit gegen Kälte mit rezidivierenden und verschleppten eitrigen Rhino-Sinu-Bronchitiden, Tonsillitiden, Pneumonien; gelbschleimige, eitrige Absonderungen
2. Eitrige Haut- und Lymphdrüsenerkrankungen, Abszesse, Furunkel, Karbunkel
3. Entzündliche Hauterkrankungen zwischen Skrotum, Schamlippen und Oberschenkel (Erythrasma inguinale, Abszesse)
4. Struma parenchymatosa
5. Krupphusten und Pseudokrupp (zusammen mit Spongia)
6. Toxische Quecksilberbelastung (Amalgamzahnfüllungen)

Psyche: Hastiger Mensch, der körperlich und psychisch keinen Druck und kein Leiden ertragen kann und seinem unterdrückten Zorn durch Beschimpfung seiner Mitmenschen Luft macht; Impuls, mit dem Messer jemanden zu töten oder Feuer zu legen
Leitsymptome: Große Kälte- und Berührungsempfindlichkeit der Haut, Eiterbildung, Splitterschmerz, saure Schweiße, Verlangen nach Alkohol, besser durch Wärme

> **Achtung:** Der Beginn einer Entzündung mit anschwellendem Schmerz, Rötung, Hitze, Schwellung verlangt Belladonna, drohende Eiterung Mercurius, beginnende Eiterung Hepar sulfuris bis zur Spontaneröffnung, Reinigung eines eröffneten Abszesses und Neigung zur Fistelbildung Silicea. Hohe Potenzen von Hepar sulfuris (D30 und höher) können – rechtzeitig gegeben – zur Resorption eines Entzündungsherdes führen, niedrige Potenzen (D6–12) dagegen eher zur Reifung der Eiterbildung und Spontaneröffnung.

Akuinjektion:
- Lu 7 (Luopunkt): Bezug zu Nase, NNH, Tonsillen, Lunge, Haut, Abwehr
- Lu 5 (Sedierungspunkt): leitet Hitze aus der Haut
- Di 4 (Quellpunkt): Ausleitung Hitze aus der Haut
- Bl 13 (Zustimmungspunkt Lu): unterstützt Lu 7
- Le 3 (Quellpunkt): Ärger, unterdrückter Zorn, Schimpfen, Haut im Genitalbereich
- KS 6 (Kardinalpunkt): Husten
- KG 21, 22: Krupp- und Pseudokrupphusten

Ignatia (Kummer)

Wirkstoff: Alkaloide Strychnin und Brucin, Kaffeesäure aus den getrockneten Samen von Ignatia amara, Strychnos Ignatii, Ignazbohne; Verwandte: Nux vomica, Gelsemium, Curare
Wirkung:
1. Stiller Kummer nach Todesfall, Kränkung in der Partnerschaft (z. B. Alkoholiker als Partner), Bruch einer Beziehung, nach Scheidung und emotionalem Stress. Nach Trauer durch Todesfall folgt auf den Schock (Ignatia) häufig Natrium muriaticum.

2. Körperliche Beschwerden zwischen Hals und Magen durch stillen Kummer: Torticollis, Globusgefühl, Speiseröhrenkrämpfe, krampfhafter Kitzelhusten, Magenkrämpfe
3. Hysterischer Nervenzusammenbruch mit Weinen, Schluchzen, Seufzen, Ohnmacht, Krämpfen
4. Plötzlicher Wechsel der Stimmung von himmelhoch jauchzend zu tief traurig

Psyche: Reizbar, launisch, schroff, empfindsam, romantisch. Versucht, sich gegen Männer zu behaupten.

Leitsymptome: Abneigung gegen Tabak, Rauch, Kaffee, Obst. Schlimmer durch Trost. Krampfhaftes Gähnen, Seufzen. Stichartige Schmerzempfindung (Hals, Rectum).

Akuinjektion:
- Bl 13 (Zustimmungspunkt Lu): Trauer, Hals
- Bl 42 (Seelenpunkt Lu-„po"): Trauer, Verlust
- Bl 20 (Zustimmungspunkt MP): Kummer, Partnerschaftsprobleme
- Bl 49 (Seelenpunkt MP-„yi"): Kummer, Partnerschaftsprobleme, Überforderung
- KG 21 (Manubrium sterni): Kitzelhusten, Globusgefühl, Ösophaguskrämpfe, Brechreiz, Sodbrennen
- LG 14 (Spinne): Cervicalsyndrom, Occipitalneuralgien, nervöse Erschöpfung
- KG 17 (respektive Alarmpunkt 3E): Globus hystericus, Krampfhusten, „Meister der Energie"

Ipecacuanha (Husten und Erbrechen mit Blutspuren)

Wirkstoff: Alkaloid Emetin aus der getrockneten Wurzel von Uragoga Ipecacuanha (Brechwurzel)

Wirkung:
1. Ständige Übelkeit mit Erbrechen, Blutbeimengungen im Erbrochenen
2. Erstickender Husten mit Zyanose und rasselndem Schleimgeräusch bis zum Erbrechen, Blutbeimengungen im Auswurf
3. Schaumige, blutige Durchfälle

Leitsymptome: Erstickungshusten, Erbrechen, Blutbeimengungen

Akuinjektion:
- Ma 36 (Ho-Punkt): Übelkeit, Erbrechen, Husten
- Lu 10 (Feuerpunkt): hartnäckiger Husten, Blut im Auswurf
- Lu 5 (Sedierungspunkt): hartnäckiger Husten
- KG 12 (digestiver Alarmpunkt 3E, Ma): Übelkeit, Erbrechen
- Ma 40 (Luopunkt): Verschleimung
- Di 4 (Quellpunkt): Hitzeausleitung (Blutung)
- Bl 13 (Zustimmungspunkt Lu): Husten
- Bl 21 (Zustimmungspunkt Ma): Erbrechen

Kalium bichromicum (fadenziehender Schleim bei Sinusitis)

Wirkstoff: Chromsaures Kali $K_2[(CrO_3)(CrO_4)]$

Wirkung:
1. Chronische Rhino-Sinu-Bronchitis und Tonsillitis mit zähem, fadenziehendem, blutigem Schleim, Borkenbildung und Tonsillenpfröpfen, Schleimhautulcera
2. Gefühl des Haares auf der Zunge
3. Vikariierende, wandernde Gelenkschmerzen Monate nach Abklingen der Sinusitis
4. Punktförmige Schmerzen am oberen lateralen Scapulawinkel

Psyche: Verschlossen, zurückhaltend, tüchtig, rigide, konservativ, überaus korrekt, „Spießer", lebt in seiner eigenen Welt, zeigt seine Gefühle nicht.

4

Leitsymptome: Große Empfindlichkeit gegen und Verschlimmerung durch Kälte und Verschlimmerung nach Genuss von Bier
Akuinjektion:
- Di 4 (Quellpunkt): Sinusitis
- Di 20 (Endpunkt): Sinusitis
- Gb 20 (Windausleitung): Sinusitis, Kopfschmerz
- Ma 40 (Luopunkt): Schleimausleitung
- Bl 13 (Zustimmungspunkt Lu): Rhino-Sinu-Bronchitis, Abwehrkräfte
- Lu 7 (Luo-, Kardinalpunkt): Rhino-Sinu-Bronchitis, Abwehrkräfte

Lachesis (Herz-Kreislauf-Zyanose-Sepsis)

Wirkstoff: Frisches Gift von Lachesis muta (Lachesis trigonocephalus), Buschmeisterschlange (Mittel- und Südamerika); Verwandte: Crotalus, Vipera berus
Wirkung: (lokal: Entzündung, Schwellung, Nekrose; systemisch: Blutdruckabfall, Hämolyse, Zytolyse, Leukopenie, Thrombose- und Blutungsneigung)
1. Septischer Verlauf bei Infektionskrankheiten und eitrigen Prozessen (Grippe, Diphtherie, Scharlach, Hepatitis, Erysipel, Appendicitis, Phlegmonen etc.)
2. Endokrine Störungen der Schilddrüse (M. Basedow), der Ovarien und der Hypophyse (Klimakterium)
3. Hypertonie, hämmernder Kopfschmerz, Hypotonie, Kollaps, Angina pectoris, Myocardinfarkt, Kloßgefühl im Hals, Erwachen in Panik
4. Thrombophlebitis, Embolie, embolische Infarkte, Hämorrhoiden, Varizen
5. Kachexie bei malignen Tumoren
6. Agranulocytose
7. Akutes Gelenkrheuma mit Endokarditis
8. Grippe mit Schüttelfrösten und Nasenbluten, linksseitige Tonsillitis

Psyche: Sehr erregt, endloser Redeschwall, überreizt, eifersüchtig, ängstlich, misstrauisch; Alkoholabusus, Drogenmissbrauch
Leitsymptome: Linksseitiges Mittel, bläulich-cyanotische Verfärbung der Haut an erkrankten Stellen, heiße, trockene Haut, Verschlimmerung durch Hitze, Schlaf, Bier, Wein, Tabak; Verschlimmerung durch Unterdrückung von Absonderungen, Druck, Berührung, Einengung (Hals); gesteigertes sexuelles Verlangen, Selbstbefriedigung
Akuinjektion:
- Bl 13 (Zustimmungspunkt Lu): Haut, Abwehr-Qi, Tonsillen
- Bl 15 (Zustimmungspunkt He): Herz-Kreislauf-Probleme
- Bl 14 (Zustimmungspunkt KS): Herz-Kreislauf-Probleme, Endokarditis
- KS 6 (Kardinalpunkt): Herz-Kreislauf-Probleme, Endokarditis
- Bl 18 (Zustimmungspunkt Le): Hepatitis, Hypertonie, Apoplexie, Klimakterium, Rheuma
- Bl 20 (Zustimmungspunkt MP): Blutungen, Thrombosen
- MP 10 (Meer des Blutes): Blutungen, Thrombosen
- Bl 23 (Zustimmungspunkt Ni): Agranulocytose, Kachexie, Klimakterium

Lycopodium (Leberschwäche, Gicht, Impotenz, venöse Stase)

Wirkstoff: Reife Sporen von Lycopodium clavatum (Bärlapp, Schlangenmoos)
Wirkung:
1. Harnsaure Diathese durch Leber-Stoffwechselstörung mit Gallen- und Nierensteinbildung
2. Oberbauchbeschwerden wie Sodbrennen, saures Aufstoßen, Völlegefühl, Meteorismus, Süßverlangen

3. Rheumatisch-gichtige Beschwerden, besonders rechtsseitige Arthritis, Arthrosis, Gicht
4. Venöse Stase mit Ulcus cruris, Hämorrhoiden
5. Schwäche der Keimdrüsen mit Impotenz und Infertilität der Männer
6. Lymphatismus der Kinder, Weinen und Schreien nachts

Psyche: Feigheit, drückt sich vor Übernahme von Verantwortung, Mangel an Selbstvertrauen, Angst vor öffentlichen Auftritten, Angst, dass andere seine Schwäche bemerken könnten, versucht zu bluffen, zu Hause machtliebend, tyrannisch; sucht nach sexueller Befriedigung ohne Bindung und Verantwortung; depressiv, ärgerlich, reizbar; verträgt keinen Widerspruch

Leitsymptome: Verschlimmerung 16 bis 20 Uhr; Bedürfnis, sich hinzulegen, menschenscheu, gebraucht falsche Worte, macht Schreibfehler; Heißhunger, jedoch schnell gesättigt, Blähbauch

Akuinjektion:

- Bl 18 (Zustimmungspunkt Le): Oberbauchbeschwerden
- Le 3 (Quellpunkt): Ärger, Bauchbeschwerden, Gicht
- Le 13 (Alarmpunkt MP): Blähbauch
- Le 14 (Alarmpunkt Le): Oberbauchbeschwerden
- KG 12 (Alarmpunkt Ma): Magenbeschwerden
- MP 6 (Gruppenluo Ni-Le-MP): Impotenz, Varizen, Hämorrhoiden, Blähbauch
- Ni 3 (Quellpunkt): Impotenz
- LG 4 (Tor des Lebens): Impotenz

Magnesium fluoratum (RES-Entgiftung)

Wirkstoff: Magnesium fluoratum (Magnesiumfluorid MgF2)

Wirkung:

1. Fluor aktiviert das Mesenchym (Bindegewebe, lymphatisches System) und die Schleimhäute bei erschöpftem, toxisch blockiertem und gealtertem RES
2. Magnesium wirkt enzymaktivierend zur Entgiftung von Autotoxinen und Erregertoxinen; gegen Spätfolgen von chronischen Keimbesiedelungen im Nasenrachenraum (NNH, Tonsillen): Abgeschlagenheit, Kopfschmerzen, rheumatisch-neuralgische Beschwerden längs der gesamten Wirbelsäule, Schulter-Arm-Syndrom und Sacroileitis (zuvor Sulfur oder Hepar sulfuris zur Drainage geben)
3. Cholesterinerhöhung (durch Mg-Mangel) wird gesenkt
4. Positive Beeinflussung einer chronischen venösen Stase mit rezidivierenden Thrombosen und Thrombophlebitiden sowie von Strumen aller Art mit oder ohne Hyperthyreose
5. Reaktivierung des Altersherzens mit Herzinsuffizienz, Hypertonie und Coronarsklerose

Leitsymptome: Verschlimmerung ab 3 Uhr früh, nach dem Aufstehen und nach dem Mittagsschlaf (Missstimmung, Benommenheit, Schwindel, Gereiztheit)

Akuinjektion:

- Bl 20 (Zustimmungspunkt MP – Bindegewebe): Höhe 11. BWD
- MP 4 (Luopunkt MP – Interferon): med. Fußrand, prox. Ende des 1. MT
- MP 5 (Sedierungspunkt MP – Bindegewebe): medial am Fußrücken vor Knöchel
- Di 4 (Quellpunkt Di – NNH): radialer Rand Mitte des 2. Metacarpale

Weitere Punkte je nach individuellem Beschwerdebild differenziert möglich.

Mercurius solubilis (Mangel an Anpassungsfähigkeit und Reaktionskraft)

Wirkstoff: Kolloidale Lösung von Quecksilber aus Mercurioamidonitrat ($NH_2Hg_2NO_3$), Quecksilber und Mercurooxyd (Hg_2O); Mercurius solubilis Hahnemanni; wirkungsähnlich sind Mercurius vivus, Mercurius corrosivus

Miasma: Syphilinie (4), Psora (2), Sykosis (1)
Wirkung:
1. Katarrhe, Entzündungen und Ulcera der Mund- und Rektumschleimhäute mit Schwellung, livider Verfärbung und Eiterbildung; Zunge und Zahnfleisch schwammig geschwollen, blutend, Apthen, Zahneindrücke am seitlichen Zungenrand, übler Mundgeruch, Hypersalivation; eitrige, blutige Durchfälle (Colitis)
2. Otitis media mit blutig-eitrigem Ohrenfluss
3. Entzündung des Lymphsystems, Tonsillen, Appendix, Lymphknoten (submandibulär, inguinal); auch hier Schwellung, livide Verfärbung, Eiterbildung
4. Entzündungen der Haut und des Bindegewebes mit Neigung zur Eiterung; Haut: Urtikaria, Erysipel, nässendes Ekzem, Pyodermie, Pemphigus, Abszesse, Furunkel, Ulcera
5. Reißen und Steifheit durch Entzündung der Gelenkkapseln, Knochenhaut, Sehnen und Sehnenscheiden, körperliche Unruhe, Tremor
6. Männer: eitriger Ausfluss aus der Harnröhre; Frauen: eitriger Fluor vaginalis
7. Übelriechender, fettiger Nachtschweiß, färbt die Wäsche gelb

Psyche: Ruhelos, hastig, Konzentrationsschwierigkeiten, kann sich nur einem Thema widmen, schafft vor Eile und innerer Hast nichts, dennoch geistig verlangsamt; verschlossen, verbirgt seine Gefühle, Impuls zu Gewalt, Schlagen, Töten
Leitsymptome: Verschlimmerung nachts in Bettwärme; verträgt weder Wärme noch Kälte; Hypersalivation (nachts); klebrige, gelbfärbende Schweiße; häufig Absonderungen mit Blutbeimengung; Folge von toxischer Belastung durch Quecksilber aus Amalgamzahnfüllungen, besonders in Kombination mit Goldkronen
Akuinjektion:
- KG 12 (Alarmpunkt digestiver 3E): Regulation der Verdauungsorgane
- MP 6 (Gruppenluopunkt Ni-Le-MP): Verdauungsorgane, Urogenitalorgane, Blutung
- MP 4 (Kardinalpunkt): Durchfälle, Abwehrkräfte, Verdauungsorgane
- Bl 13 (Zustimmungspunkt Lu): Haut, Schleimhäute, Abwehr
- Lu 7 (Luo-, Kardinalpunkt): Abwehr, Haut, Schleimhäute, Nase-Rachen, Darm
- KG 17 (Alarmpunkt oberer 3E): erster körperresonanter Punkt für syphilinisches Miasma
- MP 21 („Das große Luo"): zweiter körperresonanter Punkt für syphilinisches Miasma

Achtung: Bei vorhandenen Amalgamzahnfüllungen sollte Mercurius wegen möglicher Überreaktionen nicht eingesetzt werden. Nach Amalgamsanierung ist das Mittel jedoch hervorragend zur Ausleitung und Entgiftung geeignet.

Natrium chloratum (muriaticum) (introvertiert, emotionale Verletzung, nachtragend, Liebeskummer)

Wirkstoff: Natrium chloratum (NaCl), Kochsalz
Wirkung:
1. Migräne und hämmernde Kopfschmerzen (Stirn, über dem rechten Auge), steigend und fallend mit dem Lauf der Sonne; Migräne vor, aber besonders während der Periode
2. Bronchitis mit Kitzelhusten und Kopfschmerzen, schlimmer bei Eintritt in warmes Zimmer, Stressinkontinenz
3. Schnupfen mit Geruchs- und Geschmacksverlust
4. Herpes an den Lippen, Riss in der Mitte der Unterlippe, Fissuren an Mund, Nase, Anus
5. Akne vulgaris, besonders im Gesicht und an der Stirn-Haar-Grenze
6. Sonnenallergie (Dermatitis solaris)
7. Obstipation
8. Kraurosis vulvae, Abneigung gegen Koitus, pubertäre Entwicklungsprobleme

Psyche: Depressiv, nachtragend, hängt an Gedanken über Ärger und Kummer, reagiert zornig auf Trost, hochsensibel, ernst und verantwortungsbewusst (Helfersyndrom, medizinische Berufe), verschließt sich aus Angst vor emotionaler Verletzung auch dem Partner, zeigt seine Liebe nicht; romantisch, Liebeskummer, verheult
Leitsymptome: Verlangen nach Salz, Fisch, großer Durst; Sonne wird nicht vertragen, Verschlimmerung im Sommer und am Meer, aber auch durch Kälte, vormittags 9–11 Uhr
Akuinjektion:
- Bl 15 (Zustimmungspunkt He): Thema Hitze, Lebensfreude, Depression, Liebe, Gesicht
- Bl 44 (Seelenpunkt „shen“): wie Bl 15
- Bl 20 (Zustimmungspunkt MP): Thema Kummer, Grübeln, Lippen, Verschlimmerungszeit 10 Uhr
- Bl 49 (Seelenpunkt „yi“): wie Bl 20
- Bl 23 (Zustimmungspunkt Ni): Sexualität, Salz, Kälte, Angst

Natrium sulfuricum (Schädeltrauma, hydrogenoide Konstitution)

Wirkstoff: Natriumsulfat (Na_2SO_4), Glaubersalz
Wirkung:
1. Anregende Wirkung auf Leber (Gallesekretion) und Milz-Pankreas (Diabetes), stechender Schmerz in der Leberregion beim Bücken und Atmen, große Stuhlvolumina, Blähungen
2. Hydrogenoide Konstitution mit Wassereinlagerung
3. Bronchitis und Asthma verschlimmert durch feuchtes Wetter, Nebel, Aufenthalt am Binnensee
4. Folgen von Schädeltrauma (Commotio, Schädelprellung) wie Kopfschmerz, Konzentrationsstörungen und Schwindel

Psyche: Missmutig, melancholisch
Leitsymptome: Verschlimmerung durch feuchtes Wetter, Kälte, Nebel, Aufenthalt am Binnensee; Schädeltrauma
Akuinjektion:
- Bl 18 (Zustimmungspunkt Le): Oberbauchschmerz rechts
- Le 14 (Alarmpunkt Le): Oberbauchschmerz rechts
- Le 3 (Quellpunkt): Leberbeschwerden, Diabetes, Ausleitung Feuchtigkeit
- Le 8 (Ho-Punkt): Ausleitung Kälte (antiker Punkt)
- MP 3 (Quellpunkt): Ausleitung Feuchtigkeit (antiker Punkt)
- LG 3: Spezialpunkt bei Schädeltrauma

Nux vomica (Magen-Darm-Vagusnerv)

Wirkstoff: Getrocknete Samen von Strychnos Nux vomica (Brechnuss, Strychnin)
Wirkung:
1. Magen-Darm-Beschwerden wie Reizmagen, Gastritis mit Sodbrennen, Übelkeit und Brechreiz besonders 1–2 Stunden nach einem opulenten Essen; dazu Obstipationsneigung und Hämorrhoiden
2. Gehetzte und gestresste Geschäftsleute mit Alkohol-, Nikotin- und Kaffeeabusus; morgens und nach langem Schlaf schlecht gelaunt, streitsüchtig, „geladen“; nach kurzem Schlaf frisch erholt; Erwachen zwischen 2 und 5 Uhr munter und frisch, schläft dann noch mal ein und wacht verkatert auf
3. Nach Medikamentenabusus, Fehldosierung oder Nebenwirkungen mit o. g. Symptomen
4. Nach Überarbeitung, Sorgen, Nachtarbeit, hastiger, gehetzter Lebensweise
5. Heuschnupfen mit verstopfter Nase nachts
6. Hochton-Tinnitus

Psyche: Ehrgeizig, intelligent, fähig, hohe Arbeitsmoral, fleißig; starkes sexuelles Verlangen mit unkonventioneller moralischer Auffassung; reizbar, boshaft, grausam
Leitsymptome: Verschlimmerung durch Zorn, Ärger, Alkohol, Nikotin, Kaffee, langes Schlafen, sitzende Lebensweise, Nachtarbeit, 1–2 Stunden nach dem Essen, kalten Luftzug (Hexenschuss); Neigung zu Krämpfen an allen Muskeln; Besserung durch Wärme und nach kurzem Schlaf; dunkler Hauttyp, dunkle Haare
Akuinjektion:
- Bl 21 (Zustimmungspunkt Magen): Höhe 12. BWD
- Ma 36 (Ho-Punkt Magen): 2 QF unter Fibulaköpfchen, 1 QF lateral Tibiakante
- Bl 18 (Zustimmungspunkt Leber): Höhe 9. BWD
- Le 3 (Quellpunkt Leber – Stress, Ärger): im Winkel 1./2. Metatarsale
- KG 12 (Alarmpunkt Magen): Mitte zwischen Nabel und Xiphoid
- He 7 (Quell-Sedierungspunkt Herz – Beruhigung): volare Handgelenksfalte über Arteria ulnaris

Okoubaka (Nahrungsmittelunverträglichkeit, Diarrhoe)

Wirkstoff: Okoubaka aubrevillei (afrikanische Baumrinde)
Wirkung:
1. Auf Verdauungsorgane (Magen, Darm, Leber, Pancreas): Übelkeit, Erbrechen, Durchfall bei Nahrungsmittelunverträglichkeiten und toxischen Belastungen von Lebensmitteln durch chemische Zusätze
2. Allergien auf Lebensmittel, Heuschnupfen, Asthma
3. Restbeschwerden nach Virusinfekten (Grippe, Toxoplasmose) wie Müdigkeit, Schwäche, Konzentrationsstörungen
4. Bluthochdruck!
5. Entlastung bei Chemotherapien; Stärkung des Immunsystems

Akuinjektion:
- Le 13 (Alarmpunkt MP): freies Ende der 11. Rippe
- KG 12 (digestiver Alarmpunkt 3E): Mitte zwischen Xiphoid und Nabel
- Ma 21: lateral KG 12
- Ma 25: lateral Bauchnabel
- MP 15: lateral Bauchnabel
- MP 4 (Luopunkt, Meisterpunkt gegen Durchfälle): med. Fußrand, prox. am MT 1
- KS 6 (Luopunkt, Kardinalpunkt): Spezialpunkt für alle Affektionen Ma, Gb, MP

Phosphorus (Erschöpfung, Blutung, Knochen, Erkältung)

Wirkstoff: Gelber Phosphor. Der rote und der amorphe Phosphor sind homöopathisch unwirksam. Im Organismus spielt Phosphor im Knochenaufbau (Calciumphosphat), bei der Pufferkapazität des Blutes (Alkaliphosphate), im Gehirnstoffwechsel (Lecithin), im Herzmuskel (Adenyltriphosphorsäure), in der Leber-Entgiftung (Phosphat-Ester) und bei vielen Zellstoffwechselvorgängen eine wichtige Rolle.
Wirkung:
1. Wirbelsäulenbeschwerden, Rachitis, Osteomalazie, Knochennekrosen (häufig im Unterkiefer), Arthrosis deformans, Osteomyelitis, Knochenfisteln, Knochentuberkulose
2. Blutungsneigung mit Petechien, Hämatome, intra- und postoperative Blutungen
3. Nervöse Herzerkrankungen, Myocarditis, Myodegeneratio mit Herzklopfen und Atemnot, kann nicht links liegen

4. Katarrhalische Erkrankungen der oberen Luftwege und Bronchien mit trockenem Kitzelhusten, wenig zähem, blutstreifigem Auswurf, brennenden Schmerzen, Verschlimmerung durch Kälte, Sprechen, Essen, Trinken; Heiserkeit, Stimmverlust
5. Morgendlicher Schwindel
6. Sehnerventzündung und -degeneration, Retinitis, Mouches volantes, Netzhautblutung, Maculadegeneration mit Nebelsehen

Psyche: Warmherzig, freundlich, extrovertiert, beeindruckbar, Ängste vor Dunkelheit, Alleinsein, Gewitter, Krankheit, Krebs, Tod; enorm kitzelig; schnell erschöpft mit Schwächeanfällen und Ohnmachtsneigung
Leitsymptome: Große Erkältungsneigung, Blutungsneigung, Erschöpfbarkeit, Durst auf kalte Getränke, Verlangen nach Schokolade und Süßem, Verschlimmerung nachts und abends
Typ: Rotblonder, blauäugiger Astheniker, weich, feminin, lange, seidige Wimpern
Akuinjektion:

- Bl 13 (Zustimmungspunkt Lu): Abwehr-Qi, Qi-Synthese
- KG 17 (respektive Alarmpunkt): Qi-Synthese
- Gb 1, 14, 20: Wirkung auf die Augen
- MP 6 (Gruppenluopunkt Ni-Le-MP): Qi-Aufbau, Blutungsneigung
- MP 10 (Meer des Blutes): Blutungsneigung
- Le 3, 8 (Quell-, Ho-Punkt): Augenerkrankungen, Netzhaut
- Ni 3 (Quellpunkt): Qi-Aufbau durch Erbenergie, Gehirn, Sehnerv

Phytolacca (Rachenring, Regulation der Milchsekretion)

Wirkstoff: Getrocknete Wurzel von Phytolacca decandra (Kermesbeere)
Wirkung:

1. Dunkelrote Schwellung des Rachens und der Tonsillen bei Infekten mit brennenden Schmerzen bis in die Ohren ziehend beim Schlucken
2. Kongestion der Bindehäute, Nasenschleimhäute, des Kehlkopfes
3. Rheumatische Beschwerden im Gefolge einer Angina
4. Milchsekretionsstörungen der weiblichen Brust (verzögerter oder zu starker Milchfluss, Abstillen, beginnende Mastitis)
5. Fragliche Wirkungen: Fettsucht, Tumoren der weiblichen Brust und Hoden

Leitsymptome: Brennen wie Feuer, dunkelrote Farbe, schlimmer durch heiße Getränke
Akuinjektion:

- Di 4 (Quellpunkt): Hitzeausleitung aus Kopf und Hals
- Lu 7 (Luo-, Kardinalpunkt): Abwehr-Qi bei Infekten, Halskrankheiten
- Lu 10 (Daumenballen): Pharyngotracheitis
- LG 14 (Spinne): Erkrankungen im Hals- und Thoraxraum
- KG 21 (Manubrium sterni): Angina tonsillaris, Schluckbeschwerden
- Ma 15 (2. ICR, 4 Cun lateral KG): Mastitis
- Ma 18 (unterhalb Mamille): Milchsekretion, Mastitis
- Ni 24 (3. ICR, 2 Cun lateral KG): Mastitis
- KG 17 (4. ICR, Sternummitte): Mastitis, Milchmangel, Abwehr-Qi

Populus (Prostata)

Wirkstoff: Aus der frischen inneren Rinde und den Blättern von Populus tremuloides (Espe)
Wirkung:
1. Entzündungshemmend bei Blasenkatarrhen besonders älterer Patienten
2. Organotrope Beziehung zur Prostata (Hypertrophie)
3. Gynäkologische Beschwerden an Uterus und Vagina im Zusammenhang mit Blasenentzündungen
4. Entzündungshemmend auch bei chronischem Magen-Darm-Katarrh mit Durchfall und bei Schwangerschaftserbrechen

Akuinjektion bei urologischer Indikation:
- Bl 23 (Zustimmungspunkt Niere): Höhe 2. LWD
- LG 4 (Tor der Vitalität): 2. LWD
- KG 3 (Alarmpunkt der Blase): Daumenbreit über Symphysenoberrand
- KG 7 (sexueller Alarmpunkt 3E): Daumenbreit unterhalb Nabel
- Lu 7 (Luopunkt Lu): bei akuter Harnverhaltung

Pulsatilla (blonde, anschmiegsame Frauen)

Wirkstoff: Pulsatilla pratensis oder Pulsatilla vulgaris (Kuhschelle, Küchenschelle)
Wirkung:
1. Infekte mit Katarrhen und milder, dicker, gelber Absonderung an Augen (Gerstenkörner), Nase (Geruchsverlust), NNH (Tubenkatarrh), Ohren (Otitis media), Bronchien, Verdauungsorganen, Geschlechtsorganen; Stressinkontinez und Hinterkopfschmerz beim Husten
2. Grippe, Scharlach, Masern, Mumps
3. Akute und chronische rheumatische Beschwerden mit schnellem und häufigem Wechsel der Symptomatik und Erkrankungsorte, Fibromyalgie
4. Übelkeit und Brechreiz nach Schweinefleisch, Süßem, Kuchen und Fett durch Gallenblasenentzündung und Leberstörungen
5. Durchfälle
6. Gynäkologische Störungen mit Periodenunregelmäßigkeiten, Amenorrhoe, Fertilitätsproblemen, Schwangerschaftsproblemen, Wehenschwäche, Migräne vor und nach der Menses, klimakterischen Hitzewallungen
7. Venöse Stauung, besser durch Bewegung an der frischen Luft, schlimmer durch Wärmeanwendung und Hitze

Psyche: Launisch, weinerlich, schüchtern, leicht gekränkt und schnell versöhnt, nachgiebig, depressiv, braucht töstenden Zuspruch; Muttertyp, sinnlich, mag Massagen und Berührung, großes sexuelles Verlangen
Leitsymptome: Durstlos, Depression besser durch Trost, Besserung durch Bewegung an frischer Luft; immer kalte Hände und Füße, trotzdem Unverträglichkeit von Wärme und Hitze
Typ: Helle Haare, blaue Augen, helle Haut, weibliche, runde Formen, anpassend
Akuinjektion:
- Gb 20 (Windausleitung): Erkältung, Ohren, Augen, Nase, Hinterkopfschmerz
- Di 4 (Quellpunkt): NNH, Ohren, Augen
- 3E 5 (Kardinalpunkt): Entzündungen, Rheuma
- Gb 41 (Kardinalpunkt): Rheuma
- Le 3 (Quellpunkt): Leberfunktion, Verdauung, gynäkologische Probleme der venösen Stase, Fibromyalgie
- MP 6 (Gruppenluopunkt Ni-Le-MP): Bezug zu Uterus, Menses, Gravidität, Geburt, Klimakterium, Verdauung

Rhus toxicodendron (Sehnen-Muskeln-Zerrung-Nässe-Kälte)

Wirkstoff: Aus den frischen Blättern von Rhus toxicodendron (Giftsumach); giftig!
Wirkung:
1. Muskel- und Gelenkschmerzen nach Zerrung, Verrenkung, Verletzungen ohne offene Wunde und ohne Blutung, Überanstrengung, Durchnässung und Erkältung; Lähmungsgefühl und neuralgische Schmerzen
2. Cervikalsyndrom durch Zugluft oder Durchnässung und Kälte
3. Ischias
4. Wässrig-schleimige, blutige Durchfälle (Ruhr, Typhus)
5. Grippaler Infekt mit Gliederschmerzen
6. Herpes zoster (Gürtelrose) und Nesselsucht

Psyche: Emotionale und geistige Rigidität, kann Gefühle nicht zeigen, kann sich nicht entspannen, abergläubisch, Furcht vor einem Unglück
Leitsymptome: Die Beschwerden sind am schlimmsten in Ruhe, nachts und bei Kälteanwendung sowie kaltem Wetter. Sie werden besser durch fortgesetzte Bewegung, tagsüber und durch Wärmeanwendung. Ruhelose Patienten mit Bewegungsdrang. Besserung durch Reiben, Kneten, Massage!
Akuinjektion:
- Lokale Punkte bei isolierten Gelenksbeschwerden (z. B. Di 15 Schulter usw.)
- Gb 41 (Meisterpunkt für große Gelenke): zwischen 4./5. Metatarsale
- 3E 5 (Meisterpunkt für Entzündung): 2 Cun proximal dorsaler Handgelenksfalte

Rumex (schmerzhafter Kitzelhusten)

Wirkstoff: Aus dem frischen Rhizom von Rumex crispus (krauser Ampfer)
Wirkung:
1. Trockener, krampfhafter Reizhusten durch Kitzel im Kehlkopf oder in der Trachea, schmerzhaft, verschlimmert durch tiefe Einatmung oder Sprechen, Entblößen; besser durch warme Luft: Patient hält die Bettdecke vor Mund und Nase
2. Urtikarielles Exanthem durch kalte Luft und Entblößen
3. Morgendliche Durchfälle, die den Patienten wecken

Leitsymptome: Kälte, Entblößen, Sprechen und Einatmen lösen schmerzhaften Kitzelhusten aus.
Akuinjektion:
- KG 21 (Manubrium sterni): Kitzelhusten
- LG 14 (Spinne): Husten, Bronchitis
- Ni 27 (2 Cun lateral KG 21): Krampfhusten
- Bl 12: Kälteausleitung aus dem Thorax
- Lu 10 (Daumenballen): schmerzhafter Krampfhusten

Sanguinaria (Blutandrang mit rechtsseitigen Beschwerden)

Wirkstoff: Aus dem getrockneten Wurzelstock von Sanguinaria canadensis (Blutwurzel); Verwandte: Opium, Chelidonium
Wirkung:
1. Kopfschmerzen und Migräne rechts im Nacken beginnend, über den Kopf zum Auge ziehend, dabei Blutandrang zum Kopf, Schwindel bei jeder Bewegung, Hitzewallungen im Gesicht und Ohrensausen. Der Schmerz steigert sich tagsüber mit dem Lauf der Sonne und bessert sich gegen Abend. Überempfindlichkei gegen Licht, Geräusche, Wärme.

2. Katarrhe der oberen Luftwege mit Blutandrang, trockenem quälendem Husten mit stechenden Schmerzen und blutigem Auswurf
3. Hellrote, heftige, zu früh einsetzende Periodenblutung
4. Rheumatoide Schmerzen, besonders im rechten Arm, nachts schlimmer

Leitsymptome: Hände und Füße in der Nacht brennend heiß; Beschwerden rechts mit Blutandrang
Akuinjektion:

- Di 4 (Quellpunkt): Hitzeausleitung, Kopfschmerzen, Armschmerzen
- 3E 5 (Kardinalpunkt): Kopfschmerzen, Ohrensausen, Hitzegefühl
- Gb 20 (Windausleitung): Migräne, Cervicalsyndrom, Schwindel
- Bl 10 (Windausleitung): occipitaler Kopfschmerz, Schwindel
- Gb 14: Stirnkopfschmerz
- Gb 8: einseitiger Kopfschmerz, Übelkeit

Sepia (Ablehnung der eigenen Weiblichkeit)

Wirkstoff: Tintenfischtinte von Sepia officinalis
Wirkung:

1. Verspätete Regelblutung mit Verschlimmerung aller Beschwerden vor der Regel
2. Gelblicher, übelriechender, wundmachender Ausfluss vor der Periode
3. Herabdrängen des Uterus, als wolle er herausfallen; kreuzt die Beine
4. Frigidität, Sterilität, Dysmenorrhoe, Neigung zu Fehlgeburten im 3. bis 5. Monat, Übelkeit in der Gravidität, Wochenbettdepression, chronische Endometritis und Adnexitis, Myome, Myomblutungen, klimakterische Beschwerden; bei Männern Prostatahypertrophie und Prostatitis
5. Muskel-, Gelenk- und Ischiasschmerzen, besonders in der Schwangerschaft
6. Kniegelenksprobleme im Klimakterium
7. Varikosis im Genitalbereich, an den Beinen
8. Nässende Hautausschläge besonders in der Kniekehle, Herpesbläschen an Mund und Nase, Urtikaria, Achselschweiß

Psyche: Gleichgültigkeit und Abneigung gegen eigene Kinder und Ehemann, gegen Sex, gegen ihre Arbeit, hart, verletzend, schroff, sarkastisch, ehrgeizige Geschäftsfrau, Ängste, dass etwas Schlimmes passiert, Schwarzsehen für die Zukunft
Typ: Dünn, flachbrüstig oder schlaff und dickleibig; brünette Haare, braune Flecken auf der Haut, gelber Sattel über der Nase; maskuline Erscheinung
Leitsymptome: Venöse Stase, Besserung durch Bewegung, in frischer Luft, Verschlimmerung während der Periode und durch Sex
Akuinjektion:

- MP 6 (Gruppenluopunkt Ni-Le-MP): Unterleibsprobleme, Uterus, Prostata, Schwangerschaft, Beckenboden, venöse Stase
- Ni 3 (Quellpunkt): Frigidität, Sterilität, Generationsfähigkeit, Klimakterium
- Le 3 (Quellpunkt): Dysmenorrhoe, Blutungsstörungen
- KG 4 (Meer des Blutes): venöse Stase im Unterleibsbereich
- Bl 31: Zyklusstörungen, Adnexitis, Frigidität, Descensus, Fluor, Klimakterium
- Ni 11: sexuelle Störungen
- Ni 6 (Kardinalpunkt): Descensusbeschwerden, Klimakterium, sexuelle Störungen

Silicea (Eiterprozesse in Haut- und Bindegewebe)

Wirkstoff: Silicium (Kieselsäure SiO_2)
Vorkommen im Organismus: Besonders in Bindegewebe, Nägeln, Haaren, Narben (auch innerlich bei der Vernarbung der Tuberkulose), Pankreas und retikuloendothelialem System (Milz, Lymphknoten)
Wirkung:
1. Eiterungsprozesse, wenn sich der Eiter entleert hat zur weiteren Reinigung der Wundhöhle und Ausheilung schlecht heilender Wunden; Fistelbildung; treibt Knochensequester und Fremdkörper heraus (Osteomyelitis); Spezialmittel bei peritonsillitischem Abszess auch zur Vorbeugung; eitrige Akne im Gesicht, an Stirn, Nacken und Rücken; Furunkel; Eitersekretion der Schleimhäute (Nase, NNH, Bronchien, Blase)
2. Hauterkrankungen wie Akne, Furunkel; nässende Hautausschläge mit Bläschen besonders an Händen und Füssen, stinkender Fußschweiß; Narbenkeloide, Warzen, Schwielen, Lipome, Ganglien, Fibrome
3. Maligne Tumoren wachsen langsamer
4. Tuberkulose kapselt sich schneller ab
5. Epilepsie, besonders posttraumatische Epilepsie; speziell wenn die Anfälle nachts und bei Neumond auftreten
6. Obstipation, wenn der harte Stuhl unter großer Anstrengung teilweise aus dem Darm gepresst wieder zurückgleitet
7. Nierensteine, chronische Harnwegsinfekionen
8. Erkältungsneigung mit eitrigen Sekreten und Mandelabszessen

Psyche: Ängstlich, kein Selbstvertrauen, Angst vor Misserfolg, wagt sich nicht an neue Aufgaben, weinerlich, depressiv, schreckhaft, aufbrausend, eigensinnig; schnell erschöpft durch geistige Arbeit, allein schon durch eine konzentrierte Unterhaltung
Leitsymptome: Frostigkeit, kälteempfindlich, schlimmer durch Kälte und im Winter, besser durch Wärme und warmes Einhüllen; übler Geruch aller Absonderungen wie Schweiß, Stuhl, Fluor, Sputum; reichlich Schweiß an Kopf, Händen und Füßen
Akuinjektion:
- Bl 13 (Zustimmungspunkt Lu): Haut, Abwehr-Qi
- Bl 20 (Zustimmungspunkt MP): Bindegewebe
- MP 4 (Kardinalpunkt): Interferon
- Gb 20 (Wind-Kälte-Ausleitung): aus dem Kopfbereich
- Lu 5 (Ho-Sedierungspunkt Le): Akne
- Di 4 (Quellpunkt Di, Hitzeausleitung aus Gesicht): Akne
- Lokales Umspritzen eines Abszesses oder einer Fistel

Solidago (Nieren)

Wirkstoff: Aus den frischen Blüten von Solidago virga aurea (Goldrute)
Wirkung: Organspezifikum der Niere bei chronischen Nephritiden mit rheumatischen und arthritischen Beschwerden, Hautausschlägen und asthmatischen Beschwerden
1. Chronische Nephritis und rheumatisch-arthritische Beschwerden
2. Chronische Nephritis mit Hautausschlägen
3. Chronische Nephritis mit Bronchialbeschwerden (Asthma)
4. Der Begriff „Nephritis“ steht auch für eine energetische Nierenschwäche (Konstitution, störherdbedingt etc.).

Leitsymptome: Schmerzen in der Nierengegend, Nieren klopfempfindlich, Dysurie, erschwertes Harnlassen, Harn dunkel, rotbraun mit Satz, Blut oder Schleim
Akuinjektion:
- Bl 23 (Zustimmungspunkt Ni): Höhe 2. LWD
- Gb 25 (Alarmpunkt Ni): freies Ende der 12. Rippe
- Ni 3 (Quellpunkt Ni): Mitte zwischen Innenknöchel und Achillessehnenrand
- Ni 7 (Tonisierungspunkt Ni): 2 Daumenbreiten über Ni 3
- Lu 7 (Luopunkt Lu): 2 Daumenbreiten prox. Handgelenksfalte volar über A. rad.

Spigelia (Herzschmerzen, Glaukom)

Wirkstoff: Aus dem getrockneten Kraut von Spigelia anthelmia (Wurmkraut, Brasilien)
Wirkung:
1. Herzbeschwerden bei Endokarditis, Perikarditis, Angina pectoris mit stürmischem Herzklopfen, stichartigen Herzschmerzen ausstrahlend zum linken Arm, großer Unruhe und Angst, Atemnot; Verschlimmerung durch Berührung, Geräusche, Erschütterung, Sturm; muss auf der rechten Seite liegen
2. Halbseitige Kopfschmerzen in Stirn und Auge, Gesicht und Zähnen
3. Erhöhter Augendruck, Glaukom

Leitsymptome: Befallene Seite meist links, Beschwerden steigen und fallen mit dem Lauf der Sonne, Besserung durch Liegen auf der rechten Seite
Akuinjektion:
- 3E 6: brutale Herzschmerzen
- KS 7 (Quellpunkt, Sedierungspunkt): Herzschmerzen mit Angst
- H 5 (Luopunkt): Herzschmerzen mit Tachykardie
- Bl 15 (Zustimmungspunkt He): Stenokardien
- Bl 14 (Zustimmungspunkt KS): Herzbeschwerden
- Gb 20 (Windausleitung): erhöhter Augendruck
- Gb 14: Stirnkopfschmerz, Augenleiden
- Gb 1: Augendruck
- Yu Yao (Mitte der Augenbrauen): Augenerkrankungen
- Gb 37 (Luopunkt): Spezialpunkt für Augenerkrankungen

4

Staphisagria (Wehrlosigkeit gegen Unterdrückung)

Wirkstoff: Delphinium staphisagria (Staphanskörner, Läusepfeffer)
Wirkung:
1. Sexuelle Überreizung, beschäftigt sich laufend mit sexuellen Phantasien und Masturbation
2. Folgen und Schmerzen nach Operationen (besonders am Bauch) und Stichwunden; Bauchschmerzen und Koliken durch Kummer, Verletzung, Enttäuschung
3. Folge- und Schutzmittel gegen Insektenstiche (Potenz D2)
4. Zahnkaries, schlechte Zähne mit Schwarzverfärbung (kein Biss!); Zahnschmerzen, lockere Zähne, blutendes Zahnfleisch
5. Reizzustände an Blase und Harnröhre durch sexuelle Aktivität
6. Gerstenkörner, Hagelkörner, harte Genitaltumoren

Psyche: Die körperlichen Beschwerden entehen durch Unterdrückung von romantischen Gefühlen in Liebesbeziehungen, wobei Phantasien nicht realisiert werden können und die Masturbation als Ventil dient. Kinder leiden unter der Unterdrückung ihrer natürlichen Neigungen und Bedürfnisse durch

Eltern und Lehrer (z. B. auch umerzogene Linkshändigkeit). Die Patienten ertragen Kummer, Unterdrückung und Unrecht aus einem Gefühl der Machtlosigkeit ohne Gegenwehr, bleiben dabei sanft und liebenswürdig, entwickeln jedoch körperlich Verhärtungen an Organen (Gerstenkorn, harte Tumoren an Uterus, Ovarien, Testes).

Leitsymptome: Verlangen nach Wein, Schnaps, Tabak, letzteres verschlechtert jedoch; übermäßiges geschlechtliches Verlangen; erträgt Kummer und Unterdrückung wehrlos

Akuinjektion:

- Bl 23 (Zustimmungspunkt Ni): Sexualität
- Ni 3 (Quellpunkt): Sexualität, Zähne
- Ni 6 (Kardinalpunkt): Sexualität
- He 7 (Quellpunkt): Beruhigung des Geistes
- Le 8 (Ho-Punkt): Sexualität, Mut, Lebensplanung, eigener Lebensraum, Augen
- Bl 49 (Seelenpunkt „hun"): Mut, Aggression, Verteidigung
- Bl 20 (Zustimmungspunkt MP): Kummer, Mobbing, Unterdrückung, Zahnfleisch

Sulphur (Entgiftung)

Wirkstoff: Sulfur (Schwefel)

Schwefelstoffwechsel: Im Organismus kommt Schwefel überall in den Aminosäuren Cystin und Methionin vor. Bei deren Abbau entsteht Sulfatschwefel, an den in der Leber Giftstoffe zur Entgiftung angekoppelt werden (als Schwefelsäureester). Über Stuhl (Galle) und Haut (Schweiß färbt Silber schwarz) erfolgt dann die Giftausscheidung (üble Ausdünstung der Ausscheidungen und Haut).

Achtung: Keine Hochpotenzen bei Malignomen, Lungentuberkulose!

Wirkung:

1. Haut: trockene, brennende, gerötete, juckende, hitzige Ekzeme, Furunkel, Urtikaria, Schweiße (übelriechend)
2. Stau im Pfortadersystem mit Hämorrhoiden (brennend, juckend, blutend)
3. Stau im Venensystem: Varicosis, Ulcus cruris
4. Leberfunktionsstörung: Völlegefühl, Flatulenz
5. RES-Immunsystem: verzögerte Rekonvaleszenz nach Infekten mit Nachtschweiß, Neigung zur Chronifizierung von Katarrhen mit aggressivem, stinkendem Sekret, rheumatischen Beschwerden durch Ablagerung von Infekttoxinen, aber auch bei akuten Virusinfekten
6. Immunblockaden durch Medikamente (z. B. Antibiotika, Cortikoide, Antiphlogistika) mit Ausbildung chronischer Erkrankungen
7. Magen-Darm: Dsypepsie, mit morgendlichen Durchfällen im Wechsel mit Obstipation, Nahrungsmittelunverträglichkeiten
8. Posttraumatisch (OP und Verletzung), auch zur Thrombosevorbeugung
9. Gicht (sehr wesentliches Stoffwechselmittel!)
10. Blei- und Quecksilberentgiftung (Bluthochdruck, Amalgambelastung)
11. Auflösung von Gelenksergüssen

Psyche: Gereizt, zornig, ängstlich, lebensüberdrüssig; Abneigung gegen Beschäftigung, Arbeit, Sprechen, Bewegung, Frohsinn; vergesslich, unkonzentriert; sondert sich ab, meidet gesellschaftlichen Umgang

Schwefeltypen:

- Hager, gelbes Gesicht, rote Nase, vornübergebeugt
- Pykniker, fett, rotes Gesicht, Bluthochdruck, rote Ohren, dicke rote Lippen

Leitsymptome:
1. Alles brennt, juckt, ist heiß, stinkt, ist gerötet.
2. Verschlechterung durch kaltes Wasser (Waschen, Baden), Stehen, nachts, Bettwärme
3. Verlangen nach Süßigkeiten
4. Ungepflegtes Äußeres
5. Um 11 Uhr flaues Gefühl im Magen, Hunger
6. Rötung der Körperöffnungen (Lippen, Nase, Augen, perianal, Vulva) mit Brennen, Jucken

Akuinjektion:
- Di 11 (Tonisierungspunkt): Dickdarm; Ausscheidung, Immunsystem, Fieber, Hypertonie
- Ma 37 (1 QF lateral der Tibiakante 2 QF + handbreit unter Fibulaköpfchen): HO-Funktion Dickdarm; Spezialpunkt für Dickdarmschleimhaut
- MP 10 (Oberschenkelinnenseite, Handbreit prox. der Kniefalte): Blutstauungen im Venensystem, Entgiftung des Bindegewebes, Ausleitung von Hitze
- Le 8 (Tonisierungspunkt): Leberstoffwechsel; venöse Stase
- 3E 5 (3 QF proximal der Handgelenksfalte, dorsal Unterarmmitte): Luopunkt, Ausleitung von Hitze, Anregung des Immunsystems („Thymuspunkt")
- Dazu können die Zustimmungspunkte kombiniert werden (Bl 25, 20, 22, 18).

Taraxacum (Leber-Galle)

Wirkstoff: Aus der ganzen Pflanze Taraxacum officinale (Löwenzahn) zu Beginn der Blüte
Wirkung: Cholagogum und Diuretikum, organotrop
1. Leber und Gallenwegserkrankungen bis hin zur Hepatitis
2. Adjuvant bei Diabetes
3. Rheumatoide Schmerzen am ganzen Körper nur im Sitzen, die beim Gehen verschwinden

Erweiterte Indikationsstellung nach dem Funktionskreis Leber (Akuinjektion):
1. Augenerkrankungen des inneren Auges (Netzhaut, Macula, Augendruck)
2. Hochfrequenter Tinnitus
3. Bluthochdruck, Schwindel, Zittern, Taubheitsgefühl
4. Prämenstruelles Syndrom und Dysmenorrhoe
5. Beschwerden durch Ärger, Stress, Zorn, Hass, Neid und Frust

Leitsymptom: Landkartenzunge
Akuinjektion:
- Bl 18 (Zustimmungspunkt Le): Höhe 9. BWD
- Bl 19 (Zustimmungspunkt Galle): Höhe 10. BWD
- Le 14 (Alarmpunkt Le): Mammillarlinie 6. ICR
- Gb 24 (Alarmpunkt Galle): Mammillarlinie 7. ICR
- Le 3 (Quellpunkt Le): Winkel zwischen 1./2. Metatarsale
- Le 8 (Ho-Tonisierungspunkt Le): med. Ende der Kniefalte
- Gb 34 (Ho-Punkt Galle): Vertiefung vor Fibulaköpfchen

Thryallis (Galphimia) (Heuschnupfen, Konjunktivitis)

Wirkstoff: Thryallis glauca, Galphimia glauca
Wirkung: besonders auf die Augen
1. Antiallergisch
2. Juckreizstillend
3. Urtikaria
4. Allergische Rhinitis

Akuinjektion:
- Gb 20 (Windausleitung): Heuschnupfen, Konjunktivitis, Urtikaria
- Di 4 (Wind-Hitze-Ausleitung, Quellpunkt): Heuschnupfen, Konjunktivitis, Urtikaria
- Bl 40 (Ho-Punkt): antiallergisch
- Le 5 (Luopunkt): Juckreiz

Thuja (Stoffwechsel-Sykosis)

Wirkstoff: Aus den frischen Zweigen und Blättern von Thuja occidentalis (Lebensbaum) zu Beginn der Blüte
Wirkung:
1. *Hydrogenoide Konstitution:* Menschen, die auf feuchte Kälte und feuchtkaltes Wetter mit eitrigen Infekten der oberen Luftwege und rheumatisch-neuralgischen Beschwerden reagieren; bestehendes Asthma wird durch feuchtkaltes Wetter verschlechtert. Diese Patienten lagern auch Wasser im Gewebe ein, vertragen wasserhaltige Nahrung schlecht (Obst, Gemüse) sowie feuchte Umgebung (feuchte Wohnräume, Wohnsitz an Binnenseen und auf hohem Grundwasserspiegel). Starke Wasserausscheidung auf Therapie mit Thuja.
2. *Sykotische Konstitution:* Sykotisches Miasma – Krankheitsbereitschaft durch konstitutionelle Bereitschaft zu Ablagerungen im Gewebe und Überfluss-Reaktionslage des Stoffwechsels. Ursache ist eine durchgemachte Gonorrhoe, Pockenerkrankung oder Pockenimpfung bei den Vorfahren oder beim Patienten selbst mit entsprechender vererbbarer Imprägnierung der immunologischen und stoffwechselbedingten Abläufe im Organismus. Symptome: Infektanfälligkeit (w. o.), Warzen, Polypen und Kondylome im genitoanalen Bereich.
3. *Gemeinsame (A+B) Erkrankungsneigung:* Rheuma, Neuralgien, Gicht, Steinbildung, Fettsucht, Hyperurikämie, Hyperlipidämie, Hypercholesterinämie, Diabetes, Arteriosklerose, Infarktneigung, gutartige Tumoren (Prostataadenom), Depressionen, Alkohol- und Nikotinsucht; somit ein wichtiges und häufiges Mittel bei unseren Zivilisationserkrankungen
4. Herpes genitalis, Uterusmyome
5. Stirn-Kopfschmerzen über dem linken Auge zum Hinterkopf ziehend

Psyche: Zurückhaltend, verschlossen, verbirgt sich hinter einer Maske
Akuinjektion:
- Bl 13 (Zustimmungspunkt Lunge): Haut, Abwehr-Qi
- Bl 18 (Zustimmungspunkt Le): Stoffwechsel
- Bl 20 (Zustimmungspunkt MP): Stoffwechsel, Ödeme
- Bl 23 (Zustimmungspunkt Niere): Konstitution
- KG 7 (sexueller Alarmpunkt 3E): Körperpunkt zur Therapie der Sykosis

Thymus (Immunmodulation)

Wirkstoff: Aus Utrafiltrat von Glandulae thymi bovis (Kalbsbries, Thymusdrüse)
Wirkung: Immunmodulierend auf Thymuslymphocyten
1. Immunschwäche mit Infektanfälligkeit
2. Chronische Erkrankungen wie Rheuma, Stoffwechselerkrankungen
3. Allergische Diathese mit Pollinosis, Nahrungsmittelallergien, Ekzemen, Urtikaria
4. Regeneration nach schweren Erkrankungen
5. Begleittherapie bei malignen Erkrankungen

Akuinjektion:
- 3E 5 (Kardinalpunkt): Entzündungen, Thymusdrüse, Störherdabbau
- Ni 3 (Quellpunkt): stärkt die Konstitution, Nieren-Yin-Mangel

- Lu 7 (Luo-, Kardinalpunkt): Abwehr-Qi, Immunsystem
- Bl 40 (Ho-Punkt): antiallergisch
- Ma 36 (Ho-Punkt): Regeneration
- MP 6 (Gruppenluopunkt): Regeneration

Turnera (Energetikum)

Wirkstoff: Turnera diffusa (Damiana)
Wirkung: Altes mexikanisches Hausmittel (als Dekokt, Tee); allgemein kräftigend und aphrodisierend
1. Aphrodisiakum bei Impotenz, Libidoverlust, Spermatorrhoe, aber auch bei Amenorrhoe und Dysmenorrhoe
2. Geistige und körperliche Erschöpfung
3. Harninkontinenz

Akuinjektion:
- Bl 23 (Zustimmungspunkt Ni): Höhe 2. LWD
- LG 4 (Tor der Vitalität): 2. LWD
- KG 4 (Tor der Lebenskraft, Meer des Yin): 2 Daumenbreiten oberhalb Symphysenoberrand Mittellinie des Bauches
- Ni 3 (Quellpunkt Ni): Mitte zwischen Innenknöchel und Achillessehnenrand
- Ni 11 (2. Alarmpunkt KS): fingerbreit neben Mittellinie am Symphysenoberrand
- Ma 30 (Genitale): 2 Daumenbreiten lateral der Mitte am Symphysenoberrand

Viscum album (kongestive Beschwerden)

Wirkstoff: Viscum album, Mistel
Wirkung:
1. Schwindel erst nach dem Aufstehen, nie im Liegen, bei jeder Bewegung mit Neigung zum Rückwärtsfallen
2. Frontale, hämmernde Kopfschmerzen mit Hitzegefühl
3. Asthmatisches Beklemmungsgefühl, Herzunruhe, Rhythmusstörungen, Hypertonie
4. Rheumatische Beschwerden, besonders im Nacken mit Steifigkeit; Besserung durch Bewegung

Akuinjektion:
- Gb 20 (Windausleitung): Schwindel, Zervikalsyndrom
- Gb 14: frontale Kopfschmerzen
- KG 17 (oberer Alarmpunkt 3E): Asthma, cardiale Beschwerden
- Dü 3 (Kardinalpunkt): Zervikalsyndrom

Zincum (Nierenenergetik)

Wirkstoff: Zincum gluconicum
Vorkommen:
1. Der tierische Organismus enthält fast ebensoviel Zink wie Eisen.
2. Zellen im Wachstum: jugendliche Zellen, Tumorzellen
3. Innersekretorische Organe: Prostata, Keimdrüsen, Hypophyse, Pancreas (Insulinbildung), Glukagonmetabolismus (Leber)
4. Oxydationskatalysator: Abspaltung von CO_2 in der Lunge (Carboanhydrase)

Wirkung:
1. Große Müdigkeit, „Kopfmüdigkeit", nervöse Energielosigkeit, Benommenheit
2. Nervöse Unruhe, Rastlosigkeit, besonders in den Beinen („restless legs"); Zittern
3. Depressive, reizbare, wortkarge Stimmung
4. Kopfschmerz mit Druck auf der Nasenwurzel
5. Rückenschmerzen im Sitzen in Höhe des 1. Lendenwirbels, schlimmer am Anfang der Bewegung, in Ruhe, nachts, in den frühen Morgenstunden, beim Aufstehen
6. Husten mit spastischer Atemnot (nach gezuckerten Speisen), Kinder halten beim Husten die Hand an ihr Genitale
7. Verschlimmerung durch geistige Anstrengung, Essen und Weingenuss
8. Besserung durch Auftreten unterdrückter Hautausschläge und Sekretionen
9. Hilfsmittel bei der Schwermetall-Entgiftung (Amalgam-Quecksilber)

Akuinjektion:
- LG 4 (Tor der Vitalität): 2. LWD
- KG 12 (digestiver Alarmpunkt 3E): Mitte zwischen Xiphoid und Nabel
- KG 17 (respiratorischer Alarmpunkt 3E): Mitte Sternum, Höhe 4. ICR
- MP 3 (Quellpunkt): hinter Großzehengrundgelenk, med. Fußrand
- Bl 43 (gao huang shu): Handbreit lateral 4. BWD („großer Schmierer der Organe")

4.4 Mittel, die sich gut in der Kombination ergänzen und aufeinander folgen

1. Acidum formicicum: Apis, Cardiospermum, Thryallis
2. Agnus castus: Ars., Bry., Ign., Lyc., Puls., Sulf.
3. Apis mellifica: Arn., Ars., Kal-bi., Nat-m., Phos., Puls., Sulf.
4. Argentum nitricum: Bry., Calc., Lyc., Merc., Puls., Sep., Sil., Spig., Veratr.
5. Arnika: Acon., Ars., Berb., Bry., Calc., Con., Hep., Ipec., Nux., Phos., Puls., Rhus., Sulf., Veratr.
6. Arsenicum album: Calc., Hep., Ipec., Lach., Lyc., Merc., Nux., Phos., Rhus., Sulf., Thuj., Veratr.
7. Aurum metallicum: Calc., Lyc., Merc., Puls., Rhus., Sep., Sulf.
8. Berberis vulgaris: Bry., Lyc., Rhus., Tarax.
9. Bryonia alba: Ars., Berb., Dros., Dulc., Nux., Phos., Puls., Rhus., Sil., Sulf.
10. Calcium carbonicum: Dros., Dulc., Ipec., Kali bi., Lyc., Nux., Phos., Puls., Rhus., Sep., Sil.
11. Cardiospermum: Acid-formic., Apis., Thryallis
12. Causticum Hahnemanni: Calc., Lyc., Nux., Puls., Rhus., Sep., Sil., Sulf.
13. Cimicifuga: Agn., Lach., Sep., Sulf.
14. Cocculus: Con., Nux., Tarax.
15. Conium maculatum: Arn., Ars., Calc., Cocc., Dros., Lyc., Nux., Phos., Puls., Rhus., Sulf.
16. Cortisonum: Sulf.
17. Crataegus oxyacantha: Arn., Aur., Cimic., Gels., Nat m., Phos., Solid.
18. Cuprum: Ars., Calc., Caust., Puls., Tarax., Vertar., Zinc.

10\. Drosera: Calc., Con., Puls., Sulf.

20. Dulcamara: Calc., Lyc., Rhus., Sep.
21. Eichhornia: Nux-v., Okoub., Tarax.
22. Gelsemium: Ipec.
23. Grindelia: Hep., Ipec., Rumx.
24. Hamamelis: Arn., Rhus-t., Sulf.
25. Hepar sulfuris: Arn., Bry., Lach., Merc., Nux., Puls., Rhus., Sep., Sil., Sulf., Zinc.

26. Ignatia: Ars., Calc., Cocc., Lyc., Nux., Puls., Rhus., Sep., Sil., Sulf.
27. Ipecacuanha: Apis., Ars., Bry., Calc., Ign., Nux., Phos., Puls., Sep., Sulf.
28. Kalium bichromicum: Berb., Grind., Puls.
29. Lachesis: Ars., Calc., Caust., Con., Hep., Kal-bi., Lyc., Merc., Nat-m., Nux., Phos., Puls., Rhus., Sil., Sulf.
30. Lycopodium: Bry., Dros., Dulc., Lach., Nux., Phos., Puls., Sep., Sil.
31. Magnesium fluoratum: Sulf., Thymus.
32. Mercurius solubilis: Ars., Clac., Dulc., Hep., Lach., Lyc., Phos., Puls., Rhus., Sep., Sulf., Thuja
33. Natrium muriaticum (chloratum): Apis., Bry., Calc., Hep., Puls., Rhus., Sep., Sulf., Thuja
34. Natrium sulfuricum: Nat-m., Thuja
35. Nux vomica: Ars., Bry., Calc., Cocc., Lyc., Phos., Puls., Rhus., Sep., Sulf.
36. Okoubaka: Eichhornia, Nux., Tarax.
37.Phytolacca: Grindelia
38. Phosphorus: Ars., Bry., Calc., Lyc., Nux., Puls., Rhus., Sep., Sil., Sulf.
39. Populus: Nux., Solidago, Sulf.
40. Pulsatilla: Ars., Bry., Calc., Ign., Kal-bi., Lyc., Nuc., Phos., Rhus., Sep., Sil., Sulf.
41. Rhus toxicodendron: Arn., Ars., Berb., Bry., Calc., Con., Dros., Lach., Merc., Nux., Phos., Puls., Sep., Sulf.
42. Rumex: Calc.
43. Sanguinaria: Tarax.
44. Sepia: Calc., Con., Dulc., Lyc., Nux., Puls., Sil., Sulf., Rhus.
45. Silicea: Ars., Calc., Hep., Lach., Lyc., Nux., Phos., Puls., Rhus., Sep., Sulf., Thuja
46. Solidago: Populus
47. Spigelia: Arn., Ars., Calc., Nux., Puls., Rhus., Sep., Sulf., Zinc.
48. Staphisagria: Calc., Caust., Ign., Lyc., Nux., Puls., Rhus., Sulf.
49. Sulphur: Apis, Ars., Berb., Bry., Calc, Dros., Merc., Nux., Phos., Puls., Rhus., Sep.
50. Taraxacum: Ars., Berb., Lyc., Phos., Rhus., Staph., Sulf.
51. Thymus: Magn-fluor., Sulf.
52. Thryallis glauca: Acid-formic., Apis., Cardiospermum
53. Turnera diffusa (Damiana): Lyc., Populus, Solidago
54. Thuja: Calc., Ign., Lyc., Merc., Puls., Sil., Sulf.
55. Zincum: Hep., Ign., Puls., Sep., Solidago, Sulf.

Therapeutischer Teil

Inhalt

KAPITEL 5 Anwendungen und Therapievorschläge für die tägliche Praxis der Homöopunktur von A–Z

Akne vulgaris und Rosacea

Durch Keratin und Talg verstopfte Talgdrüsen (Komedonen) an der Nase, im Gesicht, an Brust und Rücken entzünden sich unter dem Einfluss von hormonell aktivierter Seborrhoe (vermehrter Talgsekretion) besonders vor und während der Pubertät und vor der Menses. Junge Männer sind häufig intensiv betroffen. Die Rosacea ist eine heftige Form der Akne, die sich hauptsächlich an der Nase abspielt und zu grobporigen Narben führt.

Akne vulgaris und Rosacea aus Sicht der TCM

Die entzündliche Symptomatik und Lokalisation zeigt einerseits das Muster der Hitze, andererseits den Befall von Lunge (Nase, Stirn), Magen (perioral, Brust und Rücken) sowie Milz- und Leber-Blut (Rötung der Haut zeigt Blut-Hitze, prämenstruell bedeutet Blutstagnation). Das Gesicht spiegelt zusätzlich den Zustand des Herzens (der Psyche) wider. Die Körperseele der Lunge „po" trägt die Emotionen von innen auf die Körperoberfläche (Haut, Mimik).

Therapiekonzept der TCM

1. Hitze aus Lunge (und Dickdarmpartner) ausleiten: Yin Tang, Di 4, Di 20, Di 11, Bl 13, Lu 5, 7
2. Hitze aus Magen ausleiten: Ma 4, 5, Bl 21
3. Lokale Punkte auf dem Konzeptionsgefäß einsetzen: KG 24
4. Das Blut kühlen: MP 6, 10, Bl 17, Bl 20, Le 3, Bl 18
5. Das Herz stärken: He 5, 7
6. Reunionszone: Dü 18 (für Yang-Bein Bl-Gb-Ma)
7. Über die Zustimmungspunkte (bluten lassen): Bl 13, 15, 18, 20, 23

Akne vulgaris und Rosacea aus Sicht der Homöopathie

Haut bedeutet unter anderem Abgrenzung und Schutz, Berührung und Kontakt, Ausdruck und Selbstdarstellung sowie Sexualität. Wir zeigen uns unserem Gegenüber in der Haut, Emotionen äußern sich über die Haut (Schamröte, Blässe vor Schreck). Die Akne zeigt den Konflikt des pubertierenden jungen Menschen in Bezug auf Liebe und Sexualität, die entzündete Haut ist eine Mauer der Abwehr gegen die unbekannten neuen Gefühle, die in vollem Widerspruch zur Erziehung und zum religiösen Weltbild stehen. Die Patienten ziehen sich zurück hinter die von ihnen selbst aufgebauten Schutzmauern und geben sich ihrer ungelebten Phantasie hin.

Hier passen in erster Linie Mittel wie Caust., Nat-mur., Puls., Rhus tox., Sep., Sil. und Sulph. in ihrer konstitutionellen Wirkung sowie Acid-nit., Bell., Graph. und Sel. im lokalen Wirkungsspektrum.

Praxis-Tipps Homöopunktur

In der täglichen Praxis sehen wir meist einen Mischzustand von Natrium muriaticum (zurückgezogen, schüchtern, stiller Liebeskummer) und Sulphur (widerwillig, überdrüssig, missmutig, eigensinnig, null Bock). Die Homöopunktur sollte 1×/1–2 Wochen erfolgen, ergänzt durch orale Gabe höherer Potenzen insbesondere von Nat-mur.

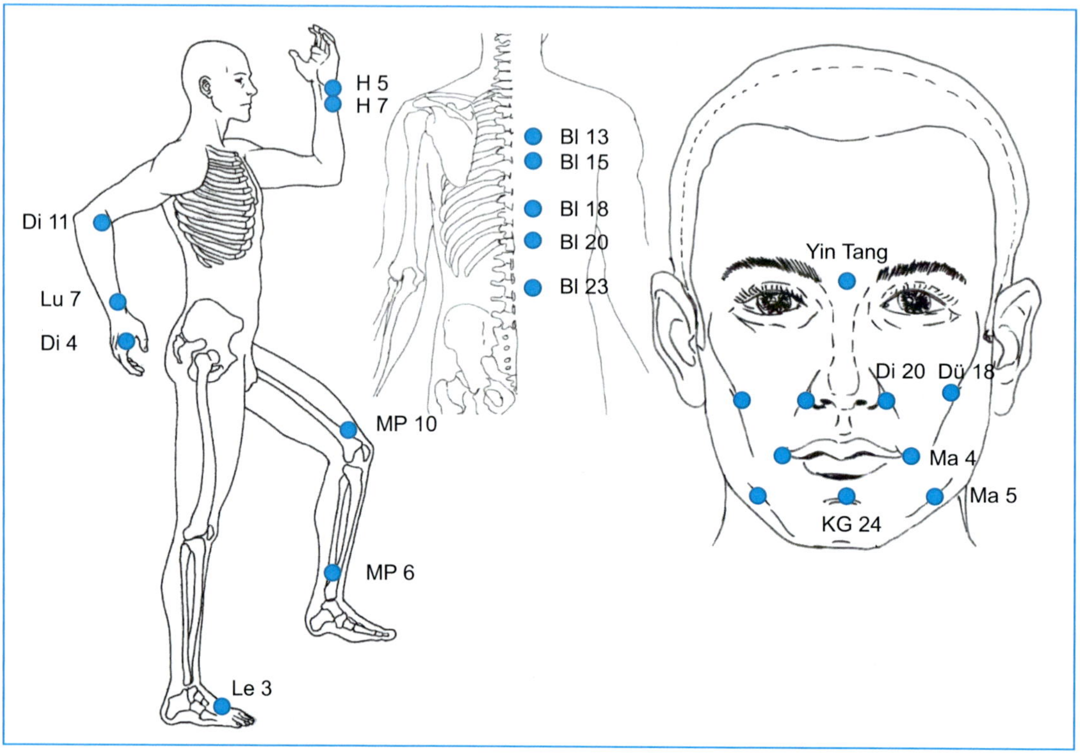

Abb. 37: Homöopunktur bei Akne und Rosacea

Allergische Diathese und Rhinitis

Weder die chinesische Medizin noch die Homöopathie kennen das Krankheitsbild der Allergie. Wir verstehen darunter eine erworbene, überschießende Antigen-Antikörper-Reaktion auf körperfremde Substanzen auf der Basis genetischer Faktoren. Die Allergie Typ 1 (Allergie vom Soforttyp), um die es hier geht, ist eine von Immunglobulin E stimulierte Freisetzung von Mediatoren (Histamin) aus Mastzellen. Darunter fallen auch die sogenannten „Atopien" – ein Begriff, der 1923 von Coca und Cook geprägt wurde und Krankheitszustände wie Ekzem, Asthma, Heufieber und Urtikaria umfasst. Diese Art der Allergie kann durch Einspritzung von IgE eines Kranken auf einen Gesunden übertragen werden. Im heutigen medizinischen Sprachgebrauch verwenden wir den Terminus „Atopie" auch für eine erbliche Disposition von allergischen Erkrankungen wie Asthma, Rhinitis, Konjunctivitis, Enteritis, Neurodermitis, Urtikaria sowie Allergien gegen Pollen, Kot von Hausstaubmilben, Tierhaare, Tierhautschuppen, Medikamente und Nahrungsmittel.

Zur Produktion von IgE wird das Antigen von einer APC-Zelle (Antigen Presenting Cell) den Thymus-Lymphocyten zur Kontrolle angeboten. Diese Zellen regen im positiven Falle mittels Weitergabe von Interleukin 4 in den Blutlymphozyten die Herstellung von Immunglobulin E an, das sich an die Oberfläche der Mastzellen anlagert. Ein erneuter Antigenkontakt löst über diese Oberflächenantigene eine Histaminausschüttung aus den Mastzellen aus. Das bedeutet, dass die Thymuslymphocyten als zentrale Kontrollstelle im Sinne des Schutzes vor Allergisierung arbeiten. Nach Thymektomie oder Thymusbestrahlung kommt es zu einer verstärkten IgE-Bildung (überschießende Allergiebereitschaft); die therapeutische Injektion von Thymocyten oder Thymushormonen stoppt diese überschießende IgE-Bildung. Dabei wird die Differenzierungsfähigkeit der Thymuslymphocyten weiter unterteilt: Die

T-Helferzellen regen die Bildung von IgE an; die T-Suppressorzellen unterdrücken die Synthese von IgE, regen jedoch die Blutlymphocyten über Interleukin 5 zur Bildung von IgA an, das zur Entwicklung von eosinophilen Leukocyten führt. Somit finden wir labormäßig bei Atopikern in der Regel eine Erniedrigung der T-Suppressor-Zellen mit Erhöhung des IgE.

Bei den Mastzellen unterscheiden wir die Bindegewebsmastzellen (Haut, Blutgefäße, intestinale Schleimhäute), die Mucosamastzellen (Lunge, Nebenhöhlen, intestinale Schleimhäute) und die basophilen Leukocyten (Blut). Sie alle wirken allergieauslösend über die Ausschüttung von Histamin, Serotonin, Tryptase etc. sowie schleimbildend über die Chymase.

Die genetische Veranlagung spielt eine wichtige Rolle: Sind Vater und Mutter Allergiker, reagiert das Kind zu 50 % allergisch, bei nur einem Elternanteil zu 30 %. Ein niedriger IgE-Spiegel wird dominant verebt, die allergische Reaktionsbereitschaft ist an das HLA (Human Leucocyte Antigen) gekoppelt. Grundsätzlich sind in der Anamnese bei Allergikern folgende Punkte abzuklären:

1. Seit wann, wie, wodurch, wonach entstand die Allergie
2. Ernährungseinflüsse, Verdauung (Milch, Eier, Zitrusfrüchte, Kiwi, Meeresfrüchte, Weizen, Nüsse, Zucker, Schweinefleisch)
3. Emotionale Belastungen, Lebensumstände, Stress
4. Familiäre, berufliche Belastungen
5. Impfungen, Medikamente (Aspirin!)
6. Zahnsituation (Amalgam, Gold, Palladium, Chrom-Cobalt-Molybdän, Wurzelbehandlungen)
7. Schadstoffbelastung (Wohnung, Hobby, Beruf)
8. Infekte, Operationen (Tonsillen, NNH, Appendix etc.)
9. Händigkeit (Linkshänder sind anfälliger)

Grundsätzlich sollte bei Allergikern außer den allergiespezifischen Laboruntersuchungen auch eine Untersuchung der Darmflora auf Parasiten, Dysbakterie und Pilze durchgeführt und eine entsprechende Mitbehandlung eingeleitet werden.

Allergie aus Sicht der TCM

Da dieses Krankheitsbild in den traditionellen Schriften nicht beschrieben wird, versucht die chinesische Medizin die Symptome nach den Regeln der Klassik zu deuten und hat daraus ein sehr effektives therapeutisches Vorgehen entwickelt.

Als Basis für die Entstehung einer Allergie findet man eine angeborene Schwäche der Niere (somit auch des Lenkergefäßes Du-mai, also des Hauptgefäßes, das die Nase versorgt) und des Abwehr-Qi-Systems der Lunge, denn die Nierenessenz ist ein wichtiger Katalysator bei der Qi-Synthese. Entsprechend sehen wir auf der Zunge des Patienten vermehrt Risse (Nieren-Yin-Mangel). Der wiederholte Befall der Oberfläche und des Lungenmeridians mit Wind-Kälte (klares Nasensekret) wandelt sich bei insuffizienter und unterdrückender Therapie (Nasentropfen, Sekrethemmer, Corticoide usw.) in eine Hitzesymptomatik (brennende Konjunctivae, gelbes Nasensekret). Wind-Kälte wird hier als Analogon mit Allergenen verstanden, so wie im Infektionsfalle Wind-Kälte als Analogon mit Viren und Bakterien zu sehen sind. Die nicht ausgeleitete und jetzt gewandelte Pathologie in der Oberfläche und den Leitbahnen führt dazu, dass bei einer erneuten Exposition von Wind-Kälte oder -Hitze (z. B. Pollenflug bei schönem Wetter) erneut die Symptome der Schleimhautentzündung an Augen, Nase, Rachen und Bronchien auftreten.

Therapiekonzept der TCM

Das bedeutet für die Therapie der akuten Beschwerden:

1. Ausleitung von Wind-Kälte aus dem Lungenmeridian, der Nase und dem Kopf: Bl 12, 13, Lu 7, Di 20, Yin Tang, LG 23, Gb 20
2. Bei zusätzlicher Wind-Hitze (gerötete, brennende Schleimhäute): Di 4, 11

In der beschwerdefreien Zeit führt man eine prophylaktische Therapie durch:

1. Stärkung des Abwehrsystems und der absenkenden Funktion der Lunge: Lu 7, Ni 6
2. Stärkung der Niere: Ni 3, Bl 23
3. Stärkung des Lenkergefäßes Du-mai: LG 4, KG 4, Dü 3, Bl 62, LG 12, 14
4. Ausleitung alter Windsymptomatik aus Kopf und Nase: Gb 20, LG 23, 24

Ein ganzjähriges allergisches Geschehen in Form von Rhinitis verstehen wir als tiefergreifende Schwäche der Lungen-, Nieren- und LG-Energetik. Hier brauchen wir die zusätzliche Stärkung der Mitte zum Energieaufbau: KG 12, Ma 36, MP 6, Lu 9.

Allergie aus Sicht der Homöopathie

Nach der Lehre Hahnemanns entstehen chronische Erkrankungen aus akuten Krankheiten, die wegen einer miasmatischen Schwäche nicht ganz ausheilen können. Darunter versteht man eine konstitutionelle Belastung (vererbt und/oder erworben) in der Reaktionsbereitschaft des Organismus mit entsprechender Neigung zu bestimmten Erkrankungsformen.

Das psorische Miasma

Bei Allergikern finden wir meist eine psorische Belastung, charakterisiert durch eine Unterversorgung des Gewebes und der Zellen mit entsprechenden Nährstoffen, also einen Zustand des Mangels, der Unterfunktion. Die Psora ist das häufigste Miasma, das die körperliche und seelische Reaktionsweise prägt. Die Patienten sind blass, schwächlich, haben wenig Körpermasse, phlegmatisches Temperament und sind kälteempfindlich. Es besteht eine lymphatische Diathese mit Nasenpolypen und Tonsillenhyperplasie. Psychisch fallen Minderwertigkeitsgefühle, Ängste und Pessimismus auf; die Patienten arbeiten hart, lassen sich dabei jedoch gerne führen, suchen Halt, sind langsam und bedächtig. Sie leiden an psoratypischen Erkrankungen wie trockenen, juckenden, schuppenden Hautausschlägen (Psoriasis), Trockenheit der Haut, Infektanfälligkeit, Allergien, Pollinosis, Pseudokrupp, Bronchitis und Asthma. Die Besserung der Hautprobleme nach Therapie mit Corticoidsalben oder systemischen Corticoiden führt häufig zum Etagenwechsel mit Manifestation der Allergie- und Asthmaproblematik. Die Ausscheidungen (Schweiß, Stuhl) sind sehr geruchsintensiv. Die Therapie dieser Grundkonstitution erfordert die Gabe von passenden Hochpotenzen in entsprechenden Zeitabständen, wobei häufig Calcium carbonicum, Sulphur, Natrium muriaticum, Lycopodium oder Silicea (jeweils als C1000 bis C10000) gegeben werden.

Das sykotische Miasma

Fast alle Menschen sind jedoch von einer Mischbelastung geprägt, wobei das sykotische Miasma bei den Allergikern ebenfalls eine wesentliche Rolle spielt. Erworben wird die Erkrankungsbereitschaft häufig auf dem Boden der Psora, indem der Körper versucht, den Mangel durch Überfunktion auszugleichen. Bedeutsam sind die Unterdrückungen von pathologischen Sekreten bei akuten Erkrankungen, Impfungen, Seruminjektionen und die operative Entfernung von Auswüchsen (Warzen, Fibrome, Tonsillen, NNH-Schleimhaut), die der Organismus als Entlastungsreaktion benutzt. Hierbei wird die sykotische Diathese angestoßen, die jedoch auch durch gonorrhoische Erkrankungen der Vorfahren vererbt oder durch gonorrhoische Erkrankungen des Patienten selbst erworben sein kann. Der sykotische Typ ist von kräftiger, fleischiger, adipöser Statur, lebhaft, extrovertiert-jovial, einfallsreich, er ist der Macher, der Angeber, der Chef. Er genießt seinen Erfolg und prahlt gerne mit dem Erreichten und seinem Geld, er strahlt Wärme und Aktivität aus, zeigt eine fettig-ölige Gesichtshaut und einen roten Kopf. Seine typischen Erkrankungen sind ebenfalls durch Übertreibung und Speicherung gekennzeichnet: exophytisch wachsende Hautanhangsgebilde wie Kondylome, Warzen, Fibrome, Diabetes, Gicht, Hyperlipidämie, Hypertonie, Arteriosklerose, Infarkt. Er neigt zu Rheuma und Gewebseinlagerungen, Gallen- und Nierensteinen, Übergewicht, Prostatahyperplasie. Gerne und reichlich werden Alkohol, Nikotin und Koffein konsumiert. In späteren Phasen wird der Patient reizbar. Er hat heftigere allergische Reaktionen, zeigt nässende Hautausschläge und gelblich gefärbtes aggressives Nasensekret. In der Analogie zur TCM zeigt sich dieser Typ als Nieren-Yin-Mangel mit Leber-Yang-Überschuss, der das Milz-Qi angreift (kombinierte Leere-Hitze von Niere und Herz und Fülle-Hitze der Leber). Hauptmittel zur konstitutionellen Therapie der Sykosis in Hochpotenzen sind Argentum nitricum, Medorrhinum (Nosode aus Gonokokkeneiter), Pulsatilla, Sepia, Staphisagria und Thuja.

Homöopunktur der allergischen Rhinitis

Im akuten Stadium haben sich Acid. formic., Allium cepa, Apis, Cardiospermum, Nux vomica und Sulfur sehr bewährt. Damit sind die akuten Reizsymptome der Konjunktivae und Nasenschleimhäute abgedeckt. Allium cepa D6 und Nux vomica D6 sollte der Patient zwischendurch immer wieder bei Bedarf oral einnehmen.

Zur Therapie im Intervall vor der Allergiesaison setzen wir zur Immunmodulation homöopathisch potenzierte Thymuspeptide (Hormone) ein: Glandula thymi bovi D6 (Thymorell®), die die Aktivität der Thymuslymphocyten, also das Zusammenspiel von T-Helferzellen und T-Suppressorzellen harmonisieren. Die Behandlung wird günstigerweise über 20 Tage mit täglich einer Injektion von Thymus D6 s. c. oder gezielt in Form der Homöopunktur an die Punkte KG 20 und LG 14 sowie 3E 5 und Gb 41 (Wind-Element-Punkt) im Wechsel durchgeführt. Empfindliche Patienten und Kinder können den Inhalt der Thymorell-Ampullen in einem Schluck Leitungswasser verdünnt trinken. Daneben wird die unspezifische homöopathische „Desensibilisierung" mit einer Kombination aus Apis D6, Acidum fomicicum D6, Thryallis glauca (Galphimia) D6 und Cardiospermum D6 (Desarell®) eingesetzt an den Punkten Bl 13, Di 4, Bl 40.

Desarell®:

1. Apis mellifica: schmerzhafte, berührungsempfindliche, blasse Schwellung, Tränensäcke; besser durch Kühlung, schlechter durch Wärme; antipsorisch, antisykotisch
2. Acidum formicicum: allgemeines Umstimmungsmittel bei Schwäche, Leistungsmangel, Rheuma; Verschlechterung durch Kälte und Nässe
3. Thryallis glauca (Galphimia): antiallergische, juckreizstillende Wirkung besonders für die Augen
4. Cardiospermum halicacabum: antiallergische, juckreizstillende, antiekzematöse Wirkung

Die Kur mit dieser Kombination kann in Form von Tropfeneinnahme, subcutanen Injektionen, Injektionen mit Eigenblut, Injektionen mit potenziertem Eigenblut sowie in Form von Homöopunktur, eventuell unter Zugabe von Eigenblut oder potenziertem Eigenblut (C3 bis C9) erfolgen.

In der Regel wird 1–2×/Woche 1 Amp. Desarell® appliziert. Systemische Reaktionen in Form von Hautreizungen, Schwellungen an der Stichstelle, Müdigkeit und Temperaturerhöhungen sind möglich und sollen vor der nächsten Anwendung abgeklungen sein. An den injektionsfreien Tagen ist die zusätzliche Einnahme von 3×10–20 Tropfen Desarell® möglich.

Die Mischung mit Eigenblut wird 1×/Woche eingesetzt, wobei die zu einer Ampulle Desarell® (2 ml) zugefügte Blutmenge jeweils gesteigert wird: 0,2 ml – 0,5 ml – 1,0 ml – 1,5 ml – 2,0 ml – 2,5 ml – 3,0 ml. Als Reaktionen haben wir eine Erstverschlechterung mit kurzzeitiger Verstärkung der allergischen Symptome (nicht therapiebedürftig), Müdigkeit und Temperaturerhöhungen beobachtet. In diesen Fällen sollte die Eigenblutmenge langsamer oder für 1–2 Injektionen gar nicht gesteigert, gelegentlich auch vorübergehend reduziert werden.

Selbstherstellung des potenzierten Eigenblutes

1. In einer 10-ml-Spritze ca. 1 ml Venenblut entnehmen und ausspritzen, sodass nur noch 1 Tropfen im Spritzenansatz (Konus) bleibt

2. Aus einer 10-ml-Ampulle physiologische Kochsalzlösung pro injectione 5 ml (ca. 100 Tropfen) dazu aufziehen (wegen der Kontaminationsgefahr keine Stechampulle verwenden!)
3. Luft bis zur Markierung 10 ml dazuziehen und den Inhalt 10× kräftig verschütteln
4. Den Inhalt ausspritzen; im Spritzenkonus bleibt 1 Tropfen Eigenblut C1
5. Procedere wiederholen; ergibt C2, C3 usw.
6. Den Tropfen ab C3 oder C5 mit Desarell zur Injektion oder Homöopunktur mischen. Meist werden die Potenzierungen C3, 5, 7, 9 und 12 eingesetzt (steigern).

Bei ganzjähriger allergischer Rhinitis mit der tieferen energetischen Schwäche von Lunge und Niere ist die zusätzliche Stärkung der Mitte mit Taraxacum, Nux vomica oder Okoubaka an den Punkten KG 12, Ma 36 und Lu 9 erforderlich.

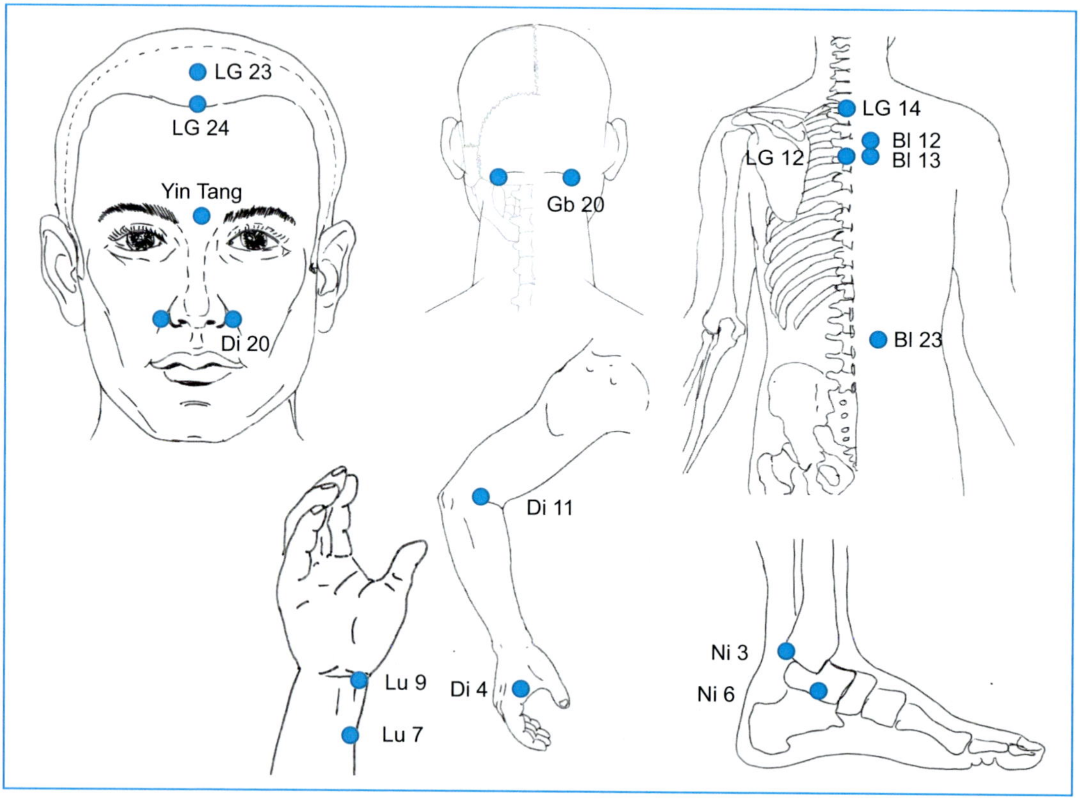

Abb. 38: Homöopunktur der allergischen Rhinitis und allergischen Diathese

5

Allergisches Asthma bronchiale (extrinsic)

(Siehe auch: *Allergische Diathese und Rhinitis*)

Wir unterscheiden ein exogen-allergisches Extrinsic-Asthma IgE, ausgelöst als Sofort-Reaktion auf Hausstaubmilben (Kot), Pollen, Mehlstaub, Nahrungsmittel (Nüsse), Tierhaare, von dem meist Kinder und Jugendliche betroffen sind, von einem nicht-allergischen Intrinsic-Asthma durch Atemwegsinfektionen, emotionale Belastungen, Anstrengung, Stress oder Inhalation aggressiver Substanzen, von dem meist Erwachsene ab dem 45. Lebensjahr betroffen sind. Die Mischformen machen ca. 80 % aus.

Die Pathologie besteht in Bronchospasmus (verlängertes Exspirium), Ödem der Bronchialschleimhaut (Obstruktion), vermehrter Schleimsekretion (Obstruktion) und führt zu Symptomen wie exspiratorischer Atemnot (Stridor), Husten, Tachykardie, Angst, Unruhe und Aufsetzen mit vornübergeneigtem Oberkörper.
Für die Anamnese sind besonders folgende Fragen abzuklären:
1. Auslösende Situationen? Stress, kalte Luft, Aufregungen, bestimmte Personen („kann nicht die gleiche Luft atmen"), Tabakrauch?
2. Wohnungssituation? Feucht, Schimmelsporen, Teppichböden, Federbetten, Haustiere (Meerschweinchenhaare, Katzenspeichel)?
3. Berufliche Exposition? Staub, Mehl, Kälte, Nässe, Lösungsmittel, Dämpfe, Rauch?
4. Familiäre Disposition?
5. Medikamente? ASS, β-Blocker, NSAR (Diclofenac)?
6. Vorausgegangene Erkrankungen und Therapien? Atemwegsinfekte und Therapien? Hautausschläge mit Cortisontherapie? Impfungen? Operationen der NNH, Appendix, gynäkologisch, Nabel (Laparoskopie)? Zahnbehandlungen (Amalgam, Palladium, Wurzelbehandlungen)?

Allergisches Asthma aus Sicht der TCM

Es besteht eine ererbte, konstitutionelle Schwäche des Abwehr-Qi der Lunge und der Nieren-Essenz (Yin). Während der Schwangerschaft kann eine Schädigung der Energetik der Mutter durch Schock, Alkohol oder Nikotin ebenso wie die Einnahme von Medikamenten (β-Blocker) zur IgE-Erhöhung führen. Das Legen von Amalgamfüllungen während der Gravidität bedeutet ein erhöhtes Allergisierungsrisiko. Erkrankungen und emotionale Belastungen der Mutter während der Schwangerschaft können zu „toxischer Hitze im Uterus" und somit zur vorgeburtlichen Schädigung der Nieren-Essenz (Yin) des Säuglings führen, die sich auf seiner Haut als Juckreiz, Schmerz und Ekzem zeigt (Wind-Hitze, Psora oder Nässe-Hitze, Sykosis).

Ein verzögerter Geburtsverlauf mit Asphyxie mindert die Lungen- und Nierenenergetik des Kindes; die vorzeitige Abnabelung führt zum Verlust des IgE-Gegenspielers IgG. Im Säuglingsalter erhöhen Impfungen (besonders Pertussis) das IgE ebenso wie die Ernährung der stillenden Mutter mit Kuhmilch, Eiern und Fisch.

Häufig geht der Asthmaentstehung ein atopisches Ekzem voraus. Der Bezug der Lunge zur Haut besteht in der Regulation des Abwehr-Qi, der Flüssigkeiten (Wasserwege) und der Poren. Die Beziehung Niere – Haut ist zuständig für den Gesamtzustand der Haut, ihren Glanz, ihre Ernährung (Psora, Hautveränderungen im Alter wie Pergamenthaut der Greise). Die Körperseele „po" der Lunge ist ein Aspekt der Nierenessenz; über sie werden Gefühle und Empfindungen nach außen auf die Haut getragen (Mimik, Neurodermitis).

Die ursprüngliche Quelle des gesamten Abwehr-Qi ist das Yang der Niere. Über den Blasenmeridian und das Lenkergefäß Du-mai fließt das Nieren-Yang über den Rücken zum Brustkorb und zur Lunge, wogegen auf der Bauchseite das Konzeptionsgefäß Ren-mai den Yin-Aspekt zum Thorax und zur Lunge leitet. Die Niere beherrscht das Mark (Gehirn und Rückenmark) und das Knochenmark, wo aus Knochenmarksstammzellen die Blutlymphocyten, die Vorläufer für die Thymus-Lymphocyten, die Mastzellen und Granulocyten gebildet werden. Somit wird über die Energetik der Niere auch das Immunsystem wesentlich gesteuert.
Aufgrund einer konstitutionellen Abwehrschwäche des Lungen- und Nieren-Qi kann sich Wind in den Bronchialschleimhäuten festsetzen (Inhalation der Allergene und Stäube) und dort verbleiben. Ein erneuter Windbefall (Inhalation der Allergene) löst dann den Bronchospasmus aus.

Therapiekonzept der TCM

Im Anfall:

1. Windausleitung, Beruhigung der Bronchospastik: Gb 20, Bl 12, Di 4, LG 23, Ding Chuan (0,5 Cun lateral des 7. HWD), Lu 6 (Xi), 7, 11, KG 17, 22
2. Beruhigung des Geistes: H 7, KG 15, Yin Tang, LG 24

Im Intervall:

1. Stärkung des Abwehr-Qi von Lunge und Niere: Lu 9, Bl 13, 23, 52, KG 4, Ni 3, 6, 16
2. Das Lungen-Qi bewegen: Ni 27, Lu 5, 7, Bl 13, KG 17
3. Das Qi nähren: Ma 36, KG 12, MP 6, Bl 20, 21
4. Den Schleim ausleiten: Ma 40

Asthma-Entstehung aus Sicht der Homöopathie

1. Psorische miasmatische Belastung: Situation der zellulären Mangelversorgung und zusätzliche unterdrückende Therapien von Hautausschlägen mit Cortison
2. Sykotische miasmatische Belastung: durch Impfungen, Unterdrückung von pathologischen Sekretionen (Entlastungsreaktionen des Organismus) bei vorausgegangenen Infekten der oberen Luftwege sowie operativer Entfernung von Sekretionsherden (Tonsillen, Appendix, NNH-Schleimhäuten), Entfernung von Warzen, Fibromen etc.
3. Syphilitische miasmatische Belastung: gefördert durch Amalgam-Zahnfüllungen, besonders bei zusätzlich vorhandenen Goldkronen (Elektrolyse von Quecksilber aus den Füllungen)

Homöopathische Mittel

Da beim Asthma sehr viele individuelle und konstitutionelle Faktoren eine Rolle spielen, ist die Bandbreite der Mittel ebenso groß wie die Vielfältigkeit der Symptomatik.

1. Arsenicum album (3): Todesangst, Unruhe, kalter Schweiß, „Brennen"
2. Bryonia (3): trockener Husten, schmerzhafte Atmung, Ruhe bessert, Ärger verschlechtert
3. Causticum (3): krampfhafter, hohler Husten mit Harninkontinenz, Sputum löst sich nicht, Trinken von kaltem Wasser bessert
4. Cuprum (3): nach unterdrückten Ausschlägen; Krampfhusten
5. Dulcamara (2): nach Durchnässung und Kälte, Nesselsucht, wohnt in feuchten Räumen
6. Ferrum (3): Heiserkeit, trockener Husten nach dem Niederlegen, Auswurf mit Blutstreifen, Engegefühl im Thorax, Harninkontinenz
7. Grindelia (2): zäher Schleim, Atemnot, Husten
8. Hepar sulfuris (3): trockener Husten bis zum Erbrechen, durch Kälte ausgelöst, Kitzelhusten
9. Ipecacuanha (3): trockener, erstickender Huste bis zum Erbrechen mit viel Schleimrasseln und Blutstreifen im Sputum
10. Kalium carbonicum (3): Trockenheit und Krusten in der Nase; Husten mit stechenden Schmerzen, schlimmer zwischen 3 und 5 Uhr, in kalter Luft
11. Lachesis (3): Kitzelhusten, Erstickungsgefühl, verträgt keinen Druck am Hals (Engegefühl)
12. Lycopodium (3): starkes Schleimrasseln, grüner Auswurf, nachts
13. Natrium sulphuricum (3): bei nasskaltem Wetter, trockener Husten, wenig Schleim
14. Nux vomica (2): nachts verstopfte Nase; reizbar, gestresst; Alkohol-, Nikotin-, Koffeinabusus
15. Phosphorus (3): hohler, trockener Kitzelhusten bei Kälte, Essen und Sprechen; Blutstreifen
16. Pulsatilla (3): blond; feminin; Kinder; nach Erkältungen; dicker, gelber Schleim; Inkontinenz
17. Rhus toxicodendron (2): Hautausschläge, Urticaria, ruhelos, Kälte verschlimmert
18. Sanguinaria (2): Alkoholabusus, nach Keuchhusten und Masern, blutiger Auswurf, stechende Schmerzen, nachts

19. Silicea (3): Kältegefühl, zugluftempfindlich, Schweiße, Kitzelhusten (Haargefühl im Kehlkopf), Schleimrasseln
20. Sulphur (3): würgender Husten, dicker Schleim, nach Baden im kalten Wasser, Rötung um die Körperöffnungen, Jucken, Hautausschläge
21. Thuja (2): nach Impfungen, dicker, grüner Schleim, Stiche in der Brust, Kratzen im Hals; Warzen
22. Veratrum album (3): Husten beim Betreten eines warmen Zimmers; Inkontinenz; Schwindel

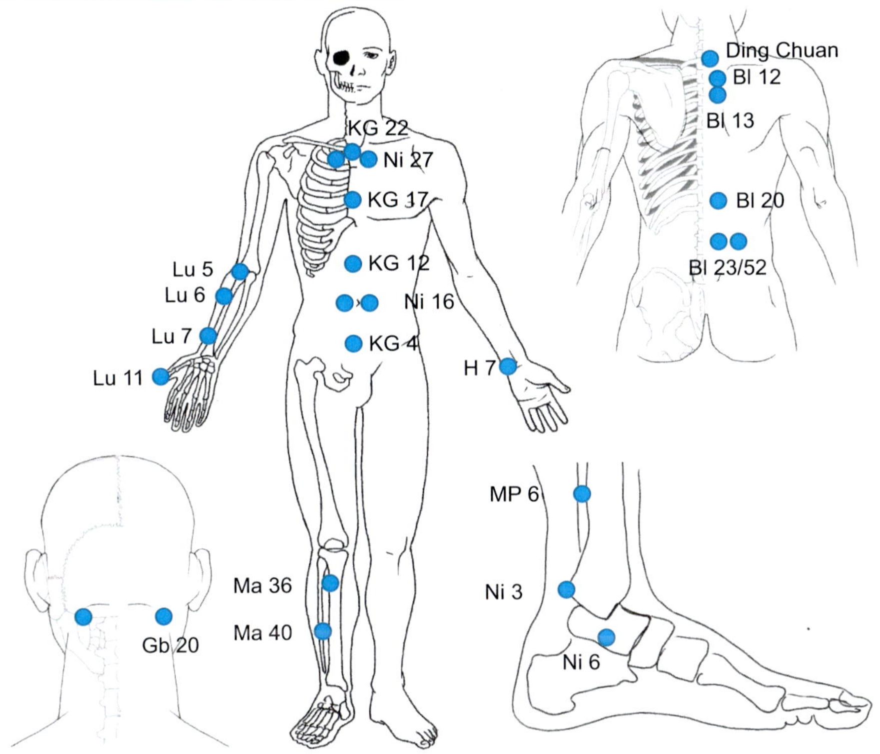

Abb. 39: Homöopunktur bei Extrinsic-Asthma

Apoplexie (Schlaganfall)

In 90 % ist für die cerebrale Minderdurchblutung ein thrombotischer Gefäßverschluss durch arteriosklerotische Auflagerungen oder ein embolisches Ereignis (absolute Arrhythmie) verantwortlich, nur in 10 % eine cerebrale Blutung durch Gefäßruptur. Es entstehen plötzliche kontralaterale Lähmungen, Sprachstörungen, Sehstörungen bis hin zum Bewusstseinsverlust. Eine sofortige Krankenhauseinweisung (Stroke Unit) ist unerlässlich und sollte auch bei einer passageren Symptomatik erfolgen (TIA, transiente ischämische Attacke). Die Möglichkeiten der Homöopunktur liegen in der Früherkennung eines gefährdeten Patienten sowie der vorsorglichen Therapie, der Leistung erster Hilfe beim akuten Ereignis, der begleitenden Behandlung und der Rehabilitation.

Apoplexie aus Sicht der TCM

Die chinesische Medizin nennt das Ereignis „Windschlag", wodurch das plötzliche und unerwartet stürmische Auftreten der Symptomatik beschrieben wird. Der Begriff „Wind" beinhaltet auch einen schnellen Wechsel der Symptome sowie Lähmungen und Krämpfe und weist auf die Wandlungsphase Frühling-Holz-Wind-Leber hin. Der „Windschlag" wird ausgelöst durch inneren Wind, den das aufsteigende Leber-Yang oder Leber-Feuer verursacht.

Vorausgegangen sind beim Kranken Überarbeitung unter Stress mit mangelnden Ruhephasen und emotionaler Belastung wie Ärger, Wut, Zorn und Hass (Leber-Yang), dazu übermäßige sexuelle Aktivität, wodurch das Nieren-Yin von der überhitzten Leber verbraucht wird und somit das aufsteigende Leber-Yang nicht mehr kühlen kann. Die aufsteigende Yang-Hitze der Leber zieht im Körper wie in einem Kamin bildlich inneren Wind hoch, der dann die Symptomatik des Schlaganfalls auslöst.

Eine erhitzte Leber greift zusätzlich Milz und Magen an, stört also die Verarbeitung der Feuchtigkeit und lässt daraus Schleim- und Fettablagerung (Adipositas) entstehen. Dieser Prozess wird durch die hektische Lebensweise mit unregelmäßiger, fettreicher, milchproduktreicher und kalter Ernährung beschleunigt. Schleim im apoplektischen Ereignis bedeutet Taubheitsgefühl, Bewusstseinstrübung, verwaschene Sprache (Aphasie) sowie einen klebrigen Zungenbelag. Schleim und Schleimfeuer wirken sich somit stark im Funktionskreis Herz-Geist aus. Als Vorwarnzeichen sehen wir beim Patienten eine rote Zunge mit multiplen Rissbildungen (Nieren-Yin-Mangel), seitlich geröteten Zungenrändern (Leber-Yang-Hitze) mit Rissen und Zahneindrücken (Milz-Qi-Schwäche); die Zunge ist steif und zittrig. Auf seinem Weg nach oben verursacht das Leber-Yang zunächst Oberbauchbeschwerden, Völlegefühl, Blähneigung und konstant weiche, ungeformte Stühle (Milz-Qi-Schwäche), später ein Engegefühl im Thorax (pektanginöse Beklemmung) und im Hals („Pflaumenkerngefühl", „Globus hystericus"). Dabei entwickelt sich häufig schon ein Hypertonus, das Gesicht rötet sich, ebenso die Augen, es treten Kopfschmerzen (typisch pochend auf dem Schädeldach) und Schwindel auf. Dieses Bild spiegelt das „metabolische Syndrom" wider.

Die Nieren-Yin-Schwäche äußert sich u. a. durch eine mangelnde Stimulation der Blutbildung im Knochenmark. Der resultierende „Blutmangel" (nicht unbedingt gleichzusetzen mit unserem Begriff Anämie!) bedingt über eine Stagnation des Blutes in den Extremitäten Steifheit und Schmerzen (das Blut stagniert, weil die Fülle des Blutes als treibende Kraft fehlt).

Im akuten Ereignis unterscheidet die chinesische Medizin eine schwere Verlaufsform mit Bewusstseinsverlust, Koma und Aphasie (Befall der inneren Organe und der Leitbahnen) von einer leichten Verlaufsform mit Hemiplegie, Facialisparese, Parästhesien und eventuell verwaschener Sprache (Befall der Leitbahnen) ohne Bewusstseinstrübung. Beim Befall der inneren Organe zeigen Krämpfe, erhöhte Muskelspannung, Rötung des Gesichts, Obstipation und Harnretention als Yang-Zustand einen Yin-Kollaps an, schlaffe, kalte Extremitäten, Schweißneigung, schlaffer Unterkiefer, Stuhl- und Harninkontinenz einen Yin-Zustand mit Yang-Kollaps.

Therapiekonzept der TCM

Vorsorgliche Therapiemaßnahmen

(siehe auch *Metabolisches Syndrom*)

1. Nieren-Yin stärken: Lu 7, Ni 6, Bl 23, Ni 3 (Solidago, Berberis)
2. Leber-Yang sedieren: L 2, Le 3, Gb 20, Blutdruck senken Di 4 (Taraxacum, Nux-vomica, Sulphur)
3. Milz-Qi stärken: MP 4, MP 6, Ma 36 (Eichhornia)
4. Herz-Yin stärken: He 7, KS 6, den Geist beruhigen LG 20 (Crataegus)

Therapie beim akuten Apoplex mit Bewusstseinstrübung und Aphasie

(in jedem Falle umgehend klinische Therapie einleiten)

1. Das Bewusstsein wiederherstellen (Wind ausleiten): LG 26, GB 20, LG 16 (Arnika)
2. Den Blutdruck ausgleichen (Hitze ausleiten): Di 4, Ni 1, Di 11, Ma 36, Le 3, Ni 3 (Arnika, Belladonna, Aconitum)
3. Aphasie: KG 23, He 5, Ni 6 (Hyoscyamus)
4. Spasmen: Dü 3, Bl 62 (Cuprum)
5. Schleim: Ma 40 (Eichhornia)
6. Bei Yang-Kollaps (schlaffer, kaltschweißiger Typ): Bl 23, LG 3, KS 6, KG 4 und 6 (Veratrum album, Tabacum)

Therapie beim Apoplex ohne Bewusstseinsstörung und ohne Aphasie
Auch hier ist eine sofortige klinische Einweisung nötig. Die schwere Verlaufsform wird im günstigen Fall nach dem Wiedererlangen des Bewusstseins und der Sprache in diese Form mit Beteiligung der Leitbahnen übergehen. Hier ist die Homöopunktur als sehr effektive Methode unbedingt frühestmöglich einzusetzen, da die Erfolgsaussichten für die Rückbildung von Lähmungen nach 6 Monaten signifikant abnehmen.

Lähmungen stellen eine Obstruktion der Meridiane durch Wind und Schleim dar, Steifheit der Gelenke und Muskelkontrakturen eine Blut-Stagnation auf dem Boden eines Qi- und Blutmangels. Die Behandlung wird auf der Seite der Parese besonders auf den Yang-Meridianen (Aktivität, Bewegung, Schleimabbau) durchgeführt, eventuell kombiniert auch auf der gesunden Seite. Bei länger bestehenden Paresen und Steifheit der Gelenke sind ebenfalls die Yin-Meridiane therapiebedürftig.
1. Arm: Di 4, 10, 11, 15, 3E 3, 5, 14, Dü 3, KS 6, He 3
2. Bein: Gb 30, 31, 34, 39, 40, 41, Bl 23, 40, 60, 62, Ma 31, 36, 41, MP 6, 9
3. Pro Sitzung therapiert man ca. 3–4 Punkte im Wechsel zweimal täglich, später 1–2×/Woche.
4. Therapie der Hypertonie (Blutdrucksenkung als Prophylaxe wichtig): Le 3, Di 4, Ni 3, Ma 9, 36, KS 6, MP 6

Therapie der zentralen Facialisparese
Im Gegensatz zur peripheren Facialisparese kann hier die Stirn auf der kranken Seite gerunzelt werden, betroffen sind nur Augenlid und Mund. Die Behandlung der peripheren Facialisparese ist in der chinesischen Medizin identisch:
1. Windausleitung aus dem Gesicht: Di 4, Le 3, 3E 5, Gb 20 (Fernpunkte, Causticum)
2. Lokale Punkte: Gb 1, 14, Bl 2, Ma 2, 4, 6, 7, Di 20, Dü 18, KG 24, 26, 3E 17, 23 (Causticum)
3. Tendinomuskuläre Meridianverläufe über Ting-Punkte: Di 1, Ma 45, Dü 1, Bl 67, Gb 44

Nach meinen Erfahrungen sind die Fernpunkte weitaus wirkungsvoller als die lokalen Punkte.

Therapie zur Mobilisation der Gelenke
1. Übergeordnet: Gb 34, 41 (Bryonia, Berberis, Rhus tox. auch für die lokalen Punkte)
2. Schultergelenk: Di 15, 3E 14, Dü 9, Gb 30, Bl 40, Ma 31
3. Ellbogengelenk: Di 11, 3E 10, Dü 8, Lu 5, KS 3
4. Fingergelenke: Di 3, Dü 3, KS 6, Ba-Xie
5. Hüftgelenk: MP 12, Gb 30, Ma 31
6. Kniegelenk: Le 8, Ma 35, MP 9, Bl 40, Gb 34
7. Zehengelenke: Ma 41, MP 5, Ni 3, Ba-feng

Der Schlaganfall aus Sicht der Homöopathie
Die homöopathische Literatur befasst sich sehr wenig mit diesem Problem, weshalb ich auf eigene Beobachtungen und Erfahrungen zurückgreifen muss. In den Repertorien wird bei Apoplexie insbesondere die Wirkung von Acon., Bell., Bry., Glon. und Lach. (3) hervorgehoben, gefolgt von Arn., Nux-vom.

und Phos. (2). Mir hat sich Arnika (C30) als Akutmittel zur Injektion in die Akutpunkte Gb 20, Di 4, LG 26 und He 5 bewährt. Der führende Punkt ist Gb 20 zur Injektion; vor dem Abtransport in die Klinik scheint dies die Prognose des Patienten sehr positiv zu beeinflussen und die Wiederholung im Abstand von 4–6 Stunden in den ersten Tagen scheint sinnvoll. Acon. und Bell. (ebenfalls mindestens C30) sind bei entsprechender Symptomatik (hochroter Kopf Arn. und Bell.; blasses Gesicht Arn. und Acon.) gut kombinierbar.

Zur Therapie der Lähmungen werden in den Repertorien besonders Phos. (3), Caust. und Cupr. (2) sowie Arn. und Sulph. (1) beschrieben. Hier hat sich eine Zweier- oder Dreierkombination aus Arn., Bry., Caust., Rhus-tox. und Sulph. im Wechsel bewährt. Im Therapiekonzept sollte die Anwendung der Homöopathika auf die Ba-Xie- bzw. Ba-feng-Punkte immer wieder beachtet werden, ebenso wie die Kombinationsmöglichkeit von Akupunktur und Homöopunktur in einer Sitzung (Ting-Punkte der tendinomuskulären Meridiane).

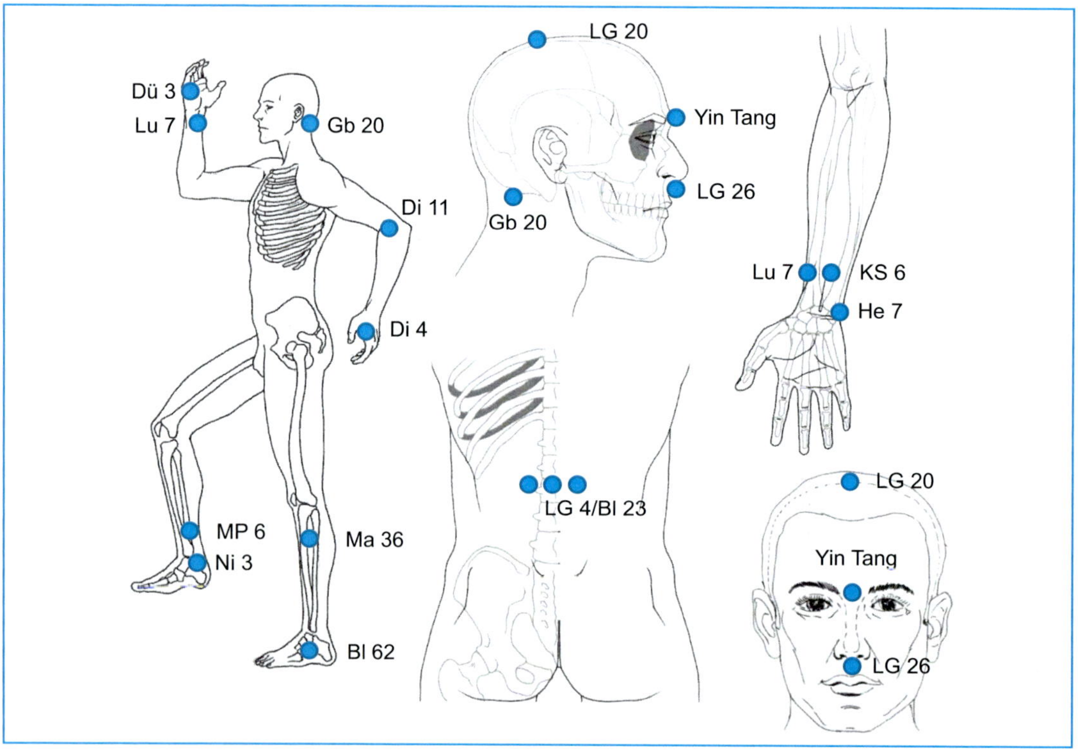

Abb. 40: Homöopunktur bei Apoplexie

Arthritis allgemein

siehe *Schmerzhafte Erkrankungen des Bewegungsapparats* (Seite 229)

Arthrose allgemein

siehe *Schmerzhafte Erkrankungen des Bewegungsapparats* (Seite 229)

Asthma (nichtallergisch, Intrinsic-Asthma)

(Siehe auch: *Allergische Diathese und Rhinitis* und *Allergisches Asthma bronchiale*)

Im Gegensatz zum allergischen Extrinsic-Asthma ist das nichtallergische Intrinsic-Asthma eine erworbene Schwäche des Abwehr-Qi der Lunge und Niere durch Überarbeitung, Alter, sexuelle Überaktivität und emotionale Belastungen. Dazu kommt eine Milz-Qi-Schwäche durch Ernährungsfehler und chronischen Kummer, Sorgen, Partnerschaftsprobleme und Lernen, die Mitbeteiligung der Leber durch chronischen Stress und Ärger, Frust, Hass und Neid.

Der weitere Pathomechanismus läuft ähnlich ab wie beim allergischen Asthma: Durch den Mangel an Abwehr-Qi kann sich Wind in den Bronchien festsetzen (Allergene), wobei hier noch der innere Wind durch das Leber-Yang zum Tragen kommt. Die erneute Wind-Exposition von außen oder innen (Aufregung) löst den Asthmaanfall aus. Dazu genügen häufig das Denken an bestimmte Probleme und Personen, mentale Bilder, Gedanken und Vorstellungen.

Für die Therapie bedeutet dies, dass wir neben den Punkten für das Extrinsic-Asthma hier noch die Milz und die Leber stärken müssen. Das aufsteigende Leber-Yang oder Leberfeuer verletzt die Lunge (Beklemmungsgefühl, Engegefühl im Thorax) und blockiert den Abstieg des Lungen-Qi zur Niere; das Lungen-Yin wird ausgetrocknet. Somit ist der Husten meist trocken, mit wenig Auswurf.

Therapiekonzept der TCM bei Intrinsic-Asthma
(zusätzlich zur Therapie wie beim allergischen Asthma)

1. Die Mitte (Milz und Magen) stärken, das Qi stärken: KG 6, 12, Ma 36, MP 4, 6, Bl 20, 21, KS 6, Lu 7
2. Das Leber-Yang oder Leberfeuer sedieren: Le 2, 3, 5, 14, Bl 18

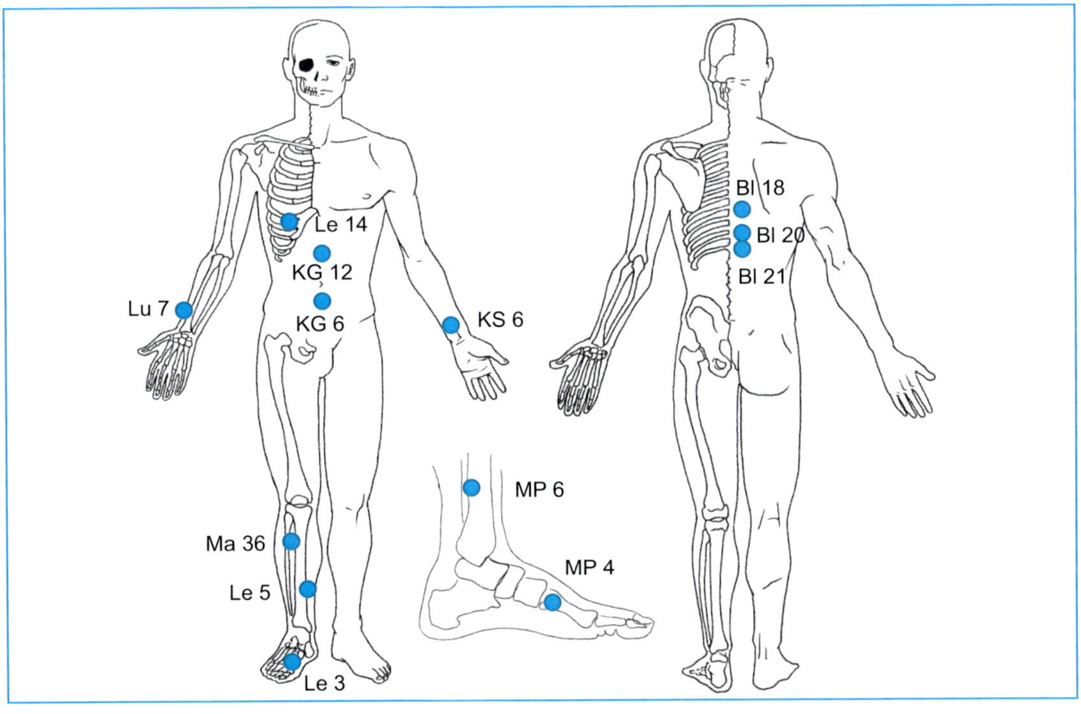

Abb. 41: Homöopunktur bei Intrinsic-Asthma

5

Therapiekonzept aus Sicht der Homöopathie

Hier können wir die gleichen Mittel verwenden wie schon im Kapitel *Allergisches Asthma bronchiale* erwähnt; die zusätzlichen Gesichtspunkte der TCM (Stärkung der Mitte) werden homöopathisch aber besonders durch Mittel wie Taraxacum, Nux vomica, Okoubaka, Sulphur und Solidago angesprochen.

Beckenbodeninsuffizienz

(Siehe auch: *Harninkontinenz*)
Der Beckenboden, das Diaphragma pelvis, wird vom Musculus levator ani beidseits sowie dem Musculus coccygeus als Abschluss des kleinen Beckens gebildet. Eine zusätzliche bindegewebige Verstärkung bewirken die Fascia superior und inferior diaphragmatis pelvis. Beckenbodeninsuffizienz geht mit einer Schließmuskelinsuffizienz des Anus und der Blase sowie einer Prolapsneigung von Darm und Uterus einher. Häufige Problematik nach Schwangerschaften später mit zunehmendem Alter.

Beckenbodeninsuffizienz aus Sicht der TCM

Die Nierenenergetik kontrolliert die unteren Yin (Anus und Urethra). Mit zunehmendem Alter und besonders nach Geburten (Yin-Verlust) tritt mit einer Kontrollschwäche der Niere eine Funktionsschwäche des Blasenmeridians auf; es kommt zu unwillkürlichen Abgängen von Urin und Kot beim Lachen, Husten und schwerem Heben. Der Bindegewebsanteil des Beckenbodens wird von der Milz gestärkt, die allgemeine Energie für die Haltefunktion (Qi) wird in einer Zusammenarbeit von Milz (Nahrungsenergie), Lunge (Atmungsenergie) und Niere (Erbenergie) synthetisiert und in Bezug auf den Beckenboden besonders über die Zentralachse (Punkt LG 20) gesteuert.

Therapiekonzept der TCM

1. Energie der Niere und Blase stärken: Ni 3, 7, Bl 23, Ni 6, KG 3, 4, LG 4
2. Energie der Milz stärken: MP 6, KG 12, Ma 36, Bl 20
3. Energie der Lunge stärken: Lu 7, KG 17, Bl 13
4. Die Zentralachse aktivieren: LG 20
5. Das Gürtelgefäß aktivieren: 3E 5, Gb 41

Beckenbodeninsuffizienz aus Sicht der Homöopathie

Hier müssen wir von den dominierenden Symptomen (Harninkontinenz, Stuhlinkontinenz, Bearing-down-Gefühl, Prolapsneigung) ausgehend das passende personotrope Mittel suchen. Bei der Inkontinenzproblematik sind Causticum, Natrium muriaticum, Nux vomica, Pulsatilla und Sepia führend, bei Prolaps der Beckenorgane Calcium carbonicum, Natrium muriaticum, Pulsatilla, Rhus toxicodendron und Sepia.
Eine weitere Möglichkeit wäre die organotrope Therapie nach TCM-Gesichtspunkten: Solidago, Populus (Stärkung von Niere und Blase), Nux vomica, Eichhornia und Taraxacum (Stärkung der Milz), Grindelia und Silicea (Stärkung der Lunge).

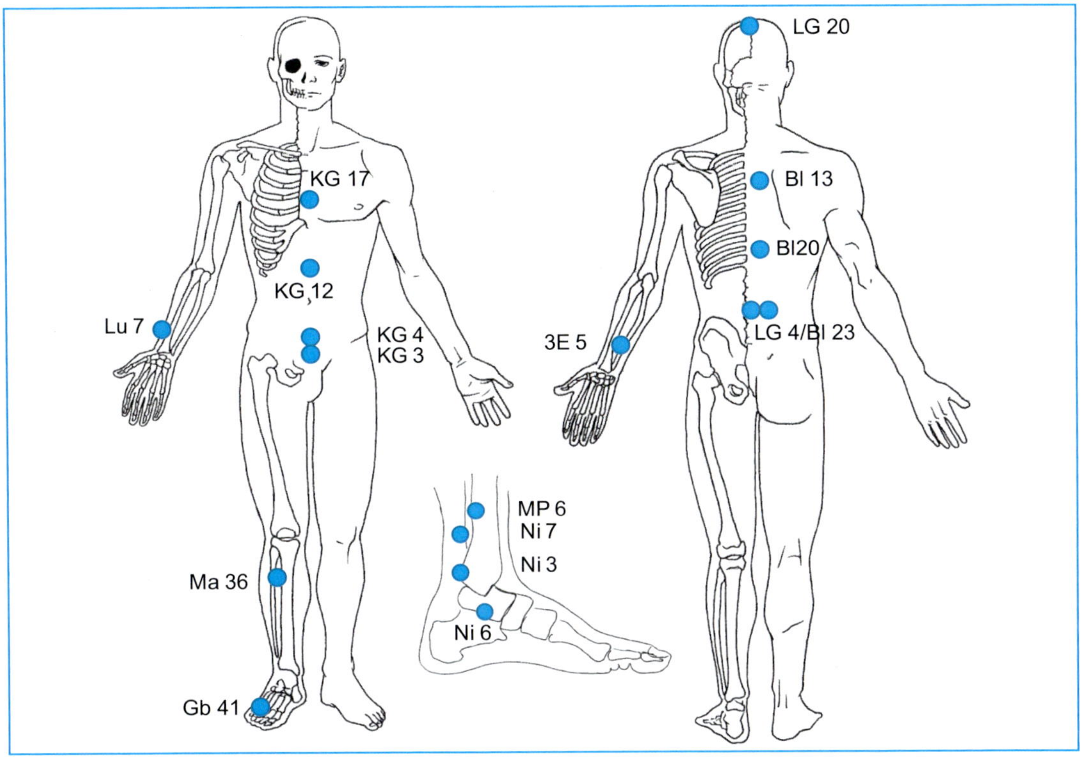

Abb. 42: Homöopunktur der Beckenbodeninsuffizienz

Bettnässen (Enuresis)

Bei Kindern liegt meist kein organischer Befund zugrunde (Ausschlussuntersuchung notwendig); es handelt sich um eine emotionale Überforderungssituation mit Angstsymptomatik.

Bettnässen aus Sicht der TCM

Die unteren Körperöffnungen (Blase und Darm) hängen von der Energetik des Nieren-Yin ab, das seinerseits die Basis für die Funktionsfähigkeit des Yang-Partners Blase liefert. Die emotionale Belastung, die die Niere belastet, ist die Angst; andererseits führt eine geschwächte Nierenenergetik zu erhöhter Angstbereitschaft. Die energetische Vernetzung der Niere mit der Lunge als „Mutter" im fördernden Kreislauf und dem Herzen in Opposition („Enkel", Achse Feuer – Wasser) lässt Traurigkeit und Freudlosigkeit mit in die Pathologie einfließen. Angst führt zum Absinken des Qi. Wir beobachten zwei Grundmuster:

1. Den Nieren-Yang-Mangel auf dem Boden von Nieren-Yin-Mangel
2. Leber-Feuer

5

Enuresis bei Nieren-Yang-Mangel

Eine konstitutionelle Schwäche der Nierenenergetik oder Schwächung durch prä- bzw. perinatale Schockerlebnisse führen zu einer Unterversorgung der Blase mit Qi. Eine zusätzliche Lateralitätsinstabilität (ein Elternanteil als Linkshänder) verstärkt die Problematik. Bei Kindern ist die Enuresis häufig das einzige Symptom einer Nieren-Yin- und -Yang-Schwäche. Weitere mögliche Zeichen sind: verzögerte geistige Reifung, schlechte Zahnentwicklung, Störungen des Knochenwachstums und eventuell Missbildungen. Der Yang-Mangel prägt das Verhalten des Kindes: Diese Kinder sind ruhig, scheu und ängstlich.

Theapiekonzept der TCM zu Enuresis bei Nieren-Yang-Mangel

1. Das Nieren-Yin stärken: Ni 3, Bl 23, KG 4
2. Das Nieren-Yang stärken: Ni 7, LG 4
3. Den Geist beruhigen: He 7, LG 20 (hebt auch das Qi der Organe auf der Medianachse und stärkt somit die Blase, fördert die Lateralitätsstabilität)
4. Die Energetik von Lunge und Niere harmonisieren: Lu 7, Ni 6 (Traurigkeit, Angst, gegenseitige Ergänzung bei der Qi-Synthese)
5. Die Blasenfunktion stärken: Bl 28, 32 (Höhe Bl 28, jedoch 0,5 Cun lateral der Mittellinie), KG 3, KG 6, Bl 39, 40 (sehr wichtig bei Enuresis)
6. Die Qi-Synthese anregen und Kummerverarbeitung fördern: MP 6

Häufig bewährte Punktekombination: MP 6, KG 4, Bl 23 im Wechsel mit KG 4, KG 3, Bl 23, 28, Ni 3; oder die klassische Kombination: He 7, Bl 40

Enuresis bei Leberfeuer

Durch den Nieren-Yin-Mangel entsteht ein mangelnder kühlender Effekt auf den Funktionskreis der Leber („Sohn" der Niere im fördernden Kreislauf); das Leberblut erhitzt sich, es entsteht Leber-Yang oder Leberfeuer, das das Verhalten der Kinder prägt: Neben Enuresis finden wir nächtliches Zähneknirschen, unruhigen Schlaf, Albträume (Herz), nervöse und hyperaktive, aggressive Kinder, die nachts schreiend erwachen.

Therapiekonzept der TCM zu Enuresis bei Leberfeuer

Zusätzlich zu den oben erwähnten Punkten:

1. Die Leber sedieren: Le 2
2. Den Geist beruhigen: He 5, 7, Yin Tang
3. Die Beckenorgane harmonisieren: MP 6 (Kreuzungspunkt der 3 Yin des Beines, MP, Le, Ni)

Enuresis aus Sicht der Homöopathie

Hier kommen in erster Linie konstitutionell wirksame Mittel zur Anwendung, die außer einer Blasensymptomatik auch Angst und Kummer im Arzneimittelbild haben: Acon., Apis, Ars., Bell., Caust., Nat-m., Puls., Rhus-tox., Sep., Sil. und Sulph.

1. Enuresis im ersten Schlaf: Caust., Sep., Sil.
2. Träume von Urinieren: Sep., Sulph.
3. Enuresis bei Abkühlung: Caust., Dulc. (Nässe)
4. Aggressive Kinder: Lyc.
5. Miasmatisch geprägte Kinder: Psorinum (Ekzeme, Asthma), Medorrhinum (schläft in Knie-Ellbogen-Lage, Impfreaktionen), Tuberkulinum (Neurodermitis, familiäre Belastung)

Vorgehen in der Praxis: Ältere Kinder ab ca. 8 Jahren sind häufig sehr kooperativ für eine Therapie mit wenig Nadeln bzw. Injektionen. Man muss sehr vorsichtig vorgehen, um sich den therapeutischen Zugang nicht zu verbauen, und die Entscheidung, ob mit Nadeln behandelt werden darf, dem Kind überlassen. Die schmerzlose Therapie ist über Laser-Akupunktur und orale Anwendung der Homöopathika möglich. Bewährt hat sich der Einsatz von Natrium muriaticum, Ignatia, Lycopodium und Sulphur, im Falle der Homöopunktur mit Anwendungen alle 2–4 Wochen.

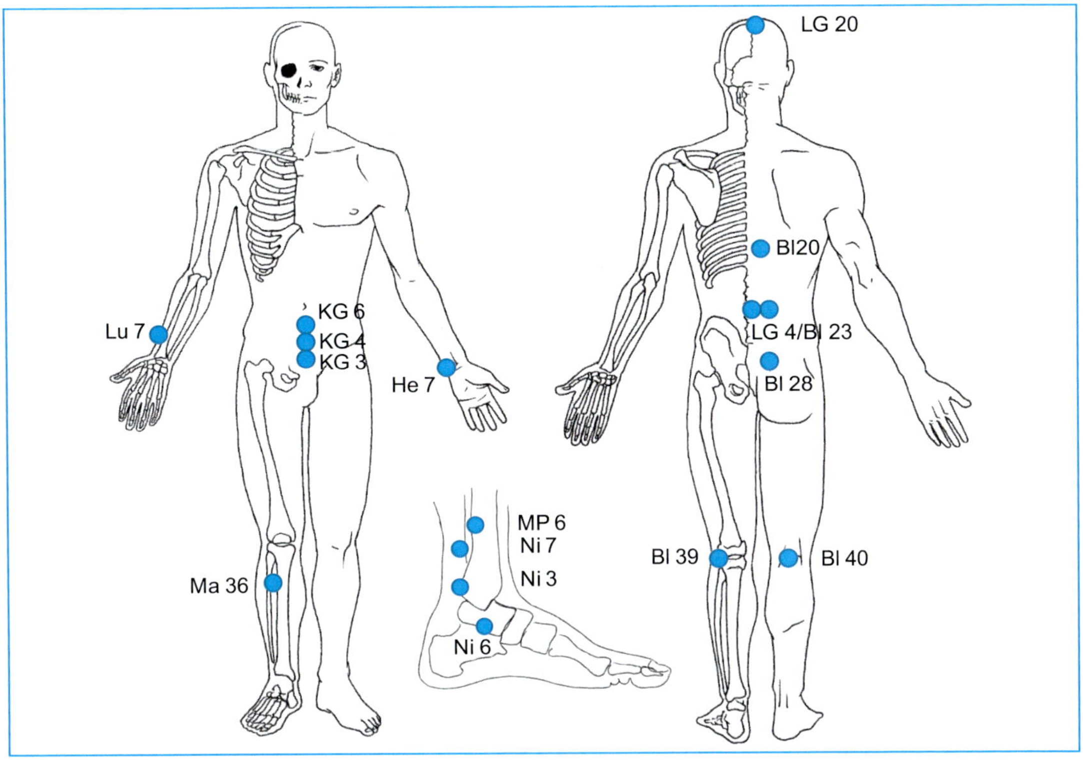

Abb. 43: Homöopunktur bei Enuresis

Bi-Syndrom

siehe *Schmerzhafte Erkrankungen des Bewegungsapparats* (Seite 229)

Borreliose

siehe *Hepatopathie: Leber als Störzone – chronisches Müdigkeitssyndrom* (Seite 160)

Bronchitis

Akut meist absteigender Infekt aus dem Nasen-Rachenraum mit vorausgegangener Rhino-Sinusitis und Pharyngitis bei heftigem Verlauf oder verminderten Abwehrkräften. Zunächst trockener, bellender, gelegentlich schmerzhafter Husten; später Produktion von Schleim (Auswurf), eventuell Bronchospastik (Asthma). Neigung zum Übergang in chronische Verlaufsformen, insbesondere bei nicht ausgeheilten Sinusitiden.

Bronchitis aus Sicht der TCM

Die Lunge stellt den Syntheseort des Abwehr-Qi dar, also der Abwehrkräfte, die wir als Immunsystem bezeichnen. Das Abwehr-Qi der Lunge fließt flächig an der Körperoberfläche, nicht an die Meridianverläufe gebunden. Der Befall der Oberflächenschicht mit Wind-Kälte-Nässe-Hitze kann sich von der äußeren Krankheit in eine innere Erkrankung wandeln, wenn die Abwehrkräfte geschwächt sind und das Tiefersteigen der pathogenen Mechanismen nicht verhindern können. Da in den fünf Wandlungsphasen die Lunge ihre Energie von der „Mutter" Milz abzieht, erklärt sich die im Verlauf der Erkrankung entstehende Schleimbildung (Milz-Qi-Mangel). Die erhöhte Aktivität des Abwehr-Qi erfordert Nachschub im Rahmen der Qi-Synthese aus dem Nahrungs-Qi der Milz, der Atemenergie und der Erbenergie der Niere. Das bedeutet, dass zur Vermeidung und Heilung besonders der chronischen Bronchitis immer Milz und Niere mit unterstützt werden müssen.

Therapiekonzept der TCM

1. Ausleitende Behandlung von Wind-Kälte-Nässe-Hitze aus den oberen Luftwegen: Gb 20, Bl 12, Di 4, 20, Yin-Tang
2. Anregung des Abwehr-Qi der Lunge: Lu 7, Bl 13, KG 17
3. Stärkung des Milz-Qi (der Mitte) zum Schleimabbau: Ma 36, 40, MP 4, 6, KG 12, Bl 20
4. Stärkung der Nieren-Energetik: Ni 3, 6, Bl 23, LG 4 (Yang)
5. Bei trockenem Husten (Yin-Mangel): Lu 5, LG 10 (6. BWD)
6. Bei reichlich Auswurf: Lu 9, Ma 40, MP 6
7. Bei Bronchospastik: Lu 1, Ni 27, LG 14, Ding chuan (Hua Tuo Jia Ji) 0,5 Cun lateral LG 14

Bronchitis aus Sicht der Homöopathie

1. Krampfhafter, trockener Husten, abends und nachts, auch bei Pseudo-Krupp: Acon., Bell., Bry., Cupr-acet., Hep-sulf., Spongia
2. Krampfartiger, trockener Husten mit Halsschmerzen: Bryonia, Phytolacca decandra, Sulph.
3. Kitzelhusten aus dem Kehlkopf: Rumex crispus, Sticta
4. Husten bis zum Brechreiz: Drosera, Ipecacuanha
5. Husten mit sehr viel Rasseln und Schleim: Antimonium tartaricum
6. Husten mit zähem Schleim: Grindelia, Kalium bichromicum

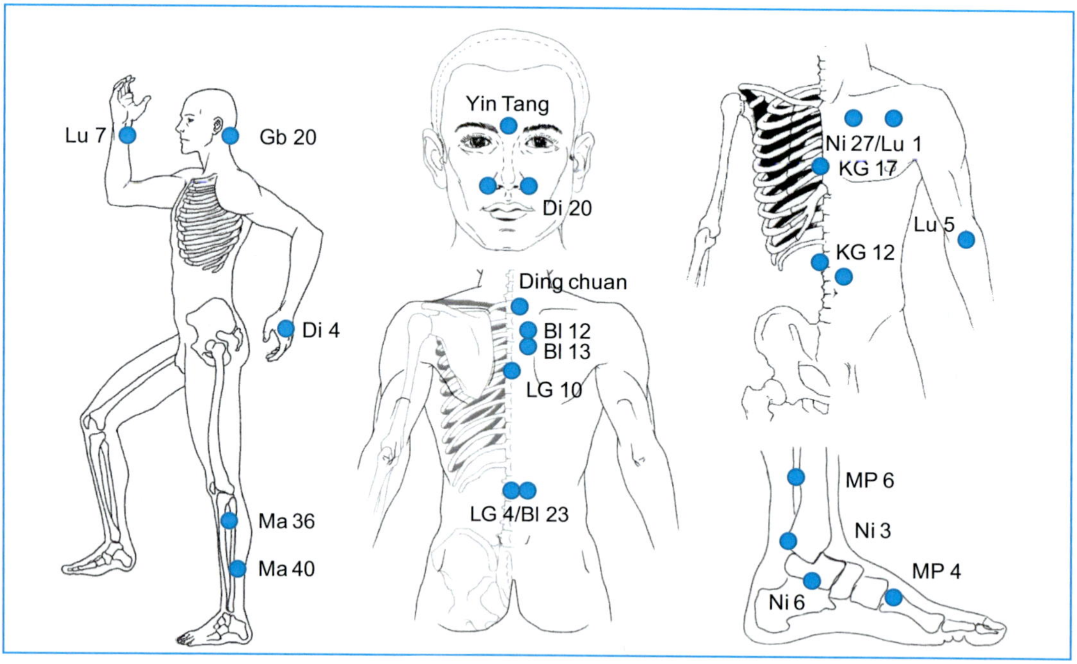

Abb. 44: Homöopunktur der Bronchitis

7. Husten morgens, anfallsweise, in kalter Luft: Nux vomica
8. Husten beim Reden: Drosera, Rumex

Praxis-Tipps Homöopunktur

Die symptomspezifische Auswahl des homöopathischen Mittels hilft naturgemäß zum besseren Erfolg. Zur Einleitung einer Therapie hat sich die Mischung von Bryonia, Grindelia und Nux vomica bewährt, im weiteren Verlauf sollte die Niere mit Solidago, Berberis und Sulphur, die Milz mit Eichhornia, Nux vomica und Taraxacum unterstützt werden.

Zum Abschluss der Therapie eines heftigen Infekts der oberen Luftwege sollte man zur Entgiftung des lymphatischen Systems und Bindegewebes an Magnesium fluoratum und Sulfur denken. In Kombination mit Crataegus lassen sich Chronifizierung und Spätfolgen wie rheumatische Erkrankungen und Myocardschäden vermeiden.

Burnout-Syndrom

Diese energetische Erschöpfung trifft besonders Menschen, die mit anderen Menschen arbeiten, wie Ärzte, Arzthelferinnen, Krankenschwestern, Lehrer, Führungskräfte, Menschen, mit „Ich"-Schwäche, die durch ihre Arbeit Selbstbestätigung, Bewunderung, Anerkennung und Gegenliebe suchen. Dies entwickelt sich häufig zum Helfersyndrom. Zu Beginn hat der Patient hohe Ideale, eine starke Liebe zum Beruf, Bereitschaft zur Aufopferung und unbezahlten Mehrarbeit mit Verzicht auf Freizeit und Vergnügen. Statt der erwarteten Anerkennung als Belohnung erlebt er in der Reaktion seiner Mitmenschen jedoch Desillusionierung, Enttäuschung, Frustration, administrative Hindernisse, Karrierehemmnisse und Intrige und leidet unter Stress, Zeitdruck und mangelnder finanzieller Unabhängigkeit und Entlohnung.

Burnout-Syndrom aus Sicht der TCM

Am Tagesende fühlt sich der Patient ausgelaugt, erledigt, erschöpft, überlastet und frustriert, ist selbst unzufrieden mit seiner Lebens- und Arbeitsqualität und sieht keinen Sinn mehr in seinem Tun. Er „kündigt" innerlich seinen Beruf, denkt an Berufswechsel, ans „Aussteigen", denkt auch an Ehescheidung und Suizid und versucht, die Probleme mit Alkohol zu ertränken. Es entwickeln sich psychosomatische Beschwerden wie Schweißausbrüche, Muskelverspannungen, Wirbelsäulenbeschwerden, Infektanfälligkeit, Schlafstörungen, Albträume, Magen-Darm-Probleme, Bluthochdruck, Herzrhythmusstörungen, präkordiale Herzbeschwerden, Nachlassen der Libido und Potenz. Diese Symptome weisen im Sinne der TCM auf einen Yin-Energie-Mangel hin. Der negative Gedankeninhalt des Patienten hat einen Qi-Mangel und daraus einen Yin-Mangel entstehen lassen, der das Muster der „leeren Hitze" zeigt, wobei sich dieser Zustand weiter zu einem Yang-Mangel mit dem Muster „leere Kälte" ausbilden kann.

Nach Auslegung der daoistischen Philosophie als Grundidee der chinesischen Medizin hat der Patient folgende Grundsätze nicht verinnerlicht:

1. Keinen Dank erwarten: Die Dinge, die getan werden müssen, werden getan.
2. Sich selbst nicht zu wichtig nehmen: Bescheidenheit üben, kein Neid, keine Missgunst
3. Ablehnung von Macht und Autorität: sich nicht beherrschen lassen, frei sein und andere nicht beherrschen wollen
4. Ablehnung von Ehrgeiz: die Arbeit um deren Sinn erledigen, nicht um Anerkennung
5. Existenzängste ablegen: Das Leben geht weiter und sorgt für Dich, wenn Du mit dem Lebensstrom fließt. Urvertrauen.

Laut alten taoistischen Quellen ist das Qi eine Kraft, die den Dingen und dem Leben Form und Funktion verleiht. Übersetzt in die Sprache der Quantenphysik ist Qi die Information, die Intelligenz, die als „Strings" oder „Bosonen" die Funktion und Form der Materie aus Energie entstehen lässt und prägt. Qi

ist die intelligente Energie, die die Ausprägung von Yin und Yang steuert, die Realitäten und Materie aus Ideen und Energien verwirklicht und somit dem Menschen nicht nur Form und Funktion, sondern auch Gesundheit und Heilung ermöglicht, jedoch durch körperliche und seelische Überlastung verbraucht wird.
Der Burnout-Zustand als Qi-Mangel führt somit zu
1. Funktionsstörungen
2. Enzymstörungen
3. Störung des pH-Wertes
4. Störung des Redoxpotenzials
5. Bildung freier Radikale
6. Störung der Zellatmung (ADP/ATP)
7. Psycho-emotionalen Störungen

Therapiekonzept der TCM
Das Qi des Patienten muss aufgebaut werden, um den Organfunktionen im Yin und den Emotionen im Yang wieder Form und Funktion zu verleihen:
1. Stärkung der Lunge zum Qi-Aufbau über das Atem-Qi und der Köperseele „po“: Lu 7, Bl 13, 42, KG 17
2. Stärkung der Mitte (Milz und Magen) zur Qi-Gewinnung aus der Nahrung: KG 12, Ma 36, MP 6, Le 13, Bl 20, 49 (Seelenpunkt MP)
3. Stärkung der Niere (Essenz wichtig zum Qi-Aufbau in der Lunge), Lösung der Ängste: Ni 3, 6, Bl 23, 52 (Seelenpunkt der Niere)
4. Stärkung des Herzens (Geist, Psyche): He 5, 7, Bl 15, 44 (Seelenpunkt „shen“)
5. Sedierung der Leber (Abbau von Stress, Stärkung der Fähigkeit, sein Leben zu planen): Le 3, Bl 18, 47 (Seelenpunkt der Wanderseele „hun“ der Leber)

Burnout-Syndrom aus Sicht der Homöopathie

Die Homöopathie kennt dieses Gesamtbild als modernes Krankheitsbild nicht. Unter den Rubriken Erschöpfung, Enttäuschung, Kummer, Traurigkeit, Ängste usw. muss man entsprechend die Patientensymptome repertorisieren und wird durch die gezielte Behandlung sicher auch einen guten Erfolg erwarten dürfen.

Praxis-Tipps Homöopunktur

Wenn wir im Sinne der TCM die Organfunktionen mit organotropen Mitteln stärken, wird der Patient über seinen eigenen Qi-Aufbau nicht nur körperlich, sondern auch seelisch eine hervorragende Unterstützung zur Heilung erfahren. In diesem Sinne verwenden wir die oben genannten Punkte zur Behandlung mit Crataegus (Herz), Grindelia (Lunge), Taraxacum und Sulphur (Leber), Nux vomica und Eichhornia (Milz) sowie Solidago (Niere) nicht als Mischspritze, sondern punktindiziert als Einzelsubstanzen. Die Therapie erfolgt zunächst täglich, dann in zunehmenden Abständen.

Unterstützende Gesprächstherapien, Entspannungstechniken (autogenes Training, Hypnose) oder Meditationen sind notwendig.

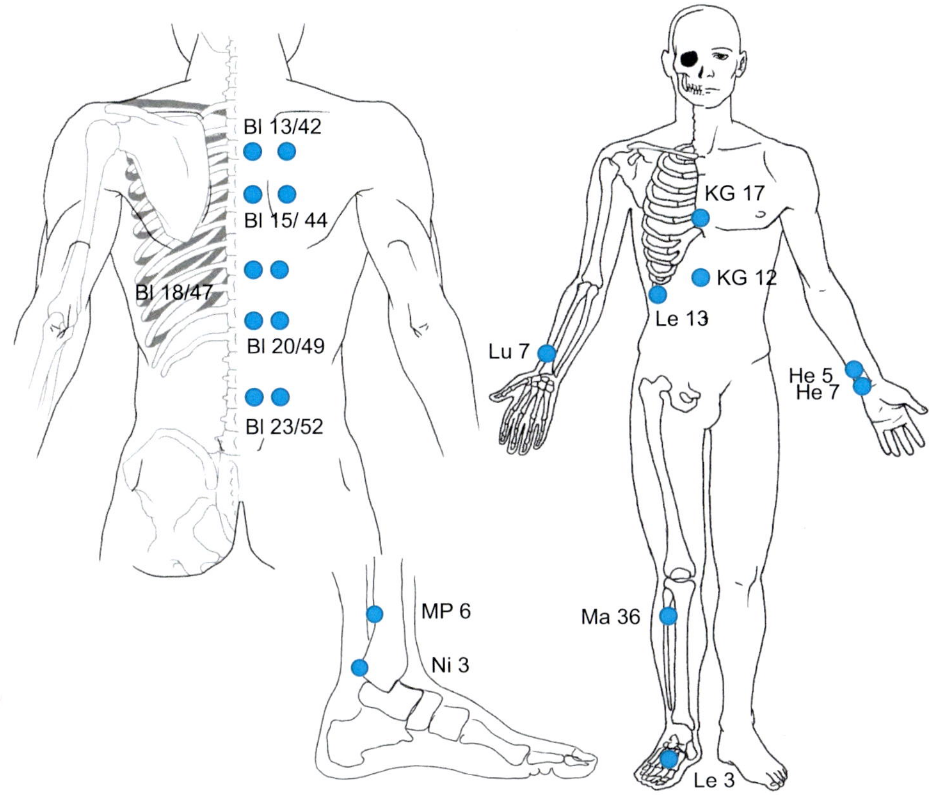

Abb. 45: Homöopunktur bei Burnout-Syndrom

Cervicalsyndrom

Siehe *Schmerzhafte Erkrankungen der Nackenregion* (Seite 240)

Coccygodynie

Durch die Traumatisierung bei der Entbindung findet sich der Steißbeinschmerz häufiger bei Frauen. Oft wird der Schmerz durch ein erneutes Trauma, langes Sitzen („TV bottom") oder auch durch Kälteeinwirkung als Neuralgie ausgelöst. Unter schulmedizinischer Therapie erweist sich das Beschwerdebild auch bei Injektionen von Neuraltherapeutika gelegentlich als sehr hartnäckig.

Coccygodynie aus Sicht der TCM

Die energetische Versorgung der betroffenen Region erfolgt über das Lenkergefäß Du-mai (lokaler Punkt LG 2), den Blasenmeridian, einen Innenast des Nierenmeridians (wobei der Nierenmeridian für den Beckenboden zuständig ist), die Zentralachse gesteuert über den Punkt LG 20 und das Gürtelgefäß, aktiviert über den Punkt Gb 41.

Die Pathologie in Form eines vorausgegangenen Traumas bedeutet Stagnation des Blutes; ansonsten denken wir wie beim Bi-Syndrom an das lokale Verbleiben eines Befalls mit Wind-Kälte-Nässe.

Therapiekonzept der TCM

1, Lokale Ausleitung von Wind-Kälte-Nässe und Anregung der Zirkulation von Qi und Blut: LG 2, Yao qi EX B 9 (seltsamer Rückenpunkt, 2 Cun oberhalb Steißbeinspitze), si liao (Extrapunkte in den Sacrallöchern, ca. Bl 31–34)
2. Aktivierung der Energie im Lenkergefäß Du-mai: Dü 3, dazu Bl 62
3. Stärkung des Nierenmeridians: Ni 3, 6, Bl 23, dazu Lu 7
4. Zentralachse: LG 20
5. Gürtelgefäß: Gb 41, dazu 3E 5 entzündungshemmend

Coccygodynie aus Sicht der Homöopathie

Auswahl der Mittel: Apis (3), Bryonia (2) Schmerzen beim Gehen; Causticum (3) Schmerzen bei Bewegung; Hypericum (3) nach Sturz und Verletzung; Rhus toxicodendron (2) Nässe und Kälte; Silicea (3) Schmerzen auf Berührung, bei Druck auf den Bauch, nach langem Sitzen und beim Aufstehen vom Sitzen, nach Trauma; Sepia (2) Geburtstrauma; Sulphur (3) Schmerzen beim Aufstehen vom Sitzen; Thuja (2) Nässe-Kälte; Zincum (3) stärkt die Niere, den Rücken

Praxis-Tipps Homöopunktur

Der heftige Schmerz kann anfänglich eine tägliche Behandlung unter Zusatz von Lokalanästhetika erforderlich machen. Günstig ist die kombinierte Schmerzakupunktur über die Ohrpunkte.

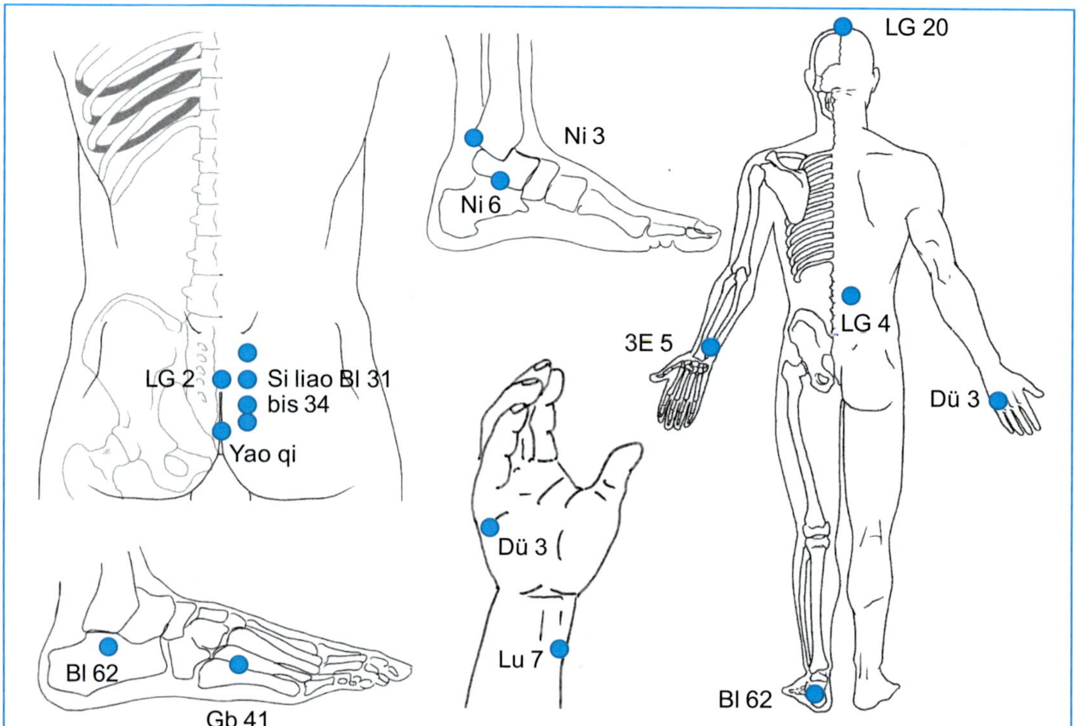

Abb. 46: Homöopunktur und Ohrakupunktur bei Coccygodynie

Coxarthrose

siehe *Schmerzhafte Erkrankungen der Hüfte – Insertionstendopathie* (Seite 235)

Cystitis

siehe *Harnwegsinfekt (akut)* (Seite 156) und *Harnwegsinfekt (chronisch)* (Seite 158)

Depressive Verstimmung (reaktiv)

Eine endogene Depression mit manisch-depressiven Phasen muss fachpsychiatrisch betreut werden, sie stellt keine Indikation für die Homöopunktur dar; allenfalls können sehr erfahrene Therapeuten eine begleitende Behandlung durchführen. Die Therapie somatischer Probleme wie Beschwerden des Bewegungsapparats oder funktionelle organische Beschwerden können jedoch auch bei der endogenen Depression mitbehandelt werden. Die reaktiv-depressive Symptomatik dagegen ist durch Lebensereignisse ausgelöst, die den ansonsten gesunden Patienten emotional überfordern, wobei insbesondere Verlustsituationen in jeder Form verantwortlich sind: der Tod naher Angehöriger, der Verlust eines geliebten Haustieres, der gewohnten Umgebung und des Freundeskreises bei Wohnungswechsel, des Arbeitsplatzes mit Verlust der sozialen und finanziellen Sicherheit, große finanzielle, gesellschaftliche und sinngebende Verluste. Daraus resultieren Traurigkeit, Antriebslosigkeit, weinerliche Verstimmung, Schlafstörungen, aber auch körperliche Symptome wie Wirbelsäulenbeschwerden, Schulterbeschwerden, Epicondylitis, Infektanfälligkeit bis hin zum Zusammenbruch des Immunsystems und Manifestation eines malignen Tumors.

Depression aus Sicht der TCM

In der chinesischen Medizin ist die Verarbeitung emotionaler Belastungen den Funktionskreisen in den fünf Wandlungsphasen zugeordnet. Zuerst betroffen ist immer der Herzmeridian (Herz, Geist, Psyche) mit einer Schwächung des Herz-Yin und daraus resultierender Yang-Symptomatik: Einschlafstörungen, heftige, unangenehme Träume, Unruhe, Herzklopfen, Freudlosigkeit. Hält die Belastung längere Zeit an oder ist sie sehr intensiv, wird sie sich im Funktionskreis der Lunge (Yang-Partner Dickdarm mit dem Thema „Loslassen“, Obstipation, Reizdarm, Colitis) festsetzen. Die Lunge ist das eigentliche Organ der Traurigkeit; ihre Körperseele „po“ drückt die emotionale Belastung nach außen auf die Haut aus: Mimik, Hautausschläge, Neurodermitis. Die Lunge ist jedoch andererseits der Produktionsort der Abwehrenergie, des „wei-qi“, also das Pendant zu unserem Begriff „Immunsystem“, sowie der Produktionsort des körpereigenen Sammel-Qi, dem Grundstoff unserer Energie. Traurigkeit lässt somit unsere Kräfte schwinden (Antriebsarmut, leise Sprache, Neigung, wenig zu sprechen) und vermindert den Schutz vor eindringenden Pathologien: Infektanfälligkeit, Erkältungsneigung, Pneumonie. Die enge funktionelle Verbundenheit von Lunge und Niere im Rahmen der Qi-Synthese (die Niere liefert die Erbenergie als Katalysator zum Aufbau des Qi) zehrt dabei auch am Nieren-Yin mit der Folge von Cystitis-Neigung bei Erwachsenen bzw. Enuresis bei Kindern. Die Entstehung der abdominellen Symptomatik mit Bauchschmerzen, Obstipation oder Reizdarm erklärt sich durch die energetische Abhängigkeit des Dickdarmmeridians von der Lungenenergie, die Wirbelsäulen- und Schulter-Arm-Probleme zeigen eine Energieschwäche des Herz-Yang-Partners Dünndarm (Verlauf Ellbogen, Schulter, Nacken) mit Energiearmut des Punktes Dü 3 (Verbindung zum Lenkergefäß als Kardinalpunkt und zum Blasenmeridian als Tai-Yang-Achse).

Therapiekonzept der TCM

1. Stärkung des Herz-Yin: He 5, He 7, Bl 15, KS 6
2. Stärkung der Lungenenergetik: Lu 7, Bl 13, KG 17, Di 4
3. Stärkung der Nierenenergetik: Ni 6, Ni 3, Bl 23

Depression aus Sicht der Homöopathie

Im Synrep finden wir als Kummermittel besonders Ambr., Aur., Caust., Ign., Lach., Nat-m., Phos. und Staph. (3). Daneben unter der Rubrik Traurigkeit zusätzlich Cimic., Merc., Puls., Rhus-tox., Sulph., Thuj. und Zinc. (3).

In der Homöopunktur hat sich zunächst der Einsatz von Ignatia zu Beginn der Therapie bewährt, zusammen mit einer organotropen Stärkung der Niere (Angst) durch Solidago. Als Folge von Liebeskummer und Enttäuschung sowie bei Infektanfälligkeit und Blasenproblemen passt meist Natrium muriaticum, eventuell mit Solidago und Sulphur kombiniert. Lachesis, Pulsatilla, Cimicifuga brauchen wir im Zusammenhang mit depressiver Verstimmung in den Wechseljahren, Causticum bei chronischem Kummer mit widerholten Schicksalsschlägen in der Vergangenheit und dem Gefühl der ungerechten Behandlung durch das Leben.

Zusätzlich zur Homöopunktur und Akupunktur empfiehlt sich eine ergänzende orale Verabreichung der passenden Mittel über längere Zeit in ansteigenden Q-Potenzen.

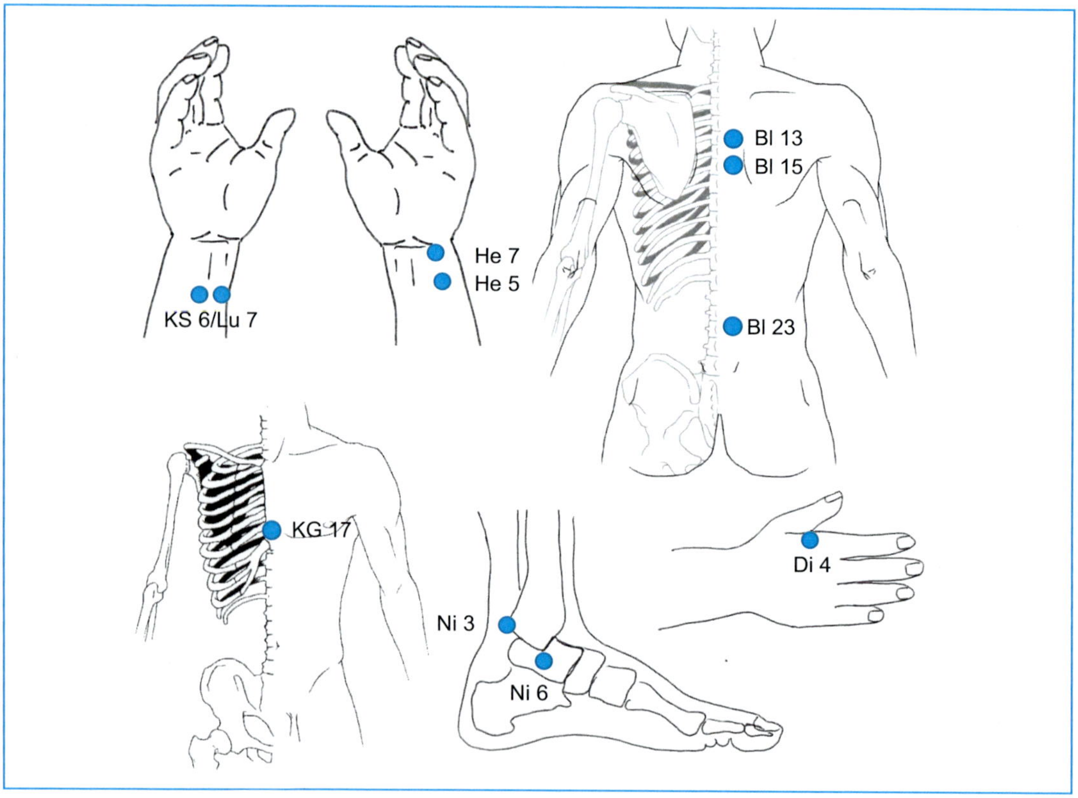

Abb. 47: Homöopunktur bei reaktiver Depression

Diarrhoe (akut)

Akute Durchfallerkrankungen finden wir häufig epidemisch auftretend als Virusinfekte (z. B. Nora-Virus, Norwalk-Virus), durch kontaminierte Lebensmittel oder in Einzelfällen durch Ernährungsfehler (Süßes, Fettes, Kaltes). Cave: Auf Flüssigkeitszufuhr und Elektrolyte achten!

Akute Diarrhoe aus Sicht der TCM

Der häufigste Mechanismus stellt das Eindringen von Nässe und Kälte dar, besonders in den warmen Sommermonaten. Magen und Darm können als innere Organe von Kälte bzw. Nässe direkt befallen werden (Eis, Getränke) oder indirekt über Einwirkung von Nässe und Kälte über die Badekleidung auf die Haut und Befall der entsprechenden Leitbahnen, besonders der Milz. Virus- und Bakterieninfektionen wandeln dann das Bild in eine Hitzesymptomatik (Fieber).

Therapiekonzept der TCM

Die therapeutischen Konsequenzen bestehen also in erster Linie in der Ausleitung der pathogenen Faktoren:

1. Tonisierung der Milz zur Beseitigung der Nässe: KG 12, MP 6, 9, Bl 22, MP 15
2. Lösung der Darmkrämpfe über die Alarmpunkte: Le 13, Ma 25
3. Hitze aus dem Dickdarm beseitigen: Di 11, Bl 22 (Zustimmungspunkt des 3E), Bl 25
4. Übergeordnete Punkte für das Verdauungssystem: KS 6, MP 4

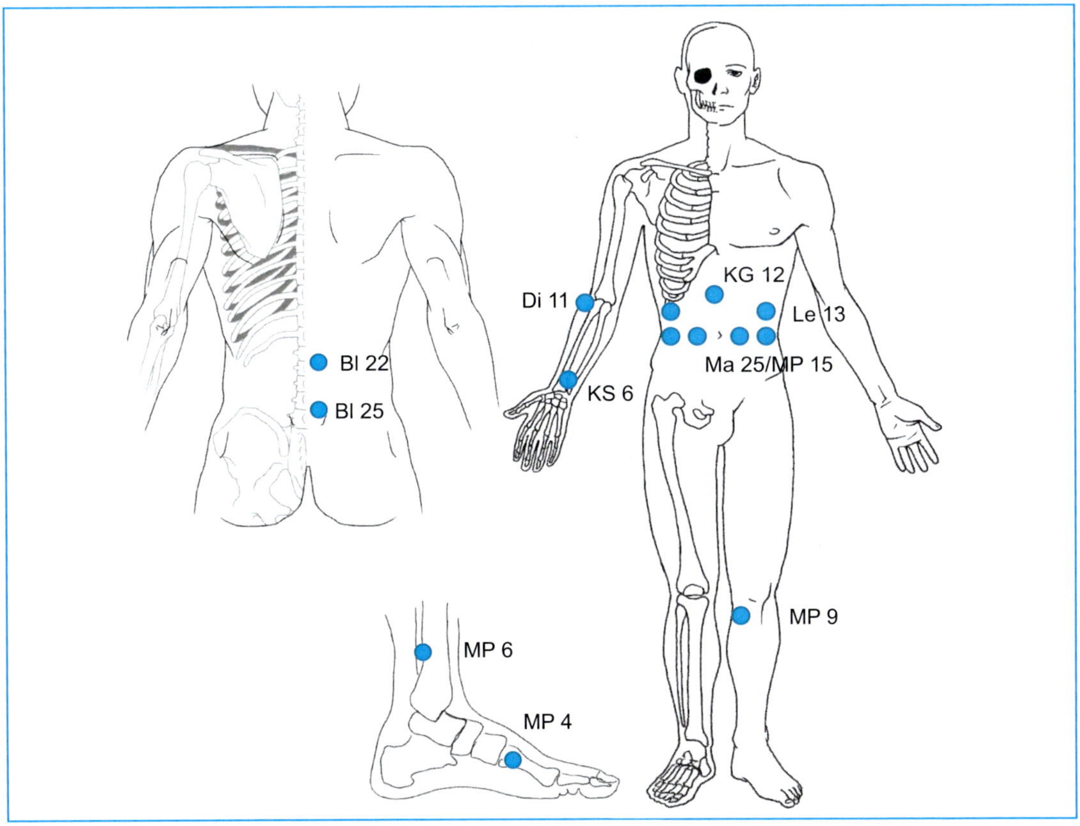

Abb. 48: Homöopunktur bei akuter Diarrhoe

5

Akute Diarrhoe aus Sicht der Homöopathie

1. Arsenicum album: heftige Durchfälle nach verdorbenen Nahrungsmitteln, häufig mit heftigem Erbrechen
2. Dulcamara: nach Durchnässung oder nach Wettersturz
3. Nux vomica: nach zu viel Kaltem, Fettem, Süßem
4. Okoubaka: Nahrungsmittelunverträglichkeiten
5. Podophyllum: explosionsartige, nächtliche Durchfälle bei heißem Wetter
6. Pulsatilla: nach zu viel Süßem und Fettem (Kindergeburtstag)
7. Sulphur: Durchfall besonders frühmorgens mit starkem Brennen und Rötung des Afters, unwillkürlicher Stuhlabgang mit Wind
8. Thuja: explosionsartiger Durchfall nach dem Frühstück, schlimmer durch jede Aufnahme von Nahrung und Getränken, Reaktion auf Impfungen

Meist genügt eine ein- oder zweimalige Behandlung und die anschließende orale Gabe der ausgesuchten Arzneimittel. Im Notfall den Inhalt der Ampullen in ein Glas Leitungswasser geben und schluckweise trinken lassen.

Diarrhoe (chronisch)

Im Gegensatz zur akuten Form müssen wir hier differenzialdiagnostisch an Probleme wie Sprue, Laktose-Intoleranz, Fructose-Intoleranz, Fehlbesiedelung des Darms mit pathologischen Keimen (Mykosen, Dysbakterie, Parasiten), Reizdarm-Syndrom, Colitiden, Morbus Crohn und chronische Pankreatitis denken – um nur einige zu nennen – und labormäßig abklären. Entsprechende Therapiemaßnahmen sind dann einzuleiten.

Chronische Diarrhoe aus Sicht der TCM

In der Verwertung der Nahrung und der Flüssigkeiten spielen Milz und Magen nach der chinesischen Theorie die wesentliche Rolle im Verdauungssystem. Eine intakte Milzenergetik extrahiert aus dem Nahrungsbrei unter anderem das reine Wasser und verarbeitet es mit Hilfe von Yang-Energie zu Wasserdampf, der zur Lunge hochsteigt. Ein Mangel an Yang-Energie oder Qi führt dazu, dass Wasser sich in der „Mitte" ablagert und dann über den Darm abtransportiert wird. Der Darminhalt wird somit weich und breiig, die abgesetzten Stühle sind ungeformt bis durchfällig. An der Zunge erkennt man seitliche Zahneindrücke als Zeichen einer Wassereinlagerung und Gewebsschwellung. Die Ursache der energetischen Milz-Schwäche ergibt sich aus den fünf Wandlungsphasen.

1. Die „Mutter", d. h. die der Milz vorausgehende und sie nährende Wandlungsphase, ist das Herz, gleichzusetzen mit unserer Vorstellung von Geist und Psyche als der ersten Station, die emotionale Eindrücke aufnimmt und bei länger andauernder Belastung dann an die entsprechenden Organe weiterleitet. Die Milz ist besonders von Kummer, Sorgen, Grübeln, rationaler Arbeit, Lernen, Studieren, Partnerschaftsproblemen und Mobbing betroffen.
2. Die sogenannte „Großmutter" der Milz, die Wandlungsphase der Leber, kontrolliert im Normalfall die Milz; bei viel Ärger, Zorn und Stress wird jedoch das aufsteigende Leber-Yang die Milzenergetik unterdrücken. Das aufsteigende Leber-Yang wird zusätzlich die Mutter der Milz, den Funktionskreis Herz angreifen.
3. Aufsteigendes Leber-Yang zehrt den kühlenden Effekt des vorgeschalteten Nieren-Yin auf und schürt Ängste.

Therapiekonzept der TCM

1. Die Milz stärken: KG 12, MP 6, 9, Bl 20
2. Die Leber sedieren: Le 3, Bl 18

3. Magen und Darm beruhigen (Alarmpunkte): Ma 25, Le 13, MP 15
4. Das Herz und den Geist stärken und beruhigen: He 5, 7, LG 20
5. Die Niere stärken: Ni 3, 4, Bl 23
6. Übergeordnete Punkte: KS 6, MP 4
7. Zusätzlich hilfreiche Punkte: Ma 36, KG 6, Lu 7, Ni 6 (stärken das Qi)

Chronische Diarrhoe aus Sicht der Homöopathie

Hier werden die konstitutionellen und seelisch-geistigen Symptome eher den Weg weisen als die körperlichen: Ars-alb., Calc., Graph., Merc., Phos. (3); Nit-ac., Rhus-tox., Staph., Sulph., Thuj. (2); Bry., Ign., Nat-m. (1). Die symptomatischen Mittel im Kapitel akute Diarrhoe können wechselweise mit zur Anwendung nötig sein.

1. Arsenicum album: Ängste, Todesängste, niedergeschlagen, rastlos, ärgerlich, pedantisch
2. Calcium carbonicum: angstvoll, schlechtes Gedächtnis, langsam, pastös, schlaff, Schwitzen
3. Graphites: frostig, träge, trübsinnig, gefräßig, rissige oder nässende Hautausschläge im Gehörgang oder hinter den Ohren und an Übergangsstellen von Haut zu Schleimhäuten (Nase, Mund, After)
4. Mercurius solubilis: wenig Anpassungsbreite für Wärme und Kälte, Schweiß, der Wäsche gelb färbt, blutige Sekretionen, übler Mundgeruch, heftiger Speichelfluss
5. Phosphor: nervöser, angstvoller, schnell erschöpfter Typ, hellhäutig, rothaarig, sehr schreckhaft, besonders bei Dunkelheit, Gewitter und Alleinsein; verträgt keine Kälte und frische Luft

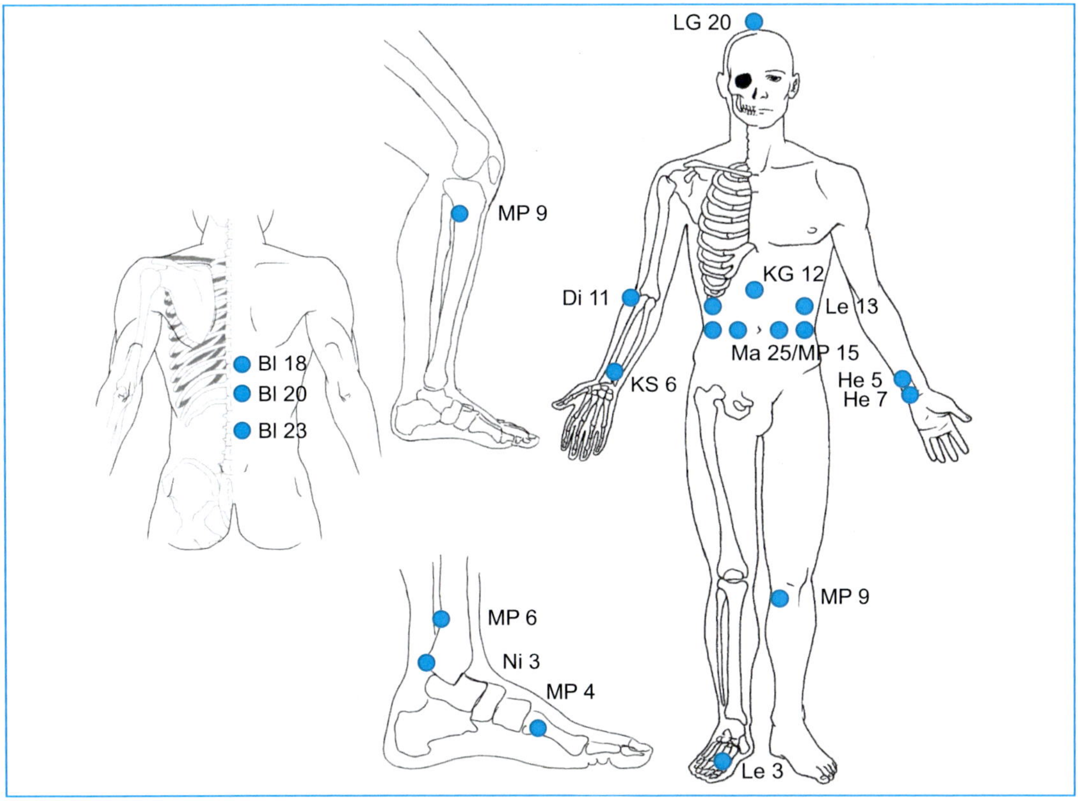

Abb. 49: Homöopunktur bei chronischen Durchfällen

Praxis-Tipps Homöopunktur

In chronischen Fällen 1×/Woche. Die Therapie bewirkt meiner Beobachtung nach auch bei den oben aufgeführten Durchfallerkrankungen durch Enzymdefekte eine deutliche Besserung der Beschwerden.

Dupuytrensche Kontrakturen

Verkürzung und Verdickung der Finger-Beugesehnen (Palmaraponeurose, 4. und 5. Strahl), die zur Einziehung der Finger in Form von Krallen (Beugekontrakturen) führen. Betroffen sind meist Männer, häufig in Verbindung mit Erkrankungen der Leber oder des Verdauungssystems.

Dupuytrenschen Kontrakturen aus Sicht der TCM

In Asien ist diese Erkrankung weitgehend unbekannt; erst in der neuesten Zeit kommen einige wenige Meldungen aus Japan und China. Die Sehnen unterliegen energetisch den Funktionskreisen Leber und Galle. Insbesondere die Energetik der Leber hält die Sehnen geschmeidig, nährt und befeuchtet sie mit ihrem Blut. Wir müssen deshalb bei diesen Patienten immer nach vorausgegangenen Leberbelastungen (Virusinfekte, Gelbsucht, Ärger, Wut, Zorn, Stress, Alkoholabusus und Magen-Darm-Beschwerden) fragen. Häufig zeigt auch die Zunge des Patienten eine Leberpathologie: intensiv gerötete seitliche Zungenränder, eventuell verbunden mit den Hinweisen auf einen Nieren-Yin-Mangel (Risse auf einer belaglosen roten Zunge) und auf einen Übergriff der Leber auf Milz und Magen (seitliche Zahneindrücke und Risse, tiefer Riss in der Zungenmitte).

Therapiekonzept der TCM

1. Lokale Punkte zur Ausleitung von Pathologien aus der Hand und Anregung des Qi- und Blutflusses: Ba-Xie, Dü 3, Di 3, He 7, 8, KS 6, 7, 8, Lu 9, 3E 5
2. Fernpunkte zur Therapie der Leberpathologie und deren Folgen auf die Sehnen: Le 3, 8, Gb 34, 41, MP 6, Lu 7 und Ni 6

Dupuytrensche Kontrakturen aus Sicht der Homöopathie

Das klinische Bild mit Sehnenverdickung und -verkürzung sowie Kontrakturen zählt zur sykotischen Diathese, deren Hauptmittel Thuja (4) und Hauptnosode Medorrhinum (3) sind. Diese beiden Mittel sind als Hochpotenzen bei weiteren wahlanzeigenden Symptomen zur Bereinigung des Terrains einsetzbar.

Einen mehr symptomatischen Bezug haben Caust., Gels., Guaj. und Plb (2) sowie Benz-ac., Lyc., Nat-m. und Sulph. (1).

In der Praxis hat sich die Kombination von Bryonia (Trockenheit der synovialen Häute, antipsorisch und antisykotisch), Berberis (Übersäuerung und Ablagerungen, Leber- und Nierendrainage, trimiasmatisches Mittel) und Sulphur (Entgiftung über die Leber, trimiasmatisches Mittel) bewährt. Niedrig potenziert ist die Homöopunktur der lokalen Punkte als Mischspritze sinnvoll (Anwendungshäufigkeit 1–2×/Woche). Auch das trimiasmatische Lycopodium (2) sowie das antipsorische (1) und antisykotische (2) Causticum leisten wertvolle Dienste. Ergänzend empfiehlt sich eine lokale Softlaser-Bestrahlung der Sehnen (bis 500 mW) mit den Frequenzen A und C nach Nogier.

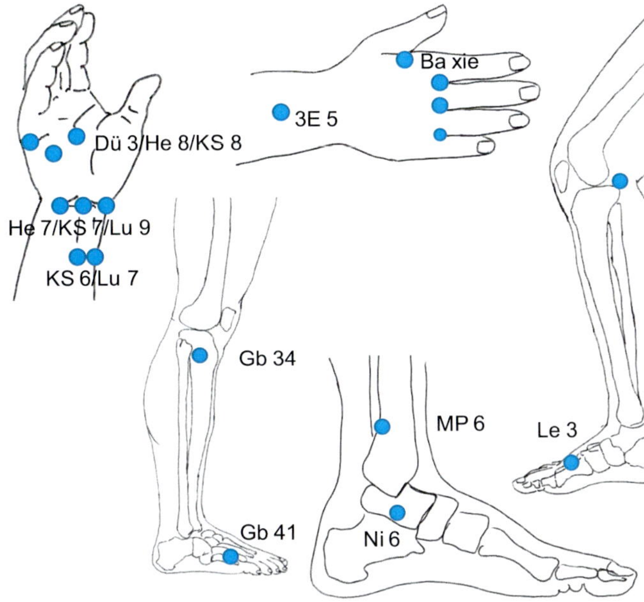

Abb. 50: Lokale und systemische Therapie der Dupuytrenschen Kontrakturen

Durchblutungsstörungen der Beine

Arterielle Durchblutungsstörungen durch arteriosklerotische Auflagerungen in den Arterien der Beine äußern sich in Schmerzen nach einer bestimmten Gehstrecke, Besserung durch Pausen, Kältegefühl, Blässe und Cyanose der Haut sowie Kraftminderung durch Atrophie der Muskulatur. Raucher sind besonders gefährdet, aber auch Patienten mit Stoffwechselerkrankungen (Blutfetterhöhung, Diabetes). Die Erkrankung verläuft progredient, verlangt also eine sorgfältige internistisch-angiologische Abklärung, damit durch eventuelle operative Eingriffe oder Stents gangränöse Endstadien vermieden werden können. Naturheilverfahren dürfen in allen Stadien zusätzlich zu indizierten schulmedizinischen Therapien eingesetzt werden: Bewegungstraining (Gefäßtraining), Kneipp-Güsse, Ozon-Sauerstoff-Behandlung, orthomolekulare Therapie sowie Homöopunktur.

Durchblutungsstörungen aus Sicht der TCM

Die Schmerzsymptomatik ist als Stagnation von Qi und Blut zu deuten, Blässe und Kälte als Qi- und Blut-Mangel, Cyanose als Blutstagnation. Nach der Theorie von Qi und Blut sind beides Energien, die sich selbst antreiben; insbesondere ist Qi die treibende und bewegende Kraft für das Qi und das Blut. Der Mangel an Qi führt somit nicht nur zur quantitativen Unterversorgung, sondern auch zur insuffizienten Zirkulation der mangelnden Substanzen. Ein Qi-Mangel wird klinisch durch Parästhesien deutlich, ein Blutmangel durch Taubheitsgefühl. Die Therapie erfordert somit eine Anregung der Qi- und Blutsynthese in Lunge (Qi) und Herz (Blut) durch Förderung von Milz (Nahrungs-Qi) und Niere (Ursprungs-Qi, Erbenergie als Katalysator). Daneben müssen durch übergeordnete und lokale Punkte an den Beinen die Zirkulation von Qi und Blut angeregt werden.

Therapiekonzept der TCM

1. Qi-Synthese in der Lunge stärken: Lu 7, KG 17, Bl 13, Ni 6
2. Blutsynthese im Herzen stärken: He 7, Bl 15, 17, KS 6, Ni 3

3. Übergeordnete blutwirksame Punkte: KG 4, MP 10, Le 3, 8 (leitet das gespeicherte Blut zum Ort der Aktivität)
4. Übergeordnete Qi-wirksame Punkte: KG 6, Gb 41 (Gürtelgefäß kontrolliert die Qi-Zirkulation zwischen oberer und unterer Körperhälfte), 3E 5 (Drei-Erwärmer verteilt das Qi in das Meridiansystem)
5. Lokale Punkte auf den 3 Yang-Meridianen des Beines zur Bewegung von Blut und Qi: Gb 34, 40, Ma 36 („Drei Dörfer", steigert die Versorgung der Beinmuskulatur), Bl 57, 58 (stärken die Durchblutung des Beines)
6. Lokale Punkte auf den Yin-Meridianen des Beines haben Einfluss auf die Blutversorgung: Le 8, Ni 1, 4, 7, 8, MP 6, 7, 10
7. Die Behandlung über die Ba-feng-Punkte bringt teilweise überraschende Besserung.

Durchblutungsstörungen der Beine aus Sicht der Homöopathie

Aconitum (Blässe), Belladonna (Rötung), Lachesis (Zyanose), Nux vomica (Nikotin, Alkohol) sowie Sulphur (brennender Schmerz) haben auf die Durchblutung einen starken Einfluss. Mehr organotrop wirkende Mittel sind Crataegus, Ginkgo und Secale cornutum. Bei Rauchern sollte man Phosphorus, bei Weintrinkern Arsenicum album, Lycopodium, Natrium muriaticum, Silicea oder Thuja (Sykosis) versuchen.

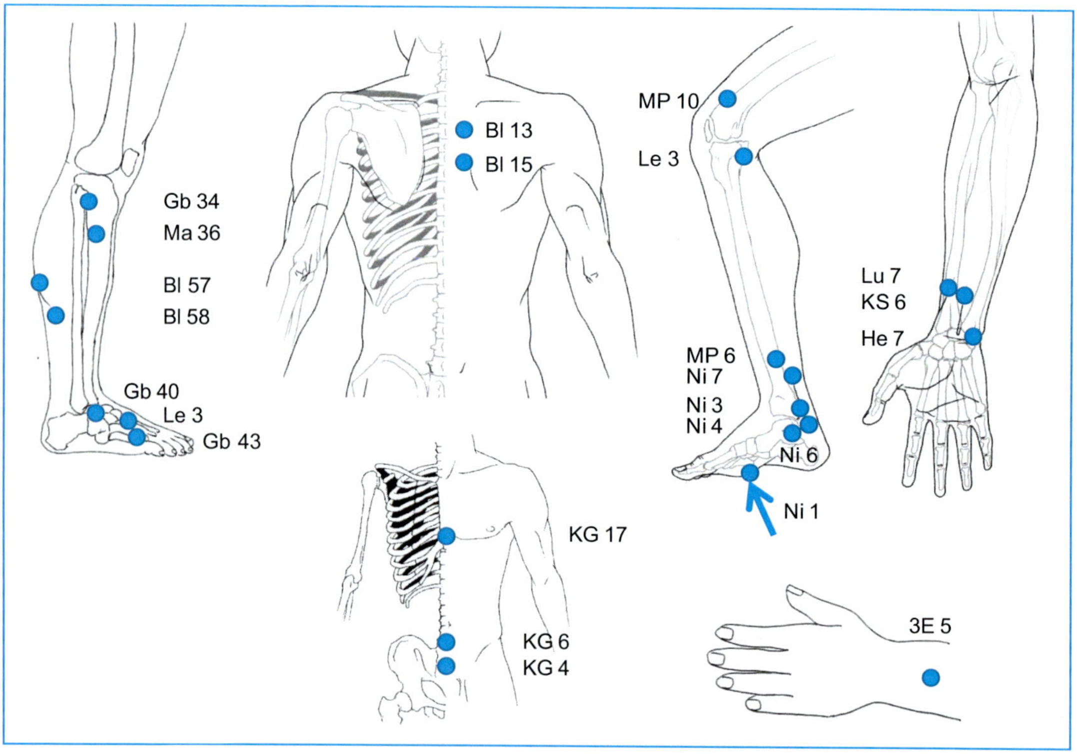

Abb. 51: Homöopunktur bei Durchblutungsstörungen der Beine

Praxis-Tipps Homöopunktur

Hier hat sich die Kombination von Crataegus, Ginkgo, Magnesium, Secale und Sulphur bewährt, sofern sich kein gezielteres konstitutionelles Mittel abzeichnet. Die Therapie kann kurmäßig täglich über 10 Tage erfolgen und monatlich wiederholt werden.

Dysmenorrhoe

Schmerzen vor, während oder nach der Menstruation im Bereich des Unterbauches oder der Kreuzbeinregion

Dysmenorrhoe aus Sicht der TCM

Der harmonische Ablauf der Menstruation wird durch die ausgeglichene Energetik des Lebermeridians, des Konzeptionsgefäßes und des Sondermeridians „chong-mai" (Durchdringungsgefäß, Gefäß der breiten Bahn) reguliert. Der freie, ungehinderte Blutfluss hängt vom freien Fließen des Leber-Qi ab, also besonders von der emotionalen Ausgeglichenheit in Bezug auf Zorn, Wut, Ärger, Hass, Neid und Stress sowie Verteidigung des eigenen Lebensraums. Hierbei stellt die häufige Doppelbelastung der Frau durch Haushalt, Familie und Beruf mit Verzicht auf Verwirklichung eigener Lebenswünsche die Konfliktquelle, die zu einer Leber-Qi-Stagnation führt. Körperliche und psychische Überarbeitung verbrauchen Qi und Blut der Milz, beides treibende Kräfte für die Blutbewegung. Das Eindringen von Kälte und Nässe in den Uterus bildet eine zusätzliche Blockade für die Blutzirkulation.

Therapiekonzept der TCM

Qi- und Blutstagnation (Schmerzen im Unterbauch vor und während der Regel, Spannung der Brüste, Reizbarkeit):

1. Das Leber-Qi und -Blut bewegen: Le 3, KG 6, Gb 34
2. Das Milz-Blut bewegen: MP 4 (öffnet das „chong-mai"), 6, 8, 10, KS 6, Bl 20
3. Das Konzeptionsgefäß öffnen und die Niere aktivieren: Lu 7, Ni 6, Bl 23, Ni 3

Bei Besserung durch Wärmeanwendung (Nässe-Kälte-Symptomatik): KG 4, Ma 36

Dysmenorrhoe aus Sicht der Homöopathie

Frauen, die die Regel schmerzhaft erleben, erleben auch ihr Frau-sein schmerzhaft. Sie wehren sich gegen die von der Natur gegebenen Forderungen nach Hingabe, Verzicht auf bestimmte Aktivitäten und Einschränkungen durch die Regelblutung, leiden häufig auch an eingeschränkter Orgasmusfähigkeit.

Mittel in der Schmerzphase:

1. Belladonna: pulsierende Schmerzen, Drang nach unten
2. Chamomilla: vor und während der Periode, sehr reizbar, besser durch Umhergehen
3. Cimicifuga: gürtelförmige Schmerzen von Hüfte zu Hüfte, dazu Migräne
4. Ignatia: Kummerpatientin, Schmerzen vor der Periode
5. Magnesium phosphoricum: nächtliche Schmerzen vor der Periode, besser durch Wärme
6. Nux vomica: Schmerzen im Kreuzbeinbereich
7. Pulsatilla: Schmerzen vor und während der Periode, Unruhe, Schweregefühl im Bauch

Mittel im Intervall:

Berberis, Cimicifuga, Nux vomica, Pulsatilla, Sepia, Taraxacum

Praxis-Tipps Homöopunktur

Bewährt hat sich vor allem die Therapie im Schmerzintervall, etwa ab Mitte des Zyklus bis 1 Woche vor der erwarteten Periode.

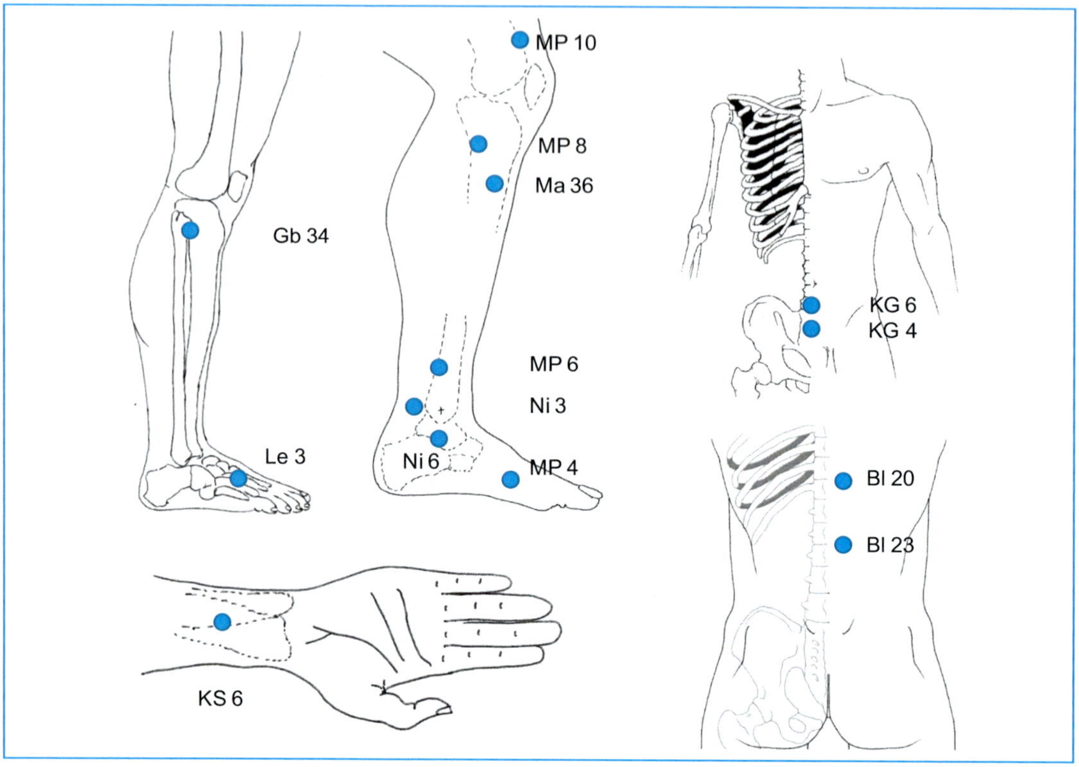

Abb. 52: Homöopunktur bei Dysmenorrhoe

Ekzem und Neurodermitis

(Siehe auch: *Allergische Diathese und Rhinitis*)
Beim Erwachsenen finden wir das atopische Ekzem im Bereich der Kniekehlen, Ellenbeugen, Handgelenke, im Nacken, am Hals, Kinn, Wangen und Stirn. Beim Kleinkind dagegen sind der behaarte Kopf, Wangen, Unterarme, Nacken, Brust, Gesäß, Bauch und Knie ventral verstärkt befallen.

Ekzem und Neurodermitis aus Sicht der TCM

Es handelt sich um eine ererbte, angeborene Schwäche des Abwehr-Qi der Lunge und Niere. Die Lunge kontrolliert die Wärme, die Poren (Schweiß), die Behaarung der Haut, die Niere dagegen den Gesamtzustand, den Glanz, die Ernährung, Pigmentierung (z. B. stärkere Pigmentierung der Haut im Genitalbereich) und Feuchtigkeit der Haut (trockene, dünne, atrophische Haut im Alter bei Abnahme des Nieren-Yin). Die Nierenessenz äußert sich in der Körperseele „po" der Lunge durch Übertragung emotionaler Regungen auf die Haut in Form von Mimik, Juckreiz und Schmerz. Die Leber und das Leberblut spielen dabei eine wichtige Mittlerrolle, denn emotionale Belastungen bedeuten auch Stagnation des Leber-Qi und somit Erhitzung des Leberblutes und Übergriff auf die Milz mit Erhitzung des Milzblutes. Ein heißer, trockener, juckender Hautausschlag präsentiert somit das Muster Blut-Hitze-Wind (Rötung ist Blut-Hitze, Wind bedeutet Juckreiz), ein nässender Hautausschlag das Muster Blut-Hitze-Nässe (wobei der Nässeanteil die Schwäche der Milz zeigt). Die Unterdrückung eines Ekzems mit Cortison, also die Blockierung der Nebennierenrinde, des Nieren-Yang, hindert die emotionale Entladung über die Haut (Lunge, Körperseele „po") und begünstigt die Entstehung von Asthma. Ebenso führt die Stimulation des Immunsystems (Knochenmark, Stammzellen, Lymphocyten und Granulocyten unterstehen der Regelung durch die Nierenenergetik) mit Impfungen wie BCG, Pertussis, HIB, MMR zur Begünstigung der Entstehung von Ekzemen und Bronchialleiden durch die Stimulation von IgE (Thymuslymphocyten – Blutlymphocyten). Das Wiedererblühen eines unterdrückten Ekzems führt meist wieder zur Besserung des Bronchialleidens durch Ausdruck des emotionalen Leidens.

Therapiekonzept der TCM

Bei Wind-Hitze-Ekzem (trocken):

1. Wind und Hitze auf der Haut vertreiben: 3E 5, 6, Gb 31, Gb 41
2. Blut kühlen, Hitze ausleiten: Di 4, 11, LG 14
3. Blut kühlen und nähren: MP 6, 10
4. Leberfeuer sedieren: Le 2
5. Juckreiz stillen: KS 4, He 7, 8, Zhi yang xue (2 Cun prox. Di 11)
6. Lunge und Niere bei Frauen nähren: Lu 7, Ni 6
7. Lunge und Niere bei Männern nähren: Ni 3, Lu 9

Bei Hitze-Nässe-Ekzem (nässend):

1. Nässe-Hitze auflösen: MP 6, 9, Di 11
2. Das Blut kühlen: MP 10, LG 14
3. Zur Beseitigung von Nässe die Milz stärken: KG 12, Bl 20
4. Lunge und Niere bei Frauen stärken: Lu 7, Ni 6
5. Lunge und Niere bei Männern stärken: Lu 9, Ni 3

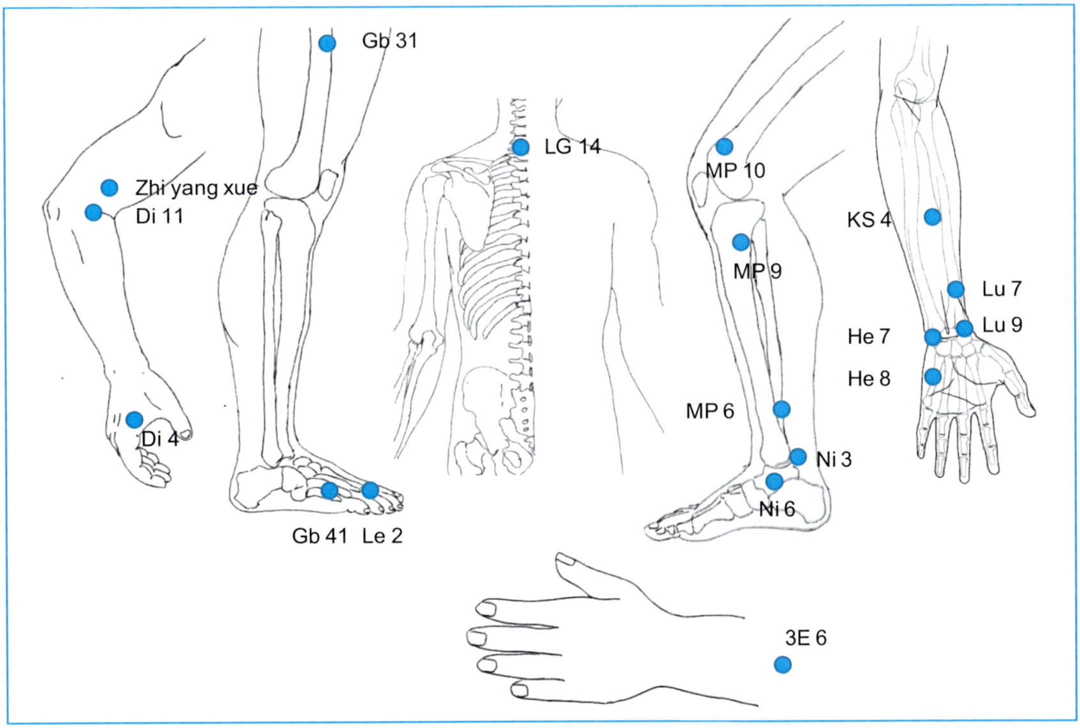

Abb. 53: Homöopunktur bei Ekzem und Neurodermitis

Ekzem und Neurodermitis aus Sicht der Homöopathie

Wir erkennen hier beim Patienten ein psorisches Miasma, das nach Hahnemann durch die „Ansteckung“ der Vorfahren mit „Krätze“ entstand und bei den Nachkommen eine konstitutionelle Schwäche im Sinne der Mangelernährung des Gewebes und der Zellen hinterlässt. Dadurch entsteht eine gewisse Krankheitsbereitschaft für juckende, trockene Hauterkrankungen. Nässende Hauterkrankungen zeigen die zusätzliche Mischbelastung im Sinne einer Sykosis.

Praxis-Tipps Homöopunktur

In den Mitteln Taraxacum, Nux vomica, Sulphur, Dulcamara, Silicea, Solidago und dem Mischpräparat Dularell® N (Apis, Acidum formicicum, Thryallis glauca, Cardiospermum) zeichnen sich die Symptome ab, wie sie mit den chinesischen Funktionskreisen in Zusammenhang stehen: Leber, Milz, Niere und Lunge werden angesprochen.

Weitere wertvolle Mittel sind Arsenicum album (juckend, schuppend), Calcium carbonicum (feucht), Graphites (feucht), Natrium muriaticum (Pubertät, Trauer, Liebeskummer) und Rhus toxicodendron (feucht).

Entgiftung des Organismus

Wir sind zunehmend Umwelteinflüssen ausgesetzt, denen wir uns trotz größter Bemühungen in Form einer bewusst gesunden Lebens- und Ernährungsweise nicht entziehen können. Diese Belastung beginnt mit Lebensmittelzusatzstoffen (Farbstoffe, Konservierungsstoffe, Geschmacksstoffe, Stabilisatoren, Emulgatoren usw.) in Fertignahrungsmitteln wie Wurst, Käse und Schnellgerichten, Pestiziden in Obst und Gemüse, Hormonen und Antibiotikarückständen in Fleisch und Zuchtfisch, Schwermetallbelastung im Seefisch und endet noch lange nicht bei Raumgiften (Formaldehyd) oder Chemikalien, die wir im Rahmen der „Körperpflege“ oder als „gesundheitserhaltende“ Medikamente aufnehmen. Nach anfänglichen Abwehrreaktionen durch das Immunsystem im Sinne der Phagocytose und Ausscheidung gibt das System bei fortgesetzter Belastung auf und lässt die Einlagerung dieser Substanzen im Bindegewebe zu. Nun ist jedoch das Bindegewebe und das Bindegewebswasser ein wichtiges Informations- und Transportsystem für die Organe untereinander, sodass die zunehmende Einlagerung solcher Fremdstoffe zur Einschränkung und Blockade dieser Informations- und Transportwege führt. Leistungsminderung, Abwehrminderung, energetische Verarmung (durch Minderung der Aufbauleistung), zusätzliche Ablagerung von Stoffwechselabfallprodukten und die Synthese von pathogenen Zwischenprodukten sind die Folge. Das System degeneriert infolge von Energiemangel und Toleranz durch Informationsüberflutung in Form von Fremdstoffen. Heftiges Beispiel: Morbus Alzheimer durch Ablagerung von Quecksilber und Aluminium.

Pathologische Frequenzen technischer Art, elektromagnetische Felder der Funk- und Fernmeldetechnik, Mikrowellen, Hochfrequenzen können ebenso in dieses System eingreifen wie pathogene Frequenzen aus geopathogenen Zonen. Die frequenzielle Beeinflussung betrifft das Gewebswasser, das die pathogene Information aufnimmt und ubiquitär im Organismus zur Wirkung kommen lässt.

Entgiftung des Organismus aus Sicht der TCM

Die TCM kann vor allem durch Verbesserung der Energiesynthese die Funktionsfähigkeit und somit auch die Ausscheidungsfähigkeit der Organe und des Organismus fördern. Mittlerweile sind sogar Akupunkturpunkte bekannt, die gezielt anregend auf die Ausscheidung bestimmter Giftstoffe wirken wie KG 12 auf Quecksilber, KG 22 auf Formaldehyd und MP 2 auf Palladium. Über die Zustimmungs- und Quellpunkte kann in jedem Organsystem gezielt die Energetik gestärkt und somit die Entgiftung angeregt werden. Eine generalisierte Entgiftungskur würde insbesondere eine Aktivierung der Funktionskreise der Leber (unsere chemische Fabrik, Ausscheidungsorgan, Ablagerungen am Augenhintergrund), der Niere (Ausscheidungsorgan, Ablagerungen in Knochen, Knochenmark und Nervensystem), der Lunge (Ausscheidungsorgan, Energiegewinnung, Ablagerung in Haut und Haaren) sowie der Milz (Energiesynthese, Abtrennung der unreinen Wasser- und Nahrungsbestandteile, Bindegewebe, Wasser, Fettpolster) erfordern. Die Ausscheidung über den Dickdarm ergänzt die entgiftende Funktion.

Therapiekonzept der TCM

1. Anregung der Funktionskreise und Organe über die Zustimmungspunkte: Bl 13 Lunge, Bl 18 Leber, Bl 20 MP, Bl 23 Niere
2. Zuführung von stärkender Erbenergie zu den Organen über die Quellpunkte: Lu 9, Le 3, MP 3, Ni 3
3. Anregung der Ausscheidung über den Dickdarm: Di 4, KG 12, KG 6
4. Anregung des Immunsystems über den „Thymuspunkt“: 3E 5

Entgiftung aus Sicht der Homöopathie

Die Trägheit des Immunsystems, chronische Vergiftungen zu tolerieren, kann nur durch Mikroinformationen auf der Ebene elektromagnetischer Feldschwingungen überwunden werden. Nur dieser Minimalreiz ist in der Lage, als neuer, überwindbarer und abzuwehrender Eingriff in das System die Abwehrkräfte wieder zu mobilisieren, wobei gezielte Reize (z. B. Mercurius solubilis bei Quecksilberbelastungen) oder generalisierte Reize (z. B. Sulfur als das große Entgiftungsmittel) eingesetzt werden können. Es sollten jedoch eher einzelne Reize nacheinander gesetzt werden; ansonsten kommt es zum Wirkungsverlust durch Überlagerung. Die angezeigte Stärkung der Organdynamik durch organotrope Mittel

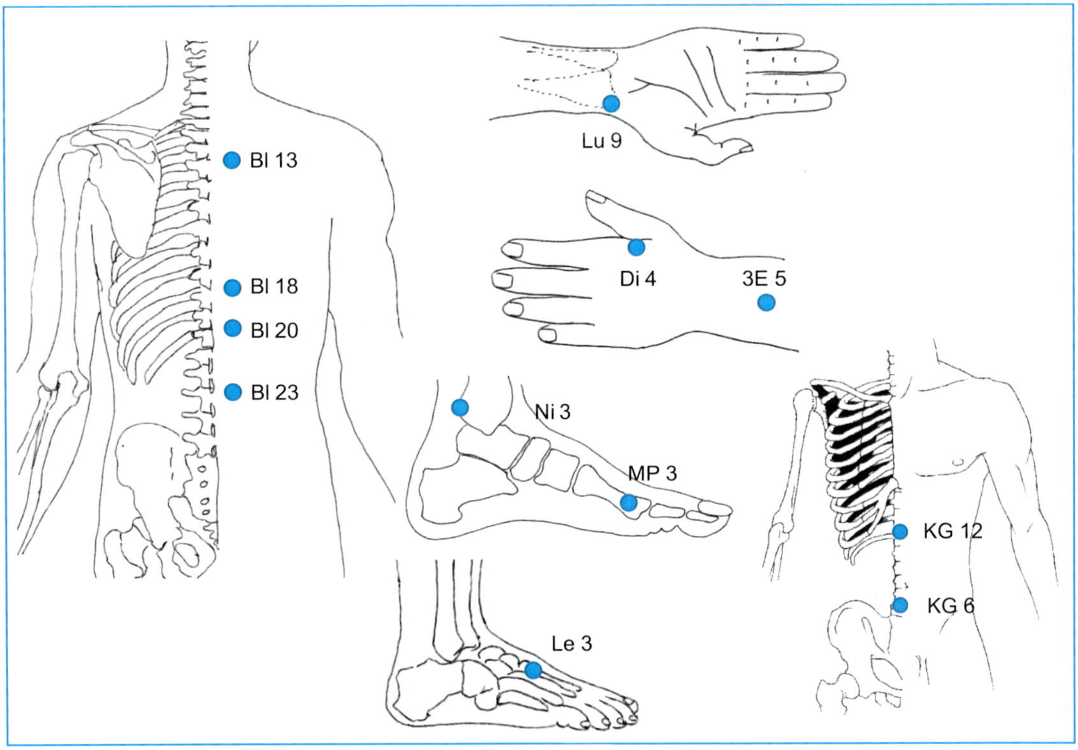

Abb. 54: Entgiftungstherapie mit Homöopunktur

5

kann dazu kombiniert werden: Grindelia für die Lunge, Solidago für die Niere, Taraxacum für die Leber und Eichhornia für Milz-Pankreas.

Praxis-Tipps Homöopunktur

Zur Mischung der organotropen Mittel Grindelia, Solidago, Taraxacum und Eichhornia gibt man das entgiftungsanregende Mittel Sulfur dazu und appliziert dieses Spektrum 1–2×/Woche an die o. g. Punkte. Ausscheidungsreaktionen sind zu erwarten und erwünscht: vermehrte stinkende Schweißsekretion, der Silberschmuck auf der Haut färbt sich schwarz, eventuell juckende Hautausschläge, stinkende Stühle, eventuell auch Durchfall, intensiv riechender Urin, unangenehmer Mundgeruch. Alle Veränderungen sind nur passager und werden durch reichliches Trinken von Wasser oder Tees schnell abklingen. Die Kur kann beendet werden, wenn diese Ausscheidungsreaktionen abklingen, meist nach 5 bis 10 Anwendungen; eine jährliche oder halbjährliche Wiederholung ist angezeigt. Im Intervall ist die Therapie mit Thymorell zur Immunstimulation zu erwägen (10 Injektionen à 2 ml s. c. über 3 Wochen).

Bei der Entgiftungstherapie muss die erhöhte Aufbau- und Arbeitsleitung des Organismus durch ein entsprechendes Angebot an Vitaminen, Mineralien und Spurenelementen unterstützt und ermöglicht werden, sonst laufen die Bemühungen ins Leere.

Epicondylitis

siehe *Schmerzhafte Erkrankungen des Ellbogengelenks – Epicondylitis* (Seite 232)

Fazialisparese peripher

Die periphere Lähmung der Gesichtsnerven unterscheidet sich von der zentralen Lähmung durch die komplette Parese auch der Stirnmuskulatur. Bei der zentralen Fazialisparese bleibt durch die teilweise Überkreuzung der Nervenfasern die Beweglickeit der Stirnmuskulatur auf der gelähmten Gesichtshäfte erhalten. Die häufigste Ursache der peripheren Fazialisparese ist Verkühlung und Stress, wodurch eine entzündliche Schwellung der Nerven am Austrittsloch durch den Schädel hinter dem Mastoid die Nervenfasern komprimiert und deren Funktion lahmlegt. Eine Schädigung vor dem Gln. geniculi verursacht eine komplette Störung mit Beeinträchtigung der Tränen- und Speichelsekretion sowie eine Hyperakusis durch Parese des N. stapedius und eine Geschmacksstörung der vorderen zwei Drittel der Zunge.

Die Symptomatik entwickelt sich sehr schnell und zeigt die Unfähigkeit zum Lidschluss, Sprach- und Kaustörungen, Unfähigkeit zum Mundschluss (Speichelfluss), hängende Mundwinkel einseitig; die Nasolabialfalte ist verstrichen, ebenso die Stirnfalten. Es bestehen Taubheitsgefühl, Kälte- und Zugluftaversion sowie Druckschmerz über dem Mastoid. Die schulmedizinische Therapie umfasst Antiphlogistika, Corticoide und neurotrope Vitamine. Darunter ist die Rezidivrate relativ hoch, da die pathogenen Faktoren Wind und Kälte nicht ausgeleitet werden.

5

Fazialisparese aus Sicht der TCM

Nach der Symptomatik, ihrer Ätiologie und Entwicklung handelt es sich um das Eindringen von Wind-Kälte mit Obstruktion der Meridiane und deren Vernetzungsgefäßen. Windsymptomatiken haben immer eine Verbindung zur Leber, wobei Stress und Ärger die Anfälligkeit erhöhen. Auch der Abwehrfaktor, das Lungen-Abwehr-Qi, ist in diesem Zusammenhang meist geschwächt. Das gehäufte rechtsseitige Auftreten (80 %) könnte auf den Zusammenhang mit der Leber hinweisen. Entsprechend der Ätiologie leitet die TCM die Wind-Kälte-Pathologie zunächst aus und stärkt dann die antipathogenen Abwehrmechanismen. Dadurch tritt eine relativ rasche und nachhaltige Heilung ein im Gegensatz zur schulmedizinischen Therapie, bei der die auslösende Windursache im System unbehandelt verbleibt und deshalb bei der nächsten Stressphase des Patienten und/oder zusätzlichen äußeren Wind-Kälte-Expositionen zum Rückfall führt. Parästhesien zeigen einen zirkulatorischen Qi-Mangel an, Taubheitsgefühl bedeutet eine zusätzliche Störung des Blutflusses.

Therapiekonzept der TCM

1. Wind aus dem Kopf vertreiben: Gb 20, Ma 7, Gb 14 (Augensymptome), Di 20 (Geruchssinn, Nasenatmung), 3E 23 (Augensymptome), Ma 4 (Lähmung), Ma 5 (Lähmung), Di 4 (Ausleitung, Schmerzen), Yu Yao HN-4 (Mitte der Augenbraue, Augensymptome), Gb 3 (Lähmung)
2. TMM-System zur Ausleitung pathogener Faktoren aus dem Gesicht: Ma 45 (Ting-Punkt), Ma 41 (Tonisierungspunkt), Dü 18 (Reunionspunkt)
3. Blut und Abwehr stärken: KG 12, 4, Ma 36 (Nährung des Blutes und der Energie), Lu 7 (Wei-Qi)
4. Stress abbauen: Le 3, Bl 18

Fazialisparese aus Sicht der Homöopathie

Die Hauptmittel Aconitum, Causticum, Ignatia und Nux vomica zeigen auch den homöopathischen gedanklichen Bezug zu Wind-Kälte als Auslöser sowie Stress, Ärger und emotionale Belastung als Wegbereiter für diese Erkrankung. Nux vomica hilft besonders in den Fällen, in denen die Symptomatik linksseitig auftritt.

Causticum-Patienten sind äußerst empfindlich gegen Unterdrückung von außen, tolerieren keinerlei Autorität und zeigen einen starken Sinn für Gerechtigkeit. Enttäuschungen, Kummer und Ärger verletzen sie tief, worauf sie mit Lähmungen im Bereich des Nervensystems reagieren (Multiple Sklerose, Ataxie, Myopathien, Lähmungen einzelner Organe wie Zunge mit Stottern oder Blase mit Inkontinenz).

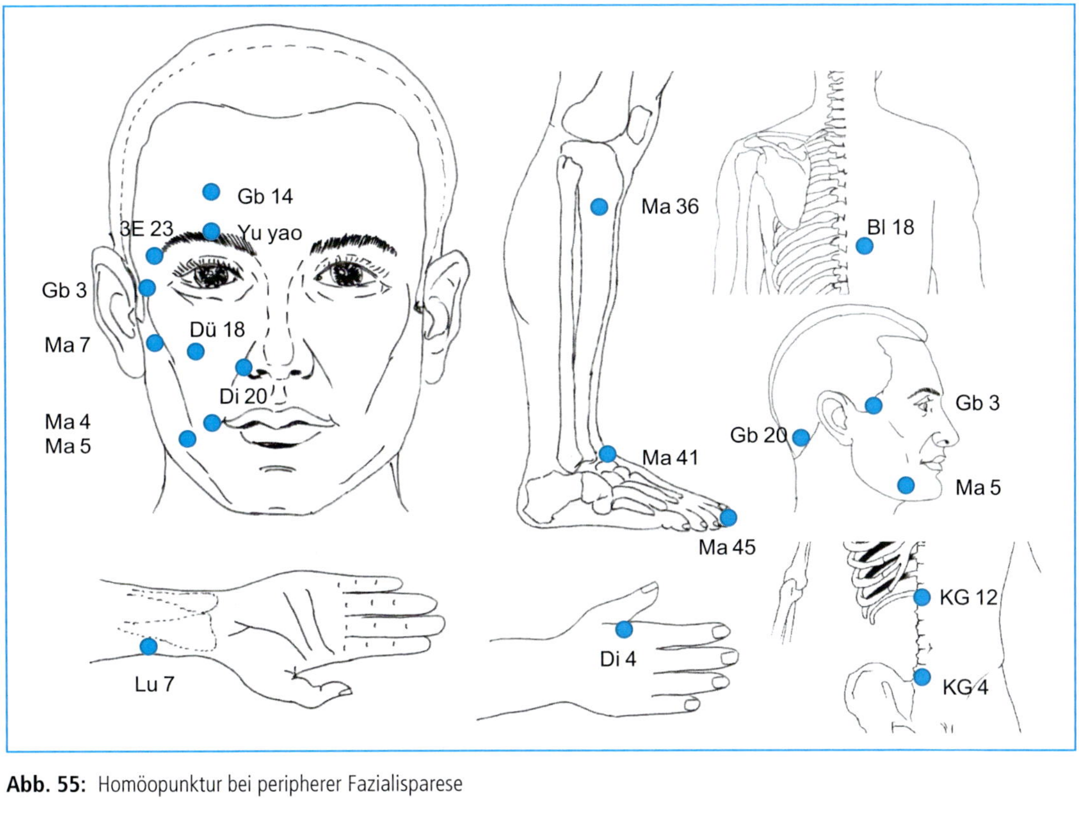

Abb. 55: Homöopunktur bei peripherer Fazialisparese

Praxis-Tipps Homöopunktur

Hier können die Akupunktur und Homöopunktur sehr erfolgreich kombiniert werden; je früher diese Methoden eingesetzt werden, desto kürzer ist die Leidenszeit und desto geringer die Rezidivneigung für den Patienten. Die Kombination von 2–4 der oben genannten Mittel kann zunächst täglich appliziert werden. Sobald die Rückbildung der Lähmung erkennbar ist, werden die Therapieabstände vergrößert.

Fersensporn-Schmerz

Immer häufiger sehen wir in der Praxis das Schmerzbild des „Fersensporns", wobei radiologisch ein erklärender pathologischer Befund meist fehlt. Der auslösende Mechanismus ist ebenso häufig nicht eruierbar; gelegentlich wird das Tragen von unpassendem Schuhwerk oder Überlastung durch Gehen und Stehen angegeben. Nach meinen Erfahrungen handelt es sich bei diesem Schmerz eher um eine Insertionstendopathie der Plantaraponeurose an der Ferse oder um eine Schmerzprojektion im Dermatom S1, wobei wegen der chronisch entzündlichen Aktivität im Laufe der Zeit Klakeinlagerungen im der Plantaraponeurose zu sehen sind.

Fersenschmerz aus Sicht der TCM

Nachdem äußerlich in der Regel kein pathologischer Befund dominiert, haben wir die Symptome Schmerz und Verschlimmerung durch Druck sowie durch Anstrengung als Kriterium: äußere Erkrankung mit Stagnation des Qi, wobei die Druckempfindlichkeit eine Fülle signalisiert; der Bereich der Ferse wird vom Meridiansystem Niere-Blase versorgt.

Therapiekonzept der TCM

1. Ausleitung eventueller pathogener Faktoren über die Ting-Punkte Bl 67 und Ni 1
2. Das Qi bewegen mit lokalen Punkten: Bl 60 und Ni 3, 4, 6, lokale Schmerzpunkte (Ashi)
3. Dazu eine Art energetische Zange: Ma 41
4. Fernpunkte im Dermatom S1: Bl 40, Meisterpunkt der Sehnen Gb 34, Meisterpunkt gegen rheumatische Entzündung 3E 5

Fersenschmerz aus Sicht der Homöopathie

Hier ist besonders im Arzneimittelbild von Berberis (2) der stechende und reißende Fersensporn-Schmerz beim Gehen erwähnt. Weiter sind geeignet: Bry. (2), Graph. (1), Nit-ac. (2), Puls. (3), Rhus-tox. (2) und Rhod. (3) sowie Thuj (2). Die Auswahl der Mittel zeigt ein gewisses sykotisches Bild.

Praktisches Vorgehen: Bei mir hat sich die Basistherapie mit Berberis sehr bewährt. Allenfalls setze ich eine Mischung von Berberis, Bryonia und Rhus toxicodendron ein, in ganz hartnäckigen Fällen dazu 0,5 ml eines Lokalanästhetikums. Infiltriert werden die lokalen Schmerzpunkte in ca. 1,5 cm Tiefe am medialen und plantar-distalen Fersenrand sowie die Punkte Ni 1, Ni 3, Bl 60, 40, Gb 34 und 3E 5 auf der kranken Seite. Die erste Behandlung sollte eine 70–80 %ige Besserung bewirken; nach der zweiten Homöopunktur ist der Patient meist dauerhaft beschwerdefrei.

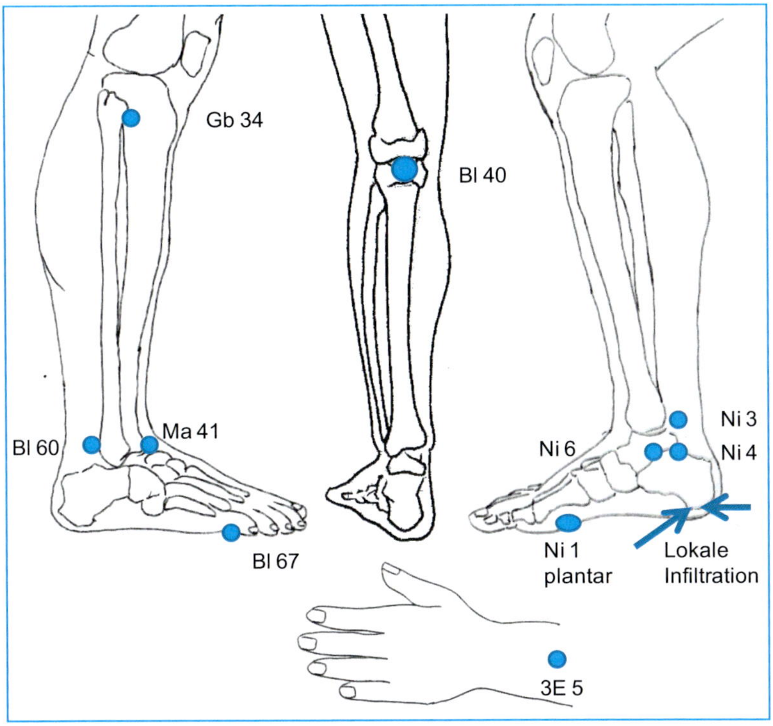

Abb. 56: Homöopunktur des Fersenschmerzes

Fibromyalgie

(Siehe auch: *Schmerzhafte Erkrankungen des Bewegungsapparats*)
Meist bei Frauen zwischen dem 20. und 50. Lebensjahr entwickelt sich oft sehr plötzlich nach einem Erkältungsinfekt eine generalisierte Tendomyopathie mit druckschmerzhaften Muskeln und Sehnenansätzen. Die Erkrankung geht einher mit vegetativen Störungen wie Schweißausbrüchen, innerem Kältegefühl, nervöser Unruhe, Ängstlichkeit und depressiver Antriebslosigkeit. Muskuläre Fibrillationen und Muskelkrämpfe werden ebenso beobachtet wie abdominelle Beschwerden mit weichen, ungeformten Stühlen, Blähbauch und Völlegefühl. Die Patientinnen klagen auch über Schwindel, Tinnitus und verschwommenes Sehen, Stuhl- und Harninkontinenz. Verschlimmerung durch Wind-Kälte, Feuchtigkeit, Anstrengung, Aufregungen, aber auch durch völlige Ruhe. Insgesamt ist die Symptomatik sehr wechselhaft in ihrer Lokalisation und in der Art der Beschwerden und sehr stark vom psychoemotionalen Erleben der Patientin bestimmt.

Leider sind sehr viele dieser Patientinnen schon regelrecht chirurgisch verstümmelt, da aus Verzweiflung, Übertreibung der Schmerzen und Angst vor Übersehen eines gravierenden Leidens auch die behandelnden Ärzte keine anderen Möglichkeiten mehr sehen, juristisch aus dem Schussfeld zu geraten.

Die Schulmedizin therapiert mit NSAR (Diclofenac, Ibuprofen) und Antidepressiva, obwohl es sich nicht um eine endogene Depression, sondern um eine depressive Stimmungslage handelt.

Fibromyalgie aus Sicht der TCM

Das Krankheitsbild wird in das Muster der Bi-Syndrome eingeordnet. Durch das Verbleiben von Wind-Kälte im Organismus nach einem grippalen Infekt aufgrund einer konstitutionell-angeborenen und durch die Lebensunsicherheit erworbenen Schädigung der Nierenessenz kommt es zur inneren Frostigkeit sowie zur Neigung zu Harninkontinenz und gehäuften Darmentleerungen.

Die Nierenschwäche führt im fördernden Zyklus zu einer mangelhaften Nährung und Kühlung der Leber, sodass die Hauptaufgabe, das Qi und Blut harmonisch fließen zu lassen, nicht mehr erfüllt wird (Steifigkeit der Muskeln und Sehnen). Dieses „freie Fließen von Qi und Blut" wird zusätzlich durch die verbliebene Wind-Kälte-Nässe blockiert; das aufsteigende Leber-Yang löst Muskelkrämpfe, Kopfschmerzen, Schwindel, Reizbarkeit, Augenrötung, Unruhe, Agitation, Schlafstörungen, Hypertonie und depressive Antriebslosigkeit aus. Von der Stagnation des Blutes wird auch der Ablauf der Menses mit dem Bild des prämenstruellen Syndroms gezeichnet.

Die Blutstagnation wird zusätzlich durch den Übergriff der Leber auf die Milz verstärkt. Hierbei ist die Qi-Synthese im Organismus behindert (Gewichtsabnahme, Leistungsminderung, Schwäche) und die Blutbildung (Mangel an Blut bewirkt Sehstörung, Benommenheit, Schwindel, Kälte).

Das Gesamtbild der Erkrankung wird aufgebaut und unterhalten von emotional geprägten Sichtweisen der Patienten wie Existenzängsten (Niere), Neid, Hass, Ärger, Zorn, Wut, Frust, Stress (Leber) sowie Kummer, Sorgen, Grübelsucht, Partnerschaftsproblemen und eventuell Mobbing, wobei die Somatisierung dieser Beschwerden, die Verlagerung in die Peripherie und in körperliche Schmerzen die emotionalen Schmerzen erträglich macht. Die Stärkung der Organenergetik, des Organ-Qi, und das „wieder ins Fließen bringen" bewirkt beim Patienten eine Bewusstseinsänderung, eine „Revision" seiner Sichtweisen und somit eine Besserung von seelischen und körperlichen Aspekten der Krankheit.

Therapiekonzept der TCM

1. Wind-Kälte-Nässe ausleiten: Gb 20, Bl 10, 12, Di 4, 3E 5, Gb 41
2. Nieren- und Blasenenergetik stärken: Bl 23, 28, Ni 3, 7, LG 4, KG 3, 4
3. Milzenergetik stärken: MP 3, 4, 6, 9, Bl 20, Ma 36, KG 12, Le 13
4. Das Qi stärken: Lu 7, Ni 6, KG 6, 12, 17, Ma 26
5. Das Blut stärken: MP 6, 10, Bl 17
6. Das Leber-Yang sedieren: Le 2, 3, 8, 14, Bl 18, Gb 20, Gb 34
7. Die Lebensfreude schüren: He 5, 7, KS 6, LG 20
8. Schmerzen stillen: Ma 36, Di 4
9. Den Rücken und die Psyche stärken und entspannen: Dü 3, Bl 62

Fibromyalgie aus Sicht der Homöopathie

Konstitutionell wirksame Mittel und Potenzen sind bei alleiniger homöopathischer Therapie sehr exakt entsprechend der Symptomatik auszuwählen. Meist werden oral Potenzen zwischen C200 und C10000 eingesetzt.

Die Homöopunktur arbeitet in zweifacher Hinsicht informativ auf den Organismus: Der Akupunkturpunkt als holistisches, den gesamten Organismus repräsentierendes Sinnesorgan für ideelle Frequenzen wird durch die Resonanz mit der Frequenz eines homöopathischen Mittels stärker in seiner Schwingung aktiviert als durch den neutralen Akupunkturnadelreiz alleine. Das passende homöopathische Arzneimittel kann über Pulsdiagnostik, RAC (Reflex Auriculo Cardiac, Nogier-Reflex) oder auch kinesiologisch ausgetestet werden.

Praxis-Tipps Homöopunktur

In Analogie zur chinesischen Medizin geht man so vor, dass man mit Sulfur (rheumatische Beschwerden nach Infekten), Rhus toxicodendron und Magnesium fluoratum über die Wind-Kälte-ausleitenden Punkte die verursachenden pathologischen Faktoren ausleitet (Gb 20, Bl 10, 12, LG 14, Di 20).

Die Absenkung des Leber-Yang über die entsprechenden Punkte (s. o.) gelingt mit Berberis, Bryonia und Taraxacum, die jeweils ebenfalls Bezüge zu rheumatiformen Schmerzen haben. Bei besonders ärgerlichen Charakteren kann Arsenicum album notwendig sein.

Die Milzpathologie, verbunden mit Kummer und Sorgen, bessert sich auf Eichhornia, Nux vomica, Okoubaka und die psychischen Aspekte auf Aurum, Causticum, Ignatia, Natrium muriaticum, Pulsatilla, Rhus toxicodendron und Staphisagria.

Die Niere wird in diesem Zusammenhang nicht nur von Solidago, sondern ganz besonders auch von Cimicifuga (Menopause!) gestärkt. Cimicifuga hat in seinem Arzneimittelbild sehr viele Übereinstimmungen mit dem Symptombild der Fibromyalgie: bevorzugt Frauen, Muskel- und Gliederschmerzen, Nervosität, Depressionen, Ängste, Geschwätzigkeit, Hysterie, Migräne, Nackensteifigkeit, Rückenschmerzen, Zugluftempfindlichkeit, Steifigkeit der Achillessehne, Herzrhythmusstörungen, schneller Wechsel der Symptome, Verschlimmerung durch Alkohol, Aufregung, kalte Luft.

Die Therapie sollte vorsichtig und in kleinen Schritten beginnen, da hysterische Überreaktionen häufig schon in der Behandlung auftreten. Man sollte sich auch nicht von „Erstverschlechterungen" von seinen logischen und konsequenten Überlegungen abbringen lassen. Nach meiner Erfahrung ist bei solchen Überreaktionen (Psyche oder Schmerz) allein die Pressur oder Punktur des Punktes Le 3 oder KS 6 sofort beruhigend. Die Therapie kann täglich, bei starken Reaktionen besser jeden 2. oder 3. Tag erfolgen. Neben der Homöopunktur sind intermittierend auch neuraltherapeutische Injektionen in Narben zu empfehlen, insbesondere wenn sie Meridianverläufe durchschneiden.

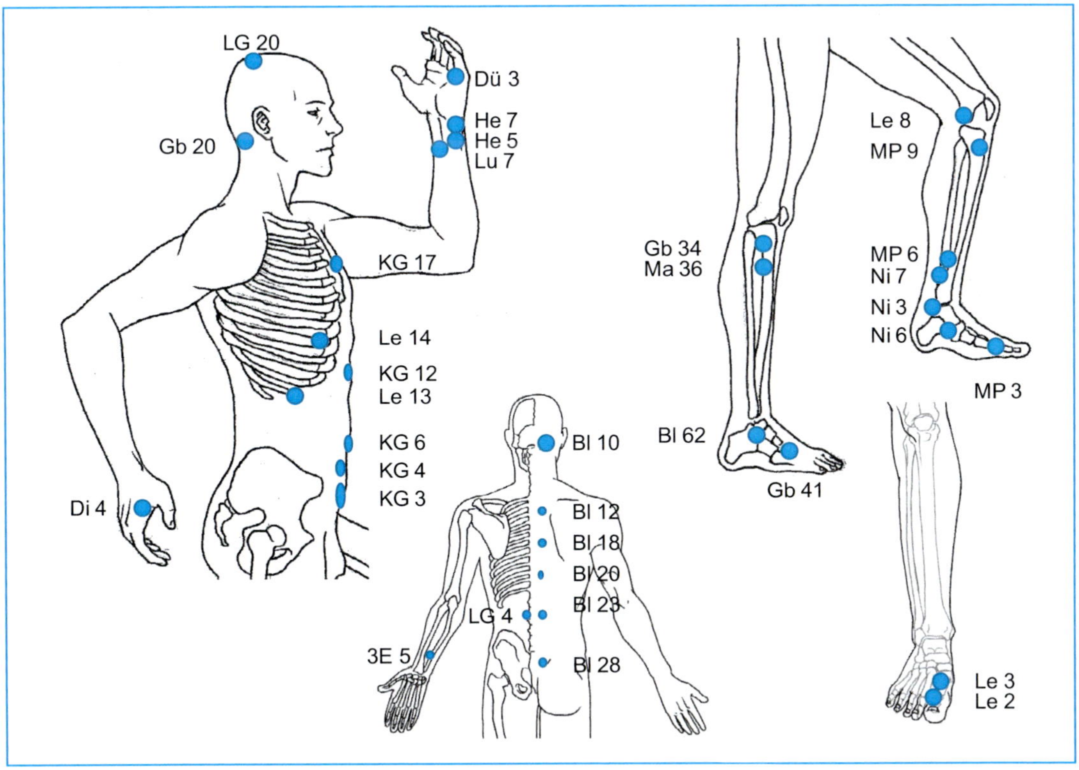

Abb. 57: Homöopunktur bei Fibromyalgie

5

Gastritis

Wir sehen aus schulmedizinischem Blickwinkel eine Gastritis häufig als isolierte Organerkrankung; allenfalls akzeptieren wir noch einen Zusammenhang mit psychischen Belastungen. Nüchternschmerz, Übersäuerung, saures Aufstoßen, Sodbrennen, Druckgefühl postprandial, Blähneigung, Inappetenz werden einer Überproduktion an Magensäure angelastet und entsprechend mit Säureblockern unterbunden. Ein Problem ist dabei der Rebound-Effekt: Die Säureproduktion kommt nach Absetzen der Medikamente überschießend in Gang, sodass es für den Patienten schwer ist, davon wegzukommen. Die Therapie bringt eine momentane Erleichterung, aber keinen Heilungseffekt.

Gastritis aus Sicht der TCM

Der Magen als Hohl- und Transportorgan ist der Yang-Partner der Milz und als solcher in seiner Energetik von der Milz abhängig. Milz bedeutet jedoch nicht nur Assimilation von Nahrung, sondern auch Aufnahme und Verarbeitung von Informationen, Milz bedeutet Ratio, Verstandesarbeit mit erlerntem Wissen, Problemlösung auf „mathematischer", logischer Basis. Dies impliziert bei nicht lösbaren Aufgabenstellungen Grübeln, Sorgen, Kummer und auch Ängste, die die Energetik von Milz und Magen schwächen. Hierzu gehören auch Mobbing und Partnerschaftsprobleme. Das geschwächte Milz-Qi verhindert die Aufbereitung des reinen Wassers aus der Nahrung und den Weitertransport zur Lunge; es führt zu dünnen, wasserhaltigen, ungeformten Stühlen, Völlegefühl, Blähungsneigung und Inappetenz. Die Auswirkung des Qi-Mangels führt im Magen zur Stagnation der Nahrung (Aufstoßen, Übelkeit, Völlegefühl, Sodbrennen, Mundgeruch und Erbrechen). Zudem ist der Magen eines der wenigen Organe, die durch äußere Kälte direkt geschädigt werden können: Eisgekühlte Getränke, kaltes Essen, Obst, Rohkost lassen ein Fülle-Kälte-Muster entstehen. Milchprodukte, kaltes Fett, Cerealien (Müsli, Vollkornprodukte) überfordern die Verdauungsleistung von Milz und Magen und beeinträchtigen über zu viel Yang-Verbrauch die Arbeit der Milz.

Die Leber hat im Zyklus der fünf Wandlungsphasen eine kontrollierende Stellung gegenüber Milz und Magen. Aufsteigendes Leber-Yang bei Stress, Wut, Zorn und Ärger greift Milz und Magen im Sinne des Yang-Überschusses an, wobei sich über einen Yin-Verbrauch eine Hitzesymptomatik im Magen ent-wickelt: brennende Schmerzen, trockener Mund, Zahnfleischbluten, gerötete Zunge, Riss in der Mitte der Zunge mit gelblichem Belag.

Therapiekonzept der TCM

1. Milz und Magen stärken: KG 12, Ma 36, MP 6, KS 6, Bl 20, 21, Ma 21 (Stagnation im Magen), Le 13 (Alarmpunkt MP), MP 15
2. Leber und Galle sedieren: Le 2, 3, 8, 14, Gb 24, Gb 40
3. Über das Nieren-Yin das Yin von Leber, Milz und Magen stärken: Ni 3, 6, KG 4

Gastritis aus Sicht der Homöopathie

5

Das Hauptmittel bei psychischer, alimentärer, medikamentöser und durch Genussmittel (Nikotin, Alkohol, Koffein) ausgelöster Gastritis ist Nux vomica, unterstützt durch Eichhornia (Pankreas) und Taraxacum (Leber/Galle). Der Lycopodiumpatient hat Beschwerden nach blähenden Gemüsen und Süßem, Pulsatilla nach Fett und schweren Speisen (Kinder und Schwangere, nach Kindergeburtstagen). Magen-Darm-Beschwerden vor Aufregungen (Lampenfieber) bessern sich auf Argentum nitricum, ein verdorbener Magen durch schlechte Nahrungsmittel braucht Arsenicum album (Brechdurchfall), eventuell zusätzlich Ipecacuanha und Veratrum album.

Praxis-Tipps Homöopunktur

Sehr bewährt ist die Mischung Nux vomica, Eichhornia, Taraxacum und Okoubaka (auch als orale Gabe zur länger dauernden Therapie).

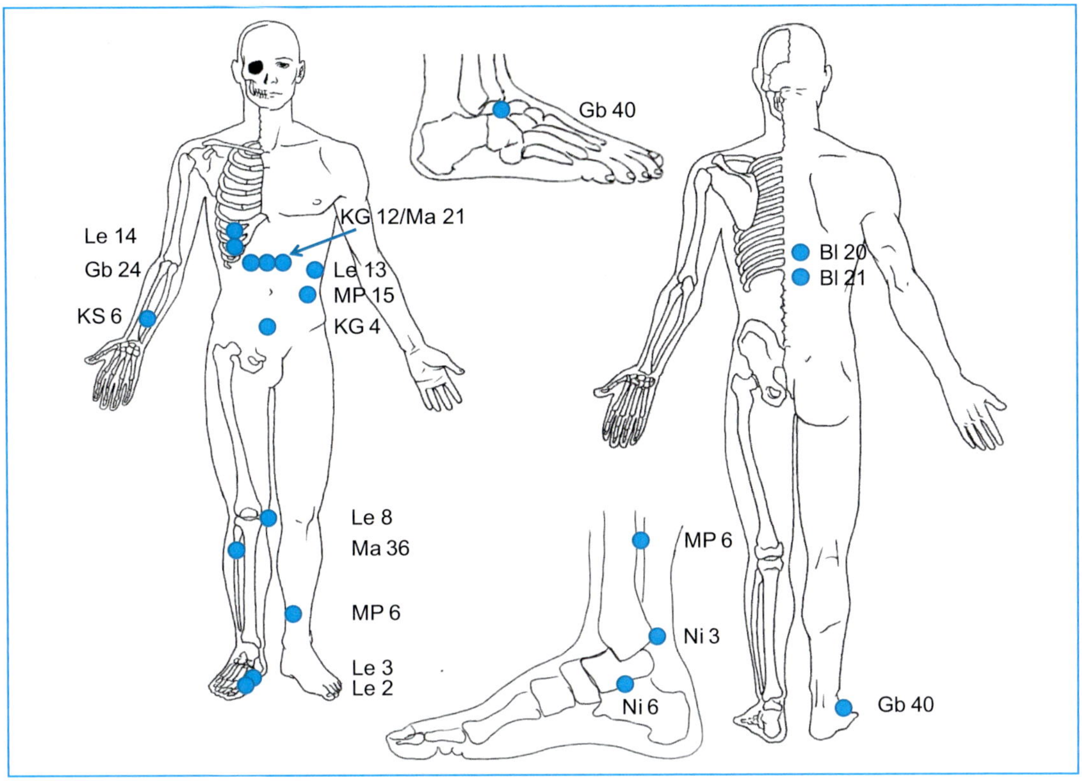

Abb. 58: Homöopunktur bei Gastritis

Gedächtnisschwäche

Nicht nur ältere Patienten beklagen zunehmend die Leistungsminderung ihres Gedächtnisses, auch Menschen mittleren Alters fühlen sich häufig in ihrer Konzentrations- und Merkfähigkeit beeinträchtigt. Sicher ist die Informationsflut, die der rasende Wandel unserer Zeit mit sich bringt und die alle Altersgruppen in zunehmendem Maße bewältigen müssen, eine der Ursachen, dass man sich auf das Wesentliche konzentrieren muss, um den Überblick zu behalten und automatisch dafür viele Informationen irgendwo ablegt. Blockierende Belastungen durch Medikamente (β-Blocker, Tranquilizer, Antidepressiva, Antihypertensiva) kommen hierbei ebenso zur Auswirkung wie die abendliche Dämpfung der Überaktivität mit Alkohol und Nikotin oder die übertriebene Stimulation tagsüber mit Koffein. Zahnersatzmaterialien wie Quecksilberamalgam, Palladium und sogar Gold lagern sich in Gehirnarealen ab und beeinträchtigen unsere Psyche, Denk- und Merkfunktionen. Inwieweit der ständige Beschuss unseres Nervensystems mit technischen Hochfrequenzen sich auswirkt, werden wir wahrscheinlich in den nächsten Jahrzehnten sehen; wir sind gerade alle ungewollt Teilnehmer eines großen Feldversuchs für Industrie, Wissenschaft und Politik.

Gedächtnisschwäche aus Sicht der TCM

Aufnahme, Speicherung und Abrufen von Informationen unterliegen nach Lehre der chinesischen Medizin drei Funktionskreisen. Die Milz ist das Prinzip der Informationsaufnahme und Assimilation. Das bedeutet, dass Wissensinhalte mit Hilfe der Milzenergetik in persönliches Wissen umgearbeitet, assimiliert werden. Wir denken rational durch Anwendung dieses Wissens und dessen Kombination, um Lösungen für Probleme zu finden. Zeichnen sich keine Lösungsansätze ab, geraten wir ins Grübeln und Sinnieren; berührt uns das zu lösende Problem in unserer Existenz, bleiben Kummer und Sorgen nicht aus.

Die Niere ist das Zuständigkeitsorgan für das „Mark“ (Gehirn, Rückenmark, Knochenmark) und somit verantwortlich für das abrufbare Speichern der erlernten Wissensinhalte. Es geht hier vor allem um das Kurzzeitgedächtnis, also die Fähigkeit, mit Hilfe der Milzenergetik neu erlerntes Wissen benutzen zu können.

Das Herz als Prinzip des Geistes verinnerlicht unsere Gedanken und unser Wissen, indem es zu einem Teil des kosmischen universellen Wissens wird, dessen wir uns in Form von Intuition und genialen Einfällen bedienen können. Dies entspricht dem Phänomen des Langzeitgedächtnisses, das jedoch dann nicht mehr nur unser persönliches Eigentum, sondern nach der Lehre der Quantenmedizin universell zugänglich und abrufbar ist.

In der Regel sind bei Klagen über Gedächtnisstörungen die Leistung der Milz und der Niere betroffen, mit Einschränkung der Konzentrations- und Lernfähigkeit sowie des Kurzzeitgedächtnisses. Das zeigt auch das typische Verhalten der Senioren, die alle alten Geschichten und Verwandtschaftsverhältnisse noch sehr gut beschreiben können, aber sich nicht mehr erinnern, wo sie ihren Schlüssel und die Geldbörse vor einer Stunde versteckt haben.

Therapiekonzept der TCM

1. Stärkung der Milzenergetik (Konzentration, Lernfähigkeit, Intellekt): Ma 36, MP 3, LG 20, Bl 20, 49 (Seelenpunkt der Milz), LG 14 (lässt klares Yang zum Kopf aufsteigen)
2. Stärkung der Nieren-Essenz (Kurzzeitgedächtnis, Merkfähigkeit): Ni 3, KG 4, Bl 23, 52 (Seelenpunkt der Niere), LG 4
3. Stärkung des Herzens und Geistes (Langzeitgedächtnis, Intuition, Teilhabe an kosmischem Wissen): He 5, 7, Bl 15, 44 (Seelenpunkt „shen“), KG 6
4. Die Leber sedieren (Stress abbauen): Le 3, Gb 20

Gedächtnisschwäche aus Sicht der Homöopathie

Im Prinzip handelt es sich hier um eine konstitutionelle Pathologie, die am wirksamsten mit einem individuellen Simile oder Simillimum behandelt wird. Einige große Mittel haben jedoch einen intensiven Bezug zu Gedächtnisleistungen: Ars-alb., Caust., Con., Lyc., Merc., Phos. und Sep.

Praxis-Tipps Homöopunktur

Eine organotrope Therapie ist mit Ginkgo, Crataegus, Sulphur und Nux vomica möglich. Ginkgo verbessert den Gehirnstoffwechsel, Crataegus die Sauerstoffversorgung über das Herz, Sulphur entgiftet die Leber, verbessert die Konzentrationsfähigkeit und Trägheit des Geistes, Nux vomica hilft bei geistiger Überarbeitung.

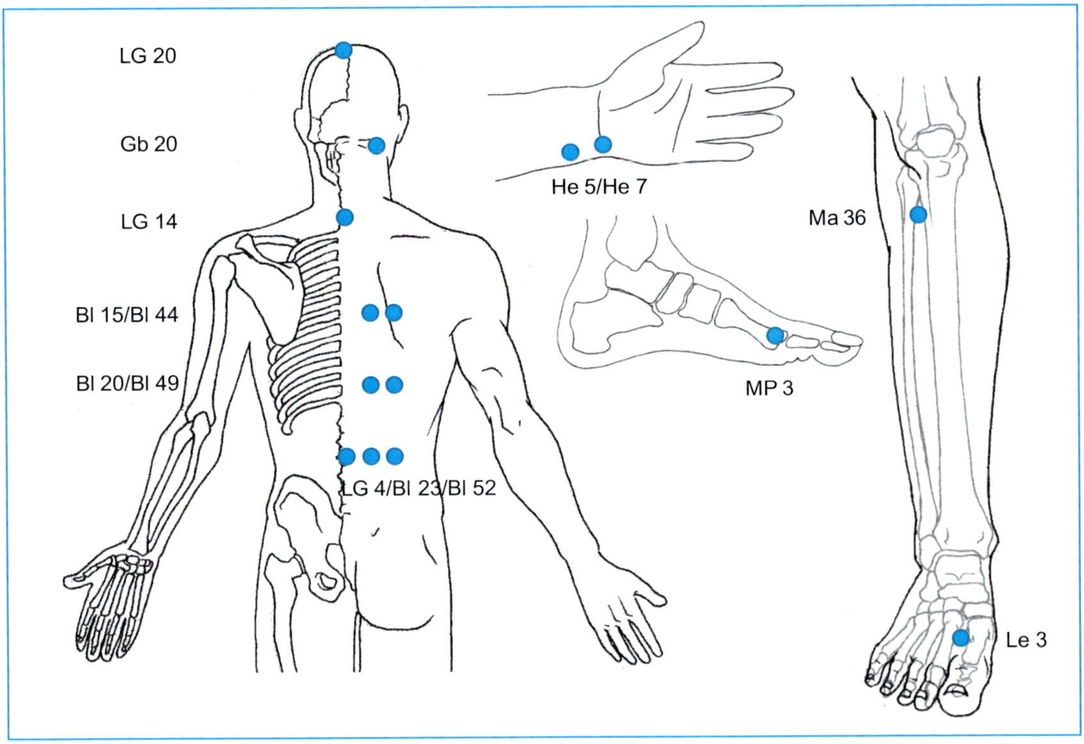

Abb. 59: Homöopunktur bei Gedächtnisstörungen

Gicht

Chronische Erkrankung besonders der Männer (95 %) im Rahmen des metabolischen Syndroms, bei der Harnsäure in der Leber als Abbauprodukt des Purinstoffwechsels in erhöhtem Maße produziert wird und sich als Harnsäurekristalle bevorzugt in den Großzehengrundgelenken, Daumengrundgelenken, Knie- und Sprunggelenken ablagert und eine hochakute Arthritis mit Rötung, Schwellung, Ruhe- und Belastungsschmerz sowie hochgradiger Berührungsempfindlichkeit (Bettdecke unerträglich) auslöst. Der Beginn fällt häufig in die Abend- und Nachtstunden nach üppigen Mahlzeiten oder Alkoholzechen. Im weiteren Verlauf kann es zu Nierenkomplikationen (Nierensteine, Koliken, Entzündungen) und Deformationen der Gelenke kommen.

Eine Änderung der Lebensweise mit Alkoholkarenz und purinarmer Ernährung (Reduktion des Fleischwarenkonsums, Meiden von Innereien) sind unverzichtbar.

Gicht aus Sicht der TCM

Die hochakute Entzündung mit anfänglich sehr schnellem Wechsel des Zustands ist eine Windsymptomatik, wobei hier nicht äußerer, sondern innerer Wind als Auslöser agiert. Hierfür ist die Wandlungsphase Holz-Frühjahr-Leber mit Stagnation des Leberblutes und Entwicklung eines Leber-Yang-Überschusses verantwortlich. Deshalb auch häufig der Zusammenhang Ärger-Zorn-Wut-Stress mit der Auslösung eines Gichtanfalls. Das Ausbreitungsmuster der Gichterkrankung lehnt sich an den Verlauf der Leber-KS-Achse (jue yin) an, unter Mitbeteiligung der attackierten Funktionskreise Magen-Milz-Pankreas sowie deren Achsenpartner Lunge (MP) (Tai yin) und Dickdarm (Ma) (Tai yang). Im energetischen Versorgungsgebiet dieser Meridiane liegen die von Gichtanfällen am häufigsten betroffenen Gelenke:

Großzehengrundgelenk, Mittelfußgelenke, Sprunggelenk, Kniegelenk, Daumengrundgelenk, Handgelenk, Ellbogen- und Schultergelenk. Als lokale Ursache erkennen wir die Stagnation von Qi und Blut durch den blockierenden Faktor inneren Wind und somit die Schmerzentstehung, Schwellung, Hitze, Rötung und Druckempfindlichkeit – ein Yang-Fülle-Zustand wie im Bilderbuch.

Therapiekonzept der TCM

1. Wind und Hitze ausleiten: Gb 41, 3E 5, Gb 34, Di 4, eventuell Gb 20 (bei Ärger)
2. Das Qi wieder in den äußeren Schichten zirkulieren lassen, dazu das Blut und das Gemüt des Patienten kühlen: Lu 7 und Ni 6, Le 3 und He 7
3. Lokal eventuell die Ba-feng-Punkte am Fuß bzw. die Ba-Xie-Punkte an der Hand

Im Gichtanfall werden lokale Maßnahmen kaum toleriert; Fernpunkte sind vorzuziehen. Die Behandlung mit Homöopunktur (Mischspritze aus 1–3 Mitteln der Palette Arn., Bry., Berb., Dulc., Lyc., Sulf., Rhus-tox.) kann im akuten Stadium 2–3×/Tag erfolgen, bei Besserung der Symptome entsprechend seltener. Im Anschluss ist eine Therapie der sykotischen, harnsauren Diathese sinnvoll (siehe *Metabolisches Syndrom*) sowie eine Prophylaxe der Nierensteinbildung mit Solidago (Renorell®), vorzugsweise auf Bl 23, Ni 6, Ni 3 und Gb 25 (Alarmpunkt der Niere).

Gicht aus Sicht der Homöopathie

Als Teilaspekt des metabolischen Syndroms zählt die Gicht zur sykotischen Diathese und eine Basistherapie dieser Krankheitsbereitschaft (siehe dort) ist im Intervall angezeigt. Im Anfall ist die symptomatische Erleichterung durch die führenden akuten Symptome erforderlich. Wichtige Akutmittel sind Bell., Bry., Colch., Led., Lyc. und Sulf.; daneben wirken auch Arn., Berb., Dulc., Nux-v. Zur Homöopunktur

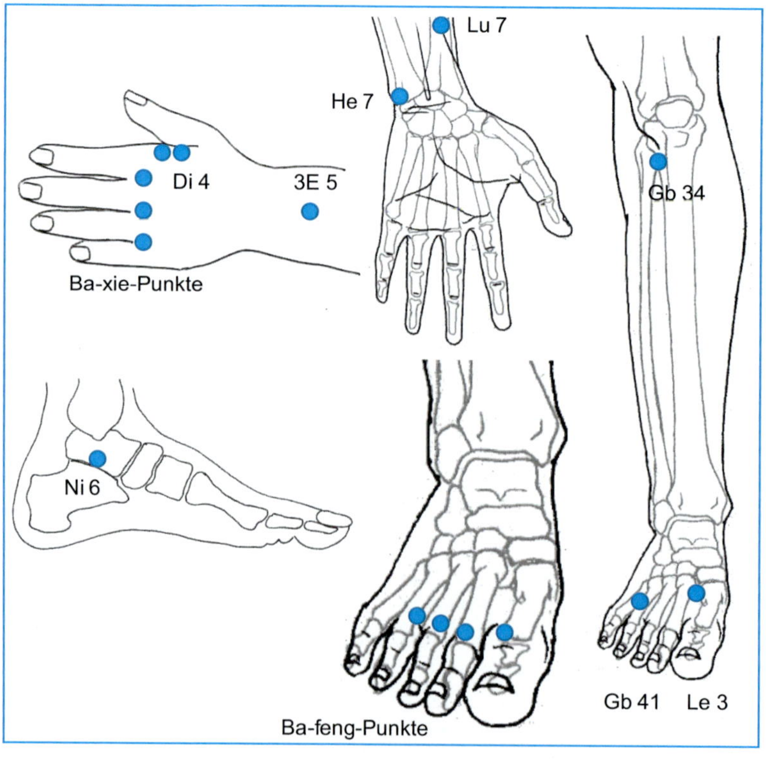

Abb. 60: Homöopunktur der Gicht

hat sich eine Mischung von Bry., Berb. und Sulfur bewährt. Zusätzlich wird Colchicum D3 viertel- bis halbstündlich als Globuli bzw. die Mischung Acid. benz., Colch., Led., Rhus-tox., Acid-sil. in Tropfenform (Arthrorell®) oral verabreicht. Oral gegebene Einzelmittel sollten hochpotenziert sein (ab C30).

Äußere Anwendungen werden sehr unterschiedlich vertragen: So können kalte Umschläge, Quarkumschläge oder aber auch warme Fußbäder (trotz der Hitzesymptomatik) Erleichterung verschaffen. Eine Wollsocke kann über Nacht die Empfindlichkeit deutlich bessern.

Glaukom

Beim grünen Star birgt die Erhöhung des Augeninnendrucks durch eine Abflussbehinderung des Kammerwassers die Gefahr der Erblindung infolge Schädigung der Sehnerven. Der normale Augeninnendruck bewegt sich zwischen 15 und 21 mmHg und ist Tagesschwankungen unterworfen, u. a. durch den Blutdruck. Ein erhöhter Augendruck komprimiert die Versorgungsgefäße für die Sehnerven und führt zur Atrophie. Außer der Abflussbehinderung im Kammerwinkel kommen auch Gefäßneubildungen bei Diabetes sowie ein Tumor infrage. Eine augenärztliche Grundversorgung ist immer notwendig; die Homöopunktur kann jedoch zusätzlich sehr positive Resultate zeigen.

Glaukom aus Sicht der TCM

Das Auge unterliegt der energetischen Steuerung durch den Funktionskreis Leber in den hinteren Anteilen (Netzhaut, Sehnerv, Glaskörper) und der Steuerung durch den Funktionskreis Gallenblase in den vorderen Anteilen. Beides sind sogenannte Yin- und Yang-Partner mit dem Hauptthema, alle Körpersubstanzen (Qi, Blut, Flüssigkeiten) wie auch die Emotionen gleichmäßig fließen zu lassen. Somit wirken emotionale Belastungen (Ärger, Zorn, Wut, Aufregung, Stress, Kummer) mit Erhöhung des Blutdrucks häufig als Auslöser von akuten Beschwerden: starke Kopfschmerzen mit Übelkeit und Erbrechen, Verminderung der Sehschärfe und des Gesichtsfeldes, einseitige Rötung des Auges, Farbensehen.

Therapiekonzept der TCM

1. Lokale Punkte zur Besserung der Qi-, Blut- und Flüssigkeitsbewegung: Gb 1, Gb 14, Gb 20, Bl 2, Yu-Yao (Mitte der Augenbrauen), Yin-Tang (Glabella), Ma 2
2. Fernpunkte zur Besserung des Leber- und Gallen-Qi Le 2, 3, 8, Gb 37 (Spezialpunkt für Augenkrankheiten) sowie antiödematöse Milzpunkte MP 9, Bl 18. He 5 und He 8 leiten Hitze aus dem Augenbereich (den Zustand des Herzens erkennt man am Glanz und Feuer der Augen), Di 4 (Ausleitung von Hitze aus dem Kopfbereich), 3E 5, Lu 7 und Ni 6 eröffnen Sondergefäße zur Versorgung der Augen mit Yin-Erb-Energie.

Diese Punktekombinationen sind sowohl im akuten Stadium als auch im beschwerdefreien Intervall einsetzbar.

Glaukom aus Sicht der Homöopathie

Im akuten Anfall haben sich adjuvant zur allopathischen Therapie Acon., Bell., Gels., Glon., Jab. (Jaborandi) und Solidago bewährt, bei Blutungen am Augenhintergrund Phosphorus.

Zur Prophylaxe dienen in erster Linie Spigelia, Solidago und Sulphur mit sehr zuverlässiger Wirkung auf den Augendruck. Spigelia ist in der Materia medica eher als Herzmittel bekannt; in der TCM jedoch gilt das Auge als ein Spiegel des Zustands des Funktionskreises Herz-Geist: Ein gesunder Geist zeigt sich im Glanz und Feuer der Augen. Die Behandlung im Intervall beinhaltet die Akupunktur der Punkte im Gesicht (Injektionen sehr schmerzhaft und häufig von Hämatomen gefolgt) und die Homöopunktur der Fernpunkte inklusive Gb 20 1–2×/Monat.

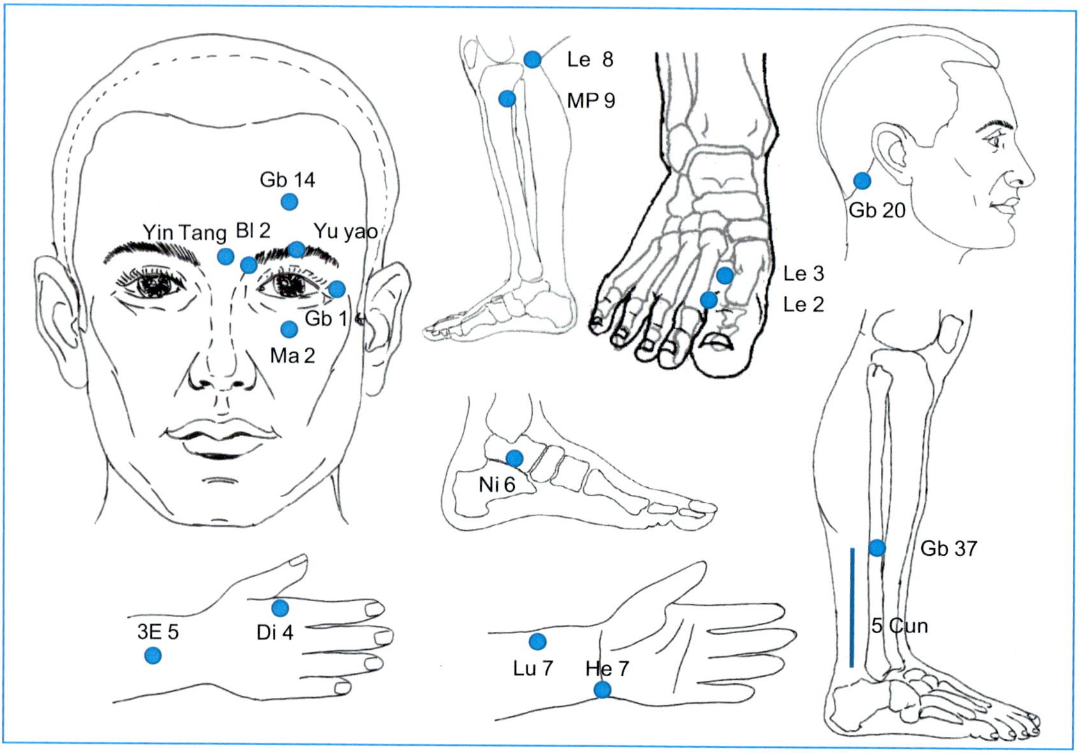

Abb. 61: Homöopunktur bei Glaukom

Gonarthritis

siehe *Schmerzhafte Erkrankungen der Kniegelenke* (Seite 238)

Gonarthrose

siehe *Schmerzhafte Erkrankungen der Kniegelenke* (Seite 238)

Hämorrhoidalleiden

Hämorrhoiden sind krampfaderähnliche Erweiterungen des Schwellkörpers im Mastdarm. Die Ausbildung von Hämorrhoiden wird durch fettreiche Nahrung, Alkoholgenuss, Obstipation, psychischen Stress und Schwangerschaft gefördert; zusätzlich besteht eine familiäre Disposition. Prolabieren die Hämorrhoidalknoten in den distalen Analkanal, kommt es zur Schwellung, Fibrosierung, Thrombosierung, Ulceration oder Blutung. Häufig führt ein hartnäckiges perianales Ekzem mit Juckreiz und sehr schmerzhaften Fissuren durch die hämorrhoidenbedingte Schließmuskelinsuffizienz und permanente Sekretabsonderung (Verschmutzung der Wäsche) den Patienten erstmals zum Arzt. Die schulmedizinische Therapie umfasst – neben Ratschlägen zur Ernährung und Beseitigung einer Obstipationsneigung – lokale Maßnahmen mit Salben (u. a. Corticoide) und operative Eingriffe. An der Erkrankungsbereitschaft des Patienten ändert sich hierdurch wenig.

5

Hämorrhoidalleiden aus Sicht der TCM

Der Anus gilt hier als „Tor der Körperseele po“: Die Lunge als Sitz dieser Körperseele ist der Yin-Partner des Dickdarms. Die Körperseele „po“ ist die Manifestation der Nierenessenz in der Sphäre der Gefühlswelt und Empfindungen und somit Mittler für den körperlichen Ausdruck des emotionalen Zustands über die Haut (Lunge) in Form von Mimik und Hautreaktionen (z. B. Neurodermitis, Juckreiz), wobei nicht nur die emotionalen Qualitäten der Lunge, die Traurigkeit, sondern auch die restlichen emotionalen Qualitäten wie Angst, Stress, Freude, Kummer nach außen gezeigt werden. Der Anus als Tor der Körperseele „po“ leitet somit die emotionalen Belastungen der fünf Yin-Organe aus (nach dem Motto: „Scheiß drauf“). In der Therapie benutzt man den Seelenpunkt der Lunge Bl 42 (1,5 Cun lateral Bl 13) zur Therapie angstbedingter Stuhl- und Harninkontinenz. Bei diesem Leiden quält sich der Patient also mit dem Thema „loslassen müssen, aber nicht loslassen wollen oder können“.

Der Blutrückstrom aus dem Analbereich wird über die Leber gefiltert; eine stressbedingte Stagnation des Leberblutes verstärkt auch die Stase in den Hämorrhoiden (deshalb auch Alkoholverbot). Weiter zuständig für die Festigkeit des Bindegewebes ist der Milzmeridian (wird durch Kummer, Sorgen, Partnerschaftsprobleme, Mobbing und aufsteigendes Leber-Yang geschwächt), zudem muss er das Blut in den Gefäßen halten. Die Hämorrhoidenblutung ist somit einerseits Zeichen der leberbedingten Hitze und Blut-Stagnation, andererseits Zeichen der Milz-Qi-Schwäche.

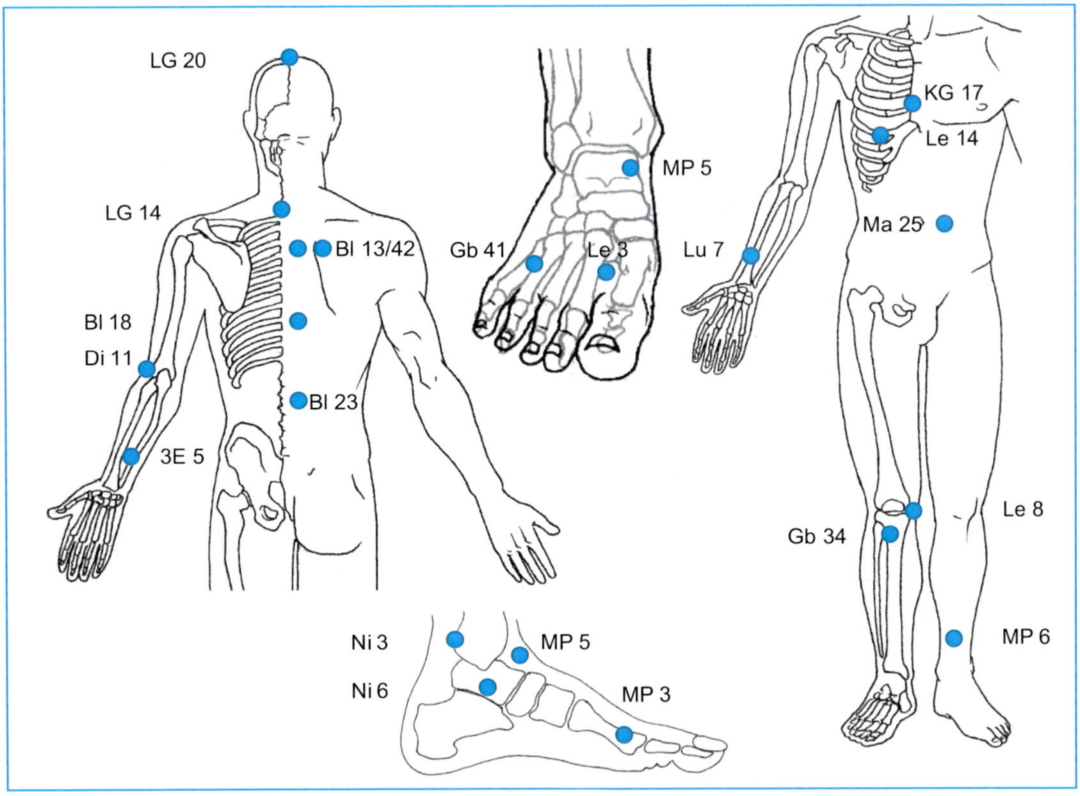

Abb. 62: Homöopunktur bei Hämorrhoidalleiden

5

Therapiekonzept der TCM

1. Die Lunge und die Körperseele „po“ stärken: Bl 13, Bl 42, Lu 7, KG 17, LG 14
2. Das Leber-Yang sedieren: Le 3, Le 8, Bl 18, Le 14, Gb 34
3. Den Dickdarm anregen: Di 4 (Loslassen), Di 11 (Motorik), Ma 25
4. Die Milz stärken: MP 3, 5 (Bindegewebe), 6, Bl 20, MP 10 (Blutung)
5. Die Nierenenergetik stärken (Existenzängste, Wirkung auf „po“): Ni 3, 6, Bl 23
6. Die Energetik des Beckenbodens harmonisieren: LG 20 (über die Zentralachse), Gb 41 (Gürtelgefäß) und 3E 5 (Hitzeausleitung, antientzündlich)

Hämorrhoidalleiden aus Sicht der Homöopathie und Homöopunktur

Aufgrund der Vielfältigkeit der Ursachen ist auch die Auswahl an Mitteln sehr groß. Lokale Anwendungen von Aesculus, Hamamelis und Paeonia lindern die Symptomatik. Als Basistherapie zur Homöopunktur hat sich die Mischung von Hamamelis, Taraxacum, Eichhornia und Sulfur bewährt, die die Problematik auf mehreren Organebenen unterstützt. Bei Obstipation denke man an Causticum und Nux vomica, in der Gravidität an Pulsatilla und Sepia, in der Menopause an Cimicifuga, Lachesis, Sepia und Sulphur. Kummerpatienten benötigen Causticum, Ignatia oder Natrium muriaticum.

Die meisten erwähnten Mittel bewähren sich auch bei Fissuren, die jedoch noch gezielt mit Acidum nitricum, Graphites oder Hydrastis behandelt werden können.

Bei Rektum- und Hämorrhoidal-Prolaps wird die Punktion der Er-bai EX UE 2 (die zwei weißen Punkte) am Unterarm empfohlen.

Die Kombination mit Ohrakupunktur ist beim Hämorrhoidalleiden, insbesondere auch bei Hämorrhoidalvenenthrombosen, sehr effektiv. Das alleinige chirurgische Eröffnen eines thrombosierten Knotens birgt eine hohe Rezidivrate, wenn keine Basistherapie im Sinne der Homöopunktur angeschlossen wird.

Harninkontinenz

Im Gegensatz zur Enuresis verstehen wir darunter die bewusst erlebte Unfähigkeit, den Harnfluss zu steuern. Darunter fallen auch der imperative Harndrang mit Kontrollverlust, wenn die Blase nicht sofort entleert wird (häufig bei Prostataerkrankungen) und die Stress-Inkontinenz, bei der durch eine Schwäche der Beckenbodenmuskulatur („Senkung“) die Schließmuskelkraft nicht mehr ausreicht, wenn die Patientinnen husten, niesen, lachen oder schwer heben.

Harninkontinenz aus Sicht der TCM

Die Schließmuskelfunktion der unteren Yin (Blase und Anus) wird vom Blasen-Yang gesteuert, das wiederum von der Nierenenergetik (Yin und Yang) abhängt. Die Nierenenergetik ihrerseits wird von der Lungenenergetik (Mutter der Niere, Synthese und Absenken des Qi zur Niere) genährt. Ursachen für Qi-Mangel:

1. Schwache Konstitution der Nierenenergie (Yin und Yang)
2. Hohes Alter: Abnahme des Qi der Lunge, Niere und Milz
3. Übermäßige sexuelle Betätigung: Abnahme des Nieren-Yang
4. Chronischer Husten: mechanische und energetische Schwächung des Lungen- und Nieren-Qi
5. Entbindungen: Schwächung der Nieren-Essenz (Yin)
6. Neurologische Erkrankungen: Multiple Sklerose u. a.

Wir unterscheiden zwei Erkrankungsmuster:

1. Qi-Mangel der Niere, Lunge und Milz-Pankreas
2. Leberfeuer als Yang-Fülle

Harninkontinenz durch Qi-Mangel der Lunge
Die Patienten klagen über häufigen und imperativen Harndrang, Harnträufeln nach Blasenentleerung sowie Inkontinenz beim Husten und Niesen. Daneben bestehen allgemeine Zeichen des Lungen-Qi-Mangels: schwache Stimme, Müdigkeit, Belastungsdyspnoe, Traurigkeit, Infektneigung.

Therapiekonzept des Lungen-Qi-Mangels
Das Lungen-Qi stärken: Bl 13, LG 12 (gleiche Höhe), KG 6, 12, 17, Lu 7, Ni 6, Bl 23, Bl 28, MP 6, Ma 36 (eine Stärkung des Lungen-Qi immer in Verbindung mit Stärkung der Niere und der Mitte, da zum Aufbau des Qi in der Lunge Atemenergie, Nahrungsenergie (Ma-MP) und Erbenergie (Ni) zusammentreffen müssen). LG 20 zieht das Qi in der Medianachse nach oben und verbessert die Blasenfunktionskontrolle. Bl 39 wirkt als Ho-Funktionspunkt des Drei-Erwärmer-Meridians auf die Blasenenergetik und Blasenschleimhaut, besonders auch bei Enuresis der Kinder, Blase 40 im gleichen Sinne als Ho-Punkt der Blase.

Harninkontinenz durch Qi-Mangel der Milz
Die Patienten beklagen häufigen und imperativen Harndrang sowie leichte Inkontinenz. Es bestehen die Milz-Qi-Mangelzeichen: seitlich Zahneindrücke am Zungenrand, weiche Stühle, Blähneigung, Völlegefühl, Appetitmangel, Neigung zu Übergewicht.

Therapiekonzept des Milz-Qi-Mangels
Ein Milz-Qi-Mangel wird ebenfalls über die drei Stationen Lunge-Atemenergie, Mitte-(Ma-MP)-Nahrungsenergie und Niere-Erbenergie ausgeglichen. Da bei der Milzproblematik der Mangel an Yang dominiert, verwenden wir zu den oben genannten Punkten Bl 20, MP 2 und Ni 7.

Harninkontinenz durch Nieren-Yang-Mangel
Hier finden wir die Probleme der älteren Patienten mit Nykturie, häufigem Harndrang, Enuresis und Inkontinenz, zusätzlich Schwindel, Tieftontinnitus, Hörminderung, Libidoverlust, Lumbalgie, Kniegelenksschmerzen und Kältegefühl der Beine als Nieren-Yang-Mangel-Zeichen.

Therapiekonzept des Nieren-Yang-Mangels
Yin ist die Basisenergie, also das Öl (Materie, Brennstoff), das das Yang-Feuer nährt. Eine alleinige Stimulation der tonisierenden Yang-Punkte wäre vergleichbar mit „in das Feuer pusten, um es zu entfachen", also nur ein kurzzeitiger Effekt. Um das Yang-Feuer zu stärken, muss man Öl ins Feuer gießen, also zusätzlich das Yin vermehren: Dies gelingt nur über Anregung der Qi-Synthese aus Atmung, Nahrung und Erbenergie der Niere. Wir brauchen also die oben genannten Punkte zur Stärkung des Lungen- und Milz-Qi und können dann über Bl 23, LG 4, Ni 7, KG 4, 6, LG 20, Bl 28 und He 7 die Energie entsprechend verteilen.

Harninkontinenz bei Nieren-Yin-Mangel
Hier dominiert in der Symptomatik ein relativer Yang-Überschuss („leere Hitze"): spärliche Produktion eines dunklen Urins. Die allgemeinen Yin-Mangel-Symptome prägen das Bild: Risse auf einer roten, belaglosen Zunge („leere Hitze"), Schwindel, Tinnitus, Vergesslichkeit, Hitze der 5 Flächen (Hände, Füße, Sternum), Schlafstörungen, sexuelle Phantasien und Libido bei erektiler Impotenz.

Therapiekonzept des Nieren-Yin-Mangels
Wie oben unter Nieren-Yang-Mangel beschrieben.

Praxis-Tipps Homöopunktur

Sehr bewährte Mittel mit konstitutioneller Allgemeinwirkung sind Caust., Nat-m., Nux-v., Puls. und Sepia. Im Zweifelsfall sollte man mit Causticum beginnen. Bei Männern eignen sich im Zusammenhang mit Prostataerkrankungen weitere Mittel: Clematis, Conium, Populus, Solidago. Da bei dieser Problematik eine umfassende energetische Aufbauleistung erforderlich ist, müssen wir im Wechsel auch an die Stärkung der Mitte (Eichhornia, Nux vomica, Taraxacum) und der Lunge (Ars., Bry., Lyc., Phos., Sil. und Sulph.) denken.

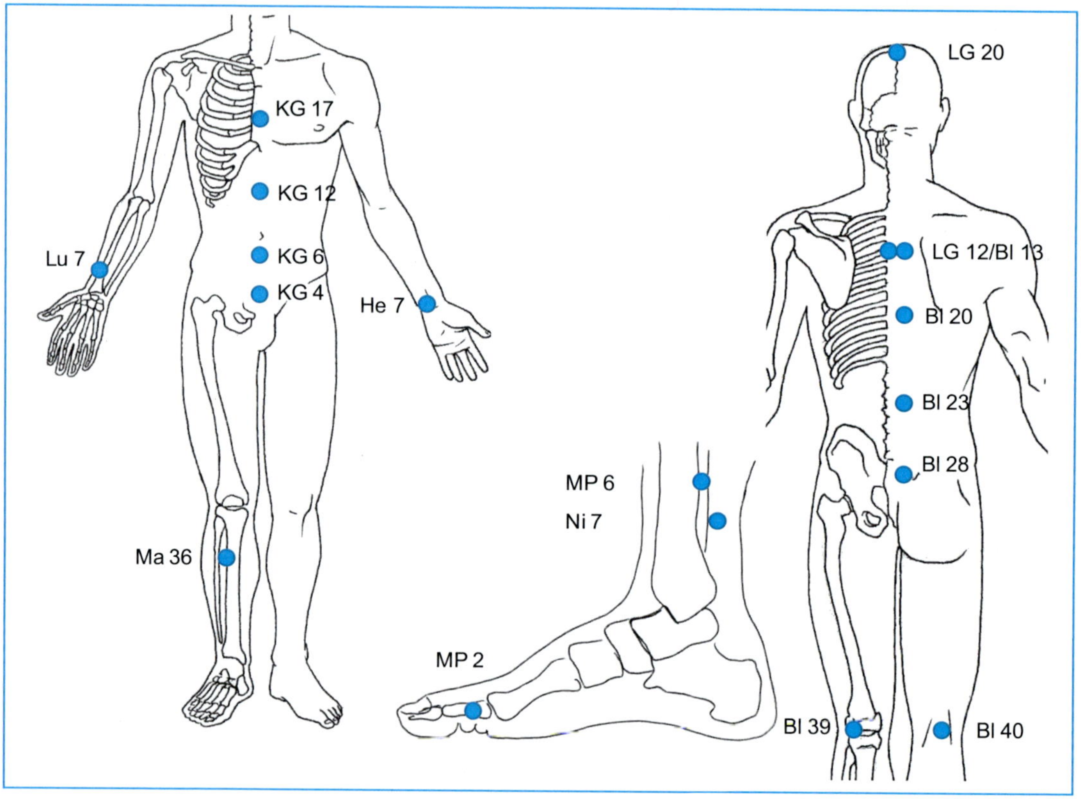

Abb. 63: Homöopunktur bei Harninkontinenz

Harnwegsinfekt (akut)

Die Symptomatik erfasst Urethra, Blase, Harnleiter und eventuell Nierenbecken. Bei Männern ist die Miterkrankung der Prostata möglich. Häufiger Harndrang, schmerzhafter Harnfluss, Brennen, Harntrübung und eventuell Blutbeimengungen sind charakteristisch. Als Auslöser wirken oft Kälte (kalte Füße, Sitzen auf kalter Unterlage) und Nässe, Koitus und Hormonmangel, wobei die Abwehrmechanismen des Organismus versagen und den pathogenen Keimen aus dem naheliegenden Darm- (E. coli) oder Vulvovaginalbereich keinen Widerstand mehr bieten. Kompliziert wird die Cystitis durch Restharnbildung, bei liegenden Blasenkathetern und vorhandenen Steinen. Fieberhafte Reaktionen sind nicht immer vorhanden; Frauen sind häufiger betroffen als Männer.

Der Leidensdruck bei der akuten Cystitis verleitet schnell zu Einsatz von Antibiotika, aus naturheilkundlichen Erwägungen eine unterdrückende Behandlung, die oft ein chronisches Stadium oder eine anhaltende Rezidivneigung einleitet.

Akuter Harnwegsinfekt aus Sicht der TCM

Voraussetzung ist eine massive Einwirkung von Kälte-Nässe oder ein Versagen der Abwehr. Die Auslösefaktoren Kälte und Nässe wandeln sich im Laufe der Abwehrreaktionen des Organismus in eine Fülle-Hitze-Nässe-Symptomatik.

1. Pathologische Faktoren bei der Auslösung der Cystitis nach chinesischer Krankheitslehre: Kälte und Nässe als äußere oder innere (MP!) pathologische Faktoren sind die wichtigsten und häufigsten Ursachen. Nässe sammelt sich im unteren Drei-Erwärmer und verlegt die Harnwege.
2. Qi-Stagnation der Leber durch emotionale Belastung führt zur Behinderung des Qi-Flusses im unteren Drei-Erwärmer und löst den typischen Schmerz vor der Miktion bei voller Blase aus.
3. Qi-Mangel der Lunge versorgt Niere und Blase ungenügend mit Energie; dies führt zu Dysurie und Harnverhalten, ein Qi-Mangel der Milz zu Harnträufeln.
4. Erfahrungsgemäß begünstigen Süßigkeiten, Zucker, Milch und Fett die Entstehung von Nässe durch Schwächung der Milz, scharfe Speisen und Alkohol die Entstehung von Hitze (Leber-Galle), die durch Verdunstung der Feuchtigkeit zur Steinbildung in Niere und Gallenblase führt.
5. Übermäßige sexuelle Aktivität schwächt die Nierenenergetik (besonders das Abwehr-Yang).
6. Hohes Alter und chronische Krankheiten schwächen die Nierenenergetik und das Milz-Qi.
7. Emotionaler Stress führt zur Leber-Qi-Stagnation (Hitze).
8. Trauer, Depression und Angst führen zu Herz-Feuer und Dünndarm-Feuer (Herz und Dünndarm sind Yin- und Yang-Partner, Dünndarm und Blase bilden die Tai-Yang-Achse).
9. Schweres Heben und langes Stehen verursachen eine Qi-Stagnation im unteren Drei-Erwärmer, der zuständig ist für die Verteilung des Qi und Wassers unterhalb des Nabels.
10. Zustand nach Hysterektomie führt zur Ableitung einer vorher bestandenen Blut- und Qi-Stagnation (Dysmenorrhoe) auf die benachbarte Blase.

Betroffene Meridiane sind somit:

1. Milz mit Nässeansammlung infolge Kälte (Verlegung der Harnwege) und Qi-Mangel (Harnträufeln)
2. Niere mit Schwäche von Yin und Yang: Yin-Schwäche führt zu übermäßigem Harnfluss, Yin-Mangel zur Oligurie („leere Hitze"); Nieren-Yang-Schwäche führt zu Harnträufeln; Kälte schädigt das Yang, Hitze das Yin der Niere.
3. Lunge mit Qi-Schwäche senkt das Qi und Wasser nicht zur Niere ab.
4. Leber mit Qi-Stagnation behindert den Qi-Fluss im unteren Drei-Erwärmer.
5. Der untere Drei-Erwärmer mit Qi-Stagnation und Nässeansammlung behindert die Regelung der Wasserwege
6. Dünndarm-Feuer trennt die klaren von den trüben Bestandteilen des Darminhalts nicht mehr und schickt sie zur Blase.

Merkhilfe: Nässe verursacht

1. Qi-Stagnation
2. Qi-Mangel
3. Füllezustand
4. Hitze durch Qi-Stagnation
5. Steinbildung durch Hitze
6. Hämaturie durch Hitze

Therapiekonzept der TCM

1. Hitze ausleiten (da sich die Kälte- in eine Hitzesymptomatik wandelt): Bl 22, 23, 28 (Zustimmungspunkte für 3E, Ni, Bl), Di 4, 11, 3E 5, Le 2, 3, 8, Bl 63, He 8, (Hitze: häufiger Harndrang, wenig und dunkler Urin)
2. Nässe ausleiten: MP 6, 9, Bl 22, Bl 28, Ni 7, KG 9 (häufiger Drang, spärlicher Harnfluss, trüber und wolkiger Urin, Proteinurie)
3. Niere stärken: Ni 3, 6, Lu 7, Ma 36, Le 3, Bl 64 (erschwerte Miktion, schwacher Harnstrahl)
4. Lokal wirksame Punkte: KG 3, 4, 6, Ma 28, (Dysurie)
5. Blut-Hitze kühlen: MP 10, Bl 17, MP 6, Le 3, Ni 3, Ni 6 (brennender Schmerz, blutiger Urin)

Akuter Harnwegsinfekt aus Sicht der Homöopathie

Die Auswahl der homöopathischen Mittel ist sehr reichhaltig: Acon., Ars., Bell., Berb., Canth., Caust., Dulc., Lyc., Nat-m., Nux-v., Puls., Pop., Rhus-t., Sabin., Sars., Sulph. und Thuja, um nur die wichtigsten zu nennen.

Wichtig ist auch aus Sicht der Homöopathie die Gefahr der Chronifizierung und Rezidivneigung bei unterdrückender Therapie.

Harnwegsinfekt (chronisch)

Aus akuten Infekten (siehe dort) können sich unter ungünstigen Voraussetzungen chronische oder chronisch rezidivierende Harnwegsinfekte entwickeln. Hierzu zählen energetische Schwächen der Milz, Leber, Lunge und Niere, häufig mit emotionalem Hintergrund (Kummer, Sorgen, Ärger, Stress, Traurigkeit, Verlust und Existenzängste oder Panik), sowie hohes Alter, Überarbeitung, Beckenbodensenkung, Hysterektomie, Prostataprobleme mit Entleerungsstörungen oder Katheterisierung. Abweichende Ansichten über die Entstehung von chronischen und rezidivierenden Harnwegsinfekten bieten die TCM und die Homöopathie (siehe auch *Rhino-Sinusitis (Infekt)*).

Chronisch rezidivierende Harnwegsinfekte aus Sicht der TCM

Der akute Harnwegsinfekt entsteht durch Befall der Blase mit Kälte und Nässe, die sich in Hitze-Nässe wandelt (durch die Abwehraktivitäten des Yang). Normalerweise sollte es über die Abwehr-Reaktionen zu einer Heilung kommen. Voraussetzung ist, dass die Kräfte des Abwehr-Qi ausreichen und keine weiteren Hindernisse – wie oben erwähnt – vorliegen. Chronisch rezidivierende Harnwegsinfekte können jedoch auch über das Hineindrücken einer Pathologie in das Meridiansystem (unterdrückende allopathische Therapie) direkt und indirekt entstehen. Eine alleinige antibiotische Behandlung einer Cystitis unterbricht die angelaufenen Abwehrmaßnahmen (Yang) und hinterlässt eine unterbrochene, nicht ausgereifte Immunstimulation; es ist eine Heilung auf niedrigem energetischem Niveau mit erhöhter erneuter Infektbereitschaft. Die Alternative ist eine therapeutische Stimulation der Yin- und Yang-Energien zusammen mit der unterstützenden Ausleitung der krankheitsauslösenden Faktoren, um auf hohem Niveau den Yin-Yang-Ausgleich zu bewirken und somit eine im Vergleich zur Ausgangsituation stabilere Abwehrfähigkeit zu schaffen.

Die Unterdrückung eines Infekts der oberen Luftwege mit allopathischen Mitteln (Sekretionshemmung, Antiphlogistika, Antibiotika) ohne gleichzeitige Ausleitung und Stimulation der Abwehrkräfte führt dazu, dass sich die eingedrungenen pathologischen Faktoren im Gewebe festsetzen und nach mehreren lokalen Rezidiven über den Magenmeridian nach unten wandern; der Körper sucht nach einem neuen „Ventil“ auf der Ebene der unteren Öffnungen, um sich dieser Pathologie in Form einer Cystitis zu entledigen. Wenn aus dem Verlauf der Vorgeschichte dieser Mechanismus nicht erkannt und erneut unterdrückend therapiert wird, resultieren chronisch rezidivierende Harnwegsinfekte über einen längeren Zeitraum, bis die Pathologie letztendlich im Verlauf des Magenmeridians weiter absteigt und sich als Gonarthrose (Bi-Syndrom des Kniegelenks) materiell (in Form organischer Veränderungen) und therapeutisch schwer beeinflussbar festsetzt.

Therapiekonzept der TCM

1. Es gelten alle im Kapitel *Harnwegsinfekt (akut)* aufgeführten Maßnahmen.
2. Bei vorausgegangenen unterdrückenden Therapien der oberen Luftwege zusätzlich Ausleitung von Wind-Kälte-Hitze-Nässe, besonders aus der Yang-Ming-Achse (Di-Ma): Di 4, 11, 20, Yin Tang, Ma 2, 30, 36, 41, 45

Chronisch rezidivierende Harnwegsinfekte aus Sicht der Homöopathie

Diese Patienten zeigen eine sykotische Diathese, die außer als Erbanlage auch erworben bzw. verstärkt auftritt, wenn pathologische Sekretionen im Verlauf eines Infekts unterdrückt werden. Dies gilt sowohl für lokale Blasenentzündungen als auch für allgemeine Infekte der oberen Luftwege. Die Überlegungen sind ähnlich wie in der TCM: Ein Infekt ist das „Hereinlassen" des Organismus, das „sich Bedienen" von ubiquitär immer vorkommenden Keimen, um eine energetische Ausgleichsreaktion eines Systems zu provozieren, das durch Belastungen im geistig-emotionalen Bereich aus dem Gleichgewicht geraten ist. Der Ablauf der körperlichen Erkrankung mit seinen zu ertragenden Heilungsreaktionen (Leiden und sich Fügen des Patienten) kann über Erkenntnis und Umstimmung wieder zum seelischen Gleichgewicht führen. Wird dieser „Lernprozess" mit Allopathika alleine behandelt, wird die „Erfahrung" und somit der Heilungsprozess unterbrochen und somit nicht vollzogen. Der Organismus wird

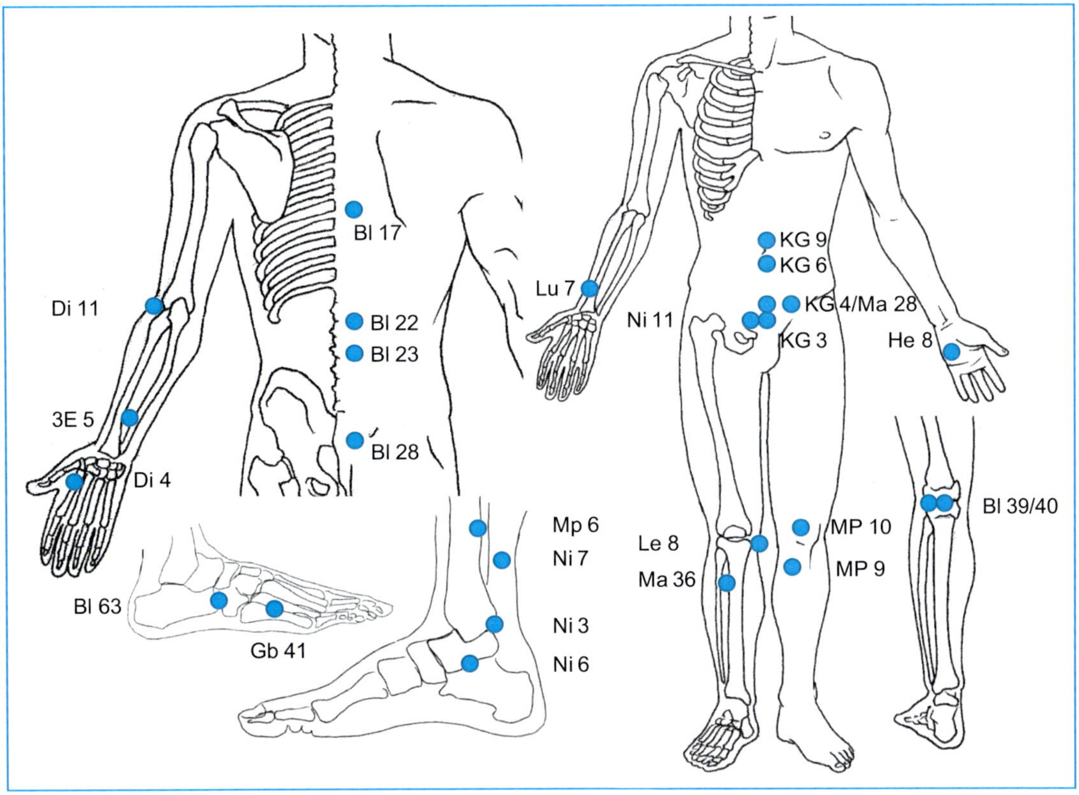

Abb. 64: Homöopunktur bei Harnwegsinfekten

5

im Rezidiv oder in der Verlagerung der Symptomatik auf andere Organbereiche einen neuen Versuch starten, so lange, bis das Ziel erreicht ist.

Therapiekonzept der Homöopathie

Die Pathologie sitzt bei chronischen Erkrankungen tief. Die Akutmittel (siehe *Harnwegsinfekte (akut)*) helfen momentan, heilen jedoch die dahinter stehende konstitutionelle und miasmatische Belastung nicht aus. Bei Harnwegsinfekten sehen wir im Vordergrund Zeichen einer sykotischen Belastung, die jedoch nie alleine den Patienten prägt; es besteht immer eine miasmatische Mischbelastung von Psora-Sykose-Syphilinie zu unterschiedlichen Anteilen.

1. Wesentliche antisykotisch wirkende Mittel: Arg-n. (3), Med. (3), Nit-ac. (3), Puls. (3), Sep. (3), Staph. (3) und Thuj. (4)
2. Antisykotische Wirkung der harnwegsspezifischen Mittel: Berb. (1), Caust. (2), Con. (1), Dulc. (2), Lyc. (2), Nat-m. (2), Nux-v. (1), Sars. (2) und Sulph. (2)

Praxis-Tipps Homöopunktur

Hier hat sich ein kombiniertes Vorgehen mit Akupunktur der o. g. Ausleitungspunkte und Homöopunktur der ausgewählten antisykotisch wirksamen Mittel in die organbezogenen Punkte Bl 23, 28, KG 2, 3, 4, Ma 30, Ni 11, Bl 39, 40, Lu 7, Ni 6 über Kreuz mit 3E 5 und Gb 41 bewährt. Sehr wirksam bei älteren Menschen sind wegen der vielfachen miasmatischen Belastung Mittel, die auf alle drei Miasmen wirken: Sulfur, Lycopodium, Causticum und Silicea.

Heberden-Arthrose

siehe *Schmerzhafte Erkrankungen der Hand- und Fingergelenke* (Seite 233)

Hepatopathie: Leber als Störzone – chronisches Müdigkeitssyndrom

Die Leber, das zentrale Stoffwechselorgan, durch das sämtliche mit der Nahrung aufgenommenen Stoffe hindurch passieren müssen, ist durch seine Exposition und die ablaufenden chemischen Reaktionen sehr gefährdet. Toxische Stoffe wie Alkohol, Medikamente, Nahrungszusatzstoffe, aber auch inhalierte Kohlenwasserstoffe führen zu Enzymblockaden mit Leistungsminderung der Ausscheidungs- und Entgiftungsfunktion sowie Ablagerung der toxischen Stoffe in der Leber zusammen mit Fett. Aber auch abgelaufene Virusinfekte wie Hepatitis A, B, C, Mononukleosis infectiosa (Epstein-Barr-Virus), Cytomegalie, FSME, Herpesviren oder die Borreliose (Borrelia burgdorferi) können in der Leber Funktionsblockaden setzen, die sich in ausgeprägter Leistungsminderung, Depression, Ängsten und vegetativer Dystonie im Sinne des chronischen Müdigkeitssyndroms äußern (CFS).

Hepatopathie aus Sicht der TCM

Die Leber hat die Aufgabe, das Qi und das Blut, die Flüssigkeiten und die Emotionen gleichmäßig fließen zu lassen. Dies ist in Anbetracht der Definition von Gesundheit aus dem Verständnis der chinesischen Medizin (Gleichgewicht von Yin und Yang, freies Fließen des Qi, des Blutes und der Emotionen) eine grundlegende, den gesamten Organismus betreffende Funktion. Störungen zeigen sich im Funktionskreis Leber als Abnahme der Dynamik und des Elans, Steifigkeit des Bewegungsapparats, Leistungsschwäche in allen Bereichen, weil das Leberblut (die Leberenergetik) nicht mehr in die Zonen der Aktivität fließt. Nachlassen der Sehkraft, Schlafstörungen, Regenerationsunfähigkeit in der Nacht mit Erschöpfung tagsüber auch in den vor- und nachgeordneten Funktionskreisen innerhalb des fördernden Zyklus sind bemerkbar: Niere und Herz (als Mutter und Sohn der Leber) sowie durch Übergriff (kontrollierender Kreislauf) auch Milz-Pankreas sind in ihrer Aufgabenerfüllung behindert. Bei Frauen zeigt sich die Leberproblematik im gestörten Ablauf der Menses (Dysmenorrhoe, prämenstruelles Syndrom). Meist kommen die Patienten schon früh wegen des gravierend schlechten Allgemeinbefindens mit Migräne, rechtsseitigen Wirbelsäulenbeschwerden im Bereich BWS/HWS oder auch nur wegen der Allgemeinsymptome zur Behandlung. Wichtig sind hier die Anamnese und der Zungenbefund (hochrote seitliche Zungenränder); eine ergänzende Labordiagnostik ist unerlässlich.

Therapiekonzept der TCM

1. Stärkung des Leber-Qi und des Leberblutes: Le 3, 8, Bl 18, Ni 3, MP 6, KG 6, 12
2. Das Leber-Qi und Leberblut wieder fließen lassen: Le 3, 5, Lu 7
3. Den Geist beruhigen und klären: KS 6, LG 20, He 7, Gb 20

Die Hepatopathie als Störzone aus Sicht der Homöopathie

Wir haben hier die Möglichkeit, das Problem von verschiedenen Seiten anzugehen:

1. Wir suchen auf der Basis der individuellen Symptome das Konstitutionsmittel des Patienten. Dies ist naturgemäß eine schwierige Aufgabe, da die Symptomatik durch die Hinterlassenschaft der abgelaufenen Infektion ausgelöst wurde und somit die konstitutionellen Symptome durch infektbedingte überlagert sind.
2. Wir setzen eine organotrope Lebertherapie mit Mitteln wie Taraxacum, Nux vomica, Bryonia, Sulphur, Carduus marianus, Lycopodium, Phosphorus etc. ein und suchen aus diesen Mitteln das mit den meisten Übereinstimmungen des Patienten aus.

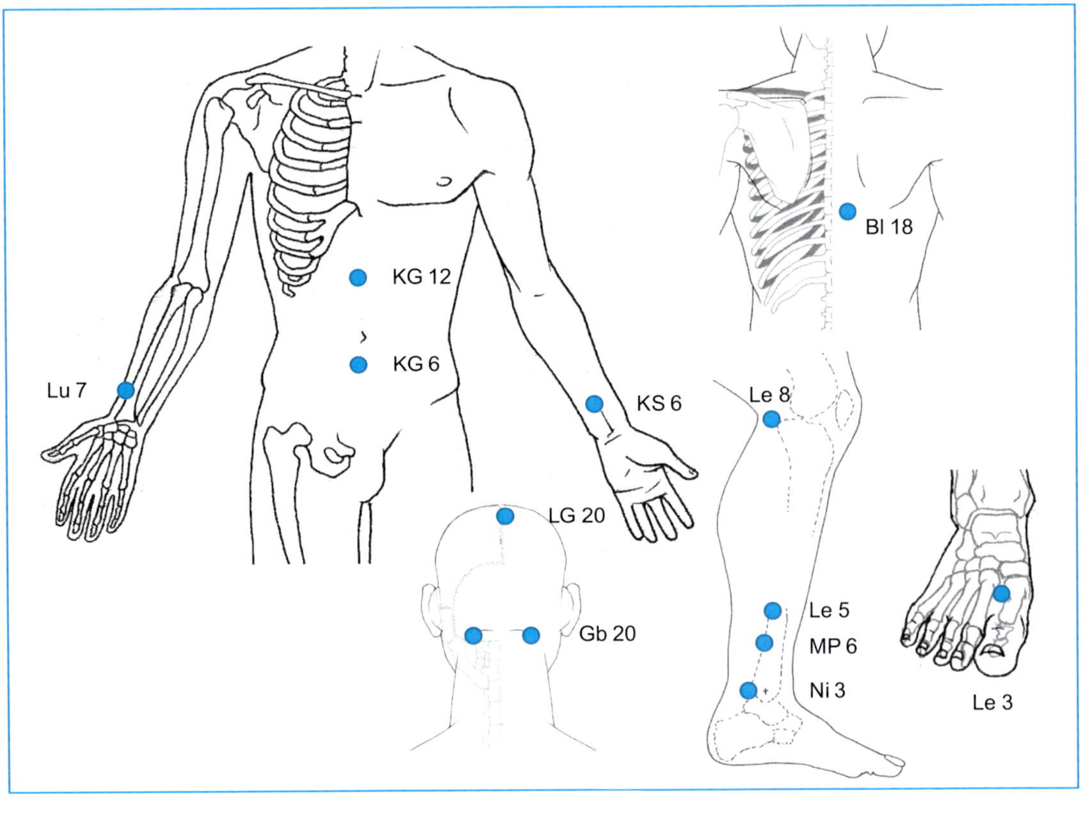

Abb. 65: Homöopunktur bei Hepatopathie, Leber als Störherd

3. Wir therapieren mit Nosoden, wenn beispielsweise eine abgelaufene Viruserkrankung labormäßig nachgewiesen werden konnte (z. B. Nosode des Epstein-Barr-Virus).
4. Bei toxischer Belastung können wir mit dem potenzierten Toxin im Sinne der Isopathie ausleiten.
5. Wenn keine exakte Definition der Krankheitsursache labormäßig möglich ist, auch keine exakte Definition einer toxischen Belastung, bleibt uns noch die Möglichkeit der Herstellung einer Eigenblutnosode, die in jedem Falle die auslösende Krankheitsinformation enthält (Herstellung und Verfahren: siehe Kapitel *Allergische Diathese und Rhinitis*).

Herpes zoster (und simplex)

Herpes zoster oder Gürtelrose wird durch das Windpockenvirus (Varicella herpes zoster Virus) ausgelöst. Das Virus bleibt nach durchgemachten Windpocken lebenslang im Organismus und kann bei Schwächung des Immunsystems (Malignome, Diabetes, psychische Belastungen etc.) zu einem sehr schmerzhaften, zunächst erythematösen, dann papulösen Hautausschlag entlang eines sensorischen Hautnervs (meist am Brustkorb) führen. Solange nur Schmerzen und Allgemeinzeichen wie Fieber und Abgeschlagenheit bestehen, ist die Diagnose schwierig zu stellen; sobald der typische Hautausschlag auftritt, ist sie klar. Menschen, die noch keine Windpocken durchgemacht haben, können sich anstecken und an Windpocken erkranken; immunologisch geschwächte Patienten mit Windpocken in der Vorgeschichte können eine Zostererkrankung entwickeln. Rezidivierung ist selten; meist handelt es sich bei rezidivierenden Herpeserkrankungen um einen Befall mit Herpes simplex. Gefahr für das Auge besteht bei Erkrankungen im Gesicht. Problematisch ist die Post-Zoster-Neuralgie, die Wochen, Monate oder Jahre anhalten kann.

Herpes zoster aus Sicht der TCM

Die Herpeseffloreszenzen werden als Hitze- und Nässe-Muster gedeutet. Hitze entsteht durch emotionale Belastung der Leber (Ärger, Wut, Zorn, Stress, Hass führen zu Leberfeuer), die Nässe durch eine Milz-Schwäche (Kummer, Sorgen, Grübeln, geistige Überforderung, Partnerschaftsprobleme, Mobbing), wobei der energetische Versuch, Nässe durch Yang-Energie abzubauen, ebenfalls zur Hitzeentwicklung führt. Die lokale Entzündungsreaktion führt zur Ablagerung von Toxinen, die die Zirkulation von Qi und Blut behindern und die Schmerzsymptomatik bewirken.

Therapiekonzept der TCM

1. Hitze und Wind ausleiten: Di 4, 11, LG 12, KS 6, 7, Gb 34, Gb 20, Le 2, 3, 3E 5, Gb 41
2. Nässe ausleiten: MP 6, Ma 36
3. Lokale Punkte am Thorax: auf der Gegenseite im befallenen Segment nadeln
4. Lokale Punkte im Gesicht: auf der Gegenseite Gb 1, 14, Yu Yao, Tai-Yang, Ma 4, 5, 6, 7, Di 20, Yin Tang

Herpes zoster aus Sicht der Homöopathie

Die beiden häufigsten und wirksamsten Mittel gegen die Schmerzen und Hautausschläge sind Mezereum und Rhus toxicodendron. Alte, erschöpfte, frostige Patienten mit brennenden Schmerzen benötigen Arsenicum album. Sulphur und Natrium muriaticum sind bei Befall des Gesichts indiziert, bei Neuralgien nach Abklingen der Effloreszenzen Ranunculus bulbosus und Cimicifuga (klimakterische Patientinnen).

Praxis-Tipps Homöopunktur

Der kombinierte Einsatz von Akupunktur der Fernpunkte und Homöopunktur der lokalen Punkte auf der Gegenseite bei Befall der Peripherie und umgekehrt bei Befall des Gesichts bringt dem Patienten in der Regel bessere Hilfe als die allopathische Therapie, die jedoch ohne Probleme zusätzlich kurzfristig bei Bedarf eingesetzt werden kann. Initial 2–3 Behandlungen pro Tag. Sollte ein Laser-Akupunkturgerät verfügbar sein, ist die lokale Bestrahlung mit den Frequenzen A (Entzündung), B (Nutrition, Beruhigung), E (peripheres Nervensystem) nach Nogier und den Frequenzen 5 (procainresonant) bzw. 963 Hz (Schmerzfrequenz) nach Bahr auch über die akute Phase hinaus zur Vermeidung einer postherpetischen Neuralgie sehr wichtig.

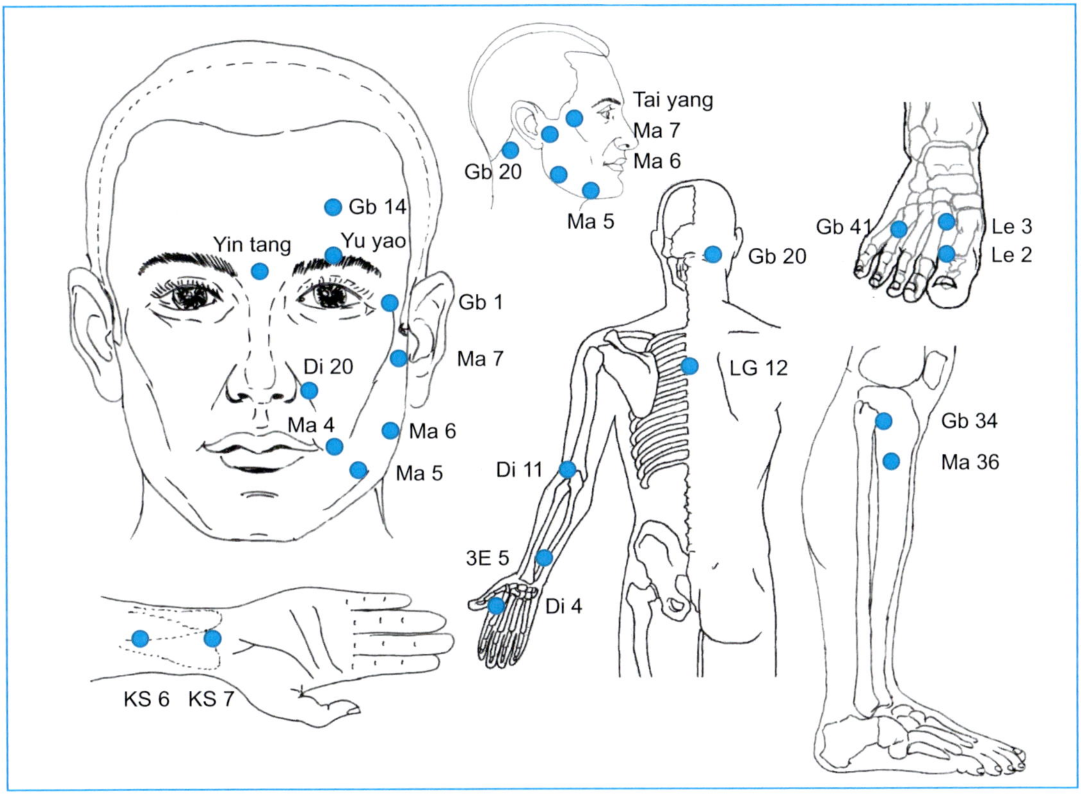

Abb. 66: Homöopunktur bei Herpes (zoster und simplex)

Herzrhythmusstörungen

Beim Auftreten von Herzrhythmusstörungen ist immer eine sorgfältige internistisch-cardiologische Abklärung vorrangig, da lebensbedrohliche Komplikationen bei bestimmten Formen wie gehäufter ventriculärer Extrasystolie oder intermittierender absoluter Arrhythmie auftreten können und eine gezielte medikamentöse Versorgung oder Schrittmacherimplantation verlangen. Auch sind Grunderkrankungen wie die Hyperthyreose und andere Begleiterkrankungen auszuschließen. Funktionelle und als harmlos eingestufte Rhythmusstörungen können jedoch ebenfalls dem Patienten unangenehme Missempfindungen und Ängste bereiten; sie sind auch wohl ein Zeichen, dass im Organismus etwas nicht stimmt, auch wenn die Schulmedizin in diesem Stadium noch kein organisches Substrat dafür finden kann und den Rhythmusstörungen keinen pathologischen Wert beimisst. Diese Beschwerden sind ebenso für die Behandlung mit Homöopunktur geeignet wie die Therapie intermittierender Rhythmusstörungen im Intervall zur Anfallsprophylaxe.

Herzrhythmusstörungen aus Sicht der TCM

Die chinesische Medizin hat für die Arrhythmien eine sehr differenzierte Betrachtungsweise. Zunächst einmal ist das Herz betroffen. Ein ausreichendes Maß an Herz-Yin (Blut) sorgt für eine harmonische Aktivität des Herzens in Bezug auf den Puls. Ein Ungleichgewicht zwischen Yin und Yang, bei dem das Yang relativ oder absolut überwiegt, lässt den Herzrhythmus außer Takt geraten, in der Regel im Sinne tachykarder Rhythmusstörungen und Extrasystolie. Das „Herz" wird in der chinesischen Medizin mit unserem Geist, unserer Psyche gleichgesetzt. Sämtliche emotionalen Belastungen treffen zunächst das Herz, bevor sie sich an entsprechenden Organen festsetzen. Einen direkten Bezug hat das Herz zur Freude, im pathologischen Sinn zur übertriebenen Freude, Hektik, Hysterie, oder zu Freudlosigkeit, Lustlosigkeit und Depression.

Energetisch wird das Herz in der Folge der fünf Wandlungsphasen durch die Leber genährt: Bei aufsteigendem Leber-Yang durch Stress, Zorn, Wut, Hass, Frust und Neid oder durch eine somatische Störung der Leber (Alkohol, toxische Belastungen, Hyperthyreose) sind somit Herzrhythmusstörungen vorprogrammiert. Die Milz (als Kummerorgan durch Partnerschaftsprobleme) entzieht dem Herzen die Energie für den eigenen Bedarf, leert also das Herz-Yin, wodurch der Zusammenhang zwischen metabolischen Störungen (Adipositas, Ödemneigung, Roemheld-Syndrom) und Rhythmusstörungen erklärbar wird. Alle rhythmischen Vorgänge im Organismus unterliegen dem Rhythmusgeber Lunge. Bewegungsmangel mit ungenügender Belüftung der Lunge beeinträchtigt die Taktgeberfunktion ebenso wie exogene Störungen des biologischen Tagesablaufes (Schichtdienst, Nachtdienst, sehr unregelmäßiger Lebenswandel) und emotionale Eindrücke wie Traurigkeit durch Verluste. Nicht zuletzt kommt auch die Niere mit ins Spiel, die Quelle aller Yin-Energie im Organismus, wobei sich zwischen Niere und Herz eine direkte energetische Achse (Feuer-Wasser) auswirkt. Dabei sind im pathologischen Sinn Überarbeitung, sexuelle Überaktivität und Existenzängste auslösende Faktoren.

Bei diesen vielen Möglichkeiten hilft eine ausführliche Anamnese, die Zungendiagnostik oder die Untersuchung der Punkte auf Drucksensibilität weiter.

Therapiekonzept der TCM

1. Das Herz-Yin stärken, den Geist beruhigen: He 5, 7, Bl 15, KG 14, KS 6 (mit MP 4), LG 20, Gb 20
2. Aufsteigendes Leber-Yang sedieren: Le 2, 3, 8, Bl 18
3. Das Milz-Qi stärken: KG 12, Ma 26, MP 3, 4, 6, Bl 20
4. Die Lunge stärken: Lu 7, Bl 13, KG 17, Lu 9 (Meisterpunkt der Gefäße, ein Hauptpunkt bei Rhythmusstörungen)
5. Das Nieren-Yin stärken: Ni 3, 6, Bl 23

Herzrhythmusstörungen aus Sicht der Homöopathie

Arsenicum album und Natrium muriaticum haben eine starke antiarrhythmische Wirkung (3). Aber auch Crataegus, Digitalis, Gelsemium, Lycopodium, Nux vomica, Sulphur und Zincum (1–2) passen häufig. Es ist günstig, mit Crataegus, Gelsemium und Nux vomica zu beginnen, bis man ein anderes Arzneimittel in den Symptomen des Patienten genauer erkennt.

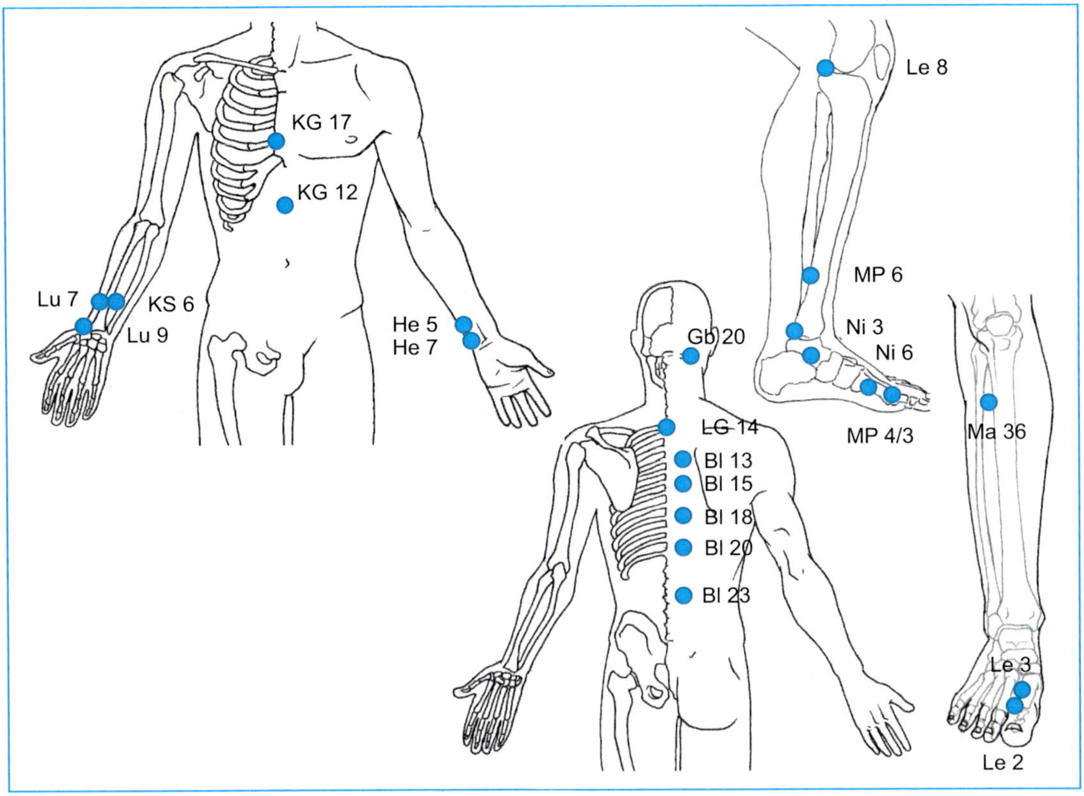

Abb. 67: Homöopunktur der Herzrhythmusstörungen

Hyperhidrosis

Vermehrtes Schwitzen als Zeichen einer fehlerhaften vegetativen Regulation kann psychogen, aber auch somatogen bei chronischen Infekten oder postinfektiösem Syndrom auftreten. Insbesondere intensiv riechende Schweiße der Füße als konstitutionelles Stigma oder nasse, feuchte Hände, starker Achselschweiß stellen für den Betroffenen ein gesellschaftliches Ausgrenzungsproblem dar. Postinfektiöse Nachtschweiße sind teilweise äußerst erschöpfend.

Hyperhidrosis aus Sicht der TCM

Schweiß gilt als Bestandteil des Blutes, das vom Herzen regiert wird. Eine verstärkte allgemeine Schweißneigung, insbesondere auch bei Aufregungen, kann als Schwäche des Herz-Qi ausgelegt werden. Der erschöpfende Nachtschweiß entspräche dann einer Steigerung des Energiemangels vom Herz-Qi zum Herz-Yin-Mangel (Yin ist die vorherrschende Energieform in der Nacht), wogegen eine übermäßige Schweißabsonderung tagsüber bei der Arbeit durch einen Yang-Mangel begründet ist.

Daneben hat die Lunge die Aufgabe der Flüssigkeitsverteilung zwischen Muskeln und Haut und die Kontrolle über die Poren. Ein Lungen-Qi- oder -Yang-Mangel führt zum Kontrollverlust über die Poren und zur Schweißabsonderung. Sowohl die Herz- als auch die Lungenenergetik nähren sich von der Quelle allen Yin und Yang, der Niere. Dadurch kann bei einer energetischen Nierenschwäche Angst die Situation des Energiemangels verstärken und zu Schweißausbrüchen führen.

5

Therapiekonzept der TCM

1. Das Herz stärken: He 5, 7, Bl 15, KS 6
2. Die Lunge stärken: Lu 5, 7, Bl 13, KG 17, Di 4
3. Die Niere stärken: Ni 2, 6, 7 (Nachtschweiß), Bl 23, 40

Hyperhidrosis aus Sicht der Homöopathie

Schweiß als reinigende Absonderung sollte nach der Theorie der Entstehung chronischer Erkrankungen nicht allopathisch unterdrückt werden, da hiermit die Ausscheidungsfunktion unterdrückt und der Grundstein für ein sykotisches Miasma gelegt wird. Es gilt also, Arzneimittel einzusetzen, die der Art der Schweißabsonderung des Patienten Rechnung tragen, um ihn zu entlasten.

1. Belladonna: heißer Schweiß, dampft vor Schweiß, keine Erleichterung durch Schwitzen
2. Calcium carbonicum: Kinder, Schweiß mit saurem Geruch an Kopf, Nacken, Händen, Füßen, Brust, besonders nachts im Schlaf, dabei frieren
3. Conium: Schweiße bei der geringsten Anstrengungen, kalter Schweiß an den Händen, Schwitzen beim Einschlafen
4. Crataegus: Schweißausbrüche bei postinfektiösem Syndrom
5. Gelsemium: kalter Schweißausbruch über den ganzen Körper
6. Lachesis: Schweiße mit Hitzewallungen, Beklemmung, trockenem Mund; Schweiß erleichtert
7. Lycopodium: frostig mit übel riechenden, sauer oder nach Zwiebeln riechenden Schweißen, ein Fuß ist kalt, der andere warm
8. Mercurius solubilis: fette Nachtschweiße, färben die Wäsche gelb

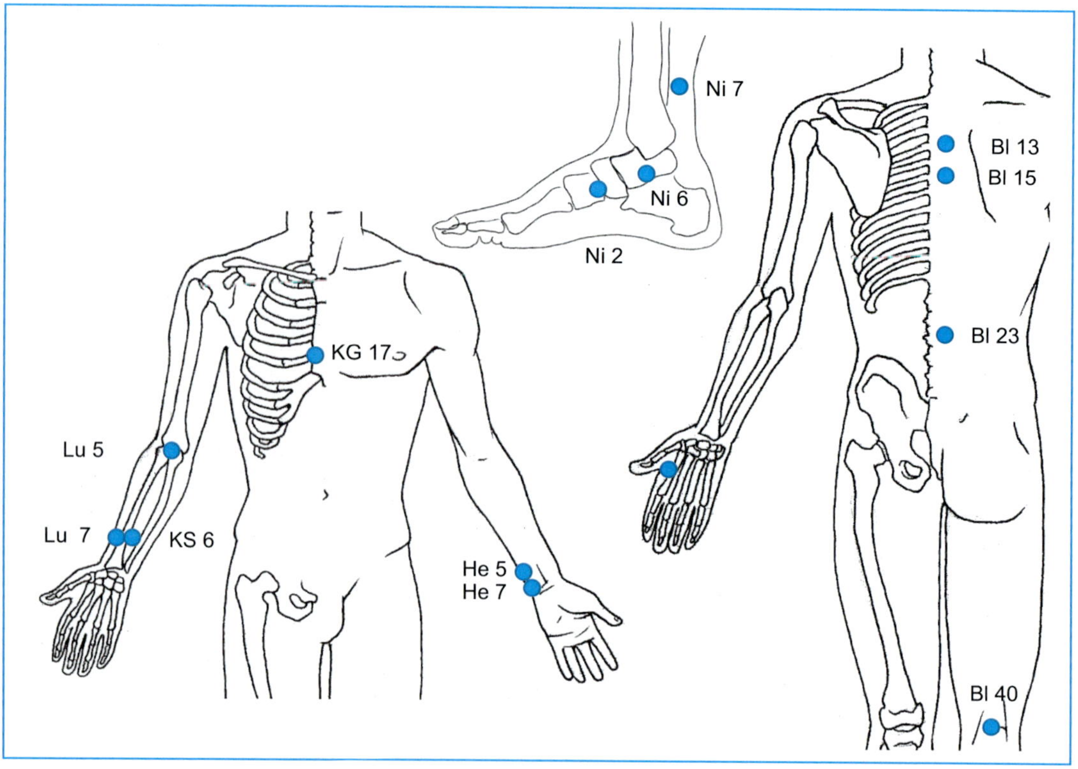

Abb. 68: Homöopunktur bei Hyperhidrosis

9. Natrium muriaticum: heiße, feuchte Handflächen, Nachtschweiß
10. Nux vomica: bei Aufregung, Stress
11. Psorinum: Schweiße an Händen und Füßen, sehr frostig
12. Pulsatilla: starke Nachtschweiße, halbseitige Schweiße
13. Sepia: Hitzewallungen mit Schweißen; bei Aufregung
14. Silicea: Schweiße, sobald er einschläft; Schweiße am Kopf und an den Füßen, stinkend, die Zehen wundmachend, Nachtschweiß
15. Sulphur: übel riechender Achsel-, Fuß- und Körperschweiß; warmer Schweiß; postinfektiöses Syndrom
16. Veratrum album: kalte Schweiße mit Ohnmachtsneigung

Praxis-Tipps Homöopunktur

Zu Therapiebeginn hat sich die Kombination Crataegus, Sulphur und Natrium muriaticum bewährt, bis sich ein klareres Bild abzeichnet.

Hyperlipidämie

siehe *Metabolisches Syndrom* (Seite 196)

Hypermenorrhoe

Menorrhagie: übermäßig starke Menstruationsblutung
Metrorrhagie: starke Blutung außerhalb der normalen Menstruationsblutung

Cave: Gynäkologische Untersuchungen zum Ausschluss eines Zervixcarcinoms, Endometriumcarcinoms, von Myomen, Endometriumpolypen, Endometriose und Gravidität (Abortus) sind umgehend einzuleiten.

Bei Beginn des Klimakteriums, bei emotionalen Belastungen oder körperlichen Überforderungen durch Arbeit oder Krankheit können solche Periodenunregelmäßigkeiten auftreten. Länger anhaltend werden sie zu einem eigenen Problem durch Blutverlust und Eisenmangel.

Hypermenorrhoe aus Sicht der TCM

Die wichtigsten Punkte zur Stillung einer Uterusblutung sind MP 1, 4, 6, 8, 10 und Le 1.
Blutungen zeigen eine Hitzesymptomatik in Form von:

1. Blut-Hitze (Fülle, emotionale Belastung der Leber mit Zorn) – übermäßige Blutung vor dem Einsetzen der Regel, Sickerblutung danach: KS 6, MP 1, 4, 6, 8, 10, Di 11, Ni 5
2. Leere-Hitze des Blutes (Nieren-Yin-Mangel) – Nachträufeln nach der Periode, Hitzewallungen: Ni 2, 3, 5, 6, Bl 23, Ma 36, Le 3, KG 4 und dazu wie oben MP 1, 4, 6, 8, 10, Di 11
3. Blut-Stagnation – nach dem vermeintlichen Ende der Regel erneut heftige dunkle, klumpige Blutung: Le 1, 3, 3E 6 und wie oben die Punkte MP 1, 4, 6, 8, 10, KS 6
4. Qi-Mangel – Leere, Milz kann das Blut nicht in den Gefäßen halten, heftige initiale Blutung, nach der Regel Sickerblutung: Stärkung des Qi mit Ma 36, KG 6, 12, Bl 20, 21, dazu wie oben MP 1, 4, 6, 8, 10

Hypermenorrhoe aus Sicht der Homöopathie

1. Agnus castus: Wechseljahre
2. Belladonna: hellrote, heiße Blutung, pulsierender Blutandrang, kolikartig
3. Calcium carbonicum: heftige Blutungen, pastöse Menschen; Jugendliche und Wechseljahre

4. Hamamelis: Blutung dunkel
5. Lachesis: Dysmenorrhoe, Wechseljahre
6. Lycopodium: Regel zu früh, zu lange, zu stark, Zwischenblutungen
7. Nux vomica: Blutung zu früh, zu häufig
8. Phosphorus: Blutung zu früh, zu lange, hellhäutige, rothaarige Typen
9. Pulsatilla: Blutung zu lange, klumpig
10. Rhus toxicodendron: heftige, sich lange hinziehende Blutung in zu kurzen Abständen
11. Sabina: heftige, sich lange hinziehende Blutung in zu kurzen Zeitabständen, Kreuzschmerzen
12. Sepia: Wechseljahre, Myome
13. Ustilago: helles Blut, massiv

Praxis-Tipps Homöopunktur

Bewährt hat sich die Mischung von Nux vomica, Rhus toxicodendron und Sepia zur Therapie in den Intervallen bei berufstätigen und gestressten Patientinnen vor der Menopause. Korpulente und hellhäutige Patientinnen reagieren gut auf Belladonna, Calcium carbonicum und Pulsatilla. Sabina und Ustilago sind relativ neutrale symptomatische Mittel zur Stillung einer Uterusblutung.

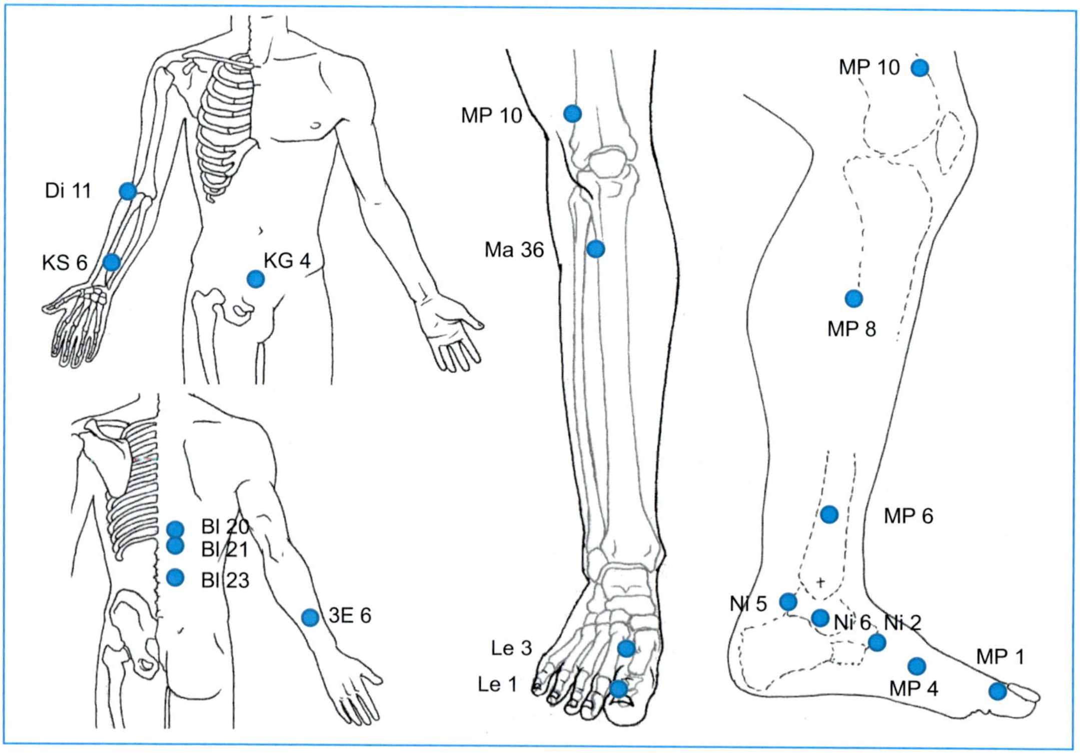

Abb. 69: Homöopunktur bei Hypermenorrhoe

Hypertonie

Die Bluthochdruckerkrankung ist in ihrer Ursache zu 90–95 % nicht abzuklären. Diese „essentielle" Hypertonie wird standardmäßig mit Diuretika, β-Blockern und ACE-Hemmern, neuerdings mit Sartanen, meist in Kombination, behandelt. Obwohl die Verträglichkeit im Allgemeinen gut ist, sind bestimmte Nebenwirkungen wie Gicht, Impotenz und Beeinträchtigung der Vitalität häufig Anlass für Patientenwünsche nach alternativen Therapiemöglichkeiten.

Hypertonie aus Sicht der TCM

Hypertone Blutdruckwerte werden meist über längere Zeit ohne Beschwerden toleriert. Die ersten Zeichen sind Schwindel, Benommenheit, Kopfschmerzen (besonders auch im Nackenbereich), Sehstörungen, Herzklopfen, Gangunsicherheit, trockene und spröde Fingernägel, eine rötlich-purpurne Zungenfarbe mit gelblichem Belag, Hitzegefühl, rotes Gesicht, gerötete Augen, Reizbarkeit und Schlafstörungen. Alle diese Symptome zeigen nach Auffassung der chinesischen Medizin das Bild des aufsteigenden Leber-Yang, eine Pathologie, bei der durch chronische emotionale Belastung mit Stress, Druck von außen, Frust, Ärger, Zorn, Neid, erzwungener Einschränkung des eigenen Lebensraums und Verhinderung der persönlichen Entfaltungsmöglichkeiten privat und beruflich die Möglichkeiten der Selbstverwirklichung beschnitten sind. Die Gesundheit der Leberenergetik verlangt die freie Gestaltungsmöglichkeit des eigenen Lebens, die Entwicklung und Umsetzung der eigenen Visionen. Die Blockierung führt zur Stagnation des Leber-Qi und Leberbluts, wodurch sich das System erhitzt und die Hitze als Leber-Yang nach oben steigt. Über ein Stadium mit Oberbauchbeschwerden, Engegefühl und Beklemmung im Thorax und Hals zeigt sich die Hitze im Kopf mit Rötung des Gesichts, Rötung der Augen, Schwindel, Benommenheit, Kopfschmerzen und Hypertonie. Im System der Wandlungsphasen wird die Hitze des Leber-Yang zum Funktionskreis des Herzens (Geist) weitergegeben, die Yin-Energie der Niere dagegen im Übermaß verbraucht und geleert. Die erhitzte Leber kann auch blockierend auf Milz und Magen übergreifen (Adipositas durch Schleimbildung).

Therapiekonzept der TCM

1. Das Leber-Yang beruhigen: Le 2, 3, 8, Gb 20, 3E 5, KS 6, Di 4, 11, LG 20 (leiten Hitze aus dem Kopf)
2. Das Leberblut nähren: Le 8, MP 6
3. Die Niere stärken: Ni 3, Bl 23
4. Den Geist (Herz) beruhigen: He 5, 7, Bl 15, Yin Tang

Hypertonie aus Sicht der Homöopathie

1. Häufige Mittel bei Hypertonie: Arn., Aur. (2), Con. (3), Crataeg., Lach., Lyc., Nat-m., Nux-v., Puls., Sulph., Veratr-alb. (3)
2. Hypertonie mit rotem Gesicht: Arn., Bell., Bry., Glon., Lach., Nux-v., Sulph.

Praxis-Tipps Homöopunktur

Crataegus, Nux vomica und Sulphur im Wechsel mit Crataegus, Bryonia und Taraxacum als Mischinjektion decken ein breites organotropes Spektrum ab. Arnika ist speziell zur Vorbeugung von Tias und apoplektischen Insulten wirksam, die Mischung Arnika, Aurum und Hyoscyamus in der hypertensiven Krise.

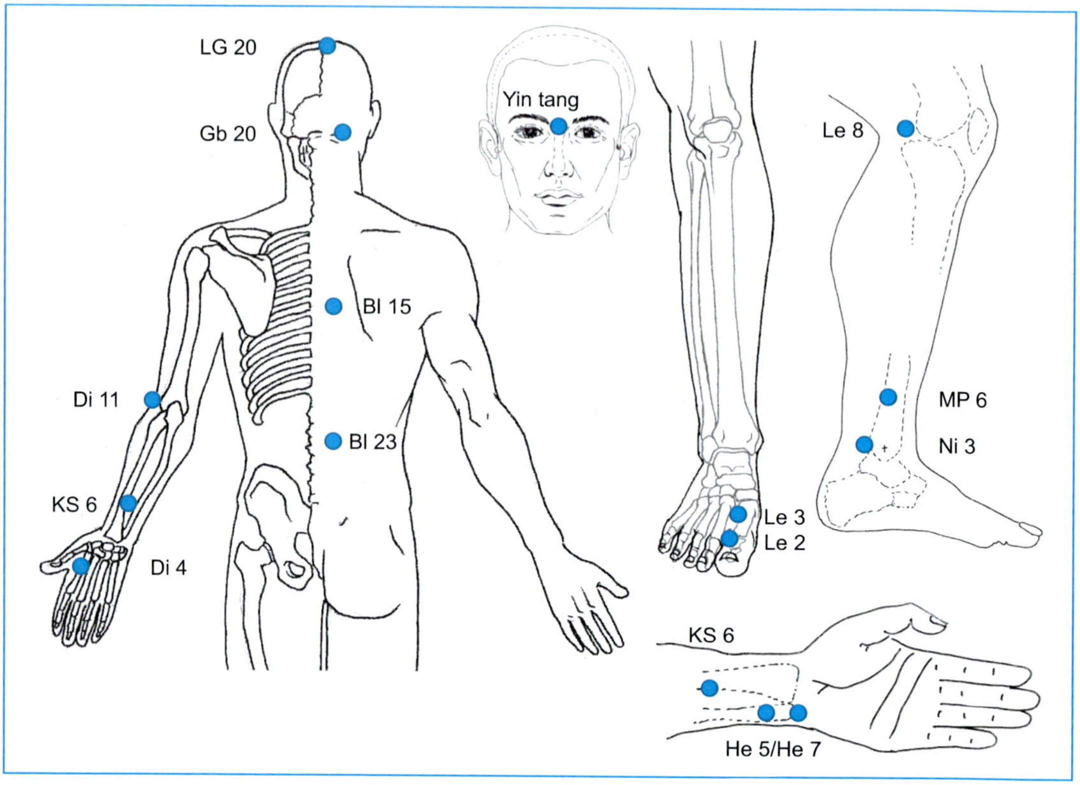

Abb. 70: Homöopunktur der Hypertonie

Hyperurikämie

siehe *Metabolisches Syndrom* (Seite 196)

Hypotone Kreislaufregulationsstörung

Die orthostatische Hypotonie äußert sich zumeist in Blutdruckabfall, Schwindel, Sehstörungen, Blässe, Ohnmachtsneigung und Kopfschmerzen, also Zeichen einer cerebralen Minderperfusion. Ist sie von Tachykardie begleitet, kommen medikamentöse Ursachen, Volumenmangel, kardiale Erkrankungen und eine sympathicotone orthostatische Fehlregulation als Auslöser in Frage; ohne begleitende Tachykardie handelt es sich um eine asympathicotone orthostatische Fehlregulation oder um autonome Neuropathien (z. B. Morbus Parkinson, Multiple Sklerose u. a.). Häufig finden wir die orthostatische Fehlregulation bei Jugendlichen mit schnellem Wachstum, bei Eisenmangelzuständen und nach allgemeinen Virusinfekten. Eine internistische Abklärung ist in den meisten Fällen parallel zu Maßnahmen der Homöopunktur angezeigt.

Hypotonie aus Sicht der TCM

Das Leitsymptom ist das Schwindelgefühl in unterschiedlicher Ausprägung vom verschwommenen Sehen und Benommenheitsgefühl mit Schwankschwindel bis hin zum Drehschwindel. Wir kennen die Zuordnung von Schwindel zu aufsteigendem Leber-Yang, einem Fülle-Zustand, der jedoch eher mit hypertonen Blutdruckwerten einhergeht. Bei der Hypotonie handelt es sich um einem Mangelzustand, ein Leere-Muster: Mangel an Qi, Blut und Nierenessenz, häufig verbunden mit „Schleimablagerungen" an den „Herzöffnungen", womit die Sinnesorgane gemeint sind (verschwommenes Sehen, dumpfer, benebelter Kopf, Konzentrationsstörungen). Nach den Vorstellungen der TCM bedeutet Mangel an Qi und Blut nicht nur Mangel an „Arbeitsenergie", sondern auch Mangel an treibender „Transportenergie", sodass das Qi und Blut den Kopf nicht genügend versorgen kann.

Therapiekonzept der TCM

1. Milz und Magen stärken zur Schleimauflösung und Stärkung der Qi-Synthese: KG 12, Ma 36, MP 3, Bl 20, (stärken die Mitte), MP 9, Ma 40, Di 4, LG 20 (lösen Schleim auf und lassen das klare Yang aufsteigen)
2. Qi und Blut nähren: MP 6, KG 6, 4, Bl 15, 17, Lu 7, KG 17
3. Die Nieren-Essenz stärken (Yin und Yang) zur Anregung der Qi-Synthese in der Lunge: Ni 3, 7, Bl 23, 52, LG 4, Dü 3 (öffnet LG) und Bl 62, Gb 39 (nährt das Mark)

Hypotonie aus Sicht der Homöopathie

Mittel gegen hypotone Beschwerden: Acon., Cact., Crataeg., Ferrum met., Gels., Lach., Lyc., Psor., Veratr-alb.

Praxis-Tipps Homöopunktur

Bei funktionellen Beschwerden ohne Mangelzustände und beim postinfektiösen Syndrom haben sich Crataegus, Nux vomica und Sulphur sehr bewährt. Bei Ohnmacht mit kaltem Schweiß hilft Veratrum

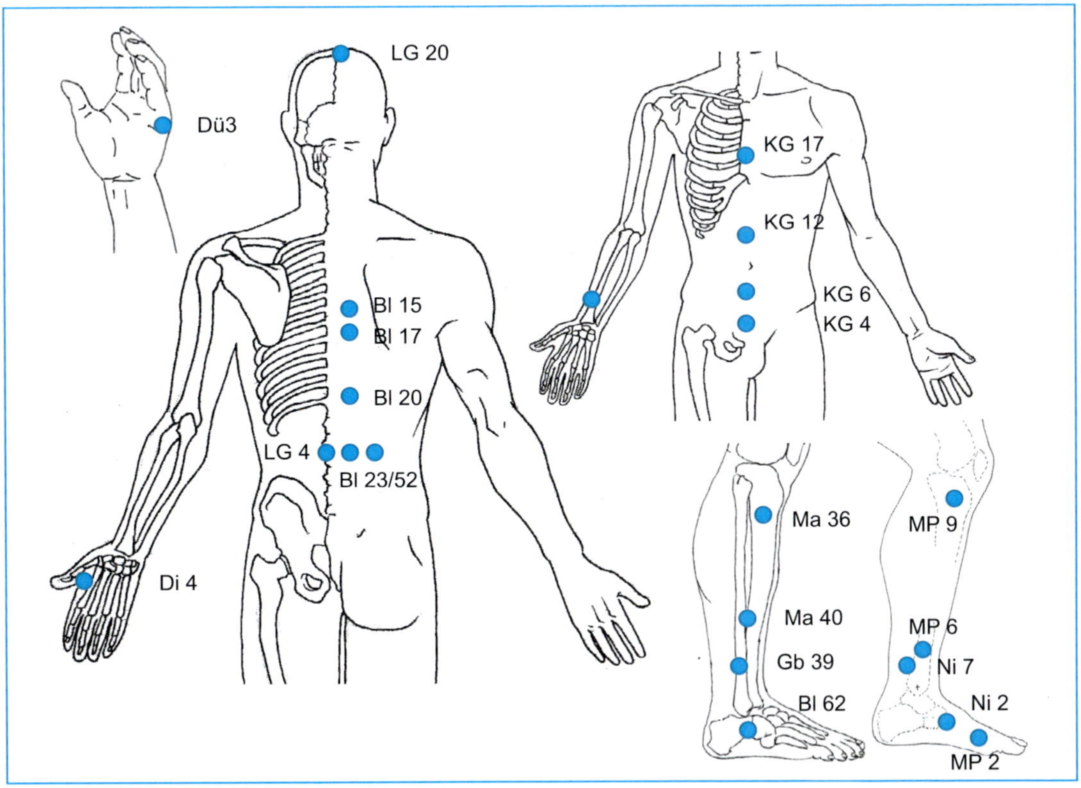

Abb. 71: Homöopunktur bei Hypotonie

album, bei Ohnmacht mit trockener Haut Tabacum; ein sehr nützliches Notfallmittel bei Kreislaufkollaps ist Arsenicum album.

Infektanfälligkeit

Rezidivierende Infekte der oberen Luftwege mit Rhinitis, Sinusitis, Laryngitis, Bronchitis und Otitis media lassen sich sehr effektiv mit Homöopunktur behandeln. Die Rezidivneigung stellt sich häufig erst nach mehreren antibiotisch und sekretunterdrückend behandelten akuten Infekten ein. Schulmedizinisch wird ein geschwächtes Immunsystem verantwortlich gemacht und therapeutisch mit Vitaminen, Spurenelementen, Inhalationen und Impfungen versucht, die Immunabwehr zu stärken.

Infektneigung aus Sicht der TCM

Nach Ansicht der chinesischen Medizin schützt eine Schicht aus Abwehr-Qi, einer Energieart, die sich flächig auf der gesamten Körperoberfläche ausbreitet, den Organismus vor dem Eindringen bioklimatischer pathogener Faktoren wie Wind, Kälte, Nässe, Hitze und Trockenheit. Aus unserem modernen Verständnis heraus würden wir dies als Eindringen von Viren, Bakterien und anderen Mikroben bezeichnen, die jedoch in der Entwicklungszeit der chinesischen Medizin unbekannte Größen waren. Jedoch muss man auch einräumen, dass die angenommenen Krankheitserreger normalerweise ubiquitär vorhanden sind und nur dann pathogen werden, wenn der Organismus durch zusätzliche Schwächung bereit ist, eine Infektion zuzulassen, also das Abwehr-Qi geschwächt ist.

Dieses Abwehr-Qi (chinesisch „wei-qi“) wird als Sonderenergie in Yang-Form von der Lunge produziert und verteilt sich im Gegensatz zum normalen Qi flächig, ist also nicht an die Meridianverläufe gebunden. Das Yin-Organ Lunge mit seinem Yang-Partner Dickdarm (Peyersche Plaques) ist emotional anfällig auf Traurigkeit durch Verlustsituationen (Verlust eines geliebten Menschen, eines Haustiers, des Jobs, der gewohnten Umgebung und des Freundeskreises bei Wohnungswechsel, der finanziellen Rücklagen etc.), wodurch nach solchen traurig stimmenden Ereignissen sehr oft eine Infektneigung zu beobachten ist.

Das Krankheitsmuster bei der Infektanfälligkeit stellt sich somit als Befall und Eindringen äußerer pathogener Faktoren dar, also als äußere Fülle-Wind-Kälte-, Fülle-Wind-Hitze- oder Fülle-Wind-Nässe-Symptomatik auf dem Boden einer inneren Abwehr-Yang-Qi-Schwäche. Wenn wir diesen Therapieansatz verfolgen, wird sich jedoch nicht nur der körperliche Zustand des Patienten, sondern auch die emotionale Verarbeitungsfähigkeit des auslösenden Konfliktes bessern.

Therapiekonzept der TCM

1. Aktivierung des Abwehr-Qi der Lunge: Lu 7, Bl 13
2. Aktivierung der Qi-Gewinnung aus Atmung und Nahrung: KG 17, KG 12, Ma 36, MP 4
3. Aktivierung der Erbenergie aus der Niere, die die Synthese des Qi in der Lunge katalysiert: Ni 6, Bl 23
4. Ausleitung der pathogenen Faktoren aus dem Kopfbereich: Gb 20, Di 20, Yin Tang, Di 4

Infektneigung aus Sicht der Homöopathie

Auch hier gehen wir von einer geschwächten Konstitution aus im Sinne einer psorischen Veranlagung mit Neigung zu Unterfunktionen und Unterernährung der Zellen, allgemeiner körperlicher Schwäche sowie angstvoller und kummerbereiter seelischer Verfassung. In der Anamnese finden sich oft cortisonunterdrückte Hautausschläge, Allergieneigung, sexuelle Schwäche, Passivität, die Zunge zeigt die typischen Risse auf roter, belagloser Zunge als „leere Hitze der Niere“, einem Mangel an Nieren-Yin. Im Laufe der Zeit wird sich dieses Bild etwas wandeln, da durch die häufige Unterdrückung der pathologischen Sekrete mit allopathischen Medikamenten eine sykotische Komponente dazukommt: Die Sekrete werden „hitzig", wechseln von glasig-wässrig-weißlich zu rahmig-gelblich-grünlich. Eine wichtige Rolle bei der Entstehung der Infektanfälligkeit übernimmt auch das quecksilberhaltige Amalgam aus Zahnfüllungen im Sinne einer destruktiv-syphilitischen Reaktionsweise in Form von destruktiven Eiterungen mit Fistelbildung und Schleimhautulcera.

Die Parallelen zur TCM sind unübersehbar: die Prägung des emotionalen Erlebens über die Lunge, die mit der Haut und den Schleimhäuten gleichzusetzen ist, als Hautausschläge bzw. Einlasspforte für pathogene Keime mit einer konstitutionellen Schwäche der Nieren-Erbenergie im Hintergrund.

Als Hauptmittel für die psorische Diathese dienen die Nosode Psorinum sowie die Mittel Calc-carb. und Sulph. (3). Als Mittel der Verlustbewältigung sind Nat-m. zweiwertig und Ignatia einwertig in Bezug auf die antipsorische Wirkung; als reine Kummermittel sind sie jedoch dreiwertig. Zur organotropen Stimulation der Lunge können wir Grindelia, der Niere Solidago einsetzen.
Sind in der Vorgeschichte häufige Sekretunterdrückungen und Impfungen als Hinweis auf eine sykotische Mitbeteiligung zu finden, werden Thuj. (4), Arg-nit. (3), Puls. (3) oder die Nosode Medorrhinum hilfreich sein.

Bei Patienten mit Amalgamzahnfüllungen sollte man keinesfalls Merc. verordnen, da es heftigste Hautreaktionen auslösen kann. Solange Amalgamfüllungen noch vorhanden sind, muss man auf die entgiftende Wirkung von Sulphur in niedriger Potenzierung ausweichen und eventuell mit Zink und Selen ergänzend ausleiten.

In der Praxis bewährt sich im Infektintervall die Injektion der oben genannten Punkte mit einer Mischung von 1–3 Mitteln: Calc. carb. + Thuj + Solidago oder Nat-m. + Thuj. + Grind. oder Ign. + Sulph.

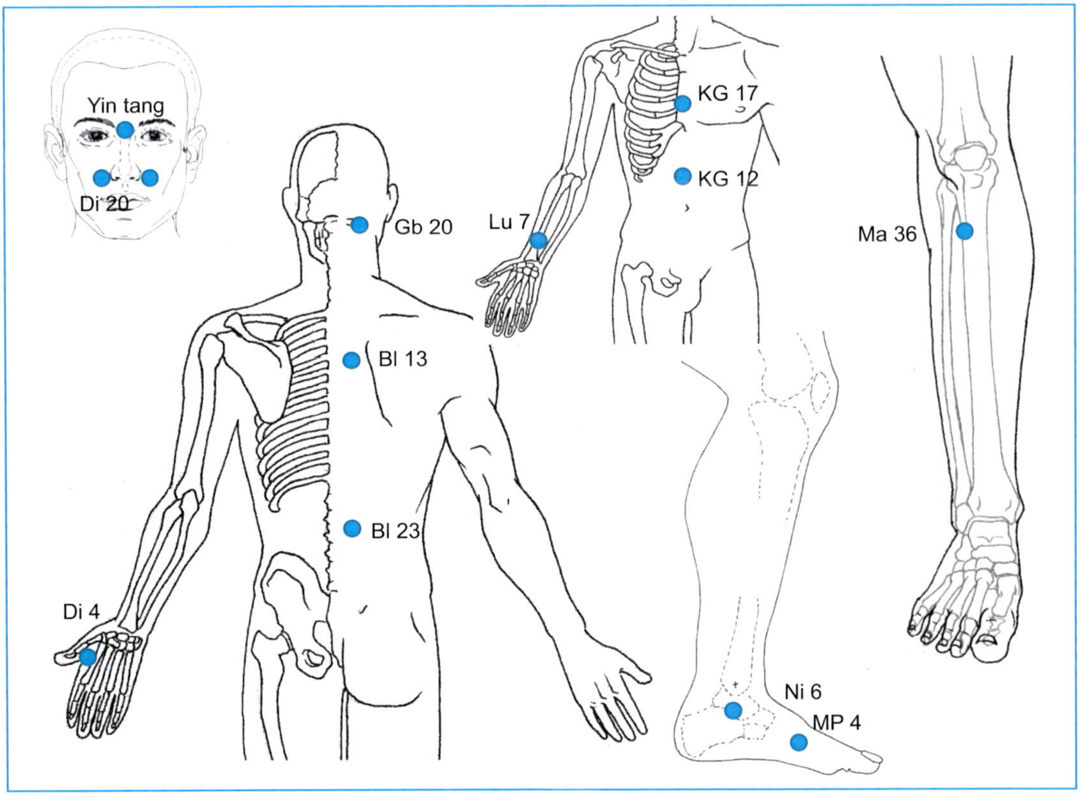

Abb. 72: Homöopunktur bei Infektanfälligkeit zur Steigerung des Abwehr-Qi

+ Puls. Tipp: für die Kombination von Niedrigpotenzen siehe auch die Liste *Mittel, die sich gut in der Kombination ergänzen und aufeinander folgen* (Seite 98). Die Behandlungsdauer sollte ca. 6 Monate betragen mit 2 Injektionen pro Woche in den ersten 14 Tagen, dann 6 Wochen 1×/Woche und die restliche Zeit 1–2×/Monat. Die Nosoden Psorinum oder Medorrhinum werden im Anschluss in Potenzen C200 bis C10000 in entsprechenden Zeitabständen verabreicht; zu diesen Terminen kann man den Patienten durchaus nochmals akupunktieren.

Ischialgie

Im Gegensatz zum Lumbalsyndrom klagt der Patient hier über eine Schmerzausstrahlung einseitig ins Bein mit oder ohne zusätzliche Lumbalschmerzen. Chronische Überlastung des Bandapparates der Wirbelsäule, eine Spondylarthropathie (Verknöcherung der kleinen Wirbelgelenke), eine Spondylopathie (degenerative Erkrankung der Wirbelkörper mit Osteophytenbildung) sowie ein Bandscheibenprolaps (häufig L5/S1) können das Schmerzbild auslösen. In den letzten Jahren hat man sehr freizügig die Operationsindikation gestellt, jedoch waren die Ergebnisse in Bezug auf die Schmerzsymptomatik nicht immer zufriedenstellend, sodass man heute zunächst die konservative Behandlung bevorzugt. Warnsignal sind jedoch sensible und motorische Ausfälle der Beinmuskulatur und der Blasen- und Analschließmuskelfunktion, die auch heute noch eine meist sofortige operative Therapie notwendig machen. Je nach befallenem Wirbelsegment finden wir eine dermatomgebundene Schmerzausstrahlung am Bein.

Ischialgie aus Sicht der TCM

Die chinesische Medizin sieht hier einen Befall der Leitbahnen am Bein und eventuell des Rückens mit Nässe-Kälte, also einem Füllezustand, der zu einer Stagnation des Qi und des Blutes führt. Dabei steht in der Regel im Hintergrund eine Nieren-Yin-Schwäche. Eine dorsale Schmerzausbreitung über das ISG mit Parästhesien im Wadenbereich und an der lateralen Fußkante, Abschwächung des ASR und Atrophie der Muskulatur des Gastrocnemius und Soleus zeigt eine L5/S1-Symptomatik; vorwiegend ist der Blasenmeridian betroffen. Die laterale Schmerzausbreitung über das ISG zum Ober- und Unterschenkel mit lateralen Parästhesien an der Wade und Schwäche der Muskulatur des Großzehenhebers betrifft das Segment L4/L5 bzw. den Verlauf des Gallenblasenmeridians. Bei schweren Schädigungen kommen Parästhesien des Perineums, Lähmung des Beines sowie Blasen- und Darminkontinenz hinzu (Operationsindikation!). Höher gelegene Schädigungen der LWS führen zu einer Schmerzausstrahlung und Parästhesien auf die Ventralseite des Oberschenkels im Verlaufsgebiet des Magenmeridians (L3/4).

Therapiekonzept der TCM

1. Ausleitung der Pathologie aus dem befallenen Meridian über die Ting- und Tonisierungspunkte: dorsal Bl 67, lateral Gb 44, 43, ventral Ma 45, 41. In allen Fällen sollte man den Reunionspunkt Yang-Bein Dü 18 (Unterrand des Jochbeins) mitverwenden, um die Pathologie nicht tiefer in den Organismus zu treiben.
2. Punkte im Verlauf der befallenen Meridiane: Bl 36, 40, 58, 60, Gb 30, 31, 34, 39, Ma 31, 32, 36
3. Stärkung des Nieren-Yin und -Yang: Bl 23, LG 4, 3, Ni 3, Ni 4, Ni 6
4. Kardinalpunkte: Dü 3 (Öffnung des Lenkergefäßes), Bl 62 (aufsteigendes Yang-Gefäß), 3E 5 (antientzündlich) und Gb 41 (Gürtelgefäß) kreuzweise einsetzen, eventuell im Wechsel mit Lu 7 und Ni 6
5. Zusätzliche Schmerztherapie über die Ohrakupunktur beschleunigt die Heilung.

Ischialgie aus Sicht der Homöopathie

Das wohl führende Mittel mit dem Bild nächtliche Schmerzen, schlimmer im Liegen, verschlimmert durch Kälte und Nässe, Parästhesien und Besserung durch Bewegung ist Rhus toxicodendron (3). Aber auch Bryonia (Schmerzen bei der geringsten Bewegung), Magnesium phosphoricum (Krämpfe), Nux vomica können ergänzend dazu genommen werden. Rechtsseitige Beschwerden erfordern eventuell Lycopodium (3), linksseitige Phosphorus (3). Schmerzen vorwiegend nachts sprechen auf Ars-alb., Lach., Merc-sol. und Rhus-tox. (2) an.

Die Behandlung mit einer Mischung aus Rhus-tox., Bry. und Nux-vom. zur Initialtherapie hat sich sehr bewährt. Ergänzende orale Gaben der ausgewählten Mittel helfen dem Patienten, die Nächte zu ertragen (Q-Potenzen).

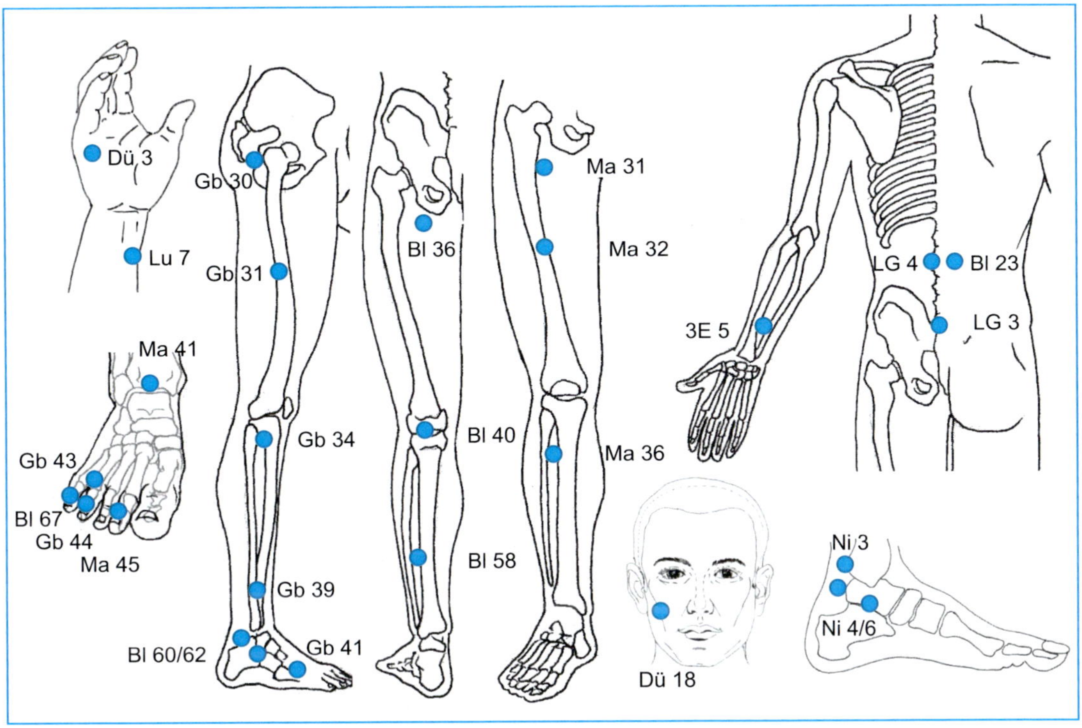

Abb. 73: Homöopunktur bei Ischialgie

Klimakterische Beschwerden

Im Folgenden befassen wir uns besonders mit den klimakterischen Beschwerden der Frau; im Prinzip gelten die theoretischen Ausführungen jedoch auch für Männer.

Den Zeitpunkt der letzten Menstruation bezeichnet man als Menopause, das Jahr danach als Postmenopause. Typische Beschwerden durch das Erlöschen der ovariellen Funktion und der damit verbundenen hormonellen Umstellung (Absinken des Östrogen- und Gestagenspiegels) treten bei 60–70 % der Frauen in Form von vasomotorischen und vegetativen Reaktionen auf. Das Klimakterium (Lebensphase zwischen Menopause und 60. Lebensjahr) wird sehr unterschiedlich erlebt, in Abhängigkeit von Partnerschaft, Sexualleben, sozialem Umfeld (Leistung, Anerkennung) und beruflicher Aktivität.

Das klinische Bild zeigt psychovegetative Symptome wie Hitzewallungen, Schwindel, Schweißausbrüche, fleckige Hautrötungen sowie körperliche Symptome mit Gewichtszunahme, Atrophie der Brust und Genitalien mit Trockenheit der Vaginalschleimhäute, Osteoporoseneigung und alterungsbedingten Hautveränderungen (Falten, Alterspigmente). In schweren Fällen wird man ohne eine Hormonsubstitution und/oder Psychopharmaka keine zufriedenstellende Erleichterung schaffen können; angesichts der anhaltenden Diskussion über die brustkrebsfördernde Wirkung der Östrogene steigt jedoch die Nachfrage nach natürlichen Behandlungsmöglichkeiten.

Zunächst kann man Tipps zur Lebensführung geben: Bewegung, die Spaß macht, ist in jeder Form förderlich, um der Osteoporose, Gewichtszunahme und depressiven Verstimmung entgegenzuwirken. Beckenbodengymnastik wirkt der drohenden Senkung und Harninkontinenz entgegen. Nikotin- und Koffeinverzicht sowie frische Luft und Sonne (Vitamin D) senken das Osteoporoserisiko, Gleitgels ermöglichen ein erfülltes Sexualleben. Die Ernährungsumstellung auf basische Kost (mit hohem Gemüseanteil, Fisch und reduziertem Fleischanteil) verlangsamt Alterungsprozesse.

Klimakterische Beschwerden aus Sicht der TCM

Die Niere steuert mit ihrer Essenz die Lebensentwicklung und Generationsfähigkeit. Bei der Frau führen Entbindungen zu Yin-Verlusten (beim Mann Ejakulationen), die durch den fortschreitenden Verbrauch des Nieren-Yin im Laufe des Alters, durch chronische Krankheiten, Überarbeitung, Störherde, Stress und toxische Belastungen (Amalgam, Nikotin, Koffein, Alkohol) verstärkt zur Auswirkung kommen. Abgesehen davon, dass die Niere direkt zuständig ist für das Knochensystem, die Zähne, das Kopfhaar und das Gehör, wird die notwendige Weitergabe des Yin an Leber und Herz ungenügend. Es kommt zu einem mangelnden Kühleffekt der Leber mit aufsteigendem Leber-Yang (Hitzewallungen, roter Kopf, hoher Blutdruck, Schwindel) sowie einer überwiegenden Yang-Symptomatik im Bereich Herz-Geist (Unruhe, Ängste, Depressionen, Herzrhythmusstörungen, Schlafstörungen, Albträume). Die Symptomatik der „leeren Hitze“ zeigt sich auch auf der Zunge: roter Zungenkörper, multiple Risse, kein Belag, Trockenheit. Der Yang-Partner des Herzens, der Dünndarmmeridian, wird von seinem Yin-Partner Herz nicht mehr genügend energetisch genährt; die resultierende Yang-Symptomatik zeigt cervico-brachiale Verspannungen mit Schmerzen bis in die Finger (Karpaltunnelsyndrom) und imperativen Stuhldrang mit Durchfallneigung. Greift die erhitzte Leber auf die Milz über, wird die Verarbeitung des Wassers behindert, die Feuchtigkeit wird als Schleim und Fett deponiert. Zugleich kann die Milz ihre Aufgabe, das Blut in den Gefäßen zu halten, nicht mehr erfüllen; es kommt zu Metrorrhagien (Ausschluss maligner Prozesse wichtig).

Die Menstruationsblutung während der Generationsphase ist auch ein Ventil für den Organismus, Blut-Hitze auszuscheiden (Leber, Aggressionen, Stress) und damit den Organismus zu entlasten. Nach Hysterektomie in relativ jungen Jahren kann es deshalb schon sehr früh zu klimakterischen Beschwerden kommen, weil dieses Ventil zur Ausscheidung fehlt und das Leber-Yang sich nicht mehr entlasten kann.

Zur Regeneration der Nierenessenz genügt es nicht, über Nierenpunkte die vorhandene Yin-Energie im Organismus zu verteilen, sondern es muss über Lunge, Milz, Magen und Niere der Aufbau von Yin-Qi aus Atmung, Nahrung und Erbenergie gefördert werden. Entsprechend sind gute Ernährung (orthomolekulare Nahrungsmittelergänzung) und Förderung der Lungenventilation (Atemübungen, Bewegung) notwendig.

Therapiekonzept der TCM

1. Das Nieren-Yin und -Yang stärken und verteilen: Ni 3, Bl 23, Lu 7, Ni 6, LG 4, KG 4
2. Die Qi-Synthese fördern: MP 6 (Bezugspunkt zu Uterus, Prostata), Ma 36, KG 17, 12, 6, Bl 13
3. Das Leber-Yang sedieren: Le 2, 3, 8, Bl 18
4. Herz und Geist beruhigen: He 5, 7, Bl 15, LG 20
5. Meisterpunkt des Klimakteriums: Bl 31
6. Knochenaufbau anregen (Parathyreoidea): Bl 11(Osteoporose)

Klimakterische Beschwerden aus Sicht der Homöopathie

Ein etwas differenziertes Vorgehen bringt in der Regel sehr gute Erfolge.

1. Cimicifuga: klimakterische Depression, Psychosen, Neurosen, HWS- und Rückenbeschwerden, Rheuma, Herzbeschwerden, Hysterie, Migräne, Ängste, Gewichtszunahme
2. Lachesis: Hitzewallungen, Unruhe, Logorrhoe, Herzsensationen, Thromboseneigung, Engegefühl am Hals, verträgt keine enge Kleidung an Hals und Bauch; verträgt keinen Wein; linksseitige Beschwerden
3. Natrium muriaticum: trockene Vaginalschleimhäute, introvertiert, möchte alleine sein, verträgt keinen Trost, enttäuscht, schüchtern, Liebeskummer, platonische Liebe
4. Pulsatilla: sanfte, gefühlvolle, sich anpassende und trostsuchende blonde Frauen, depressiv-weinerlich, mutlos, labil, wechselnde Stimmung, Hitzewallungen, Krampfadern
5. Sanguinaria: Hitzewallungen, kalter Schweiß, Schwindel, Migräne rechts, Akne im Gesicht, Herzklopfen, Zungenbrennen, ungeduldig
6. Sepia: Hitzewallungen mit kalten Schweißen, gelbe Flecken im Gesicht, Reizbarkeit, Abneigung gegen Sex, Gelenkschmerzen, Senkungsbeschwerden (Bearing-down-Gefühl), Gleichgültigkeit gegen Familie, dunkle Augenringe
7. Sulphur: Hitzewallungen mit erschöpfendem Schweißausbruch, brennend heiße Füße und Körperöffnungen, roter Hochdruck, Morgendiarrhoe, Reizbarkeit

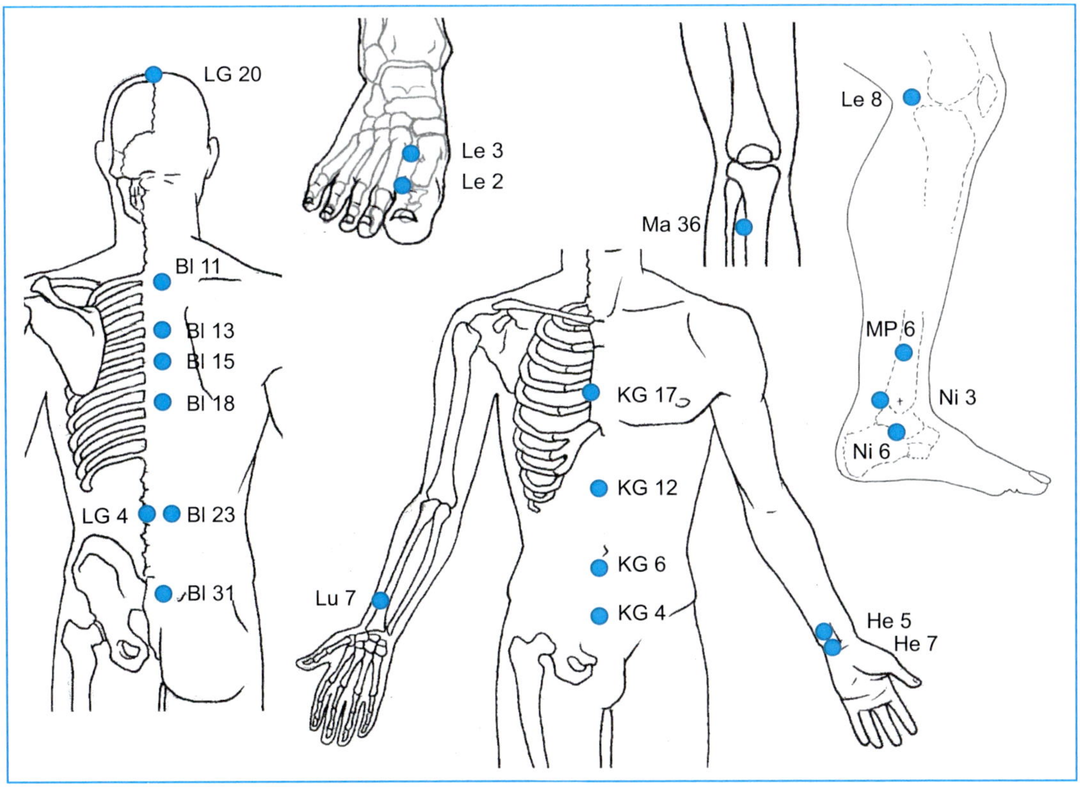

Abb. 74: Homöopunktur der klimakterischen Beschwerden

5

Spezielle klimakterische Beschwerden

1. Akne: Sanguinaria
2. Alopezie: Sepia, Sulphur, Agnus castus
3. Angst: Aconitum, Sepia
4. Gewichtszunahme: Thuja, Graphites, Cimicifuga
5. Globusgefühl: Lachesis
6. Hämorrhoiden: Lachesis
7. Libidoverlust: Sepia, Conium
8. Pruritus vulvae: Sulphur, Conium
9. Schlafstörungen: Ambra, Aconitum, Cimicifuga, Lachesis, Coffea, Gelsemium
10. Zungenbrennen: Capsicum, Sanguinaria

Behandlung mit homöopathisierten Thymuspeptiden

In der Praxis hat sich immer wieder bestätigt, dass die Behandlung mit homöopathisierten Thymuspeptiden nicht nur auf das Immunsystem, sondern auch auf Stoffwechselvorgänge (z. B. Senkung des Diabetes) und andere endokrin geregelte Systeme (Schilddrüse, Sexualorgane) eine harmonisierende Wirkung entfaltet. Die zusätzliche kurmäßige Anwendung von 10–20 Injektionen Thymorell® s. c. hilft häufig weiter, auch wenn gut gewählte Homöopathika zunächst nicht den gewünschten Erfolg zeigen. Insbesondere ist ein Therapieversuch bei Zungenbrennen indiziert.

Beim Klimakterium des Mannes sind die führenden Symptome nachlassende Erektionsfähigkeit bei zunächst erhaltener Libido und später auch Verlust des sexuellen Verlangens. Die führenden homöopathischen Mittel sind (3): Agn., Calc-carb., Con., Lyc., Nux-vom., Phos., Sep., Sulph.

Praxis-Tipps Homöopunktur

Häufig wird eine Mischung aus 1–3 Mitteln zur Therapie eingesetzt, da die Symptome überlappend mehrere Arzneimittelbilder zeigen. Cimicifuga, Sulphur und Agnus castus können zunächst gut miteinander kombiniert werden. Die Anwendung ist anfänglich 1–2×/Woche, später in größeren Abständen 1–2×/Monat indiziert.

Koliken bei Nieren- und Harnleitersteinen

Durch die Harnleiter abgehende Konkremente verursachen heftige, akute, einseitige wellenförmige, krampfartige Schmerzen, die häufig eine allopathische Begleittherapie mit Analgetika und Spasmolytica verlangen. Daneben finden wir Hämaturie, Dysurie, ausstrahlende Schmerzen ins Hypogastrium und nach sacral. Nach Abklingen der Koliken sollte eine Kontrolluntersuchung stattfinden, da eingeklemmte Konkremente auch stumm bleiben und über die Rückstauung zu einem irreversiblen Schaden mit Verlust der Niere führen können. Insgesamt ist bei Koliken jedoch die Homöopunktur als Begleittherapie für den Patienten eine große Erleichterung.

Steinbildung aus Sicht der TCM

Harnsteine oder Gries entstehen aus Nässe-Schleim (Schwäche des Milz-Qi), der unter Einwirkung von Hitze (Infekte, Leber-Yang, Nieren-Yin-Mangel) kristallin ausfällt. Im Kolikstadium werden jedoch Punkte entsprechend der Schmerzsymptomatik eingesetzt, erst danach ist die Therapie der Steinprophylaxe sinnvoll.

Therapiekonzept der TCM bei akutem Kolikschmerz

1. Bl 23 (Zustimmungspunkt der Niere, gleicht Yin und Yang aus)
2. Gb 25 (Alarmpunkt der Niere; Alarmpunkte stärken das Yin und werden gegen krampfhafte Schmerzen, Yang, eingesetzt)
3. Ma 25 (Alarmpunkt des Dickdarms, krampflösend auch für Ureteren)
4. KG 6 (stärkt das Qi im Bauch)
5. MP 9 (lässt Schleimhäute abschwellen, leitet Nässe-Hitze aus)
6. Bl 39 (Funktions-Ho-Punkt des Drei-Erwärmers, lässt urogenitale Schleimhäute abschwellen)
7. Bl 63 (Xi-Punkt gegen Füllezustände im Blasenmeridian)
8. Le 3 (Spasmolyse)
9. Le 8 (Genitale)
10. Ma 28 (lokale antiödematöse Wirkung auf Ureteren)
11. KG 3 (Alarmpunkt der Blase, krampflösend)
12. Di 4 und Ma 36 (allgemeine Schmerzpunkte)

Nieren- und Harnleiterkolik aus Sicht der Homöopathie

Die Hauptmittel bei Koliken sind Belladonna, Berberis, Cuprum, Nux vomica, Rhus toxicodendron und Sulphur. In der akuten Phase ist eine Anwendung mehrmals täglich möglich oder eine orale Zusatzgabe der Mittel.

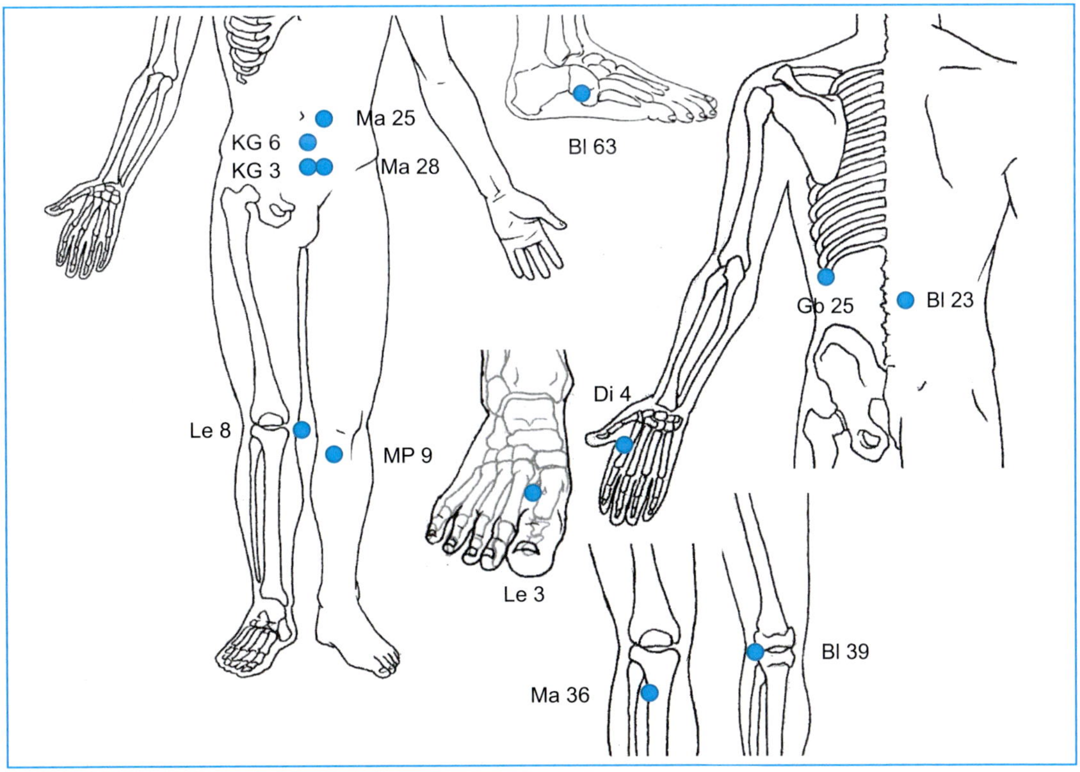

Abb. 75: Homöopunktur bei Koliken der Harnwege

Kopfschmerzen

Kopfschmerzen und Migräne sind in unserer Gesellschaft sehr weit verbreitete Gesundheitsbeeinträchtigungen, die nicht nur die persönliche Lebensqualität mindern, sondern auch einen volkswirtschaftlichen Schaden durch Arbeitsausfall oder Leistungsminderung der betroffenen Mitarbeiter verursachen, ganz zu schweigen von dem gesundheitlichen Schaden, den sich die Betroffenen durch die langjährige Einnahme von Schmerzmedikamenten häufig selbst zufügen. Ein großer Anteil der Dialysepatienten sind chronische Kopfschmerzkranke mit jahrelanger analgetischer Selbstmedikation, ein Leidensweg, der im Nachhinein gesehen vermeidbar gewesen wäre.

Wenn wir uns nun um Alternativen zu Schmerztabletten bemühen, übernehmen wir zunächst eine große Verantwortung für den Patienten. Kranke mit chronischen Kopfschmerzen, die über viele Jahre im Wesentlichen unverändert immer wieder auftreten und sinnvollerweise möglichst neurologisch abgeklärt wurden, sind zunächst die Patienten, denen wir uns sofort widmen können. Vorsicht ist jedoch geboten, wenn die Kopfschmerzanamnese recht kurz ist, etwa nur ein Jahr oder weniger und die Patienten nicht anderweitig fachlich durchuntersucht sind. Vergessen wir nicht, dass ein Hirntumor, ein Gefäßaneurysma, die Hypertonie, der erhöhte Augeninnendruck oder Glaukomanfall, eine chronische Sinusitis, eine Mittelohrenentzündung, ein Infekt oder eine Infektionskrankheit wie Meningitis hinter der Symptomatik stecken könnten, ebenso wie eine zervikale Spondylose.

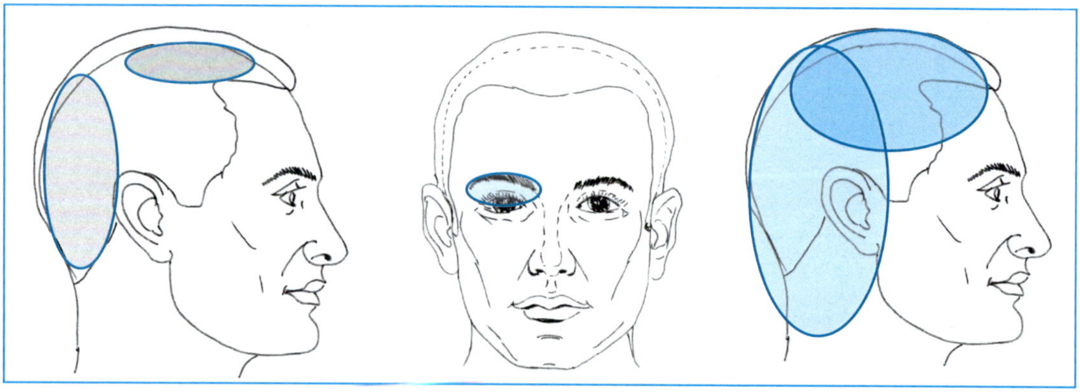

Abb. 76: Kopfschmerz bei Hypertonie, Glaukom und Meningitis

Bei der Betrachtungsweise der Kopfschmerzentstehung in der Traditionellen Chinesischen Medizin (TCM) müssen wir uns vor Augen führen, dass im Kopfbereich nur Yang-Meridiane verlaufen, in denen Yang-Qi fließt. Kopfschmerzen entstehen in diesem Denksystem dadurch, dass „das klare Yang nicht mehr zum Kopf aufsteigen kann" bzw. „das trübe, verbrauchte Yang nicht absteigen kann". Es ist also der Fluss der Energie in den Meridianen zum Kopf auf irgendeine Weise behindert. Daran sind im Wesentlichen drei Ursachen alleine oder in Kombination schuld.

Es kann eine pathogene Energie in Form von Wind, Kälte, Hitze oder Nässe in das Meridiansystem oder in die Oberfläche (meist Nacken) eingedrungen sein und somit die körpereigene Qi-Zirkulation blockieren. Der Anstau des körpereigenen Yang und die reaktiven Verdrängungsbemühungen des Abwehrsystems verursachen dann die Schmerzen. Die Ursache ist also eine „äußere Fülle".

Bei der „inneren Fülle" führen zumeist chronische emotionale Belastungen wie Zorn, Ärger, Stress, Frust, Hass, Neid zu einer Erhitzung des Leber-Yang, das dann zum Kopf aufsteigt und über eine Leber-Yang-Fülle Kopfschmerzen auslöst, häufig pochend auf dem Schädeldach, eventuell verbunden mit Hypertonie und Rötung der Augen. Chronische Leber-Qi-Stagnation bedingt dann auch Blutstagnation (ähnlich wie das Schädeltrauma) mit schweren Kopfschmerzen (die Leber hat nach TCM-Sicht die Aufgabe, das Blut und Qi gleichmäßig fließen zu lassen). Kummer, Sorgen, Grübeln, geistige Überforderung durch Lernen, Partnerschaftsprobleme oder Mobbing führen über eine Schwächung der Milzenergetik zur Ansammlung von Nässe und Schleim, die ebenfalls die körpereigene Yang-Zirkulation behindern. Hier handelt es sich in beiden Fällen um Funktionsstörungen von Yin-Organen, die sich über Leitbahnen der gekoppelten Yang-Partner und innere Meridianverläufe am Kopf auswirken.

Kopfschmerzen vom „inneren Leeretyp" werden von einem Mangel an Qi, Blut oder Nierenenergie ausgelöst. Nach der klassischen Vorstellung kann das Yang nur ausreichend bewegt werden, wenn im Körper die treibenden Kräfte, besonders das Qi, in genügender Menge vorhanden sind. Durch geistige Überarbeitung nimmt das Milz-Qi Schaden, durch körperliche Überarbeitung das Nieren-Yin-Qi. Auch übermäßige sexuelle Aktivität und zu kalte, fette, milchreiche Ernährung zählen nach der TCM zu schädigenden Faktoren der Milzenergie.

Damit wir ein klares Bild über die energetischen Zusammenhänge der Meridiane am Kopf und die sich daraus ergebenden Therapiemöglichkeiten auch über Fernpunkte gewinnen können, müssen wir die drei Energieumläufe in ihrer Systematik verstehen. Die 12 Körpermeridiane sind in 3 „Umläufe" unter Beteiligung von 4 Meridianen aufteilbar, wobei jeweils ein Paar Yin-Yang-Arm und ein Paar Yin-Yang-Bein einen Umlauf bilden. Die Yang-Meridiane des Armes werden in der Nähe der Sinnesorgane (Auge, Nase, Ohr) am Kopf umgeschaltet auf die Yang-Meridiane des Beines, was bedeutet, dass im Kopfbereich sämtliche Yang-Meridiane sowohl der Arme als auch der Beine repräsentiert sind. Da die wichtigen Steuerpunkte für den Qi-Fluss zwischen den Fingerspitzen und dem Ellbogengelenk bzw. zwischen den Zehenspitzen und dem Kniegelenk liegen, ist es nicht verwunderlich, dass die besonders wirksamen Punkte für die Kopfschmerztherapie nicht am Kopf, sondern an den Händen und Unterarmen bzw. den Füßen und Unterschenkeln liegen.

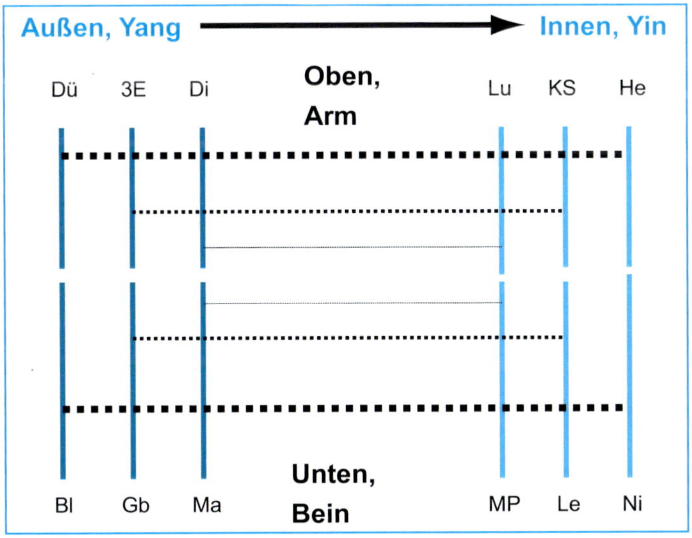

Abb. 77: Die energetischen Umläufe und Achsen

Ein Yang-Meridian des Armes und ein Yang-Meridian des Beines bilden eine Längsachse am Körper (z. B. Tai-Yang-Achse Dünndarm – Blase), ebenso bei den Yin-Meridianen (z. B. Shao-Yin-Achse Herz – Niere). Die gekoppelten Yin- und Yang-Partner (z. B. Niere und Blase oder Herz und Dünndarm) sind miteinander über die Luo- und Quellpunkte quervernetzt. Somit kann eine emotionale Störung der Niere (Angst) sich auf den Blasenmeridian energetisch schwächend auswirken und Nackenkopfschmerzen

(„Spannungskopfschmerzen") auslösen oder eine depressive Verstimmung mit Energieschwäche des Herzmeridians ein Schulter-Arm-Syndrom mit Schmerzen im Schulterblattbereich und Ellbogenschmerzen bedingen (Dünndarmmeridian).

Der Tai-Yang-Nackenkopfschmerz

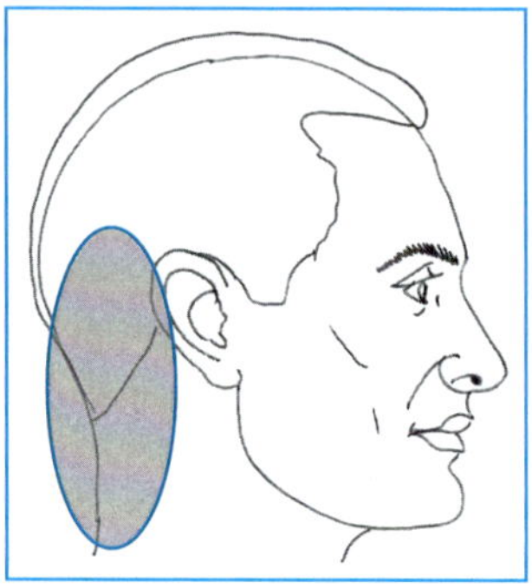

Abb. 78: Lokalisation des Tai-Yang-Kopfschmerzes

Die Region des Nackens wird energetisch von der Achse Dünndarm – Blase, dem Tai-Yang, versorgt. Diese Region ist besonders empfindlich auf das Eindringen äußerer Windpathologien, die Kälte, Hitze oder Nässe mit sich tragen. Typisch ist der steife Nacken durch Luftzug, wobei besonders die Beugung und Dorsalflexion der Halswirbelsäule schmerzhaft ist und der Schmerz sich über den Schädel im Verlauf des Blasenmeridians nach frontal ausbreitet. Sind die Rotationsbewegungen stärker betroffen, weist dies auf einen Befall des Gallenblasenmeridians hin.

Der Blasenmeridian wird in seiner Funktionsfähigkeit von der Energie der Niere, dem Yin-Partner, genährt. Durch chronische existenzielle Ängste, z. B. um den Arbeitsplatz, die Wohnung, die Familie, die finanzielle Sicherheit usw., wird die Niere ebenso geschwächt wie durch Überarbeitung, wobei ein Qi-Mangel im abhängigen Blasenmeridian unter anderem zu Spannungskopfschmerzen im Nacken führt. Aber auch Herzängste mit Mutlosigkeit, Freudlosigkeit, Ziellosigkeit und einem Mangelempfinden von Liebe und Zuwendung wirken sich negativ über den gekoppelten Partner Dünndarm auf das Tai-Yang aus.

Die Therapie erfolgt über die Kardinalpunkte Dü 3 (schaltet das Lenkergefäß, die Sonderenergiebahn der Rückenmitte ein; starke spasmolytische Wirkung besonders auf die Nackenmuskulatur) und Blase 62 (entspannt die paravertebrale Muskulatur des gesamten Rückens). Als lokale Punkte kommen Blase 10 und die Hua-Tuo Jiaji-Punkte zum Einsatz. Bei schmerzhafter Rotation der HWS und einer vorausgegangenen Windexposition ist die zusätzliche Kombination des Punktes Gb (Gallenblase) 20 zu empfehlen.

Als homöopathische Mittel können wir von Bryonia, Rhus toxicodendron und Nux vomica besondere Erleichterung erwarten, wobei die Mittel gezielt einzeln, aber auch in Kombination in einer Mischspritze in die Akupunkturpunkte injiziert werden.

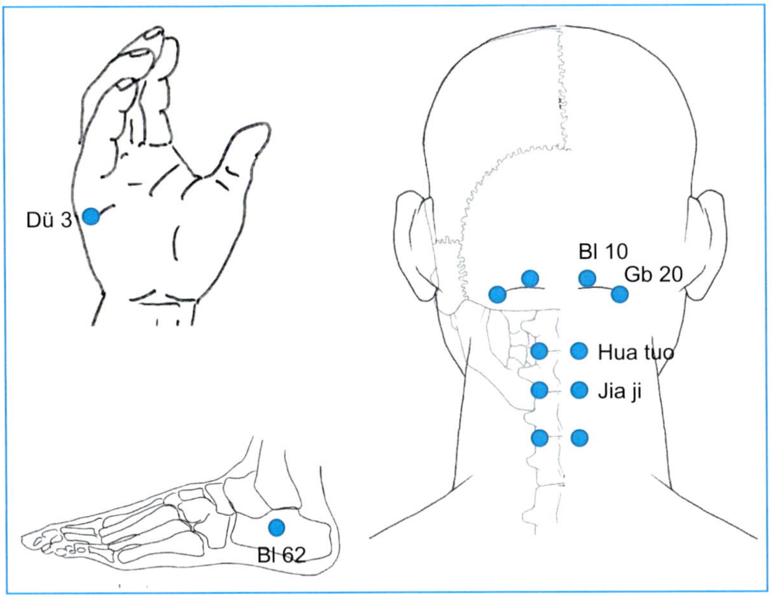

Abb. 79: Therapie der Tai-Yang-Kopfschmerzen

Das Arzneimittelbild von Bryonia ist im Repertorium bei Kopfschmerzen dreiwertig aufgeführt. Die Symptomatik ist gekennzeichnet durch stechende Schmerzen bei der geringsten Bewegung und Verschlimmerung durch Aufregung und Ärger. Der Bryonia-Patient leidet unter einer starken inneren Reizbarkeit und Unsicherheit, er macht sich große Sorgen um seine Zukunft und um seine finanzielle Sicherheit, er leidet unter einer quälenden Angst vor Verarmung. Das Kopfschmerzbild entwickelt sich gelegentlich zu einer linksseitigen Migräne, die sich auf Druck und kalte Umschläge bessert.

Im Gegensatz zu Bryonia sind die Beschwerden bei Rhus toxicodendron Folge von Kälte- und Nässeeinwirkung, werden durch Kälteanwendung und Ruhe verschlechtert und bessern sich durch fortgesetzte Bewegung. Der Patient ist höchst empfindlich auf Zugluft. Rhus tox. ist bei heftigen Schmerzen, als wolle der Kopf bersten, und bei neuralgiformen, reißenden Schmerzen angezeigt. Emotional ist der Patient sehr angespannt und kann nur schlecht entspannen.

Der Nux-vomica-Typ ist ein reizbarer, jähzorniger, nervöser, hektischer, geschäftiger Mensch, der seine Überarbeitung mit Nikotin, Kaffee und Alkohol auszugleichen versucht. Schon am frühen Morgen hat er schlechte Laune, besonders wenn er lange und gut geschlafen hat. Andererseits besitzt Nux vomica ein ausgeprägtes Pflichtgefühl und eine hohe Arbeitsmoral, er arbeitet ehrgeizig, hart und fleißig. Die Kopfschmerzen sind charakterisiert durch ein benebeltes Gefühl im Kopf, Übelkeit und Brechreiz sowie neuralgische Empfindungen. Es besteht eine außerordentliche Empfindlichkeit gegen Zugluft und Kälte.

Der Shao-Yang-Kopfschmerz

Der Drei-Erwärmer-Meridian und der Gallenblasenmeridian decken die Schläfenregion und seitliche Schädelregion über dem Ohr ab. Auslöser für Kopfschmerzen dieses Typs können äußere Wind-Kälte oder Wind-Nässe sein. Da die Leber als Yin-Partner der Gallenblase diesen Meridian energetisch mitversorgt, ist jedoch häufig Ärger, Zorn, Stress, Aufregung, Hass und Streit Ursache für einen lateralen Kopfschmerz, der sich bis zu einer Gallenmigräne auswachsen kann. Dann klagt der Patient über ein Gefühl, als würde jemand mit der Faust von hinten auf das Auge drücken.

Zur Therapie über die Shao-Yang-Achse wählen wir die Kardinalpunkte 3E 5 und Gb 41. Dazu als lokale Punkte Gb 14 (Testpunkt für Gallenblasenerkrankungen), Gb 8 und den Punkt Tai-Yang an der Schläfe.

Übelkeit und Erbrechen sind Zeichen der Mitbeteiligung von Milz und Magen und erfordern eventuell zusätzlich die Punkte MP 6, KG 12 und Ma 36.

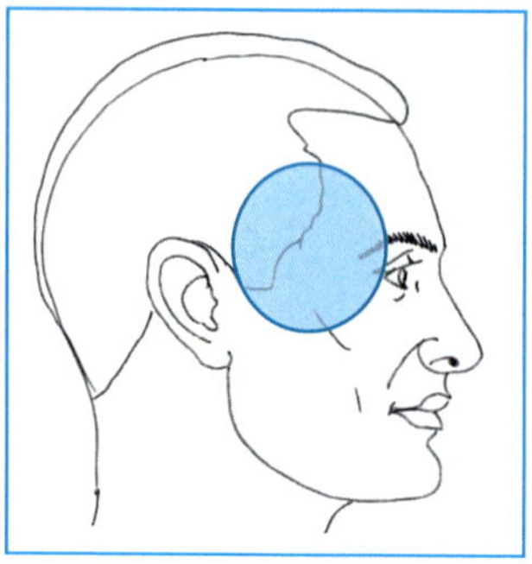

Abb. 80: Lokalisation des Shao-Yang-Kopfschmerzes (Achse Drei-Erwärmer – Gallenblase)

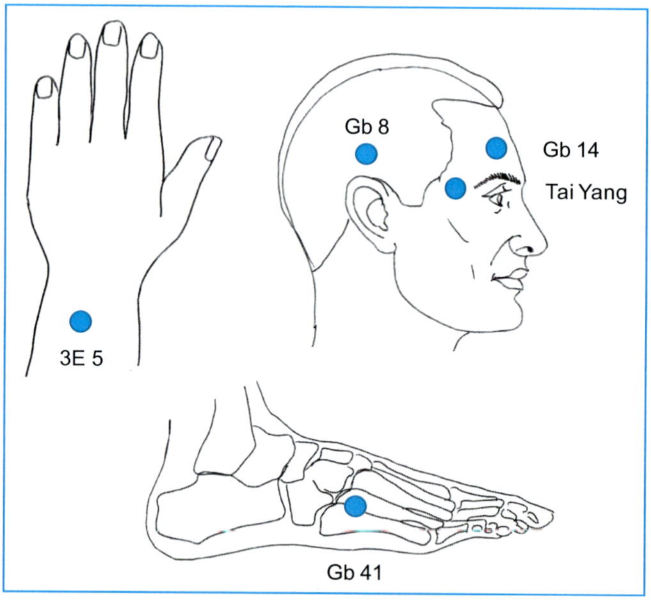

Abb. 81: Therapie des Shao-Yang-Kopfschmerzes

Als geeignete homöopathische Mittel setzen wir ebenfalls Bryonia oder/und Nux vomica ein, haben hier aber noch Berberis vulgaris, Taraxacum und Sulphur zur Auswahl. Bryonia hat einen starken Bezug zur Gallenblase, Nux vomica zur Magen-Darm-Energetik.

Berberis vulgaris ist zwar ein kleines Mittel, aber zur Beruhigung von Reizzuständen der Leber, Galle und Nieren hochwirksam, besonders im Zusammenhang mit einer Stoffwechselübersäuerung (harnsaure Diathese). Im Kopf verspürt der Patient ein Völle- und Vergrößerungsgefühl; allgemein findet er sich schwach und körperlich sowie geistig abgespannt, wie zerschlagen.

Taraxacum (Löwenzahn) findet auch in der Volksmedizin Anwendung als galletreibendes Mittel. In der Homöopathie ist es als Choleretikum, als entzündungshemmendes Lebermittel (Hepatitis), als Diuretikum und als Antidiabetikum bekannt. Die Stimmung des Patienten ist reizbar, apathisch, antriebslos; der Kopfschmerzcharakter drückend, betäubend und stechend, begleitet von Brennen und Stechen der Augen sowie einem Sandkorngefühl der Bindehäute.

Das große Polychrest Sulphur ist in der Leber ein wichtiger Vermittler der Entgiftung und Ausscheidung über die Galle. Die Giftstoffe werden als Schwefelester gebunden und so ausgeschieden. Aber auch für den Blutfluss ist Sulphur (wie die Leber) wichtig im Sinne der Thromboseprophylaxe. Im Zusammenhang mit Kopfschmerzen (typischerweise auch Scheitelkopfschmerzen) gilt Sulphur als dreiwertiges Mittel. Dabei zeigt sich ein heißes, rotes Gesicht mit Schwindel, Blutandrang und Blutwallung zum Kopf, dazu Neigung zu Nasenbluten. Nachts im Bett juckt der ganze Körper, die Füße sind heiß und werden herausgestreckt. Der Sulphurtyp will bewundert werden, wie großartig er ist, dass er der erste und der beste ist, damit sein Geltungsbedürfnis gestillt wird.

Der Yang-Ming-Kopfschmerz

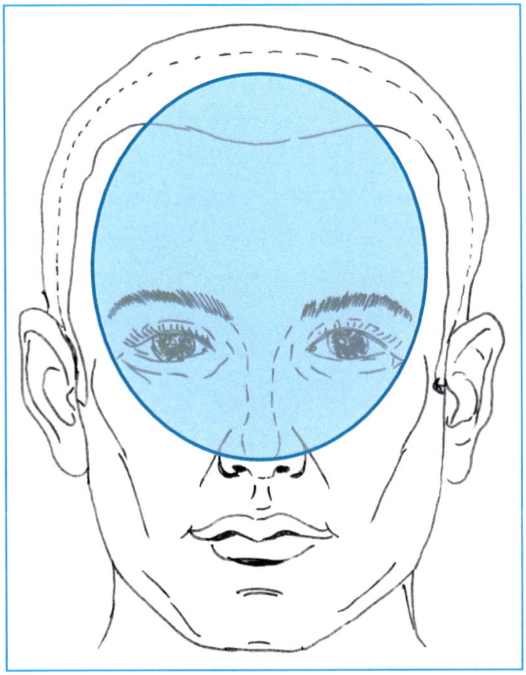

Abb. 82: Lokalisation des Yang-Ming-Kopfschmerzes (Achse Dickdarm – Magen)

Der ventrale Energieumlauf wird von der Yang-Ming-Achse mit den Dickdarm-Magen-Meridianen sowie den gekoppelten Yin-Partnern Lunge und Milz (Tai-Yin-Achse) gebildet. Charakteristisch sind frontale Schmerzen im Stirn- und Gesichtsbereich in Verbindung mit Nebenhöhlenaffektionen, also verbleibende äußere pathogene Wind-Kälte-Nässe-Probleme. Aber auch die emotionale Belastung der Milz mit Kummer, Sorgen, Partnerschaftsproblemen, geistiger Überarbeitung und Mobbing führen über eine Minderung des Milz-Qi zur Nässe- und Schleimansammlung im Gesichtsbereich mit dumpfen, benommenen Kopfschmerzen im Yang-ming.

Die Hauptpunkte zur Behandlung der Yang-Ming-Achse sind Di 4 und Ma 36, also auf der einen Seite Ausleitungswirkung pathogener Energien aus dem Gesicht und andererseits Stärkung der Mitte (Magen- und Milzenergetik). Ergänzend sind die Punkte Lu 7 (Stärkung der Abwehrenergie), Di 20 (Nasennebenhöhlen) und Yin Tang (an der Nasenwurzel, Meisterpunkt für Nase und NNH) sowie Gb 12 (Spezialpunkt für Prozesse im Gesicht) einsetzbar.

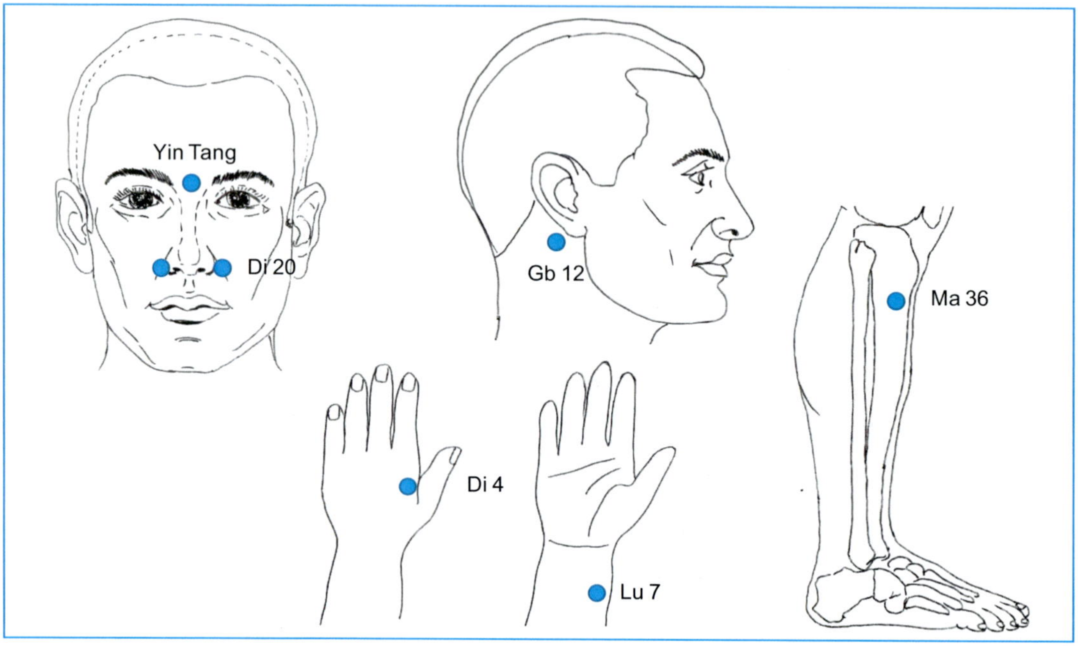

Abb. 83: Therapie des Yang-Ming-Kopfschmerzes

Aus homöopathischer Sicht sind zur Injektion in die Akupunkturpunkte die Mittel Magnesium fluoratum, Sulphur, Nux vomica und Silicea geeignet.

Magnesium zeigt eine entgiftende Wirkung auf abgelagerte Erregertoxine von Bakterien und Viren sowie auf Autotoxine nach abgelaufenen Infekten im Nasenrachenraum. Fluor tonisiert und entblockt das toxisch belastete und gealterte lymphatische System und Bindegewebe. Diese Kombination ist besonders indiziert, wenn bei chronischen Sinusitiden cervicobrachiale Schmerzsyndrome oder Ileosacralgelenksblockaden hinzukommen. Die Patienten klagen bei Kopfschmerzen über eine Verschlimmerung morgens nach dem Schlafen, aber auch nach dem Mittagsschlaf, Appetitlosigkeit und Übelkeit, Schwindel und Benommenheit des Kopfes, wobei die letzteren Symptome auf eine Milz-Qi-Schwäche hinweisen.

Sulphur kann besonders in der Übergangsphase vom akuten zum chronischen Entzündungsstadium die Heilungsprozesse vorab in Gang setzen und als Initialzünder für die Wirkung vom Magnesium fluoratum eingesetzt werden.

Nux vomica haben wir schon als Mittel mit starkem Bezug zum Magen bei höchster Kälte- und Luftzugempfindlichkeit kennengelernt.

Die Wirkung von Silicea (Kieselsäure) erstreckt sich hauptsächlich auf das Bindegewebe, das reticuloendotheliale System und spielt eine wichtige Rolle in der Aktivität der Bauchspeicheldrüse (Milz – Pankreas – Magen). Bekannt ist der Einsatz bei eitrigen Prozessen der Schleimhäute (NNH) und des lymphatischen Systems (peritonsillärer Abszess). Der Silicea-Kopfschmerz ist gekennzeichnet durch einen Blutandrang zum Kopf, als wolle der Kopf platzen, wobei Bewegung des Kopfes, Bücken und Sprechen die Beschwerden verschlimmern. Der Schmerz setzt sich über den Augen fest. Der Patient hat das Bedürfnis, den Kopf warm einzubinden. Allgemein ist der Siliceapatient sehr lärmempfindlich, reizbar, hat wenig Selbstvertrauen, schwitzt leicht am Kopf und an den Füßen (sehr geruchsintensiv).

Kopfschmerzen bei energetischer Störung der Yin-Organe

Der Kopfschmerz bei Leber-Yang-Fülle

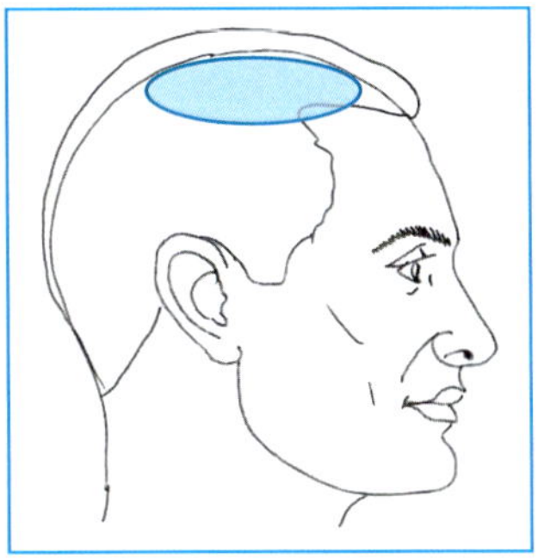

Abb. 84: Lokalisation des leberbedingten Kopfschmerzes

Zorn, Wut, Ärger, Frust, Hass und Neid lösen in der Leber eine Stagnation von Qi und Blut aus, die das Yang-Qi der Leber erhitzt und aufsteigen lässt. Über Spannungsgefühl im Oberbauch, thoracale Beklemmung eventuell mit Herzklopfen, Globusgefühl im Hals steigt das Leber-Yang weiter zum Kopf auf und löst einen pochenden Scheitelkopfschmerz aus.

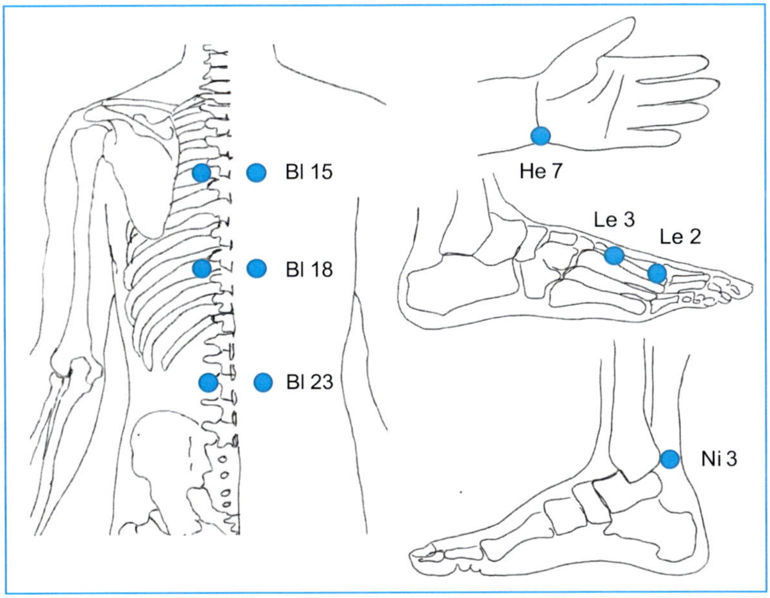

Abb. 85: Therapie des leberbedingten Kopfschmerzes

Zur Therapie muss die Leber über die Punkte Le 3 und Bl 18 (bei heftiger Symptomatik auch Le 2, den „Feuerpunkt") mit Injektion von Taraxacum und/oder Nux vomica sediert werden. Es hat sich bewährt, dazu Ni 3 und Bl 23 (das Nieren-Yin kühlt die Leber) mittels Berberis oder Solidago und He 7 mit Bl 15 (Stärkung des Herz-Yin) mittels Crataegus mitzubehandeln.

Der Kopfschmerz bei Milz-Qi-Schwäche

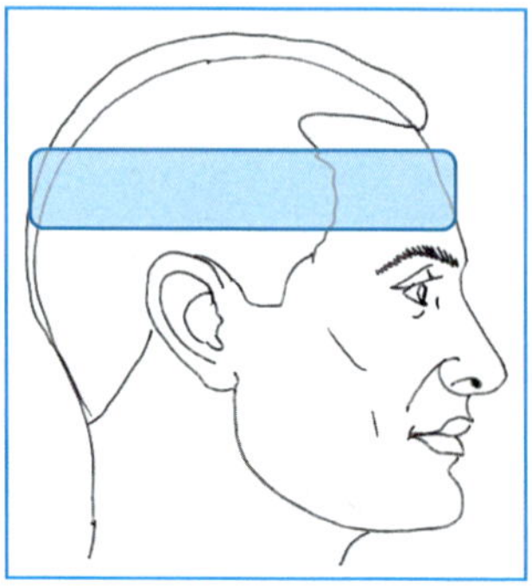

Abb. 86: Lokalisation des Kopfschmerzes bei Milz-Qi-Störung

Der Schmerz breitet sich bandförmig um den Kopf aus und ist geprägt von Schweregefühl und dumpfem Schmerzcharakter. Dem Funktionskreis der Milz obliegt die Verarbeitung und Verteilung des reinen Wassers aus der Nahrung. Bei emotionaler Belastung mit Kummer und Sorgen, geistiger Überarbeitung und Partnerschaftsproblemen können sich über eine Funktionsschwäche der Milz Wasser und Schleim im mittleren Erwärmer ansammeln und die Qi-Zirkulation im Magen- oder auch Gallenblasenmeridian behindern. Der Patient hat zusätzlich zu seinen Kopfschmerzen eine ausgeprägte Blähneigung und weiche, breiige Stühle. Am Zungenrand finden wir Zahneindrücke.

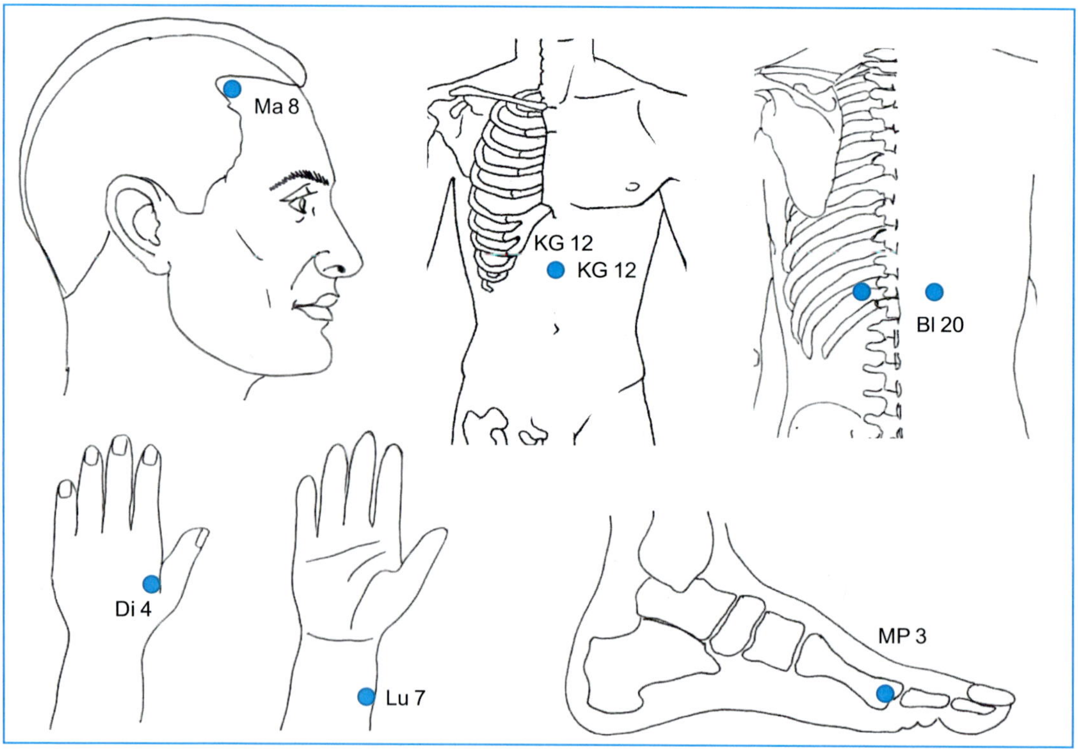

Abb. 87: Therapie des milzbedingten Kopfschmerzes

Bei der Behandlung des milzbedingten Kopfschmerzes müssen wir die wasserverarbeitende Funktion der Milz stärken. Eichhornia crassipes und Nux vomica sind hier wirksam besonders über die Punkte MP 3 (Quellpunkt), KG 12 (digestiver Alarmpunkt des Drei-Erwärmers) und Bl 20 (Zustimmungspunkt). Über die Fernpunkte Lu 7 und Di 4 (Luo-Alarmpunkt) können wir zusätzlich die Energiezirkulation im Kopfbereich befreien; als lokaler Punkt eignet sich Ma 8 in den „Geheimratsecken" (spezifischer Punkt, um Nässe aus dem Kopfbereich zu befreien).

Der nierenbedingte Kopfschmerz

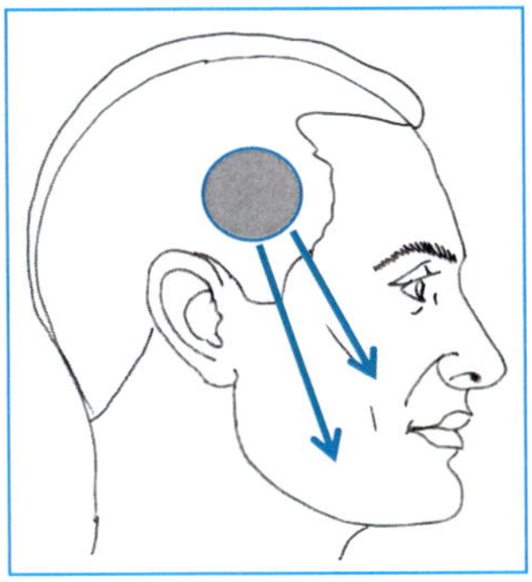

Abb. 88: Lokalisation des nierenbedingten Kopfschmerzes

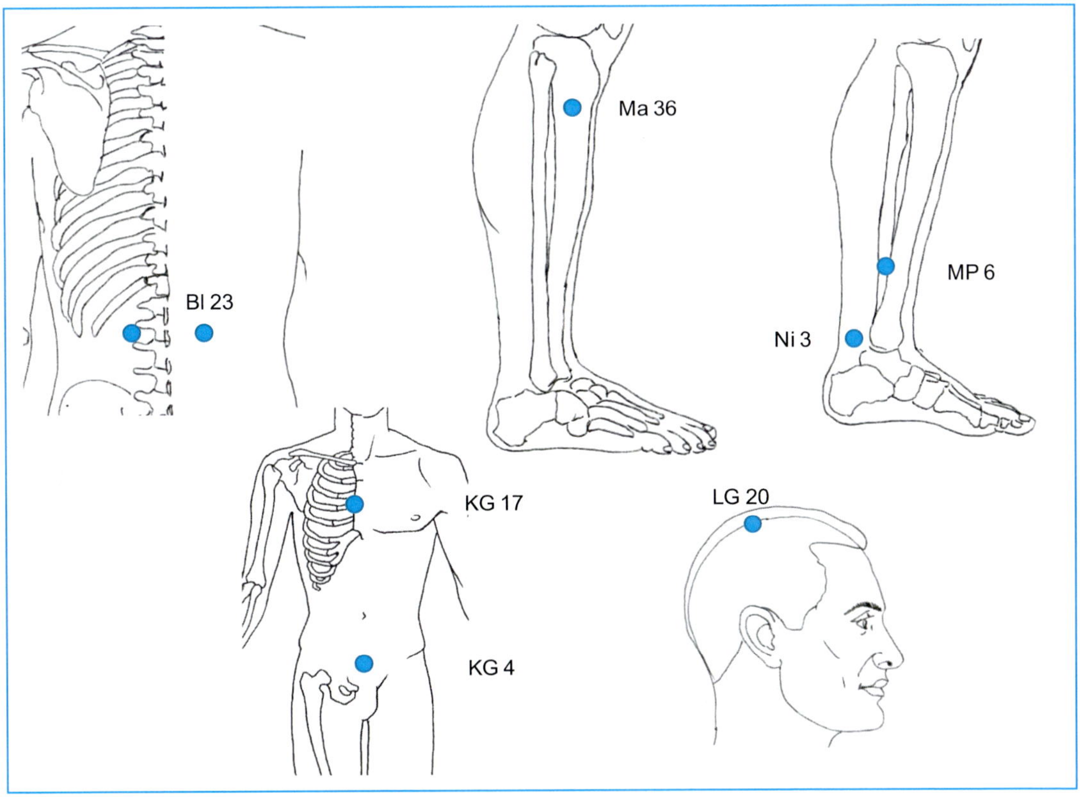

Abb. 89: Therapie des nierenbedingten Kopfschmerzes

Die Niere regiert u. a. das Gehirn, das Rückenmark und die Zähne. Der Kopfschmerz bei einer Störung der Nierenenergetik entsteht dadurch, dass das geschwächte Nieren-Yin oder -Yang nicht zum Kopf aufsteigen und das Gehirn nähren kann; der Schmerz wird tief drin im Gehirn empfunden mit einem Leeregefühl und zeigt häufig eine Ausstrahlung in das Zahngebiet. Ursachen sind chronische Existenzängste oder körperliche Überarbeitung. Diese Art von Kopfschmerzen verschlimmert sich durch sexuelle Aktivität.

Therapeutisch hat vor allem Solidago (Goldrute) einen organotropen Bezug zur Niere. Ni 3 (Quellpunkt), Bl 23 (Zustimmungspunkt) und KG 4 nähren die Nierenenergetik zusammen mit einer Stärkung der Mitte über MP 6 und Ma 36 (Energiegewinnung aus der Nahrung; Mittelwahl: Nux vomica, Eichhornia) und einer Anregung der Energiezirkulation im oberen Erwärmer über KG 17 und LG 20.

Laryngitis – Heiserkeit

Die Entzündung der Kehlkopfschleimhaut mit rauer Stimme, Heiserkeit bis zur Aphonie und wechselnder Stimmlage ist zumeist Folge einer akuten katarrhalischen Erkrankung der oberen Luftwege und/oder einer Stimmüberlastung durch ungewohnt lautes und langes Reden. Chronische Reizzustände bestehen bei Rauchern und beruflicher Staubexposition. Stimmschonung, Rauch- und Alkoholverbot (Schnarchen) sind erforderlich. Bei einer länger anhaltenden Heiserkeit ist die laryngoskopische Untersuchung zum Ausschluss maligner Veränderungen notwendig.

Die Symptomatik kann auch im Rahmen einer allergischen Reaktion auf Nahrungsmittel (häufig Äpfel, Nüsse) oder nach einem Bienenstich auftreten und sehr rasch zu lebensbedrohlichen Erstickungszuständen führen. Hier ist eine sofortige intravenöse Corticoid-Therapie unverzichtbar, wobei jedoch zusätzlich verabreichtes Apis mellifica und Ledum in homöopathisch potenzierter Form (z. B. C30–C200) wahre Wunder vollbringen.

Heiserkeit aus Sicht der TCM

Die Kehlkopfregion wird energetisch vom Magenmeridian und Konzeptionsgefäß versorgt. Über den Magenmeridian können sich äußere pathogene Faktoren (Wind-Kälte-Nässe-Hitze-Trockenheit) aus dem Nasen- und Nebenhöhlenbereich über die Yang-Ming-Achse (Dickdarm – Magen) und die entsprechenden Meridianverläufe im Halsbereich festsetzen. Es gilt also, den Qi-Fluss in der Kehlkopfregion wieder anzuregen und pathogene Faktoren auszuleiten.

Therapiekonzept der TCM

1. Lokale Punkte zur Ausleitung und Anregung des Qi-Flusses: Ma 10 (Sängerpunkt), KG 20, 23, LG 14
2. Fernpunkte zur Ausleitung und Qi-Bewegung: Ma 45 (Ting-Punkt), Ma 41 (Tonisierungspunkt), Dü 18 (Reunionspunkt); es handelt sich hier um die Aktivierung des tendinomusculären Begleitmeridians; Di 4, 20
3. Aktivierung des Konzeptionsgefäßes: Lu 7 (zugleich Verbesserung des Abwehr-Qi)
4. Meisterpunkt für Halskrankheiten: Lu 11 (Ting-Punkt)
5. Bei allergischen Schwellungen der Kehlkopfschleimhaut zusätzlich: Bl 40 (Allergiepunkt), Bl 52 (cortisonwirksam), MP 9 (antiödematös), He 7 (angstlösend), Ni 6 (beruhigend)

Heiserkeit aus Sicht der Homöopathie

1. Dreiwertige Mittel: Acon., Arg-nit., Bell., Bry., Calc-carb., Caust., Dulc., Lach., Merc., Nat-m., Phos. und Sulph.
2. Heiserkeit bei Überanstrengung der Stimme: Caust., Rhus-t.
3. Heiserkeit bei unstillbarem Hustenreiz: Dros., Merc.
4. Völliger Verlust der Stimme: Arg-nit., Caust., Nux-v., Phos., Rhus-t.
5. Allergische Reaktion: Apis

Praxis-Tipps Homöopunktur

Bei Erkältungen im fieberhaften Stadium haben sich Aconitum, Belladonna, Bryonia und Lachesis bewährt, danach häufig Bryonia, Causticum und Phosphorus. Bei akuter Heiserkeit während einer Rede versuche man Bryonia, Causticum und Rhus toxicodendron.

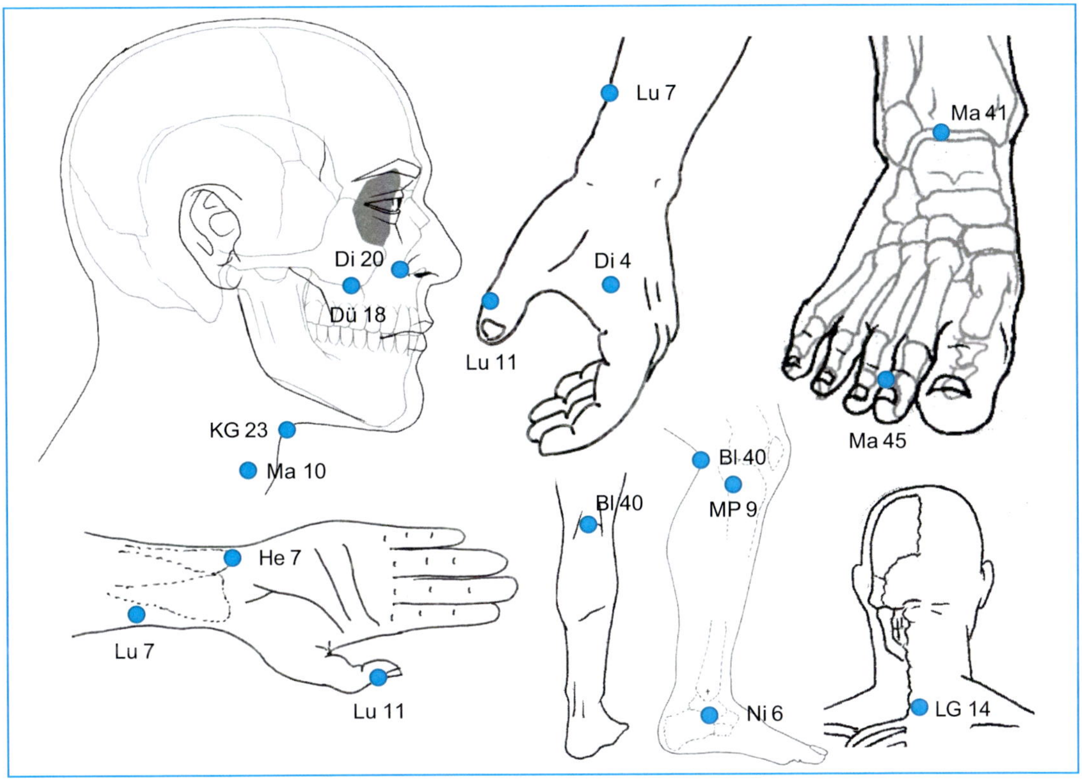

Abb. 90: Homöopunktur der Heiserkeit

Lumbalsyndrom

Lumbale Schmerzsymptomatiken sind in der Praxis äußert häufig und auch vielschichtig in ihrer Ursache. Abgesehen von Überanstrengungen und ungewohnten Belastungen, Fehlhaltungen bei der Arbeit oder vorwiegend sitzender Tätigkeit sind Veränderungen an der Wirbelsäule im Sinne von Osteochondrose, Spondylarthrose, Spinalkanalstenose und andere Auslöser zu finden. Auch eine depressive Symptomatik kann sich in lumbalen Schmerzen ausdrücken. In den meisten Fällen findet man mit bildgebenden Untersuchungstechniken keine ausreichende Erklärung für das Beschwerdebild des Patienten. Dennoch ist die schulmedizinische Voruntersuchung wichtig, um keine anderweitig therapiebedürftigen Krankheitsprozesse zu übersehen (z. B. Metastasen).

Lumbalgie aus Sicht der TCM

Die Region des Rückens wird vom Blasenmeridian im Bereich der paravertebralen Muskulatur energetisch versorgt. An der Wirbelsäule selbst läuft auf der Ventralseite der Wirbelkörper der Innenast des

5

Nierenmeridians nach oben, auf der Dorsalseite über die Dornfortsätze das Lenkergefäß (Du-mai). In Höhe des Beckens und des Kreuzbeins (Ileosacralgelenk) zirkuliert ein Sondermeridian, das Gürtelgefäß, dessen energetische Aktivität über den Punkt Gb 41 eingeschaltet wird und dessen Wirkung sich durch zusätzliche Punktur des Punktes 3E 5 (antientzündlich) verstärkt. Nachdem Schmerzen in der TCM eine Stagnation von Qi und Blut darstellen, werden lokale druckempfindliche Punkte (Ashi-Punkte, locus dolendi) sowie lokale und Fernpunkte auf den betroffenen Meridianen eingesetzt, um die äußeren Pathologien auszuleiten und den Qi- und Blutfluss wieder anzuregen.

Verursacher von Rückenschmerzen können äußere pathogene Faktoren wie Wind, Kälte, Feuchtigkeit sein, ebenso abgelaufene Traumata (Stagnation des Blutes, Hämatome, besonders Stauchung durch Sturz auf das Gesäß), ein Nieren-Yin-Mangel durch körperliche (Arbeit oder auch sportlicher Ehrgeiz) oder psychische Überforderung, übermäßige sexuelle Aktivität, Alter oder Schwangerschaft, die übrigens keine Kontraindikation für die Anwendung der Homöopunktur darstellt – es sollten lediglich die Punkte Di 4, Gb 21, MP 6 und Bl 67 gemieden werden.

Bei akuten Beschwerden wird man vorzugsweise mit Fernpunkten beginnen, bei chronischen Beschwerden kombiniert man lokale Punkte dazu.

Therapiekonzept der TCM

1. Pathologien aus dem Nieren- und Blasenmeridian ausleiten: Ting-Punkte Bl 67 und Ni 1 (nur Akupunktur!)
2. Über Fernpunkte die Qi- und Blutzirkulation im Rücken anregen: Bl 40, Bl 60
3. Kardinalpunkte zur Anregung der Nieren-Erbenergie und Einschaltung von Vernetzungsgefäßen: Dü 3 (Lenkergefäß Du-mai), Bl 62 (aufsteigendes Yang-Gefäß), Lu 7 (Konzeptionsgefäß Ren-mai), Ni 6 (aufsteigendes Yin-Gefäß), 3 E5 (Haltegefäß des Yang) und Gb 41 (Gürtelgefäß). Man wählt hier jeweils 2 Paare aus; die Punkte werden dann über Kreuz injiziert oder akupunktiert, sodass an jeder Extremität ein Punkt zur Anwendung kommt.
4. Bei chronischen psychisch überlagerten Schmerzen: H 7, Dü 3, MP 3 (Skoliose) und Bl 62 (ebenfalls kreuzweise)
5. Sonderpunkte: LG 26 (akuter, medianer Schmerz), Yao tong xue am Handrücken im proximalen Winkel zwischen 2. und 3. sowie 4. und 5. Metatarsalknochen
6. Punkte zur Stärkung des Nieren-Yin: Ni 3 (Quellpunkt, Konzentration der Erbenergie), Ni 4 (Luopunkt, versorgt den Blasenmeridian mit Nieren-Yin) und Bl 23
7. Lokale Punkte: LG 2, 3, 4, Bl 23, 25, 26, 54, Hua Tuo Jia Ji Punkte (0,5 Cun lateral der Dornfortsätze). Die therapiebedürftigen lokalen Punkte sind meist drucksensibel.

Lumbalgie aus Sicht der Homöopathie

Als häufigste Krankheitsbilder sehen wir Berb., Bry., Calc-carb., Dulc., Nux-vom., Puls., Rhus-tox., Sep. und Sulf (alle 3). In der Praxis bewährt hat sich bei akuten und chronischen Beschwerden als Basistherapie eine Mischung von Berberis, Bryonia und Rhus toxicodendron. Berberis hat ein „Gefühl wie zerschlagen", Bryonia „schmerzt bei der geringsten Bewegung" und Rhus toxicodendron „bessert sich bei fortgesetzter Bewegung". Rückenschmerzen durch sitzende Arbeit reagieren gut auf Nux vomica, Schmerzen nach Arbeiten mit nassen Füssen, nasser Kleidung oder bei feuchten Wohn- und Schlafräumen brauchen Dulcamara. Pulsatilla ist angezeigt während der Schwangerschaft, Sepia in der Menopause oder bei gestressten berufstätigen Frauen. Bei seelischen Problemen passen Natrium muriaticum (2) oder Ignatia (1). Nach Traumata (Stagnation des Blutes) können Hamamelis (2) und Sulphur (3) notwendig sein.

Im akuten Stadium empfehle ich außer der Injektion der Fernpunkte auch eine lokale Infiltration der Hauptschmerzpunkte unter Hinzufügen von 0,5 bis 1 ml eines 2%igen Lokalanästhetikums. Die Anwendung akut kann 2–3×/Tag erfolgen, später entsprechend seltener; eine ergänzende orale Gabe der ausgewählten Mittel ist sehr sinnvoll, bevorzugt in Q-Potenzen ab Q6. Eine zusätzliche Schmerztherapie über Ohrakupunktur (eventuell Dauernadeln) beschleunigt die Heilung.

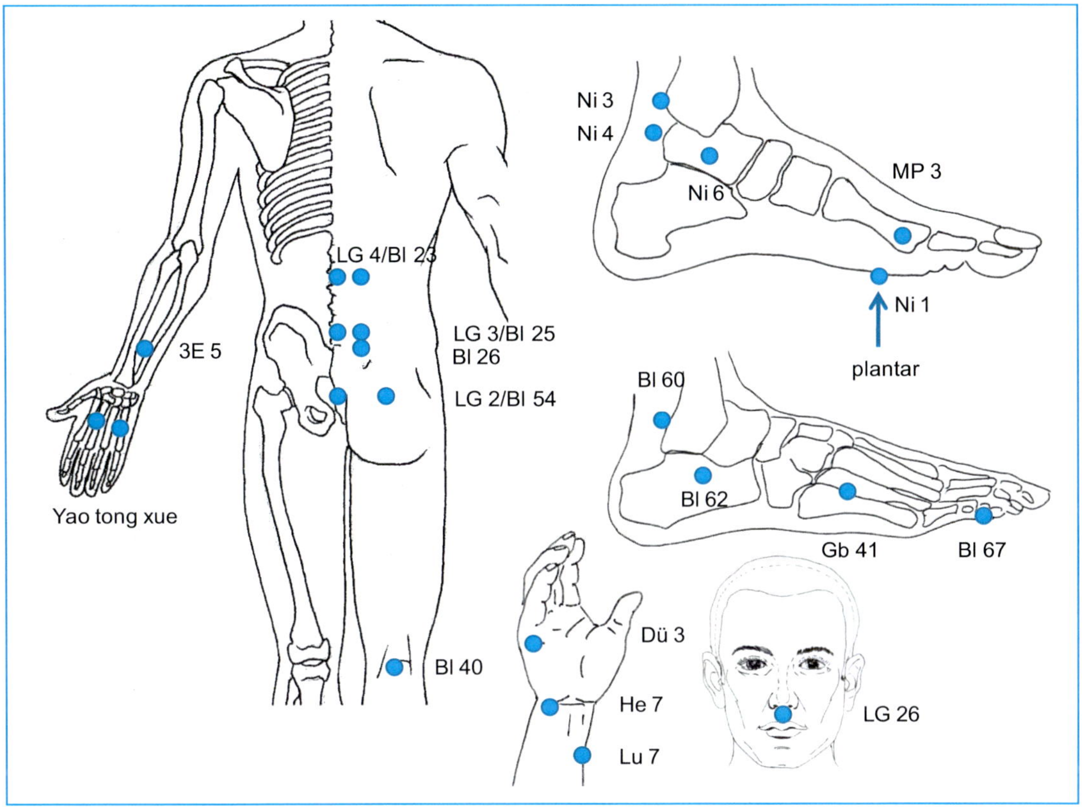

Abb. 91: Homöopunktur bei Lumbalsyndrom

Makuladegeneration

Erkrankung der Makula lutea des Auges, dem Punkt des schärfsten Sehens („gelber Fleck") der Netzhaut, mit langsam progredientem Sehverlust. Die Erkrankung betrifft nicht das Nervengewebe, sondern das Pigmentepithel, die Bruch-Membran und die Aderhaut. Die häufigste Form ist die altersbedingte Makuladegeneration (AMD) ab dem 50. Lebensjahr; sie ist die Hauptursache für Erblindung in den Industriestaaten. In Deutschland sind gegenwärtig über zwei Millionen Patienten betroffen. Sie spüren eine Abnahme der Sehschärfe und Lesefähigkeit, Abnahme des Kontrastempfindens und des Farbensehens; die Anpassungsfähigkeit an veränderte Lichtverhältnisse ist eingeschränkt und die Blendempfindlichkeit erhöht. So kann der Betroffene das Telefon sehen, die Zahlen auf den Tasten jedoch nicht erkennen. Risikofaktoren sind Rauchen, Einnahme von Chloroquin (Malariaprophylaxe, Rheumatherapie) und die Multimorbidität im Alter mit Stoffwechselentgleisungen, Coronarsklerose, Apoplexie und Hypertonie.

Zu 80 % handelt es sich um die „trockene Form", eine Ablagerung von Lipofuszinen in Form von „Drusen", die das Pigmentepithel der Netzhaut absterben lassen. Gefäßneubildungen unter der Netzhaut lassen die trockene Form in die „feuchte Form" übergehen, wobei häufig Blutungen auftreten. Verzerrtes Sehen (Ödeme) und Netzhautblutungen können mit einer kalten Lasertherapie erfolgreich behandelt werden. Momentan sind Wachstumsfaktorenhemmer für Blutgefäße in Erprobung (Ranibizumab und Bevacizumab), die aus der onkologischen Therapie entwickelt wurden. Die Behandlung mit hochdosierten Vitaminkombinationen kann versucht werden, ist jedoch weder risikofrei noch sicher wirksam.

Makuladegeneration aus Sicht der TCM

Das Auge unterliegt aus der holistischen Sicht der chinesischen Medizin der Energetik von Leber und Galle, Milz und Magen, Niere und Blase sowie des Herzens. Die Leber ist zuständig für die inneren Anteile wie die Netzhaut, die Galle mehr für die äußeren Anteile, die Milz für das Bindegewebe, die Vaskularisation, Durchblutung, Blutung und Ödemneigung, der Magen wiederum mehr für die äußeren Anteile (Tränendrüsen, schleimproduzierende Becherzellen), die Niere und Blase für die Anteile des Nervengewebes (das Auge ist ein Teil des Gehirns) und das Herz übernimmt die übergeordnete Koordination der Gesamtfunktion. Die Aktionspotenziale des Herzens haben auf den Gesamtorganismus eine elektromagnetische Feldwirkung (deshalb ist auch die Aufzeichnung eines Elektrokardiogramms mit Elektroden an Armen und Beinen möglich), die regulierend in sämtliche Stoffwechselprozesse eingreift und sogar die regulierende Aktivität des Nervensystems übertrifft (Aktionspotenziale der Nerven und des Gehirns, z. B. EEG, sind wesentlich schwächer und nur direkt lokal erfassbar, das EKG jedoch weit entfernt vom Organ an den Extremitäten). Nach den Kriterien der chinesischen Medizin wird der Zustand des Herzens am Ausdruck der Augen beurteilt. Die weitläufige Verflechtung stellt uns natürlich vor die Aufgabe, die Therapie dieser Augenerkrankung als ganzheitliche Maßnahme anzusetzen, wobei die psychisch emotionalen Faktoren der verschiedenen Organe ebenso eine Rolle spielen (Ängste, Stress, Zorn, Wut, Kummer) wie die Verdauungsleistung: Das Auge wird nämlich ganz wesentlich von Funktionskreisen beeinflusst, die sich mit dem Nahrungsstoffwechsel auseinandersetzen (Leber, Galle, Milz und Magen). Die Drüsen des Auges gehören zum Mucosa-assoziierten lymphatischen System und reagieren somit empfindlich auf Störungen im Verdauungstrakt wie Dysbiose und toxische Belastungen.

Therapiekonzept der TCM

1 Aufsteigendes Leber-Yang sedieren: Le 2, 3, 8, Gb 20, LG 20, Bl 18 (Wirkung auf das Innenauge, Retina)
2. Das Milz- und Magen-Qi stärken: MP 1, 4, 6, 9, 10, Bl 17, Bl 20, 21, KG 12, Ma 25, 36 (Wirkung auf die Blutgefäße, Blutungsneigung, Ödemneigung, Verdauungsleistung)
3. Die Nieren-Essenz stärken: Ni 3, 6, Bl 23, KG 4 (nährt das Gehirn und somit das Auge)
4. Das Herz stärken: He 5, 7, Bl 15, KG 17, 14
5. Lokale Punkte am Auge: Ma 2, Gb 1, 3E 23, Gb 14, Bl 2, Yu yao (Mitte der Augenbraue), Yin Tang
6. Spezialpunkt für Augenleiden: Gb 37

Spezielle Augenakupunktur nach Dahlgren und Boel

Diese beiden Therapeuten befassen sich intensiv mit der Therapie von Augenkrankheiten und haben eine spezielle Kombination von Punkten gefunden, die sehr erfolgversprechend wirkt:

1. Ein empfindlicher Punkt Nähe Di 4 (bds.)
2. Die Kniepunkte A und B: auf einer Linie am proximalen Patellarand beidseits der Sehnen-Insertion des M. recti femoris im Bereich der Mm. Vasti medialis und lateralis
3. Ein drucksensibler Punkt Nähe MP 4 (über dem Gelenk MT 1-Os naviculare) bds.
4. Ein Punkt über dem distalen Daumengelenk in der Mitte der volaren Gelenksfalte (bds.)
5. Den Dahlgren-Punkt palmar zwischen den Fingergrundgelenken 4 und 5
6. Den Le 3-analogen Punkt von plantar gestochen
7. Ein Punkt plantar in der Mitte des distalen oder proximalen Gelenks der Großzehe

Die Therapie wird mindestens zweimal täglich über einen Zeitraum von 10 Tagen durchgeführt, eine Besserung des Sehvermögens sollte nach der fünften Sitzung registrierbar sein. Diese Punkte können auch mit Homöopunktur behandelt werden.

Makuladegeneration aus Sicht der Homöopathie

Wenn wir das Wissen um die Verflechtung des Augenstoffwechsels mit der Integrität der Verdauungsorgane in ein homöopathisches Therapiekonzept umsetzen, so werden wir zunächst mit Sulphur, Taraxacum, Eichhornia, Nux vomica, Okoubaka, Berberis und Solidago die Grundfunktionen der Verdauung harmonisieren.

1. Bei Netzhautblutungen: Phosphor, Ruta, Arnika, Hamamelis, Lachesis
2. Bei entzündlichen Veränderungen der Chorioidea: Bryonia, Mercurius solubilis (cave Amalgam), Rhus toxicodendron, Silicea und Thuja (Sykosis)

Im Rahmen der Homöopunktur empfehle ich in Anlehnung an Dahlgren und Boel ebenfalls die zweimalige tägliche Behandlung über zunächst 10 Tage.

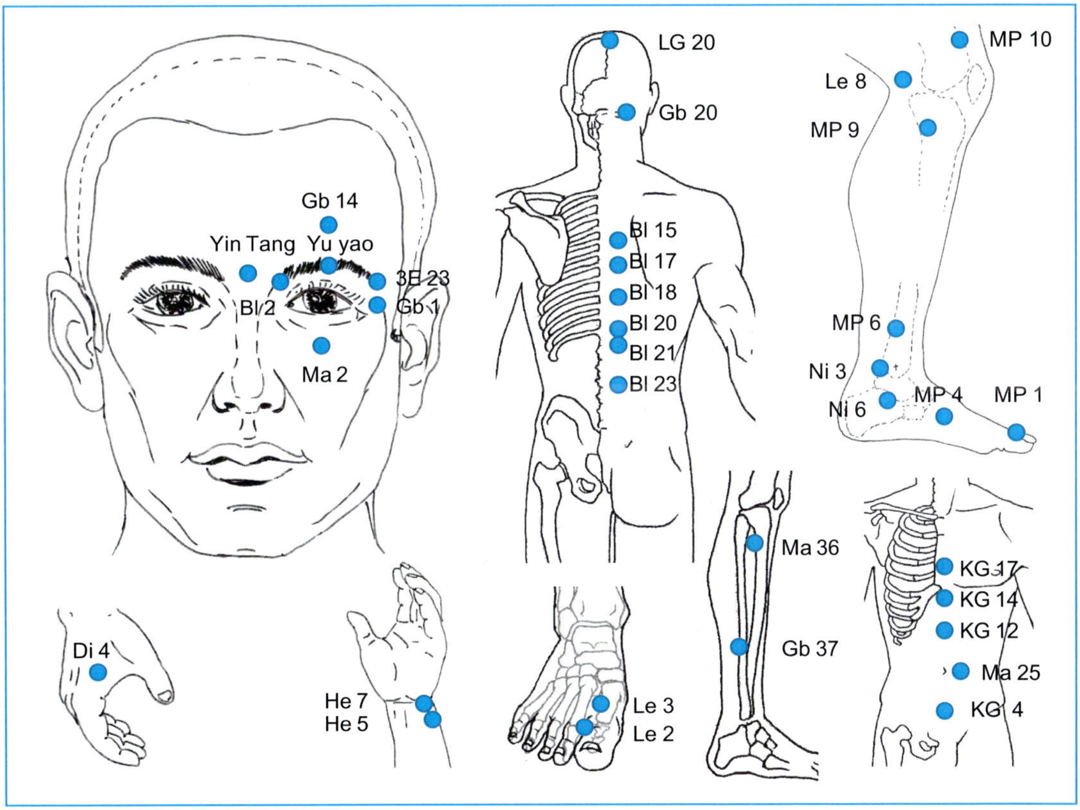

Abb. 92: Homöopunktur der Makuladegeneration nach TCM

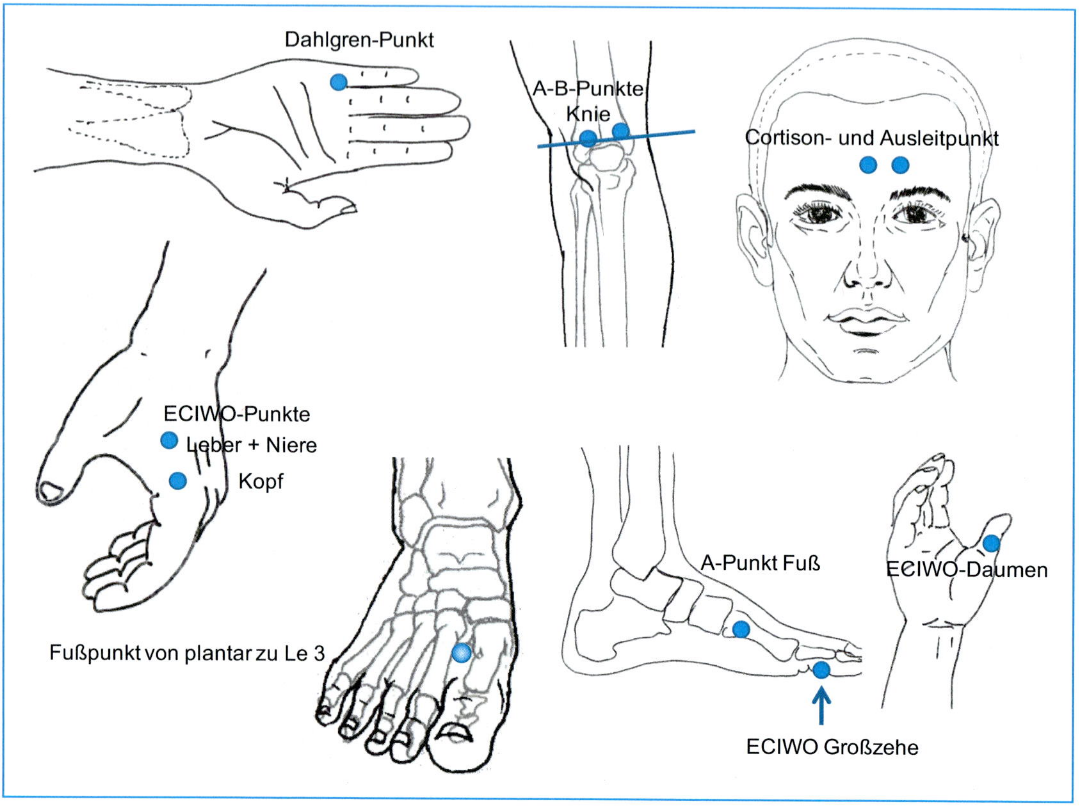

Abb. 93: Homöopunktur der Makuladegeneration nach Dahlgren/Boel

Metabolisches Syndrom

Die moderne Krankheit, mit der sich die Patienten und die Ärzte derzeit am häufigsten konfrontiert sehen, ist das sogenannte „metabolische Syndrom“ – die Kombination von Übergewicht mit Fettstoffwechselstörungen (Hypercholesterinämie mit HDL-Schutzwirkung und LDL- sowie VLDL-Risiko, Hypertriglyceridämie, Hyperhomocysteinämie und erhöhte Werte für Lipoprotein a), Diabetesneigung, Hyperurikämie sowie Hypertonie und den Folgen aus diesen Störungen für das Gefäßsystem wie Arteriosklerose, Koronarsklerose, Herzinfarkt, Schlaganfall, daneben Fettleber, Gallensteine und Pankreatitis. Diese Gesundheitsstörungen werden jeweils isoliert mit Medikamenten so behandelt, dass die Produktion der schädigenden Stoffwechselprodukte auf Vorstufen blockiert werden, wobei die Nebenwirkungsrate bei einigen Medikamenten in der Vergangenheit gravierend waren und wegen Todesfällen zum Verlassen dieser Therapie zwangen.

Eine wesentliche Ursache stellt die genetische Disposition besonders bei schweren Verlaufsformen dar, jedoch ist bei den milderen Ausprägungen häufig Überernährung und Alkoholgenuss in hohem Maße mitverantwortlich. Hier ist eine Änderung der Lebensgewohnheiten unerlässlich.

Das metabolische Syndrom aus Sicht der TCM

Für die Musterdiagnose aus klassisch chinesischer Sicht ist die Körperfülle und nutritive Genusssucht als Milz-Qi-Schwäche erkennbar. Die starke Blähneigung mit permanent weichen, ungeformten Stühlen prägt das Bild des Milz-Yang-Mangels. Der Befund ist jedoch sekundär, denn das prahlerische und heftige Wesen zeigt einen primären Leber-Yang-Überschuss, der sich im Yang-Partner Galle als Steinbildung (Hitze) entladen kann, im nachfolgenden Herzmeridian als Yin-Mangel (Verbrauch des Herz-Yin zur Kühlung des aufsteigenden Leber-Yang) mit Einschlafstörungen und übertriebenem Aktionismus und Hektik sowie nach der Regel Großmutter – Enkel in einer energetischen Schwächung von Milz und Magen. Dabei steigt das Magen-Qi auf statt ab und führt zu den Symptomen Völlegefühl, saures Aufstoßen und Sodbrennen. Auch die rheumatischen Beschwerden sowie die Entwicklung einer Dupuytren-Kontraktur gehören zur Pathologie der Leber, die die Sehnen beherrscht und die Muskulatur und Gelenke mit ihrem Blut befeuchtet, kühlt und geschmeidig hält. In diesem Pathomechanismus wird auch die Niere innerhalb des fördernden Zyklus der fünf Wandlungsphasen durch das aufsteigende Leber-Yang in ihrem Yin-Anteil geschwächt. Die Zungendiagnostik spiegelt die Problematik wider: intensiv gerötete Zungenränder (Leber-Yang) mit feinen Rissen und seitlichen Zahneindrücken (Milz-Qi-Schwäche), zentrale Rissbildungen mit verteilten Rissen auf roter Zunge (generalisierter Yin-Mangel, Nieren-Yin-Mangel), dabei gelegentlich zähe Schleimbildung (Milz-Yang-Schwäche) und rote Zungenspitze (leere Hitze des Herzens, Yin-Mangel).

Therapiekonzept der TCM

Somit ergeben sich folgende Therapieansätze:

1. Nieren-Yin stärken: Ni 3, 6, Bl 23,
2. Leber-Yang dämpfen: Le 3, Bl 18
3. Milz und Magen stärken: MP 6, Bl 20, Ma 36, Bl 21
4. Herz-Yin stärken durch Ausleitung des Yang – He 5 und Stärkung des Yin – He 7
5. Kardinalpunkte mit Einfluss auf Verdauungsorgane und Herz-Kreislauf: KS 6 und MP 4; dazu eventuell bei rheumatischen Beschwerden und zur Ausleitung von Hitze: 3E 5 und Gb 41

Zur Behandlung müssen wir die Basistherapie der Diathese sowie unterstützende symptomatische Maßnahmen unterscheiden, die bei den entsprechenden Krankheitsbildern aufgeführt werden. Die Basisbehandlung wird mit Thuja eingeleitet und mit der Nosode Medorrhinum ergänzt. Da bei der Sykosis immer auch psorische und eventuell syphilitische Anteile zu finden sind, können auch Lycopodium und Sulphur (2) sowie Berberis, Bryonia und Nux vomica (1) als trimiasmatische Mittel sehr hilfreich sein. Empfehlung: Homöopunktur 1. und 2. Woche je 3×/Woche, 3. und 4. Woche je 2×/Woche, 2. bis 6. Monat je 1–2×/Monat mit 1–3 der individuell passenden Mittel, getrennt oder als Mischinjektion. Die Nosode Medorrhinum danach in ansteigenden C-Potenzen C30 bis C10000 (XM) mit den entsprechenden Zeitwirkabständen oral verabreichen.

Das metabolische Syndrom aus Sicht der Homöopathie

Wir sehen im metabolischen Syndrom eine chronische Erkrankung, die das gesamte Wesen eines Menschen prägt, wobei sehr viele Merkmale des sykotischen Miasmas hervortreten. Sämtliche genannten Störungen tauchen im Krankheitsbild dieser Erbbelastung durch eigene oder in der Aszendenz erlittene Gonorrhoe auf, wobei heute auch assoziierte Erreger wie Herpesviren (H. simplex, H. zoster, Cytomegalie- und Ebstein-Barr-Virus, Pockenviren (Impfung), Papillomaviren (Warzen) sowie genitale Infektionen mit Mycoplasen, Trichomonaden und Chlamydien eine ätiologisch auslösende Rolle spielen. Vom Wesen zeigt sich der metabolisch stigmatisierte Sykotiker als Genussmensch mit Neigung zur Völlerei, sexueller Überaktivität und jovialer, schulterklopfender, besserwisserischer Geltungssucht, wobei seine Prahlerei nicht unbedingt auf realistischem Reichtum beruht. Seine Gesichtshaut ist fettig, ölig, schweißig, gezeichnet von kleinen roten Äderchen. In der Vorgeschichte finden wir unterdrückte pathologische Nasensekretionen (Nasenspray, Cortison), unterdrückte Magensäure (Säureblocker) oder unterdrückte Schweißsekretion (Deodorantien). Die Patienten neigen auch zu rheumatischen Beschwerden, Dupuytren-Kontrakturen und besonders zu blumenkohlartigen Hautauswüchsen (Warzen, Fibrome,

Kondylome). Hauptmittel für diese Diathese sind Thuja (4), Arg-mur., Arg-nit., Kali-s., Med., Nat-s., Nit-ac., Puls., Sep. und Staph. (3).

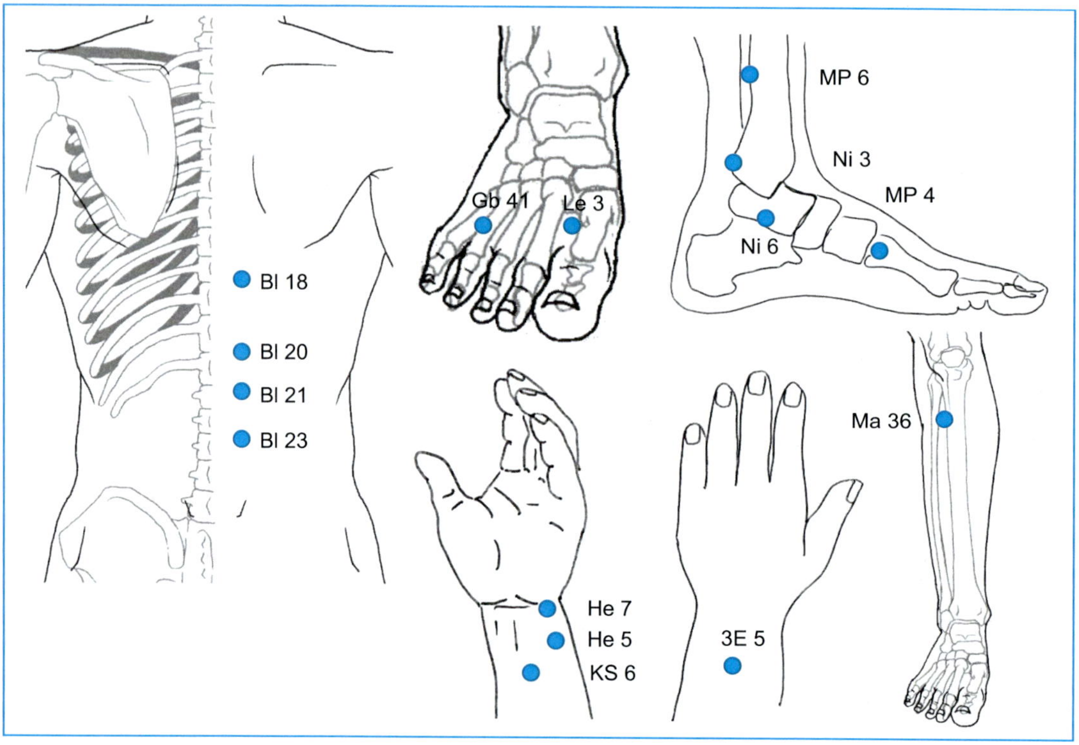

Abb. 94: Homöopunktur bei metabolischem Syndrom

Migräne

(Siehe auch *Kopfschmerzen*)
Im Kapitel *Kopfschmerzen* wurden schon ausführlich die Theorie der Kopfschmerzentstehung und die Therapiemöglichkeiten dargestellt. Die Migräne hat insofern Besonderheiten, da sie in der Regel einseitig (häufig rechts) auftritt, sich nur sehr schwer therapieren lässt, wenn der Anfall einmal begonnen hat, und hier Übelkeit, Brechreiz und Erbrechen in heftigem Maße auftreten. Auslöser können emotionale Erregungszustände, hormonelle Schwankungen im Rahmen des weiblichen Zyklus, Wetterumschwünge, alimentäre Fehler (Alkohol, Käse) und Überanstrengung sein. Dabei tritt die Migräne häufig erst in der Ruhephase nach der Irritation auf und zeigt sich im Beginn mit Augensymptomen (Flimmerskotom).

5

Migräne aus Sicht der TCM

Die geschilderte Gesamtsymptomatik führt die chinesische Medizin auf einen Yang-Überschuss im Bereich Leber zurück, der sich über den Gallenblasenmeridian entlädt und in seinem Verlauf das Schmerzsyndrom auslöst. Die Ausbreitung verläuft deshalb von der Stirn parietal am Schädel bis zum Hinterkopf und setzt sich als bohrender Schmerz im Bereich hinter einem Auge fest. Der Übergriff des Yang von Galle und Leber auf Milz und Magen löst die Begleitsymptome Übelkeit, Brechreiz, unstillbares Erbrechen aus.

Therapiekonzept der TCM

1. Das Leber-Yang dämpfen: Le 2, 3, 8, Gb 20, LG 20, Le 14 (Alarmpunkt)
2. Die Qi-Zirkulation im Gallenblasenmeridian anregen, Hitze ausleiten: Gb 8, 14, 34, 41, 43, Tai Yang (auch besonders hormonell wirksam), Di 4 (leitet Hitze aus dem Kopf, schmerzstillend)
3. Milz und Magen stärken: Ma 36, KG 12, Bl 20, 21, KS 6, MP 6
4. Die Niere stärken (das Nieren-Yin beruhigt das Leber-Yang): Ni 3, Ni 6, Lu 7

Migräne aus Sicht der Homöopathie

Im Wesentlichen sind hier Mittel gefragt, die den Zusammenhang zwischen Kopfschmerzen und Übelkeit berücksichtigen.

1. Dreiwertige Mittel: Caust., Cocc., Con., Ipecac., Sang.
2. Zweiwertige Mittel: Ars-alb., Bell., Bry., Dulc., Lach., Merc., Nat-m., Nux-v., Phos., Sepia., Sulph.

Praxis-Tipps Homöopunktur

Zu Beginn des Migräneanfalls haben wir einen pochenden, pulsierenden Schmerz, auf den Belladonna und Sulphur passen. Schmerzen bei der geringsten Bewegung sprechen auf Bryonia an. Übelkeit und Brechreiz verlangen Nux vomica und Ipecacuanha. Migräne vor und am Anfang der Periode reagieren auf Natrium muriaticum, später im Verlauf der Periode auf Sepia. Schwindel mit Übelkeit indizieren Cocculus und Conium. Conium ist ein spezielles Mittel für ältere Damen, die die Erfüllung ihrer sexuellen Wünsche vermissen.

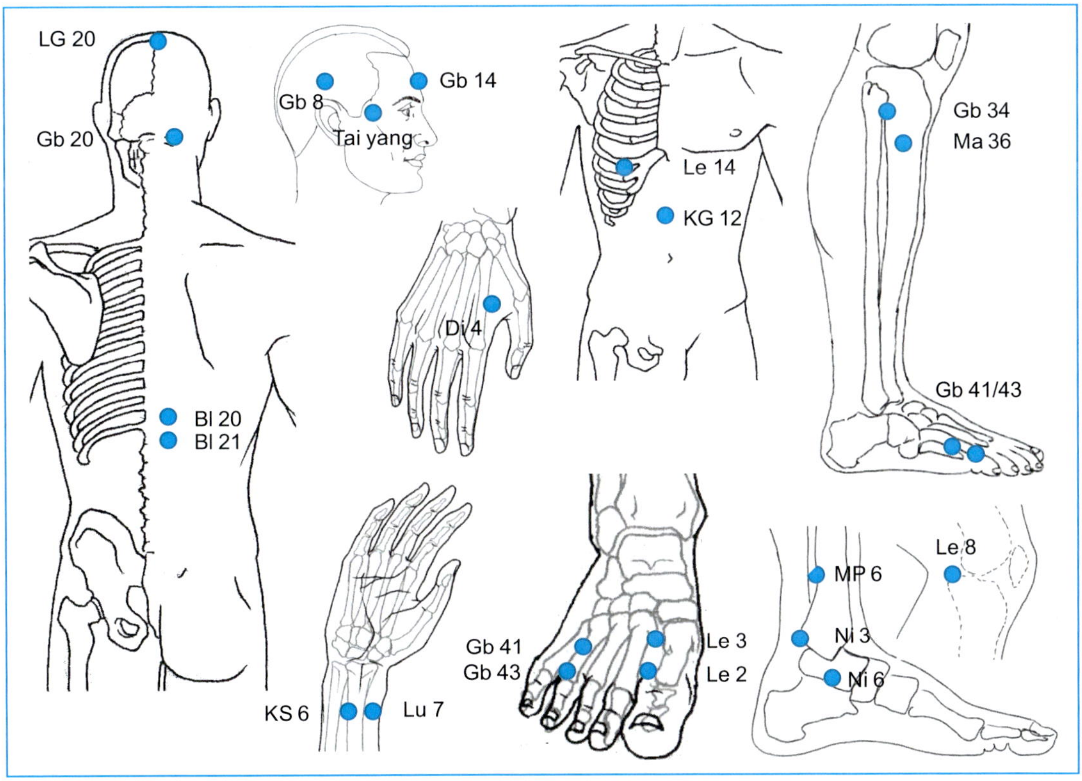

Abb. 95: Homöopunktur bei Migräne

5

Wichtig ist die Therapie im Intervall mit dem Ziel, die Intensität und Häufigkeit der Anfälle zu reduzieren. Insgesamt sind die Erfolgsaussichten sehr hoch.

Multiple Sklerose

Encephalitis disseminata, schubweise Zerstörung der Markscheiden der Neuronen im Rückenmark, Gehirn und der Sehnerven. Daher lokalisationsabhängige, sehr wechselhafte Symptomatik mit Remissionen. Initial häufig Sehstörungen (Doppelbilder) oder Lähmung eines Beines. Später Parästhesien, Koordinationsstörungen, spastische Paresen, Harninkontinenz, Ataxie.

Multiple Sklerose aus Sicht der TCM

Die Erkrankung ist mit den Methoden der TCM nicht heilbar, jedoch können für den Patienten deutliche Erleichterung der Symptomatik und Minderung der Progredienz besonders im Anfangsstadium erreicht werden. Nach meiner Beobachtung trägt eine Belastung mit Quecksilberamalgam zu einer deutlichen Verschlechterung der Prognose bei; im Sanierungsfalle habe ich anschließend mehrere komplette Heilungsverläufe über viele Jahre gesehen.

Die initiale Symptomatik mit Schwere- und Taubheitsgefühl sowie Parästhesien der Arme oder Beine wird als Eindringen von Nässe in die Leitbahnen gedeutet, die den Fluss des Qi behindert. Die Augensymptome, der Schwindel, Blasenfunktionsstörungen und Spasmen der Beinmuskulatur zeigen das Muster des aufsteigenden Leber-Yang und der Nieren-Yin-Schwäche. Übermäßige sexuelle Aktivität wirkt hier zusätzlich energieaufzehrend. Starke emotionale Belastungen bis hin zum Schock leeren das Herz-Yin und somit auch die nachfolgende Milzenergetik, sodass die Muskulatur vermindert mit Blut und Qi versorgt wird.

Therapiekonzept der TCM

Die Nässesymptomatik (Schwere- und Taubheitsgefühl, Parästhesien) erfordert eine Tonisierung der Milz und Ausleitung von Feuchtigkeit: MP 6, 9, KG 12, Bl 20, Ma 40.

Die Leber- und Nierenschwäche (Schwindel, Sehstörungen, Spasmen, Blasenfunktionsstörungen) indizieren:

1. Stärkung des Nieren-Yin: Ni 3, KG 4, Bl 23
2. Sedierung des Leber-Yang: Le 3, 8, Gb 20, Bl 18
3. Der Befall des Rückenmarks: Dü 3 (öffnet LG), Bl 62, LG 3, 4, 12, 14, 20
4. Aktivierung des Gürtelgefäßes als Kontrolleur des Energieflusses zwischen ZNS und Peripherie: Gb 41, 3E 5

Therapie der Lähmungen in verschiedenen Körperregionen: siehe auch *Apoplexie (Schlaganfall)*

Multiple Sklerose aus Sicht der Homöopathie

Im Synrep finden wir passende Arzneimittel unter den Rubriken „Multiple Sklerose“ und „neurologische Beschwerden“: Arg.-n., Aur., Bry., Caust., Cocc., Con., Gels., Ign., Mag-p., Nux-vom., Plb., Puls., Sulph., Thuj., Verrat. Wie die Krankheitsbilder Morbus Parkinson und Epilepsie zeigt auch die Multiple Sklerose destruktive, syphilitische Züge, was sich auch in den hier angebotenen Mitteln spiegelt und die negative Rolle von Quecksilber erklärt. Vorsichtige Zahnsanierungen sollten im Einzelfall bedacht werden.

Praxis-Tipps Homöopunktur

Die Mittelwahl richtet sich nach der vorherrschenden Symptomatik beim Patienten. Bryonia, Causticum, Conium, Ignatia und Nux vomica werden häufig zu finden sein.

1. Bryonia: Schwäche der Muskulatur, reißende Schmerzen, Bauchbeschwerden, Ärgerlichkeit (Lebermittel)
2. Causticum: lähmungsartige Schwäche, Paresen, Taubheitsgefühl, Inkontinenz
3. Conium: Schwindel, Mattigkeit und Zittern der Muskulatur, Taubheitsgefühl, Sprachstörungen, Doppelbilder, Blasenfunktionsstörungen, Verschlechterung durch Sex
4. Ignatia: Folge von Schreck, Enttäuschung, Kummer; kann über Unglück und Kränkungen nicht hinwegkommen
5. Nux vomica: Nervenmittel Strychnin mit Neigung zu Krämpfen, Verschlimmerung durch Zorn und Sex; Überempfindlichkeit gegen Licht, Geräusche, Geruch

Die Behandlung hat gute Erfolgsaussichten im Anfangsstadium. Mit einer Mischung von 1–3 der ausgewählten Mittel werden die Punkte 2–3×/Woche behandelt, später in größeren Abständen.

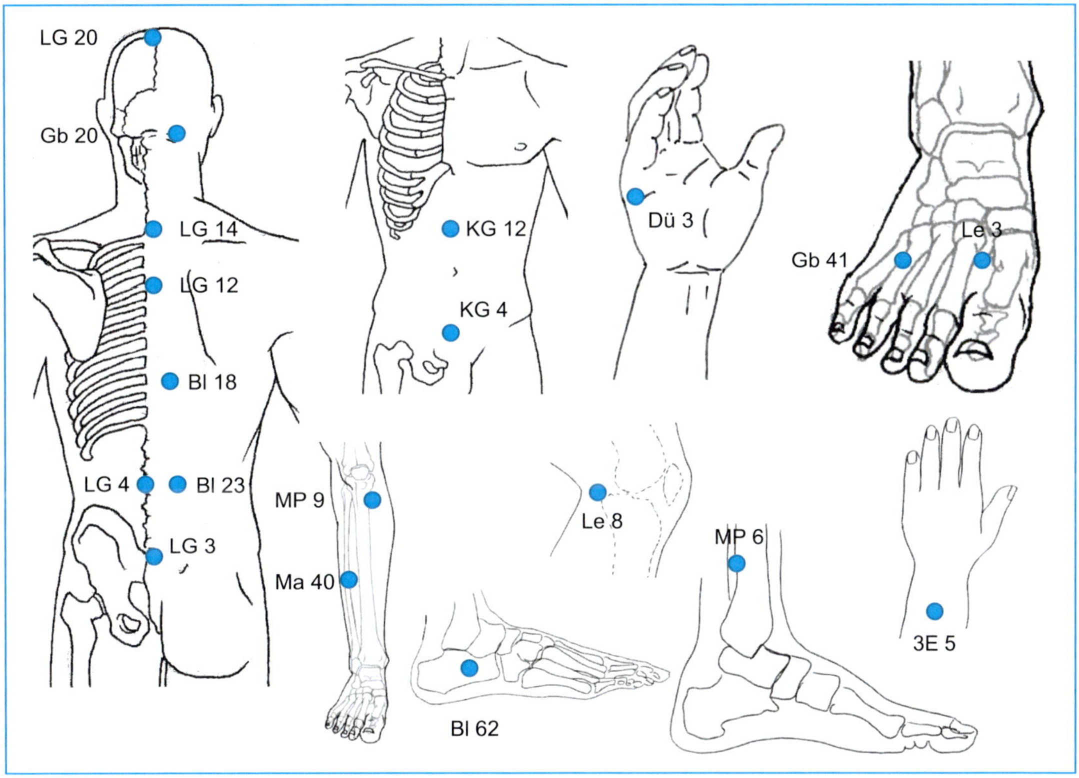

Abb. 96: Homöopunktur der Multiplen Sklerose

Nahrungsmittelunverträglichkeiten

Siehe auch *Allergische Diathese und Rhinitis*

Die Symptomatik wird durch Aufnahme bestimmter Nahrungsmittel regelmäßig und reproduzierbar ausgelöst: Blähneigung, Völlegefühl, Flatulenz, Übelkeit, Bauchkrämpfe, Durchfälle, Gewichtsabnahme, bei Frauen eventuell Fluor vaginalis. Differenzialdiagnostisch müssen wir die häufigsten bekannten Ursachen für Unverträglichkeiten abklären:

1. Laktoseintoleranz (Milchzucker)
2. Fruktoseintoleranz (Fruchtzucker)

5

3. Histaminintoleranz
4. Gluten-Intoleranz (Sprue, Zöliakie)
5. Dysbiose des Darmes (Pilzüberwucherung der Darmflora bei chronischer Immunschwäche oder nach vorausgegangenen antibiotischen Therapien), Parasitenbefall
6. Nahrungsmittelallergien IgE-vermittelt durch Histaminausschüttung aus Mastzellen

Nach meiner Beobachtung kann sich durch eine konsequente Homöopunkturtherapie das Bild der Nahrungsmittelunverträglichkeit deutlich bessern, auch wenn es sich um eine Laktose- oder Fruktose-Intoleranz handelt.

Wie im Kapitel *Allergische Diathese und Rhinitis* beschrieben werden Allergene von den allergenpräsentierenden Zellen den Thymus-Helferzellen zur Beurteilung angeboten, ob eine Antikörperbildung dagegen über Stimulation der IgE-Produktion in Blutlymphocyten anlaufen soll. Die Thymus-Suppressorzellen üben darüber die Kontrolle aus und bremsen überschießende Reaktionen. Das Gleichgewicht und die harmonische Zusammenarbeit zwischen den beiden Thymus-Lymphocyten-Populationen werden durch Thymuspeptide (Hormone) gesteuert. Die Anwesenheit von Pilztoxinen hemmt die Suppressorzellen und fördert somit die Allergisierung über die IgE-Synthese, wogegen Lactobacillus bifidus und Lactobacillus acidophilus die Suppressorzellen fördern und zur Erhöhung des IgE-Gegenspielers IgG führen. Ebenso gibt es Stämme von Escherischia coli, die die Infektabwehr über die Darmschleimhäute stärken.

Schädigende Einflüsse auf die Darmflora üben Antibiotika, Konservierungsstoffe (Benzoesäure), Glucose und Saccharose aus, die dann indirekt das Pilzwachstum fördern: Penicillum, Candida, Aspergillum überwuchern die normale Darmflora.

Nahrungsmittelunverträglichkeit aus Sicht der TCM

Im Endeffekt sehen wir in den Symptomen das Bild der Milz-Qi- und Milz-Yang-Schwäche. Alte, stagnierende Wind-Kälte-Symptomatiken in der Yang-Ming-Achse Magen und Dickdarm können ebenfalls abdominelle Beschwerden wie Reizdarm und Colitis bewirken (siehe auch *Rhino-Sinusitis (Infekt)*). Eine stressbedingte Qi-Stagnation der Leber greift Milz und Magen an, die angeborene oder erworbene Abnahme von Nieren-Yin und -Yang durch chronische Überforderung und Malabsorption verschlimmert das Krankheitsbild.

Therapiekonzept der TCM

1. Milz-Qi stärken: KG 12, Le 13, Bl 20, MP 6, KS 6, MP 4, Ma 36
2. Feuchtigkeit und Hitze aus dem Darm leiten: Di 4, 11, Ma 25, MP 15
3. Leber-Yang sedieren: Le 3, Gb 20, Bl 18, 19
4. „Antiallergische Wirkung“: Bl 40 (der Blasenmeridian führt Nierenenergie über die Zustimmungspunkte zu allen Funktionskreisen); Verstärkung durch Ni 6 (Kardinalpunkt) und Ni 4 (Luopunkt, leitet Nierenenergie auf den Blasenmeridian)
5. Das Qi aufbauen: Lu 7

Nahrungsmittelunverträglichkeit aus Sicht der Homöopathie

Bei allergischen Problemen stellt die Therapie mit Thymuspeptiden in potenzierter Form eine Art kausale Sanierung dar. Hierdurch wird die pathologische IgE-Produktion unterbrochen. Eine weitere Umstimmung mit einer Desarell®-Kur (siehe *Allergische Diathese und Rhinitis*) ist zu überlegen. Im Einklang mit der Theorie der TCM bieten sich folgende Homöopathika an:

1. Calcium carbonicum: saurer Geschmack im Mund, saures Aufstoßen, Sodbrennen, Milch wird erbrochen, aufgetriebener Leib, Hämorrhoiden, durchfälliger, heller, farbloser Stuhl
2. Cortisonum: Magenübersäuerung mit Gastritis, Ulcus; Übelkeit durch Milch und Fett; Aufstoßen; Inappetenz; bei Defäkation wird der Darm nicht leer

3. Eichhornia: Meteorismus, Völlegefühl, Appetitlosigkeit, Übelkeit, Obstipation, unverdaute Stühle, Abmagerung, Oberbauchschmerzen links; Pankreasinsuffizienz
4. Nux vomica: postprandiale Übelkeit, Brechreiz, Völlegefühl, Fettunverträglichkeit, Bauchkrämpfe, vergeblicher Stuhldrang, Ziegenkot, Hämorrhoiden; Nikotin, Alkohol, Koffeinabusus; Stress
5. Okoubaka: enterale Allergien, Nahrungsmittelunverträglichkeiten, Durchfälle
6. Pulsatilla: ständig wechselnde Stuhlkonsistenz, Durchfälle, gallig, schleimig, Obstipation; Magendrücken, Völlegefühl, Sodbrennen nach Fett, Kuchen, Schweinefleisch
7. Sulphur: übler Mundgeruch, weißer Zungenbelag, Heißhunger, Widerwille gegen Milch und Fleisch, Verlangen nach Süßem, Sodbrennen, Ohnmachtsgefühl im Magen um 11 Uhr; grünschwarzer, stinkender Durchfall treibt ihn morgens aus dem Bett
8. Taraxacum: Landkartenzunge, bitterer Mundgeschmack, Fettunverträglichkeit, stichartige Bauchschmerzen, Völlegefühl, Blähneigung, Flatulenz, Obstipation
9. Thuja: Durchfall nach dem Frühstück wie aus dem Spundloch, Blähsucht mit aufgetriebenem Bauch wie Kindsbewegungen; Durchfall schlimmer durch die geringsten Speisen und Getränke, After brennt, rot, Risse; nach Impfungen

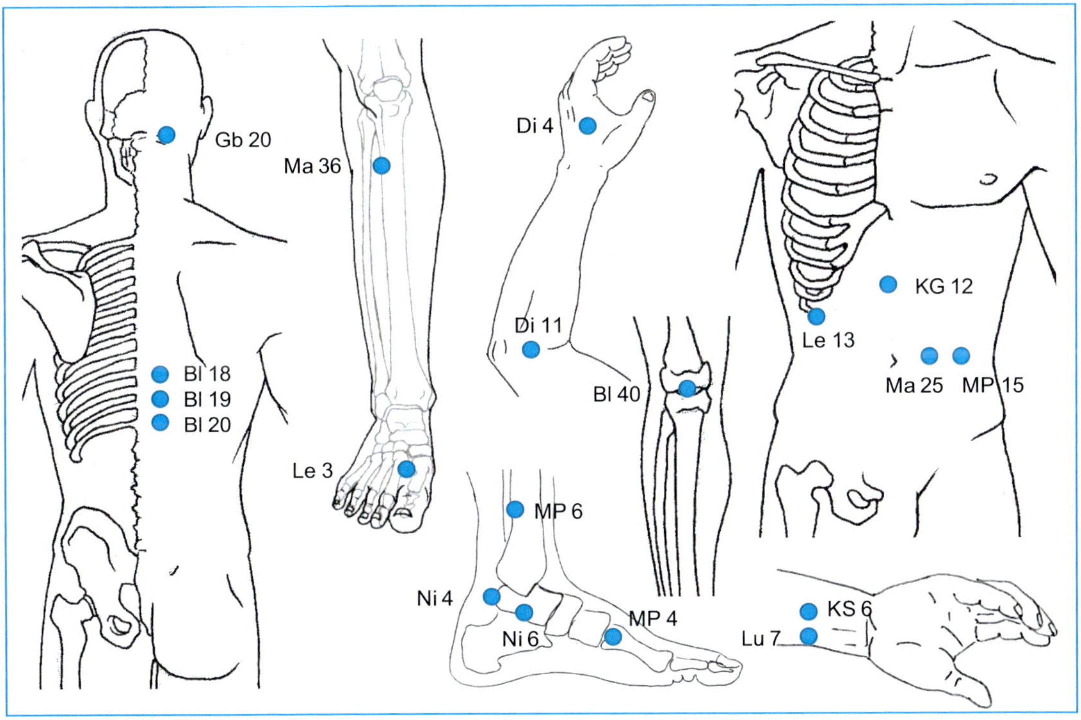

Abb. 97: Homöopunktur bei Nahrungsmittelunverträglichkeiten

Neurodermitis

siehe *Ekzem und Neurodermitis* (Seite 136)

Obstipation

Stuhlverstopfung ist nicht nur ein Symptom träger Darmtätigkeit. Im Volksmund wird Kot häufig mit Geld in Verbindung gebracht. Die Ausdrücke Geldscheißer oder Dukaten scheißender Goldesel zeigen diese Assoziation ebenso wie „Scheiße bringt Glück", wenn man in ein Hundehäufchen tritt. Die Darmentleerung bedeutet, dass man etwas hergeben, sich von etwas trennen muss. Obstipation ist somit das körperliche Äquivalent zu Geiz: Man will etwas nicht hergeben, man will es festhalten. Es zeigt, wie sich Menschen an den materiellen Besitz klammern. Dazu kommt die Bedeutung des „Unbewussten", das der Dickdarminhalt symbolisiert: Die dunklen Seiten des Bewusstseins, verdrängte seelische Eindrücke, die der Patient nicht an das Tageslicht kommen lassen möchte, werden im Dickdarm zurückgehalten.

Obstipation aus Sicht der TCM

Auch hier ist die multifaktorielle Betrachtungsweise Grundlage für die Therapieentscheidung. Einflüsse auf die Stuhlbeschaffenheit haben die Ernährung (Flüssigkeit, Ballaststoffe, heiße oder kalte Nahrungsmittel), emotionale Belastungen (Ärger und Stress hemmen den durch die Leber regulierten gleichmäßigen Fluss der Energien und Säfte, übermäßige geistige Arbeit mindert das Milz-Qi als treibende Kraft des Darminhalts), körperliche Bewegung (regt Milz- und Leber-Qi an), Überarbeitung und Geburten (schwächen das Nieren-Yin und trocknen somit den Darminhalt aus).

Das häufigste Obstipationsmuster ist chronische Hitze in Magen und Darm mit Hitze der Leber. Der Stuhl ist hart und trocken, die Entleerung selten; es bestehen Durst, Hitzegefühl, ein rotes Gesicht, trockener Mund, schlechter Mundgeruch, eine rote Zunge mit gelbem Belag.

Therapiekonzept:

1. Hitze aus Magen und Darm ausleiten: Di 4, 11, 3E 6, Ma 28, Ma 29, 44
2. Leber sedieren: Le 2, 3, 8, Bl 18
3. Den Darminhalt bewegen: MP 14, 15

Das Muster der Leber-Qi-Stagnation bedeutet, dass die Leber ihre Aufgabe, alle Substanzen harmonisch fließen zu lassen, nicht erfüllt. Es kommt zur schafskotähnlichen schwierigen Defäkation mit abdominalen Beschwerden.

Therapiekonzept:

1. Das Leber-Qi bewegen: Le 3, KG 6, KS 6, Gb 34, Le 14
2. Das Milz-Qi bewegen: MP 15, Le 13

Beim Muster des Milz-Qi-Mangels kann die Milz den Darminhalt nicht mehr bewegen, wodurch die Darmentleerung sehr schwierig und anstrengend ist und nur dünn geformte lange Stühle produziert werden (cave DD Bleistiftstühle bei Carcinom). Dieses Muster betrifft häufig ältere und chronisch kranke Menschen sowie Frauen nach der Entbindung. Die Zunge zeigt seitliche Zahneindrücke, es besteht Neigung zu Adipositas.

Therapiekonzept:

1. Das Milz-Qi tonisieren: Bl 20, Ma 36, KG 6,12, MP 6
2. Den Darm aktivieren: Bl 25, Ma 25, MP 15

Beim Muster des Nieren-Yin- und -Yang-Mangels sehen wir einerseits eine Dysfunktion des Analschließmuskels (Spasmus und Insuffizienz) und ein Nachlassen der Darmperistaltik, andererseits einen Feuchtigkeitsmangel des Darminhalts. Darüber hinaus finden wir weitere Nierenzeichen wie Kniegelenks- und Lumbalschmerzen.

Therapiekonzept:
1. Das Nieren-Yin nähren: Ni 3, 6, KG 4, Ma 36, MP 6, Bl 23
2. Das Nieren-Yang stärken: Ni 7, LG 4
3. Die Darmaktivität anregen: Bl 25, MP 15

Beim Kältemuster produziert der Patient mehrere Tage keinen Stuhlgang; die Defäkation ist dann schwierig, der Stuhl jedoch nicht trocken. Allgemein ist der Patient frostig, blass und klagt über stechende Bauchschmerzen. Homöopathisch ähnelt der Zustand dem Arzneimittelbild von Calcium carbonicum.

Therapiekonzept:
1. Das Qi im Darm stärken, Kälte vertreiben: KG 6, 12, Lu 7, KS 6, MP 4, Bl 25
2. Das Yang stärken: LG 4, Ni 3, 7, Bl 23

Obstipation aus Sicht der Homöopathie
1. Bryonia: Stuhl trocken und hart, Bauchschmerzen, Kaltes und Ärger verschlimmern
2. Calcium carbonicum: fühlt sich bei Obstipation besser, weiße, tonartige sauer riechende seltene Stühle mit Unverdautem
3. Lycopodium: große, harte Stühle, Afterkrampf, Gefühl als bliebe viel zurück
4. Natrium muriaticum: Stuhl in harten, trockenen, bröselnden Brocken, schwer zu entleeren
5. Nux vomica: vergeblicher Stuhldrang, Stuhl wie Ziegenkot
6. Sepia: Stechen im After, Gefühl eines Knollens im Mastdarm
7. Silicea: Stuhl kommt unter großer Anstrengung teilweise heraus und gleitet dann wieder zurück, Schmerzen im After; vergeblicher Stuhldrang

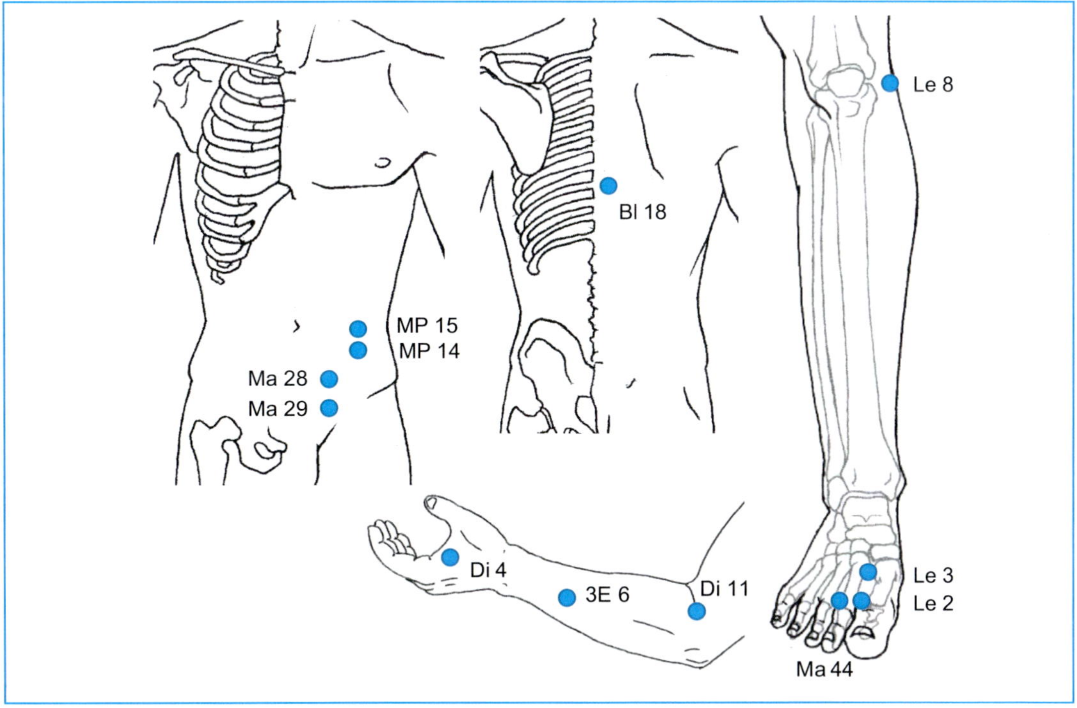

Abb. 98: Homöopunktur der Obstipation

8. Sulphur: Verstopfung und Durchfall im Wechsel, Brennen, Jucken und Rötung am After, Blähungen, Blut im Stuhl; Hämorrhoiden
9. Thuja: After brennend, juckend, übelriechende Absonderung aus Blut und Schleim, Risse, Hämorrhoiden

Praxis-Tipps Homöopunktur

Die organotrope Anregung der Dickdarmtätigkeit gelingt meist mit Bryonia, Nux vomica, Taraxacum, Eichhornia und Sulphur auf Le 3, Ni 3, MP 6, Ma 36, KG 6, Ma 25, KG 12, Di 4, Bl 18, 20, 25.

Ödeme

Wasseransammlungen subcutan verschiedenster Ursachen: Allergische, vasoneurotische, renale, cardiale, hepatische Ödeme erfordern eine schulmedizinische Abklärung. Die therapeutischen Möglichkeiten sind jedoch vielfach auf Diuretika oder Antiallergika begrenzt.

Ödeme aus Sicht der TCM

Der Wasserhaushalt des Organismus wird von den Funktionskreisen Lunge, Milz, Niere und Drei-Erwärmer geregelt. Die Lunge ist zuständig für das Verdampfen der Feuchtigkeit und die Verteilung und Zirkulation unter der Haut, wobei die verbrauchte Feuchtigkeit in der Lunge dann wieder kondensiert und zur Niere zur Reinigung (Trennung von brauchbarem und auszuscheidendem Wasser) abgesenkt wird. Nach der Abtrennung des unreinen Wassers gibt die Niere das reine Waser wieder zur Lunge hoch. Nach der Theorie der TCM blockieren äußere Wind-Hitze oder Wind-Kälte die Zirkulation des Lungen-Qi in der Abwehrschicht, sodass das Wasser nicht mehr zirkulieren kann und Ödeme besonders im Gesicht und an den Händen entstehen. Auch eine akute Nephritis beginnt mit dieser Symptomatik als Zeichen des Eindringens von Wind.

Milz (und Magen) empfangen das Wasser mit der Nahrungsaufnahme zur Verarbeitung, wobei das reine vom unbrauchbaren Wasser in der Milz getrennt wird. Das unreine Wasser wird zum Darm abgesenkt, das reine Wasser steigt mit Hilfe von Yang-Energie der Milz zur Lunge auf. Hitze, Kälte und Nässe können Milz und Magen direkt befallen (über die Nahrung) und diese Funktion der Wasseraufarbeitung beeinträchtigen; ebenso kann die Milzenergetik durch emotionale Belastungen (Kummer, Sorge, geistige Überforderung, Partnerschaftskonflikte, Mobbing) eingeschränkt sein. Diese milzbedingten Ödeme sammeln sich eher im unteren Körperbereich an: Thorax, Abdomen, Beine.

Bei einem Nieren-Yang-Mangel ist die Ausscheidungsfunktion der Niere für das unbrauchbare Wasser eingeschränkt und führt zu Ödemen am gesamten Körper und den Beinen, wobei weitere spezifische Symptome wie Kältegefühl in den Beinen und der Lumbalregion, Schmerzen in der Lumbalregion und Müdigkeit zu finden sind.

Die TCM unterscheidet weiterhin Ödeme vom Fülle-Typ, sogenannte Yang-Ödeme, die durch äußere pathogene Faktoren entstehen und auf Druck keine Delle hinterlassen, und Ödeme vom Leere-Typ, sogenannte Yin-Ödeme, die durch eine energetische Schwäche von Milz und Niere entstehen und auf Druck Dellen hinterlassen.

Der Drei-Erwärmer spielt im Wasserhaushalt eine unterstützende Rolle der Lunge im oberen Bereich mit der Verteilung der Flüssigkeiten zwischen Haut und Muskeln, er unterstützt die Umwandlung der Flüssigkeiten in der Mitte (Milz und Magen) und die Ausscheidung (Niere) im unteren Bereich.

Therapiekonzept der TCM

Yang-Ödeme – durch Eindringen von Wind-Nässe-Kälte entstehen plötzliche Ödeme im Gesicht: Pathologie aus der Oberfläche ausleiten und die absenkende Funktion der Lunge fördern: Di 4, 3E 5,

1. Lu 7, Bl 12, 13, LG 26

2. Öffnen der Wasserwege und Auflösung der Ödeme im Gesicht und an den Händen: Di 6, 10, 11, Ma 36, Ni 6
3. Auflösung von Feuchtigkeit über den 3E: KG 9, 17

Yang-Ödeme durch Nässe und Nässe-Hitze mit Ödemen am ganzen Körper oder an den Beinen:
1. Die Milz stärken: KG 6, 12, Bl 20, 21, Ma 36
2. Die Nässe auflösen: MP 6, 9, KG 9, Ma 28
3. Den Drei-Erwärmer stärken: Bl 22
4. Hitze ausleiten: Di 4, 11

Yin-Ödeme durch Milz- und Nieren-Yang-Mangel an Abdomen oder Beinen mit bleibendem Dellendruck:
1. Das Milz-Yang stärken: KG 12, Ma 36, Bl 20, 21, MP 6, KG 6
2. Das Nieren-Yang stärken: Ni 7, Bl 23, KG 4, LG 4
3. Ödeme auflösen: KG 9, MP 9, Ma 28, Bl 22

Ödeme aus Sicht der Homöopathie

Allgemein haben wir in Apis, Arsenicum album und Rhus toxicodendron gute antiödematöse Mittel.
Spezielle Mittel bei Schwellung an:
1. Augenlidern, über: Kalium carbonicum
2. Augen, um die: Apis., Ars-alb., Rhus-t.
3. Gelenken: Bell., Bry., Colch., Led., Sulph.

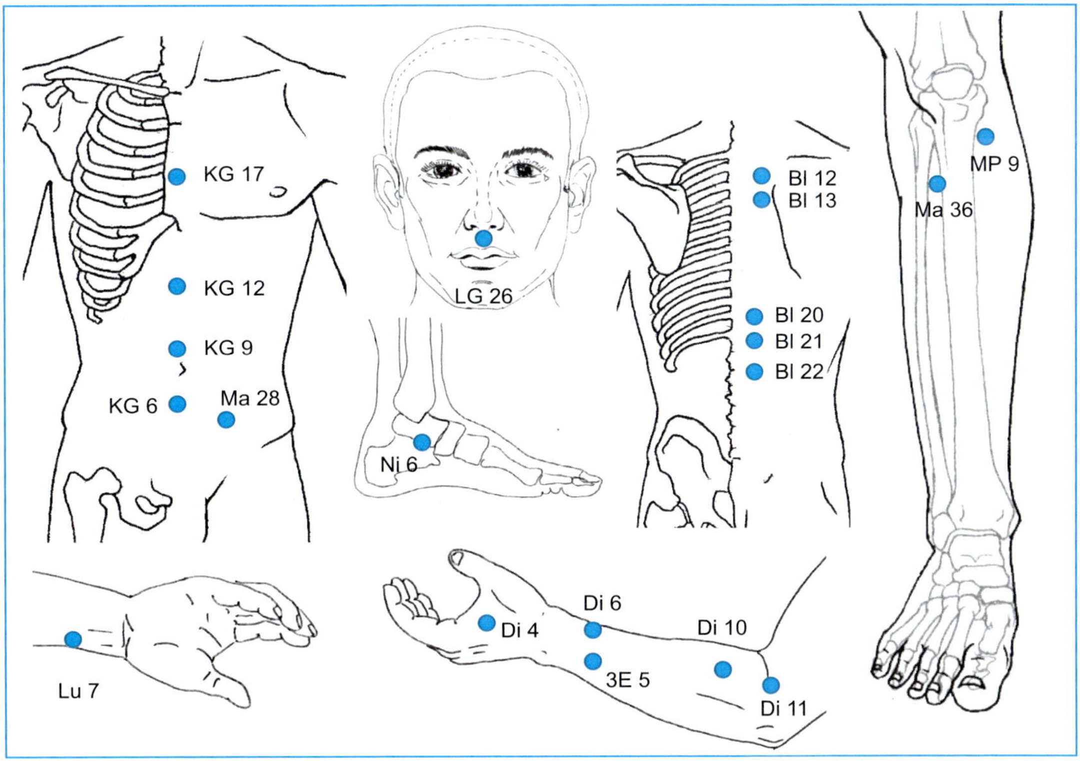

Abb. 99: Homöopunktur bei Ödemen

4. Händen: Apis., Bry., Colch., Rhus-t., Sulph.
5. Kniegelenken: Berb., Bry., Calc-carb., Led., Lyc., Puls., Rhus-t., Sil., Sulph.
6. Knöcheln: Apis., Ars-alb., Cact., Calc-carb., Dig., Lyc. Med., Rhus-t.
7. Lippen: Apis., Bell., Bry., Nat-m., Sep., Sulph.

Osteoporose

Das Problem der Osteoporose ist mit zunehmendem Alter der Bevölkerung ein Thema von zunehmendem wirtschaftlichem Interesse, wobei doch viele Therapien angeboten werden, die für teures Geld im Prinzip wenig oder zweifelhaften Erfolg bringen. Das Überangebot an Calcium nutzt eigentlich nichts, denn die Problematik der Osteoporose besteht darin, dass das Calcium nicht mehr regelrecht in den Knochen eingebaut wird. Auf natürliche Weise kann man das Fortschreiten der Osteoporose durch viel Bewegung im Freien (Licht fördert die Vitamin-D-Synthese) und basische Ernährung (Übersäuerung des Stoffwechsels wird über Knochenabbau und Phosphate gepuffert) abbremsen. Ein Überangebot an Calcium wirkt eher katabol, also knochenabbauend, wogegen Magnesium und Natrium anabolen, also knochenaufbauenden Charakter haben. Die Therapie mit Östrogenen ist immer noch nicht ganz frei von ihrem Ruf, die Brustkrebsentstehung zu fördern.

Osteoporose aus Sicht der TCM

Der Knochenstoffwechsel wird reguliert von der Nierenenergetik, der Essenz, dem Nieren-Yin, das mit zunehmendem Alter einem gewissen Verschleiß unterliegt, der sich dann auch in Ergrauen des Kopfhaars, Haarausfall, Gehörminderung, Ausfall der Zähne und Nachlassen des Kurzzeitgedächtnisses zeigt. Körperliche Überarbeitung, sexuelle Überaktivität (viele Geburten), Existenzängste und andere emotionale Belastungen, chronische Erkrankungen und toxische Belastungen (Amalgam!) beschleunigen den Nieren-Yin-Verlust. Eine Regeneration ist nur möglich, indem man den körpereigenen Energiehaushalt aufbaut: Anregung der Atmung (Atemenergie, Sauerstoff, Bewegung, Atemübungen), Anregung der Nahrungsauswertung(Nahrungs-Qi, Vitamine, Mineralien), gutes Nahrungsangebot (basische Ernährung mit viel Gemüse, Fisch, wenig Fleisch) und Anregung der Zirkulation der Erbenergie als Katalysator zum Aufbau des körpereigenen Qi. Dann kann es gelingen, über die Lunge wieder so viel Energie aufzubauen, dass die verbrauchte Erbenergie der Niere durch Arbeitsenergie ausgeglichen wird. Natrium-Salz in kleinen Mengen wirkt anregend auf die Energetik der Niere, in großen Mengen schädigend. Mittlerweile ist auch über die Quantenmedizin der positive Effekt von Natrium und Magnesium auf den Knochenstoffwechsel bekannt.

Therapiekonzept der TCM

1. Anregung des Qi-Aufbaus in der Lunge und des Weitertransports zur Niere: Lu 7, 9, Bl 13, KG 17, LG 4 (Tor der Vitalität, Eintrittspforte für das Qi zur Niere)
2. Anregung der Verdauungsleistung von Milz und Magen: Ma 36, KG 12, MP 6, 4, Bl 20, 21
3. Anregung der Katalysator-Wirkung der Erbenergie: Ni 3, 6, 7, Bl 23, Ni 27 (Niere ergreift das Lungen-Qi)

Osteoporose aus Sicht der Homöopathie

Wenn sich schon Symptome der Osteoporose wie Schmerzen, Deformationen und Spontanfrakturen abzeichnen, sind Mittel wie Calcium carbonicum, fluoratum oder phosphoricum zusammen mit Lycopodium, Mercurius solubilis, Silicea oder Sulphur hilfreich. Nach Cortisontherapie kann der blockierte Regelkreis des Organismus mit Cortisonum gebessert werden. Zur Prophylaxe werden Calcium fluoratum, Magnesium fluoratum, Strontium carbonicum und Symphytum empfohlen.

Praxis-Tipps Homöopunktur

Die Mischung aus Magnesium fluoratum, Silicea und Sulphur führt zu einer Entgiftung der Matrix (Flüssigkeit des interzellulären Stoffwechsels und des Bindegewebes) und somit zu einer besseren Voraussetzung für anabole Stoffwechselprozesse. Die Injektionen sollten über einen längeren Zeitraum im 14-tägigen Abstand erfolgen, wobei die Therapie durch orale Gaben von Calcium fluoratum und Strontium carbonicum ergänzt wird.

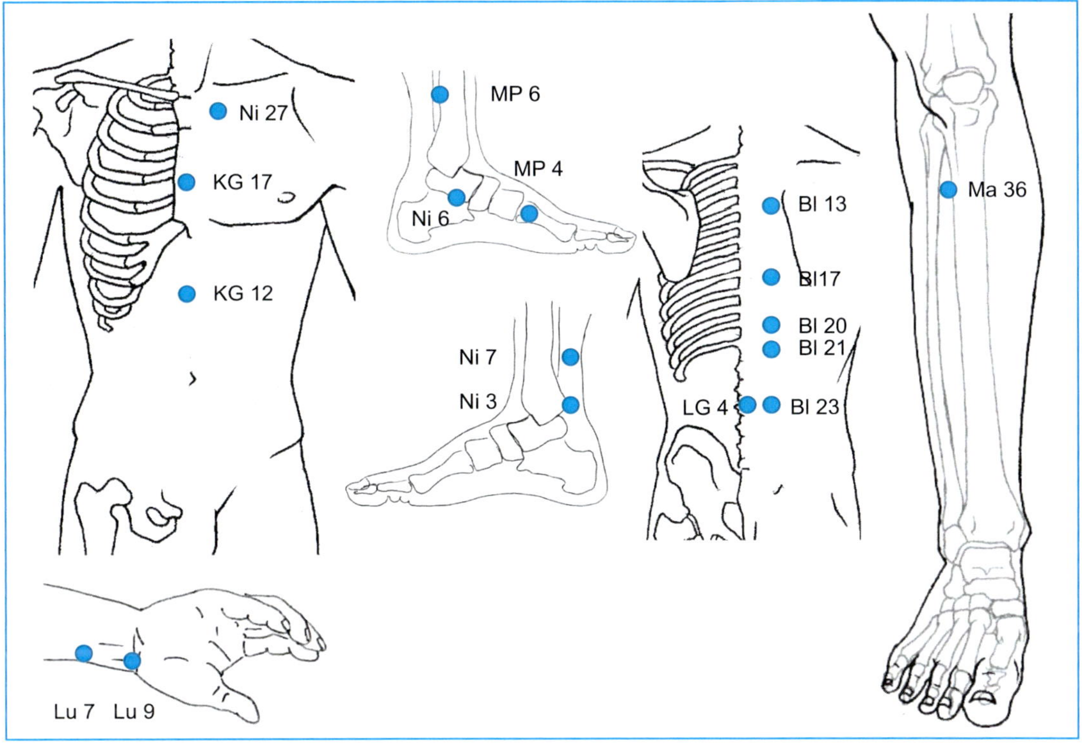

Abb. 100: Homöopunktur bei Osteoporose

Parkinson-Syndrom

Das klinische Bild zeigt sich häufig zwischen dem 50. und 60. Lebensjahr, beginnend mit einem grobschlägigen Ruhe-Tremor der Hände und zunehmender Rigidität (Steifheit) der Muskulatur; dazu gesellt sich eine Bewegungsbehinderung mit Verlangsamung (Bradykinese) und Ausfall bestimmter Bewegungen (Akinese). Die automatischen Armbewegungen beim Gehen verlieren sich, der Patient geht in kleinen tippelnden Schritten. Auch die mimische Muskulatur des Gesichts verliert die Ausdrucksfähigkeit für die Gefühle, sodass sich das typische Maskengesicht prägt. Der Verlauf und die Schwere der Symptomatik sind sehr unterschiedlich.

Biochemisch besteht im Corpus striatum und in der Substantia nigra ein Ungleichgewicht zwischen den Neurotransmittern Dopamin (Mangel führt zu einer Beweglichkeitseinschränkung) und Acetylcholin (Überschuss führt zu Tremor und Rigidität). In den Basalganglien und der Substantia nigra findet man zerstörte Zellen und Depigmentierung.

Das Parkinson-Syndrom aus Sicht der TCM

Im Zentrum der ätiologischen Betrachtung steht die Leber, wobei ein Mangel an Blut und Flüssigkeiten die Sehnen nicht mehr nährt und befeuchtet, sodass durch zusätzlichen Leberwind über Trockenheit der Sehnen Tremor und Rigidität ausgelöst werden. Somit wird emotionaler Stress, Zorn, Wut und Ärger die Symptomatik ebenso verschlimmern wie reichlicher Verzehr von Fett, Süßem und Alkohol. Hierdurch verstärkt sich das aufsteigende Leber-Yang zum Leber-Feuer; der Übergriff auf die Wandlungsphase Erde-Milz-Magen führt zu Schleimbildung, wobei Schleim als blockierender Faktor zusätzlich die Zirkulation von Qi, Blut und Flüssigkeiten behindert.

In den Jahren vor dem Ausbruch dieser Pathologie hat sich der Patient langjährig durch Überarbeitung, sexuelle Überaktivität und mangelnde Ruhephasen verausgabt und sein Nieren-Yin erschöpft; die Wandlungsphase Kälte-Winter-Niere kann somit die Wandlungsphase Wind-Frühling-Leber als Mutter nicht genügend nähren.

Therapiekonzept der TCM

1. Wind ausleiten: Gb 20, Gb 34, Le 3, 3E 5, Di 11; Xiaochanxue (Tremorkontrolle): 1,5 Cun caudal H 3; Tremor, Krämpfe, Nackensteifigkeit
2. Stärkung des Qi und Blutes (blasse Zunge mit seitlichen Zahneindrücken): Ma 36, MP 6, KG 4, Le 8; Maskengesicht, Krämpfe der Extremitäten, Gangstörung, Schwindel; Abneigung gegen Sprechen
3. Schleim-Hitze (klebriger gelblicher Zungenbelag auf roter Zunge): Ma 40, KG 12, Bl 20, MP 6, MP 9, Le 3; Adipositas, Maskengesicht, Steifheit der Muskulatur, Schweißneigung
1. Nieren-Yin- und Leber-Yin-Mangel: Ni 3, Bl 23, KG 4, Le 3, Bl 18, Le 8, MP 6; Schwindel, Tinnitus, Nachtschweiß, Rücken- und Knieschmerzen, Taubheitsgefühl, Gedächtnisstörungen

Das Parkinson-Syndrom aus Sicht der Homöopathie

Die destruktive syphilitische Diathese überwiegt mit starken Anteilen einer Psora und Anteilen von Sykosis. Gefördert wird das Krankheitsbild durch den Auslöser und Wegbereiter Amalgamfüllungen und unsachgemäße Sanierung ohne Ausleitung. Das homöopathische Hauptmittel ist Merc-sol. (4). Weitere Mittel (3) sind Caust., Rhus-tox. , Zinc. sowie (2) Arg. nit., Ars., Cocc., Con., Gels., Lach., Phos., Puls.

Caust wirkt zudem antisykotisch (2), ebenso wie Arg. nit. (3), Ars. (2), Con. (1), Lach. (2), Phos. (1) und Puls. (3).

Praktisches Vorgehen:

Sowohl in der TCM als auch in der homöopathischen Literatur und aus eigener Beobachtung ist die begleitende Therapie des Parkinson-Syndroms durchaus hilfreich bei der Minderung der Beschwerden und der Progredienz. Eine Heilung ist leider nicht möglich, jedoch eine deutliche Verbesserung der Prognose. Homöopathisch sollte in erster Linie eine Konstitutionstherapie mit sehr hohen Q-Potenzen versucht werden; begleitend kann immer die Akupunktur eingesetzt werden. Die Homöopunktur der oben genannten Punkte 1–3×/Woche in einer Auswahl je nach Symptomatik oder im wiederholten Wechsel mit Eichhornia, Nux vomica, Sulphur, Solidago und Taraxacum stellt eine hervorragende organotrope Unterstützung und Drainage dar. Selbstverständlich können auch die gezielten Mittel Merc-sol., Caust., Rhus-tox. und Zinc. zur Homöopunktur eingesetzt werden, wobei jedoch bei noch vorhandenen Amalgamfüllungen Merc-sol. gemieden werden muss.

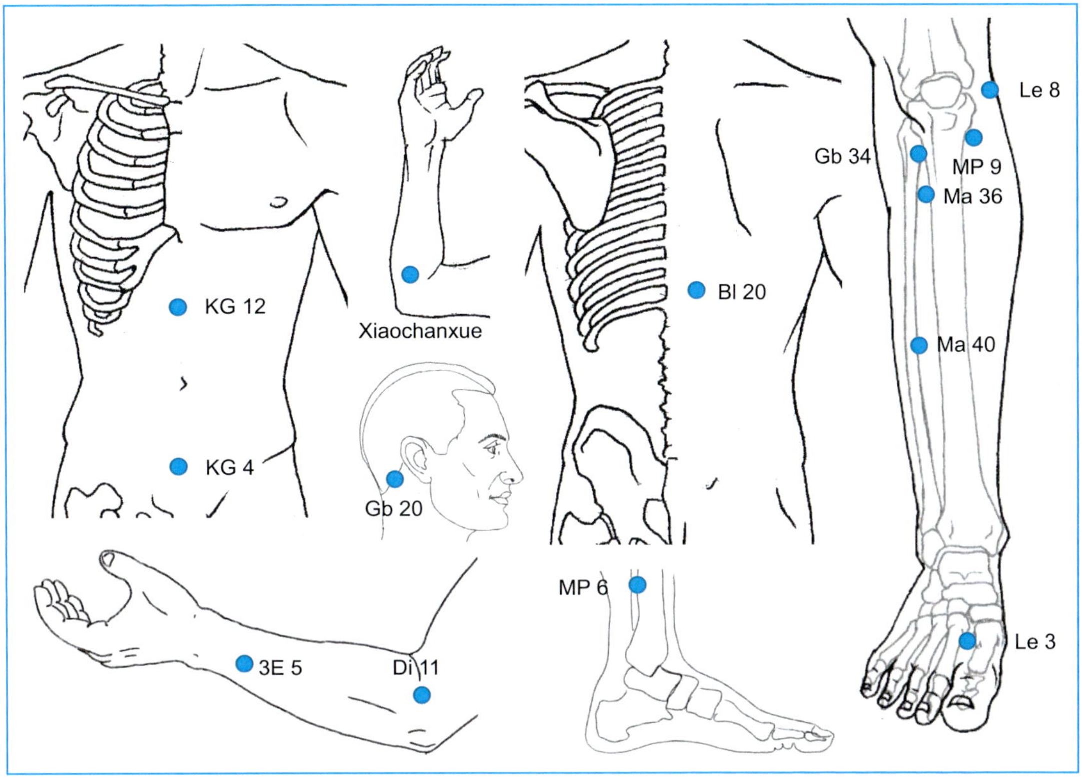

Abb. 101: Homöopunktur des Parkinson-Syndroms

Parodontose

Erkrankung des Zahnhalteapparats, der den Zahn in der Alveole befestigt. Der Zahnhalteapparat besteht aus dem Zahnfleisch (Gingiva), dem Periodontium insertionis und dem Periodontium protectoris. Während die Qualität und Härte der Zähne selbst von der Energetik der Niere bestimmt werden, sorgen Milz und Magen für die Intaktheit des Zahnfleisches. Eine lokale Sanierung ist somit nicht ausreichend, um das Fortschreiten der Parodontose zu verhindern, da die tieferen Ursachen nicht berührt werden.

Parodontose aus Sicht der TCM

Milz und Magen stehen zunächst im Zusammenhang mit Nahrungsaufnahme. Im Gegensatz zu unseren Gewohnheiten empfiehlt die chinesische Ernährungslehre grundsätzlich warme Getränke und warme Nahrungsmittel, da die Milz zur Erfüllung einer der wichtigsten Aufgaben, der Verarbeitung des Wassers aus der Nahrung, Yang-Energie (Wärme, Hitze) benötigt. Die Vorliebe für eisgekühlte Getränke, Rohkost, kaltes Essen wie Brotzeiten mit reichlich kaltem Fettanteil belastet die Milzenergetik und führt zunächst zur Wasser- und Schleimablagerung in das Gewebe: an der Zunge sichtbar als Schwellung des Zungenrandes mit seitlichen Zahneindrücken und am Zahnfleisch sichtbar durch schwammige Schwellung. Die damit verbundene energetische Störung des Magens führt in diesem Stadium zu leichtem Zahnfleischbluten (Hitzesymptomatik des Magens). Der reichliche Genuss von Cerealien (Müsli), Vollkornprodukten und 4 Grad kühlschrankkalten Milchprodukten (Joghurt, Milch) blockiert ebenso die Milzarbeit wie im Mund vorhandenes Quecksilberamalgam. Jedoch ist im Endeffekt nicht nur die Verarbeitung des Wassers gestört, sondern auch die Gesamtenergiegewinnung, die Qi-Regeneration des

Organismus – das ist die andere Hauptaufgabe der Milz: Gewinnung des reinen Nahrungs-Qi aus dem Nahrungsangebot. Die Milz ist weiter zuständig für das Bindegewebe, unsere Baustruktur, die alle Organe an dem für sie zugedachten Platz hält (hier: Zahnhalteapparat).

Die emotionalen Belastungen unserer Zeit wie Kummer, Sorgen, Grübeln, Partnerschaftsprobleme, Mobbing, laufendes Umlernen, um beruflich mitzuhalten, lasten sehr stark auf der Milzenergetik und äußern sich dann körperlich unter anderem durch Bindegewebsschwäche. Auch Stress und Ärger, Frust und Neid greifen über die Leber die Milz an. Die seelischen Nöte zehren auch an der Nieren-Essenz (Yin), wodurch Existenzängste an der Härte der Zahn- und Knochensubstanz nagen (Symbolik für Biss und Standfestigkeit).

Therapiekonzept der TCM

1. Milz und Magen stärken: KG 12, MP 6, Ma 36, Bl 20, Bl 21
2. Lokale Punkte mit Wirkung auf das Zahnfleisch: Ma 3, 7
3. Die Niere stärken: Ni 3, 7, Bl 23
4. Die Leber sedieren: Le 3, Bl 18

Parodontose aus Sicht der Homöopathie

Ablösung des Zahnfleisches vom Zahnhals und Zahnfleischbluten finden sich in den Arzneimittelbildern von: Calc-carb. (3), Caust. (2), Ham. (2), Lach. (3), Merc. (3), Nat-mur. (3), Nux-v. (2), Phos. (3), Puls. (2), Sep. (3), Sulph. (2) und Zinc. (2). Entsprechend den Arzneimittelbildern sucht man 1–3 resonante Mittel und behandelt 1×/Woche über einen Zeitraum von 2–3 Monaten. Die zusätzliche orale

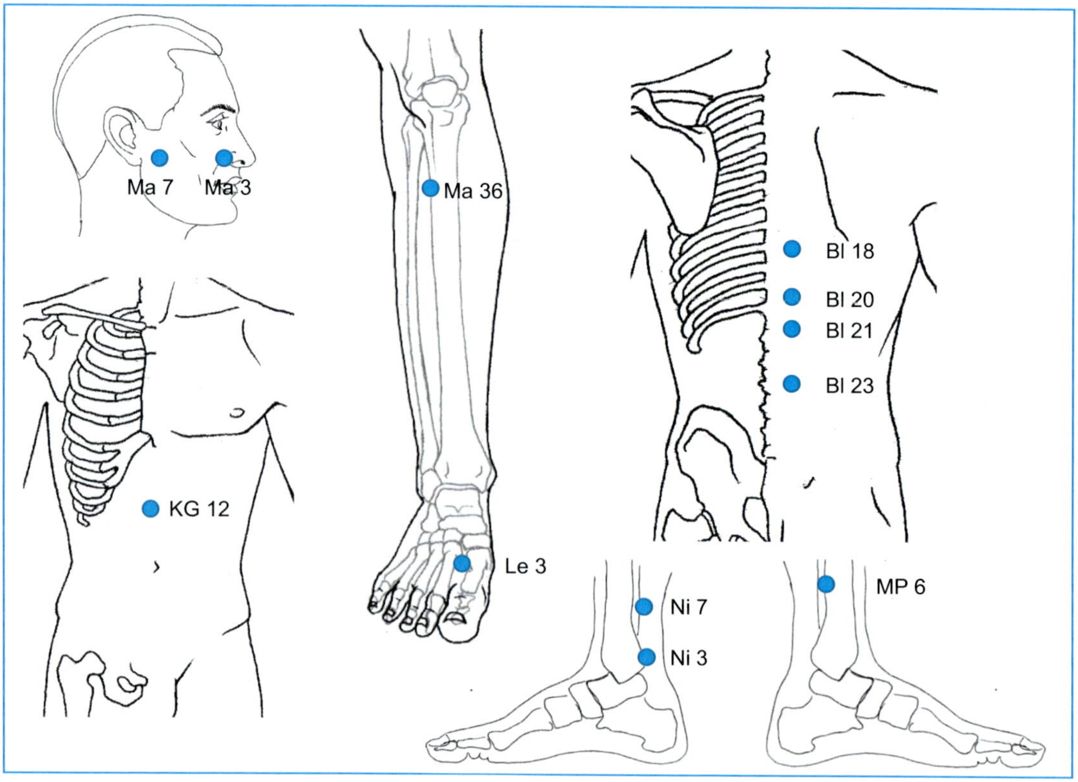

Abb. 102: Homöopunktur der Parodontose

5

Gabe der Mittel zwischen den Injektionen ist eine gute Unterstützung. Häufig sind Mittel wie Nat-mur., Nux-v. und Sulph. angezeigt. Merc. sollte nur verwendet werden, wenn keine Amalgamfüllungen mehr vorhanden sind. (Cave: Verborgene Amalgamreste unter Goldkronen sind leider keine Seltenheit!).

Phlebitis

Venenentzündungen entstehen auf dem Boden der venösen Stase durch Krampfadern, ungewohnte Überlastung, Bewegungsmangel mit Stauung (Sitzen auf langen Flugreisen), extreme Kälte- oder Hitzeeinwirkung, posttraumatisch oder postoperativ durch Hämatome und eventuell veränderte Gerinnungsparameter. Dabei bilden sich an der entzündeten Gefäßwand Gerinnungsthromben, die aus tiefliegenden Venen zur Lungenembolie führen können. Die schulmedizinische notwendige Basistherapie (Antikoagulation mit Ass, Marcumar oder Heparin) ist deshalb zur rechtlichen Absicherung wichtig.

Phlebitis aus Sicht der TCM

Am gleichmäßigen Blutfluss sind mehrere Organsysteme beteiligt: Die Leber sorgt mit ihrem Qi für das gleichmäßige Fließen unter anderem auch des Blutes, die Milz hat die Aufgabe, das Blut in den Gefäßen zu halten und prägt die Struktur der Blutgefäße (Varizen als Zeichen einer Bindegewebsschwäche bei Milz-Qi-Mangel), das Herz und Pericard (KS) sorgen für den intravasalen Mischungszustand von zellulären und flüssigen Blutanteilen und den Antrieb des Blutes durch den Pulsschlag. Die Thrombophlebitis wird als „Stagnation von Qi und Blut" verstanden.

Therapiekonzept der TCM

1. Das Leber-Qi harmonisieren: L 3, l 8, Bl 18
2. Das Milz-Qi stärken: MP 3, 6, Bl 20
3. Den Einfluss der Milz auf das Blut regulieren: MP 6, 10, Bl 17, KG 4
4. Die antiödematöse Wirkung der Milz stärken: MP 4, 9, Ni 7
5. Die Bindegewebsfunktion der Milz stärken: MP 5
6. Das Qi als treibende Kraft für das Blut stärken: KG 6, Lu 7, Ma 26, Ni 6
7. Die Blutstagnation aufheben: KS 5, 6

Phlebitis aus Sicht der Homöopathie

1. Arsenicum album: ältere, multimorbide Patienten
2. Belladonna: schmerzhaftes Anfangsstadium mit Rötung und pochendem Schmerz
3. Bryonia: Schmerzen bei der geringsten Bewegung, Durst, Trockenheit, Exsiccose
4. Hamamelis: chronisch venöse Stase, Varizen
5. Lachesis: Hitze, livide Rötung, Schmerzen, Thrombose, links
6. Lycopodium: ausgeprägter varicöser Symptomenkomplex, rechts
7. Pulsatilla: launische, hellhäutige Patientin, Schwangerschaft
8. Rhus toxicodendron: nach Zerrung, Überanstrengung
9. Sepia: Frau, dunkelhäutiger Typ, Schwangerschaft, nach Entbindung, Menopause
10. Silicea: durch Kälte
11. Sulphur: posttraumatisch, postoperativ

Praxis-Tipps Homöopunktur

Außer den speziell indizierten Mitteln ist zu Beginn der Symptomatik die Mischung Belladonna, Lachesis und Bryonia angezeigt, später Hamamelis, Sulphur und Lycopodium.

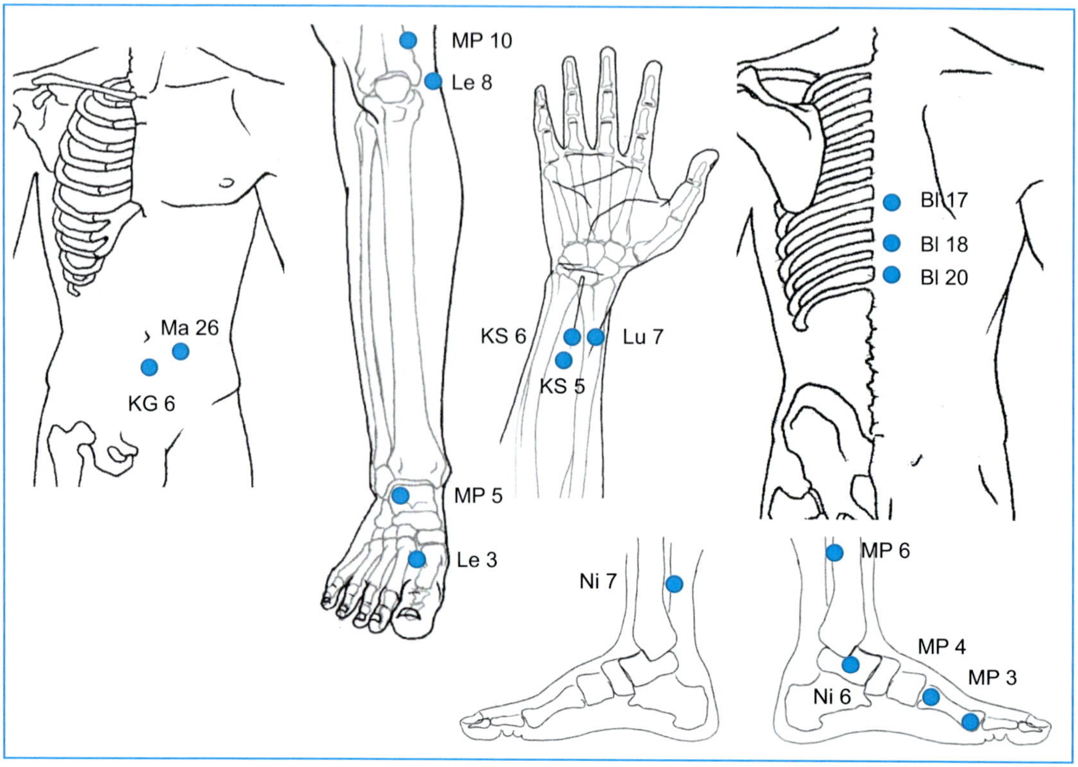

Abb. 103: Homöopunktur der Phlebitis

Polyneuropathie

Mit zunehmendem Alter der Bevölkerung und Multimorbidität immer häufiger auftretende periphere Nervenerkrankung der sensiblen und motorischen Nerven. Anfänglich bestehen Parästhesien und brennende Schmerzen, im weiteren Verlauf Taubheitsgefühl, Schmerzen und Lähmungen. Zu Anfang treten die Beschwerden häufig nachts auf. Im Hintergrund wird eine toxische Schädigung der Nerven angenommen; häufig spielen Alkoholabusus und Diabetes mellitus eine Rolle, jedoch kommen noch vielfältige unbekannte toxische Einflüsse und medikamentöse Nebenwirkungen in Frage.

Die Behandlung ist im Anfangsstadium sehr erfolgversprechend; bei länger bestehendem Taubheitsgefühl oder gar motorischen Lähmungen kann man lediglich auf eine Verlangsamung der Progredienz hoffen.

Polyneuropathie aus Sicht der TCM

Die Parästhesien (Kribbeln) und Schmerzen werden mit einem Qi-Mangel und einer dadurch bedingten Qi-Zirkulationsstörung, das Taubheitsgefühl mit einem Blut-Mangel erklärt. In der chinesischen „Physiologie“ spielen bei der Synthese des Qi die Milz (Nahrungsverwertung, Ausfiltern des Nahrungs-Qi aus dem Nahrungsangebot), die Lunge (Aufnahme des Atmungs-Qi und Verbindung mit dem Nahrungs-Qi zum körpereigenen Sammel-Qi) sowie die Niere (Erbenergie der Niere hat eine Katalysatorfunktion für den Aufbau des Sammel-Qi aus Nahrung und Atmung in der Lunge) die wesentliche Rolle. Das gleichmäßige Fließen Lassen des Qi ist die Aufgabe der Leber.

Das Blut wird aus chinesischer Sicht im Mark gebildet, für das die Niere energetisch verantwortlich ist. Die Grundstoffe liefert wiederum die Milz aus der Nahrung. Die Leber speichert das Blut und lässt es bei Aktivität in der Peripherie dorthin fließen, um das aktive Gewebe zu nähren, zu kühlen und zu befeuchten.

Therapiekonzept der TCM

Synthese des Qi anregen über:

1. Aktivierung der Mitte (Milz und Magen): MP 6, Ma 36, Bl 20, 21, KG 12 und 6 (Meer des Qi)
2. Aktivierung der Lunge zur Förderung der Qi-Synthese: Lu 7, Bl 13, KG 17
3. Aktivierung der Erbenergie aus der Niere und des Yang-Aspekts: Ni 3, 6, 7, Bl 23, LG 4

Synthese des Blutes anregen: in den obigen Punkten schon enthalten, dazu MP 4, MP 10, Bl 17

Die Leber energetisch ausgleichen, damit die Flüssigkeiten und das Qi harmonisch fließen: Le 3, 8

Polyneuropathie aus Sicht der Homöopathie

Bewährt hat sich die Dreierkombination aus Rhus-toxicodendron, Solidago und Sulphur. Daneben kommen jedoch auch Bryonia, Causticum, Conium, Nux vomica (2) und Magnesium phosphoricum (3) zum Einsatz. Im Anfangsstadium ist die Behandlung in der ersten Woche täglich indiziert, dann kann man die Abstände auf alle 2–4 Tage strecken. Insgesamt sollte man nach 10 Behandlungen eine Beobachtungspause einlegen. Nach meinen Erfahrungen zeigt sich eine Besserung meist nach der fünften Behandlung. Die Homöopunktur und die Akupunktur werden bei diesem Krankheitsbild vorzugsweise kombiniert und symmetrisch eingesetzt, wobei die Nadelstichstellen und Injektionsstellen gewechselt werden.

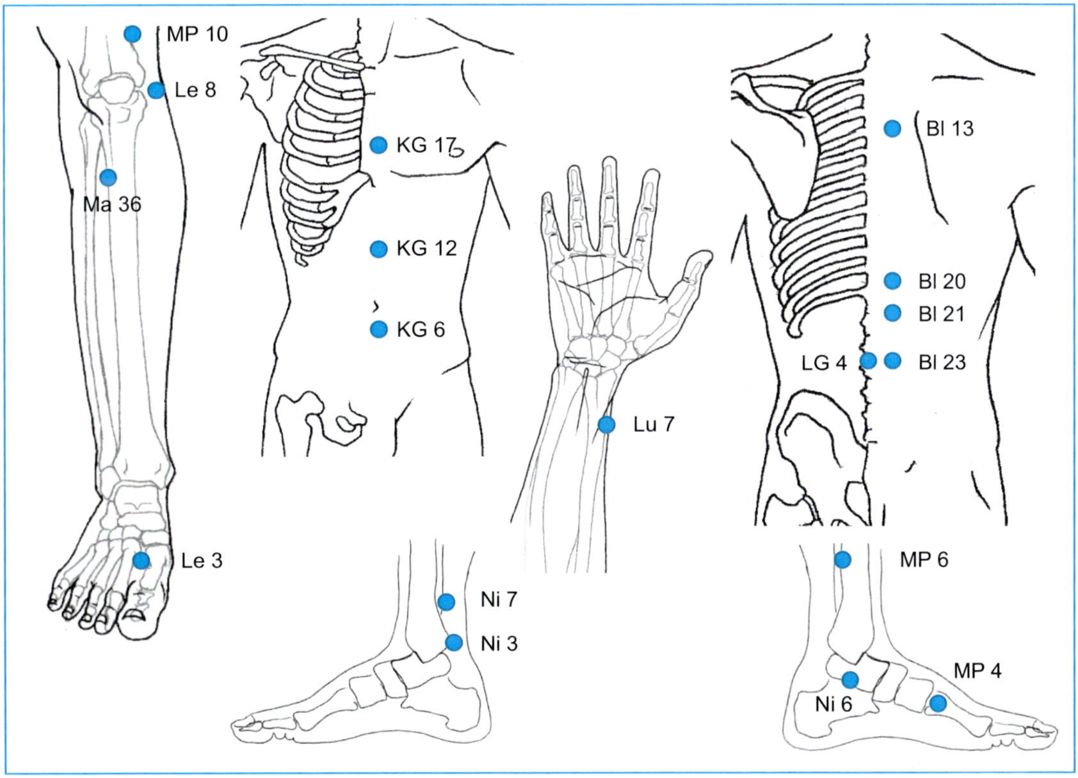

Abb. 104: Homöopunktur der Polyneuropathie

5

Das Krankheitsbild und der progrediente destruktive Verlauf zeigen einen syphilitisch-luetischen Aspekt im Sinne der Miasmenlehre Hahnemanns. Damit müssen wir auch vorhandene quecksilberhaltige Amalgamfüllungen als Mitverursacher verdächtigen und nach einer entsprechenden Sanierung die Behandlung mit Mercurius solubilis versuchen. Aurum, Silicea oder die Nosode Syphilinum sind weitere wesentliche Mittel bei dieser Diathese.

Potenzstörungen

Die sexuelle Aktivität resultiert aus der Libido, dem sexuellen Verlangen und der erektiven Potenz zum Vollzug des Sexualakts. Mit zunehmendem Alter ist im Rahmen der Abnahme der Testosteronproduktion häufig zunächst die Erektionsfähigkeit bei erhaltener Libido gestört. Die Schulmedizin empfiehlt Testosteronsubstitution sowie moderne Potenzmittel (z. B. Sildenafil etc.). Die seelische Situation des Patienten spielt mit Versagensängsten und Stress eine wichtige negative Rolle, ebenso wie verschiedene Erkrankungen, die die Durchblutung und Innervation im Genitalbereich beeinträchtigen (Diabetes, Arteriosklerose, Hypertonie, Leberparenchymschaden, Neuropathien). Bei der sogenannten erektilen Dysfunktion als Folge von Stoffwechselerkrankungen oder Medikamentennebenwirkungen ist der Behandlungserfolg alleine mit Homöopunktur nicht sehr erfolgversprechend, da die Regenerationsfähigkeit eingeschränkt ist. Bei Angst, Stress, nachlassender Energie im Rahmen des Alters und der Wechseljahre kann man allerdings gute Wirkungen erwarten.

Potenzstörungen aus Sicht der TCM

Mit zunehmendem Alter wird die Nierenessenz verbraucht, die nicht nur die Knochen (Osteoporose), das Rückenmark und Gehirn (Neuzeitgedächtnis), das Gehör (Schwerhörigkeit) und die Zähne (Zahnausfall) dominiert, sondern auch die sexuelle Aktivität. Die chinesische Medizin unterscheidet den Yin-Mangel mit relativem Yang-Überschuss und gesteigertem sexuellen Verlangen mit sexuellen Träumen und Phantasien bei Erektionsschwäche mit vorzeitiger Abflachung der Erektion ohne Vollendung des Sexualakts vom Yang-Mangel, bei dem zusätzlich auch die Libido fehlt. Im Rahmen der energetischen Verbindungen führt eine Leberpathologie eher zur Verarmung an Nieren-Essenz, wobei die Herz-Nieren-Achse ebenfalls in Form von Ängsten und Lustlosigkeit betroffen ist. Das Genitale wird insgesamt von den Meridianen der Leber, des Magens, der Niere und Blase, dem KG und LG sowie dem unteren Drei-Erwärmer beeinflusst.

Therapiekonzept der TCM

1. Nierenenergetik stärken, somit Ängste sedieren (Yin- und Yang-Aspekt, Hypertonie): Ni 3, 6, 7, Lu 7, Bl 13, 23, LG 4, KG 3, 4
2. Leber-Yang sedieren (Frust, Hypertonie, Diabetes): Le 3, 8, Bl 18
3. Herz-Yin (Lust, Freude, Hypertonie) stärken: H 5, 7, KG 17, Bl 15
4. Milzenergetik stärken zur Qi-Synthese und Kummertherapie: MP 6, Ma 36

Potenzstörungen aus Sicht der Homöopathie

1. Bei Regulationsstörungen: Agn., Con., Lyc., Nux-vom., Phos. und Sulph. (3)
2 Bei Diabetikern: Cupr., Sulph.
3. Bei Ejaculatio praecox: Caladium, Ginseng, Selenium

Praxis-Tipps Homöopunktur

Initial sollte eine Mischung aus Turnera diffusa (Damiana), Agnus castus, Taraxacum im Wechsel mit Nux-vom., Lycopodium und Conium oder Sulphur versucht werden. Die Akupunkturpunkte werden 2–3×/Woche injiziert, später 1×/Woche oder seltener.

Grundkombination der Punkte:

1. LG 4: Tor des Feuers der Vitalität
2. Bl 23: Zustimmungspunkt der Niere, stärkt Yin und Yang
3. Bl 31: Meisterpunkt des Klimakteriums (bei Mann und Frau)
4. MP 6: wesentlicher Punkt für den Urogenitalbereich, Uterus, Prostata, stärkt das Qi
5. Le 8: wichtiger Punkt zur Therapie des männlichen Genitale, der Impotenz, bei Stoffwechselstörungen, Alkoholgenuss, Hypertonie, Ärger, Stress, körperlicher Überforderung
6. LG 20: hebt das Qi in der Zentralachse und im Becken, liegt am Schädel über der motorischen Zone der Beckenbodenmuskulatur, harmonisiert die Psyche und den Geist
7. He 7: beruhigt den Geist, löst die Angst

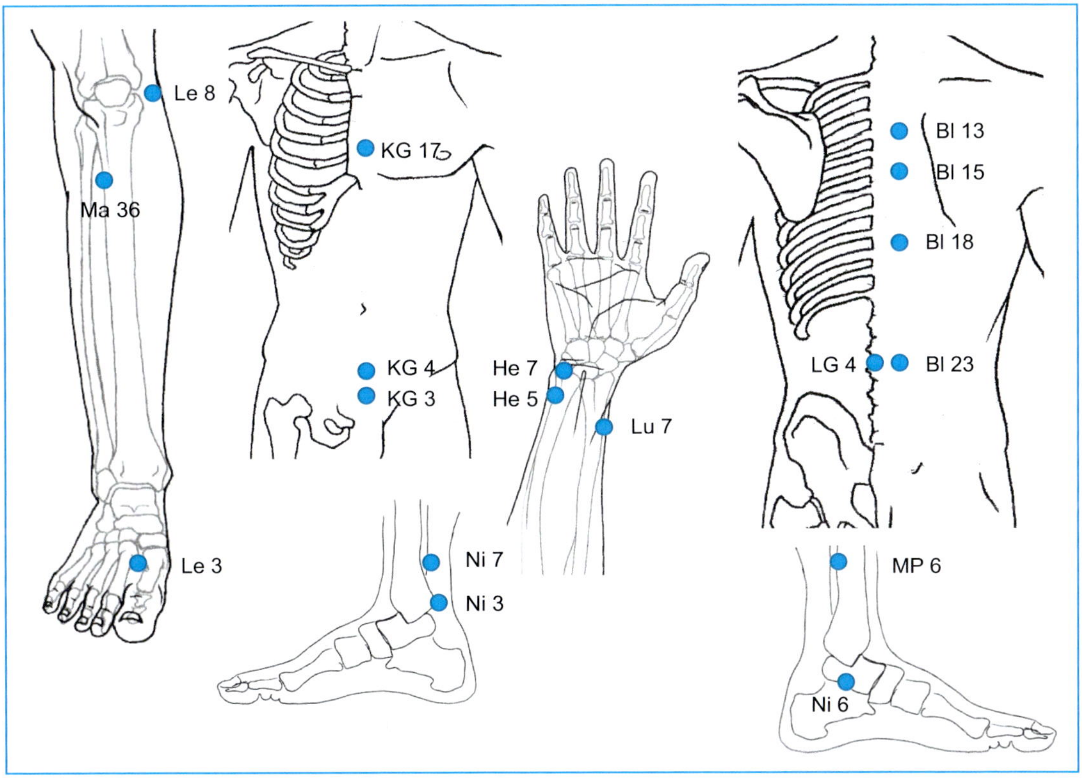

Abb. 105: Homöopunktur der Potenzstörung

Prostatabeschwerden

5

Die altersbedingte Vergrößerung der Prostata (Adenom) muss gegen maligne Prozesse abgegrenzt werden (Prostatacarcinom), mittels rektalem Tastbefund, Sonografie und Labor (PSA). Die Patienten klagen über erschwerte Blasenentleerung, verzögerten Harnfluss, spärlichen Harnfluss, streuendem Harnstrahl, Miktion in mehreren Etappen und Nachträufeln.

Prostatabeschwerden aus Sicht der TCM

Es handelt sich um eine chronische Nieren-Yang-Schwäche auf dem Boden einer Nieren-Yin-Schwäche. Die Nierenenergetik nährt die Energetik des Blasenmeridians nicht mehr, der für die Schließ- und Öffnungsfunktion der unteren Körperöffnungen (Blase und Anus) zuständig ist. Die Vergrößerung der Prostata wird als Einlagerung von Schleim gedeutet (Milz-Qi-Schwäche, wobei Schleim und Kälte (Yang-Mangel) sich gegenseitig verstärken und den Fluss des Wassers behindern).

Therapiekonzept der TCM

1. Die Nierenenergetik stärken: Ni 3, Bl 23, KG 4 (Yin), LG 4, Ni 7, KG 6 (Yang)
2. Die Blasenfunktion (austreibende Kraft) stärken: Bl 23, KG 3, Bl 67
3. Die Mitte stärken (Schleim): Ma 36, MP 6 (direkter Bezug zur Prostata)
4. Das Wasser absenken: Lu 7, Ni 6
5. Die Energetik im Beckenbereich harmonisieren: LG 20

Prostatabeschwerden aus Sicht der Homöopathie

Probleme der Prostata (sowohl Adenom als auch Carcinom) weisen auf eine sykotische Diathese hin, die mit Thuja (4), Medorrhinum (3) oder Staphisagria (3) häufig therapiert werden kann. Die im Vordergrund stehenden Symptome sprechen gut an auf Caust., Clem., Con., Nux-v., Lyc., Puls., Staph. und Sulphur (alle 3).

Praxis-Tipps Homöopunktur

Hier hat sich eine Mischung von Nux vomica, Populus Sulphur und Thuja zur Initialtherapie bewährt, wobei weitere Mittel je nach Ausprägung der Symptomatik in Frage kommen. Eine Harnsperre reagiert gut auf Caust. und Nux-v., eine unwillkürliche Entleerung auf Caust., Lyc. und Rhus-tox.

1. Causticum: Brennen, Harnträufeln, unwillkürlicher Harnabgang, unterbrochener Harnstrahl
2. Clematis: Entleerung langsam und mühsam in dünnem, unterbrochenem Strahl
3. Conium: häufiger Harndrang, Nykturie, imperativer Harndrang, tröpfelt schon auf dem Weg zur Toilette

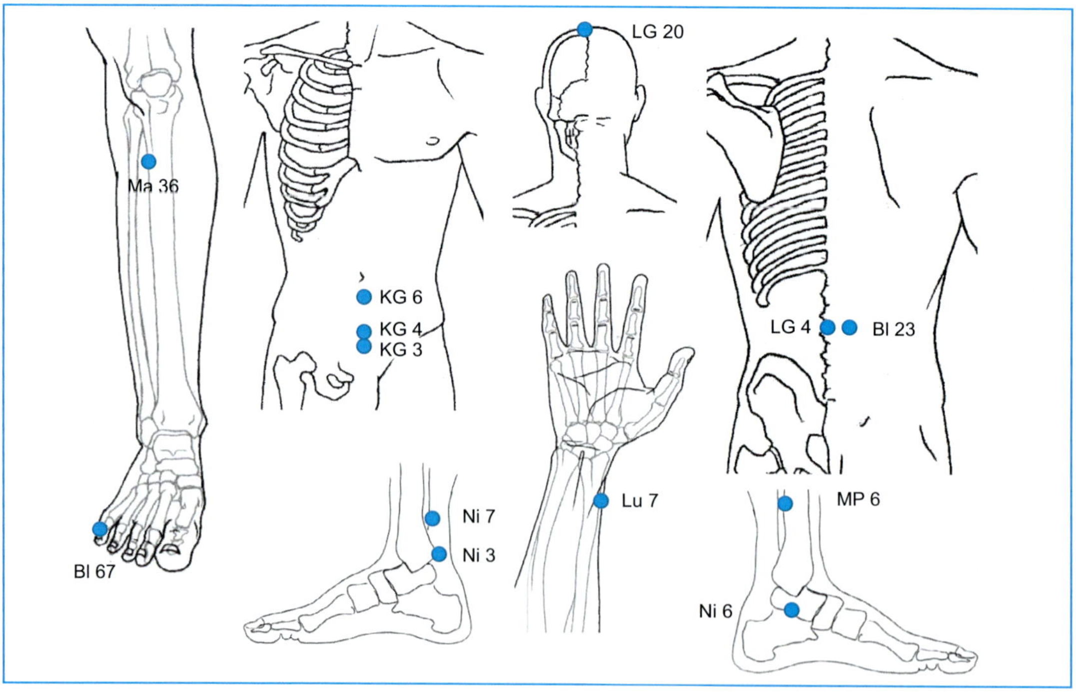

Abb. 106: Homöopunktur bei Prostatabeschwerden

5

4. Nux vomica: schmerzhafter, vergeblicher Harndrang
5. Lycopodium: vermehrter, vergeblicher Harndrang, muss lange pressen, langsamer dünner, unterbrochener Harnstrahl, Brennen in der Harnröhre während und nach Miktion
6. Medorrhinum: Nierenschmerzen mit ständigem Harndrang und Inkontinenz beim Kaltwerden
7. Populus: organotrope Beziehung zur Prostatahypertrophie und Blase, Restharn
8. Pulsatilla: häufiger Harndrang, unwillkürlicher Harnabgang nachts, beim Gehen und Husten, schlimmer bei Kälte
9. Staphisagria: sehr häufiger Harndrang, Entleerung in kleinen Portionen und dünnem Strahl mit dem Gefühl, die Blase sei nie leer; Gefühl, als fließe ständig ein Tropfen durch die Harnröhre
10. Sulphur: Brennen und Stechen in der Harnröhre, unwillkürlicher Abgang, muss fest pressen
11. Thuja: ständiger Harndrang; Gefühl, als bliebe bei Miktion etwas in der Harnröhre zurück oder als liefe ein einzelner Tropfen durch die Harnröhre, Nachträufeln, Schmerzen am Ende der Miktion

Pruritus (Juckreiz)

Juckreiz ist in der Regel das Begleitsymptom einer tiefer liegenden Störung, kann aber als Symptom sehr quälend und therapiebedürftig im Vordergrund stehen. Lokaler Pruritus perianal bei Hämorrhoiden, Fissuren und Analekzemen ist häufig durch Dysbakterie des Dickdarms, Pilz- oder Wurmbefall überlagert, aber es ist auch an eine Kontaktallergie durch Hygienemittel oder an eine psychogene Ursache zu denken. Daneben kennen wir den erklärbaren Juckreiz bei Dermatosen (Neurodermitis, Nesselsucht, Ekzeme, Insektenstiche, Skabies, Läuse, Lichen ruber, Kraurosis vulvae etc.). Sehr häufig stehen wir jedoch vor dem Problem, dass wir für den Juckreiz keine Ursache definieren können: Besonders im Senium können Exsiccose, Medikamente, Diabetes, Menopausensyndrom, okkulte Neoplasmen, Darmparasiten, Nieren- und Leberinsuffizienz, Polycythämia vera, Morbus Hodgkin, Hyperthyreose, Hypereosinophiles Syndrom oder eine Dermatitis herpetiformis im Frühstadium mit starkem generalisierten Juckreiz einhergehen. Eine sorgfältige differenzialdiagnostische Abklärung ist somit je nach Lage des Falles angezeigt.

Pruritus aus Sicht der TCM

Juckreiz zählt zur Windsymptomatik, hat also einen Bezug zum Funktionskreis der Leber und entsteht durch Qi- und Blut-Stagnation in der Leber, wobei sich aufsteigendes Leber-Yang entwickelt. Das die Leber nährende und kühlende Wasserelement mit dem Funktionskreis Niere ist dabei primär oder sekundär erschöpft: Die Entgleisung der Leberenergetik kann also ihre altersbedingte oder krankheitsbedingte Ursache in der Niere haben. Die Körperseele „po" drückt auf der Haut die innen vorherrschenden emotionalen Zustände aus: Ein Patient mit aufsteigendem Leber-Yang neigt zu Wut, Zorn, Ärger, Hass, Frust und Neid (oder hat seine Leberprobleme aus einem Hang zu diesen Emotionen); ein Patient mit Nieren-Yin-Mangel leidet unter Ängsten. Somit ist Juckreiz auch ein emotional ausgelöstes Symptom. Als Oberflächensymptom manifestiert sich der Juckreiz im Yang-Bereich, deshalb ist eine ausleitende Behandlung über Punkte der Yang-Partner der Lunge (Di), Leber (Gb) und Niere (Bl) wichtig.

5

Therapiekonzept der TCM

1. Die Lunge und die Körperseele „po" harmonisieren: Lu 7, KG 17, Bl 13, 42 („po"), Di 4, 11 (Yang-Partner)
2. Das Leber-Yang sedieren und die Wanderseele „hun" beruhigen: Le 3, 8, Bl 18, 47 („hun"), Gb 41 (Yang-Partner)
3. Das Nieren-Yin stärken: Ni 2, 3, 6, Bl 23, 52 (Seelenpunkt „zhi", Wille), Bl 40 (Yang-Partner)
4. Das Herz (Psyche – Geist) beruhigen: He 5, 7, Bl 15, LG 20

Pruritus aus Sicht der Homöopathie

Entsprechend der breit gestreuten Ursachenmöglichkeiten für die Entstehung des Juckreizes ist auch die Palette der homöopathischen Arzneimittel recht groß.

1. Dreiwertige Mittel: Apis, Ars-alb., Caust., Lyc., Merc., Nat-mur., Puls., Rhus-tox., Sep., Sil., Staph., Sulph.
2. Zweiwertige Mittel: Bry., Cocc., Con., Dulc., Gels., Lach., Led., Med., Nux-v., Phos., Thuj.
3. Einwertige Mittel: Cotison., Grind., Tarax.

Praxis-Tipps Homöopunktur

Bei nicht näher definierbarer Ursache hat sich beim Juckreiz älterer Patienten die Mischung von Arsenicum album, Sulphur und Nux vomica zum Einstieg in die Therapie bewährt; zuvor sollte jedoch besonders nach Medikamentenreaktionen geforscht werden.

Mittel für spezielle Indikationen bei Juckreiz:

1. Alkoholabusus verschlimmert: Lachesis, Nux vomica, Sulphur
2. Ankleiden verschlimmert: Nux vomica
3. Anstrengung verschlimmert: Natrium muriaticum
4. Augen: Pulsatilla, Sulphur
5. Baden verschlimmert: Calcium carbonicum, Dulcamara, Sulphur
6. Bei Diabetes: Cephalandra indica
7. Daran denken verschlimmert: Medorrhinum
8. Entkleiden verschlimmert: Cocculus, Drosera, Psorinum, Rumex, Staphisagria

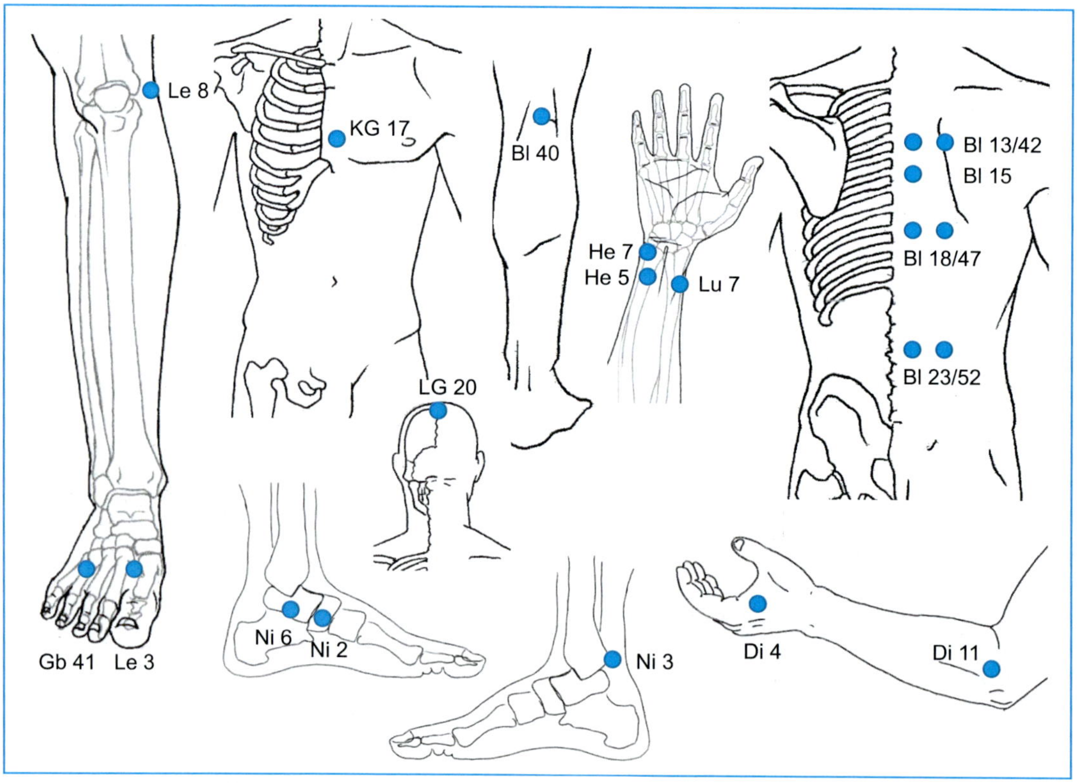

Abb. 107: Homöopunktur bei Pruritus

5

9. Kalte Luft verschlimmert: Rumex, Staphisagria, Sulphur
10. Kopfhaut: Calcium carbonicum, Graphites, Lycopodium, Natrium muriaticum, Sulphur
11. Kratzen, bis es blutet: Arsenicum album, Psorinum, Pulsatilla, Rumex, Sulphur
12. Kratzen mit Bluten verschlimmert: Mercurius solubilis
13. Kratzen verschlimmert: Apis, Arsenicum album, Causticum, Conium, Pulsatilla, Rhus toxicodendron, Silicea, Staphisagria, Sulphur
14. Nachts im Bett: Causticum, Nux vomica, Pulsatilla, Rhus toxicodendron, Sulphur
15. Nase: Causticum, Nux vomica, Sulphur
16. Ohren und Gehörgang: Aurum, Nux vomica, Petroleum, Pulsatilla, Rhus toxicodendron, Sepia, Silicea, Sulphur
17. Rücken: Causticum, Sulphur
18. Wärme verschlimmert: Mercurius solubilis, Psorinum, Pulsatilla, Rhus toxicodendron, Sepia, Silicea, Sulphur

Raynaud-Syndrom

Vasospastisches Syndrom, das bei Kältereiz zu Durchblutungsstörungen an Fingern und Zehen führen kann, mit sehr schmerzhafter Kälte und Blässe, gefolgt von Zyanose und reaktiver Hyperämie. Die Ursache der echten Raynaud-Erkrankung ist nicht bekannt; jedoch kommt die Symptomatik auch bei anderen Erkrankungen wie progressiver Sklerodermie und Kälteagglutininen vor.

Raynaud-Syndrom aus Sicht der TCM

Die Empfindlichkeit auf Kälte deutet auf den Verbleib von Kälte als äußerem pathogenem Faktor im Gewebe hin. Hierdurch wird die Zirkulation von Qi blockiert, ebenso kann das Blut nicht mehr fließen, dies führt zur Stagnation des Blutes (Schmerz, erst Blässe, dann Zyanose).

Kälte tritt meist im Gefolge von Wind als Wind-Kälte im Nackenbereich ein und löst einen Spasmus der Nackenmuskulatur aus. Dringt die Pathologie zum Gesichtsbereich vor, so verläuft die Erkrankung als Erkältung. Eine unterdrückende Therapie, die keine Ausleitung des pathologischen Faktors zulässt (Sekretionshemmung, antiphlogistisch), kann die Pathologie im Verlauf des Dünndarm-, Drei-Erwärmer- oder/und Dickdarmmeridians in die Peripherie der Arme leiten, ebenso über die entsprechenden Achsen in die Peripherie der Beine (Blasen-, Gallen-, Magenmeridian). Ein erneuter Kältereiz löst dann die beschriebenen Beschwerden aus.

Therapiekonzept der TCM

1. Ausleitung von Wind-Kälte aus den Extremitäten: Geeignet sind lokal die Ting-Punkte der Hände Di 1, Dü 1, 3E 1, eventuell auch der Yin-Meridian He 9, KS 9, Lu 11 in Kombination mit den Ba-Xie-Punkten. An den Füßen entsprechen dem die Ting-Punkte Bl 67, Gb 44, Ma 45 und die Yin-Ting-Punkte Le 1, MP 1 und Ni 1 in Kombination mit den Ba-feng-Punkten.
2. Lokale Punkte zur Anregung der Qi- und Blutzirkulation: an den Händen KS 6, 5, 3E 5, 8; an den Füßen: Gb 39, MP 6
3. Allgemeine Stärkung von Qi und Blut: Lu 7, Ni 6, MP 10, Bl 17, KG 6, 4

Raynaud-Syndrom aus Sicht der Homöopathie

Durchblutungsstörungen der Akren mit Blässe und Zyanose sprechen an auf: Ars-alb., Sec., Nat-mur., Lach., Sil., Nux-vom., Sulph., Thuj. Findet man auf Anhieb keine personotropen Leitsymptome, beginne man mit Secale cornutum. Häufig genügt eine Anwendung insbesondere auf die Ba-Xie- bzw. Ba-feng-Punkte alle 4 Wochen. Die Ting-Punkte sind für die Homöopunktur ungeeignet, lassen sich jedoch sehr gut begleitend akupunktieren (Nadel mit Führungsröhrchen, Elektrostimulation oder Laserlicht).

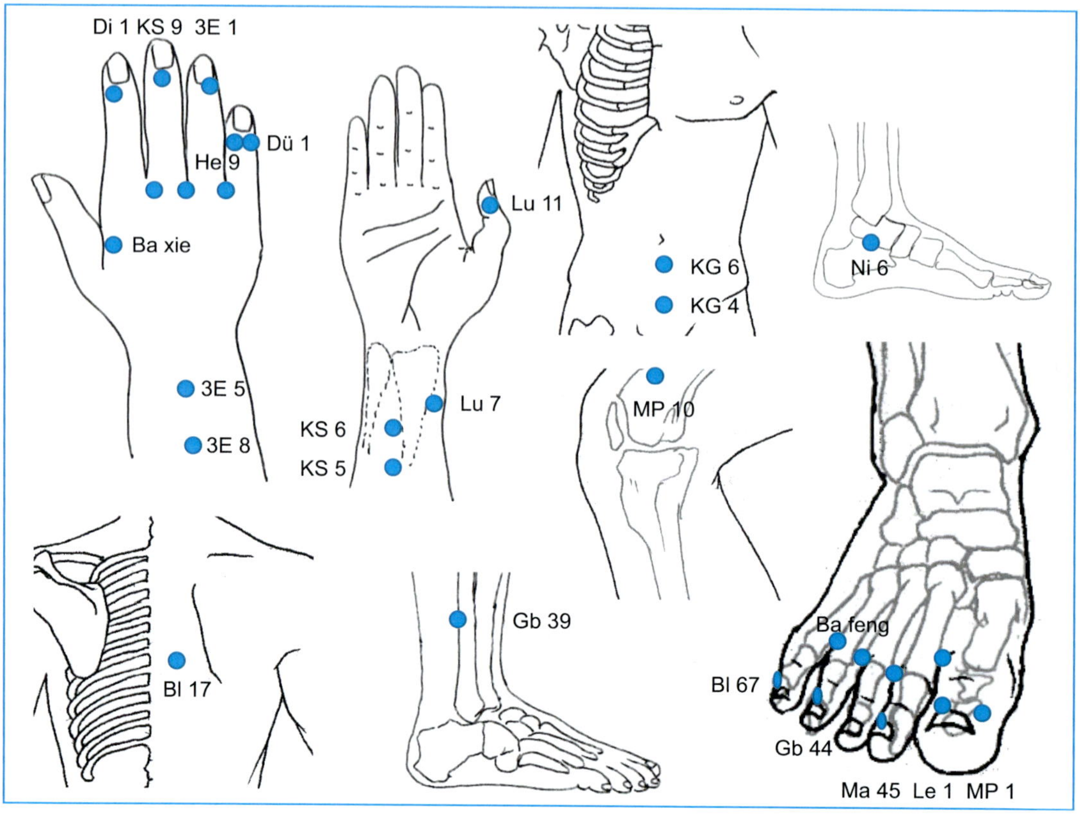

Abb. 108: Homöopunktur bei Raynaud-Syndrom

Reizblase

(Siehe auch *Harninkontinenz* und *Harnwegsinfekt (chronisch)*)
Es besteht häufiger Harndrang mit Entleerung nur kleiner Harnmengen und dem Gefühl, die Blase werde nie leer. Eventuell leichte krampfartige Blasenbeschwerden. Die Beschwerden werden schlimmer durch kalte Füße, Aufregungen, Vorhaben und wenn man daran denkt, außerdem durch Infekte der Harnwege oder operative Eingriffe (Transurethrale Prostataresektion, Cystoscopie, Steinabgänge).

Reizblase aus Sicht der TCM

Die theoretischen Überlegungen stimmen mit denen bei Blasenentzündung und Harninkontinenz überein (siehe dort).

5

Therapiekonzept der TCM

1. Lokal wirksame Punkte: Bl 28 (Zustimmungspunkt der Blase), Bl 53 (gleiche Höhe, auf dem Außenast, gleiche segmentale Wirkung), KG 4 (Alarmpunkt Dünndarm), KG 3 (Alarmpunkt Blase, Reunionszone MP, Le, Ni), Bl 39 (Ho-Funktionspunkt des Drei-Erwärmers mit besonderer Wirkung auf die Schleimhäute der Harnwege)
2. Fernpunkte: MP 6 (Gruppen-Lo für MP-Le-Ni, Bezugspunkt für Prostata und Uterus), Le 8 (Ho-Punkt leitet Nässe-Hitze aus dem Urogenitalbereich), Le 3 (Spasmolyse, Ärger, Zorn, Stress), LG 20 (Wirkung auf die Muskulatur des Beckenbodens, das Qi des Beckens; psychisch harmonisierend)

3. Psychische Punkte: Lu 7 (schaltet KG ein, reguliert den Qi-Fluss und die „Wasserwege"), Ni 6 (stärkt Nieren-Yin, beruhigend), He 7 (beruhigt den Geist, löst Ängste), He 5 (leitet Yang aus dem Herzmeridian auf den Partner Dünndarm; Lampenfieber, Prüfungsangst)

Reizblase aus Sicht der Homöopathie

Argentum nitricum (Lampenfieber, Prüfungsangst, Splittergefühl), Arsenicum album (alte Menschen, Brennen), Belladonna (Schmerzen am Blasenhals), Berberis (Steindiathese, Gries), Cantharis (Wundschmerz), Causticum (Harndrang nach Miktion bei leerer Blase, bei Kälte), Gelsemium (nach Aufregungen), Pulsatilla (anfallsweise), Sarsaparilla (Schmerzen am Ende der Miktion), Sepia (bei Menses), Staphisagria (nach Koitus, nach Operationen), Sulphur (Brennen, nach Infekten)

Praxis-Tipps Homöopunktur

Hier hat sich initial eine Mischung aus Populus, Nux vomica (Tenesmus) und Sulphur oder Berberis bewährt; die genauere Eingrenzung der Symptome lässt dann noch eine gezieltere Therapie zu.

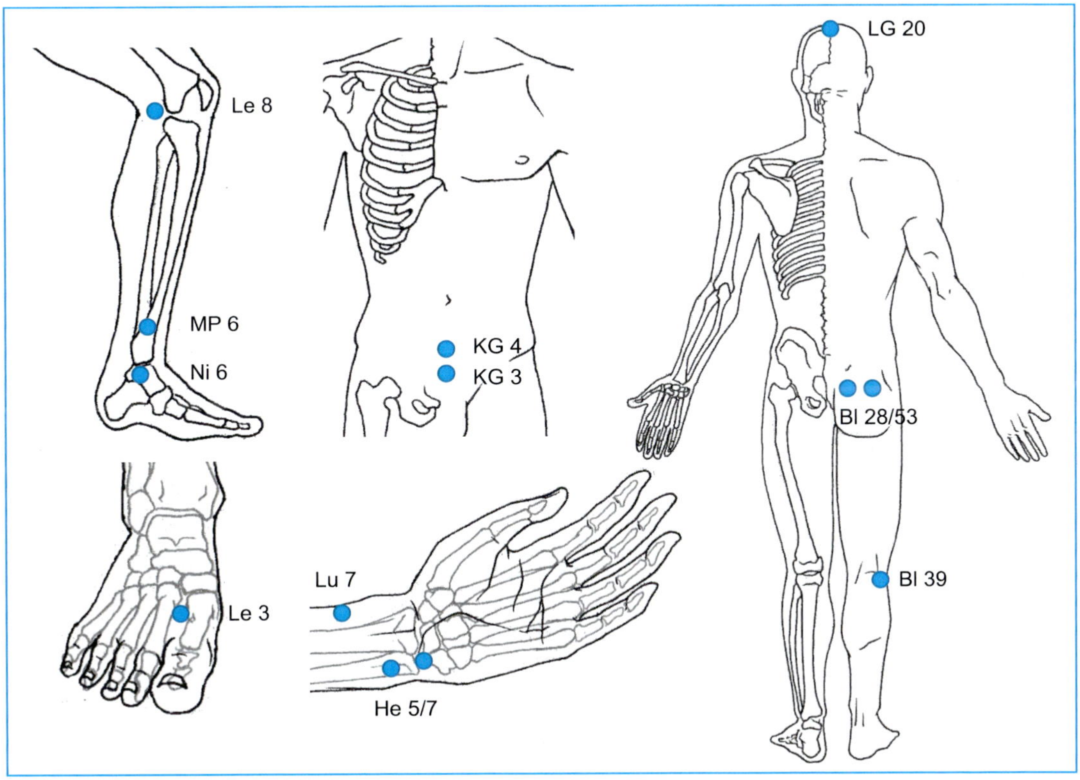

Abb. 109: Homöopunktur bei Reizblase

Rheuma

siehe *Fibromyalgie* (Seite 143) und *Schmerzhafte Erkrankungen des Bewegungsapparats* (Seite 229)

Rhino-Sinusitis (Infekt)

Hier sehen wir ein gutes Beispiel für die unterschiedlichen Denkansätze der Schulmedizin und im Gegensatz dazu der TCM und Homöopathie. Die Schulmedizin definiert die Erkältungskrankheiten als Virusinfekte, die bei ungünstiger Abwehrsituation des Patienten eine bakterielle Superinfektion in Form einer eitrigen Sinusitis, eitrigen Tonsillitis oder Pneumonie nach sich ziehen. Die Konsequenz daraus ist, dass man aus Angst vor möglichen Komplikationen (und den daraus resultierenden rechtlichen Folgen) viel zu schnell Antibiotika neben Antiphlogistika (Aspirin) und sekretunterdrückenden Nasensprays oder systemisch sekretunterdrückenden Mitteln einsetzt.

Erkältungskrankheiten aus Sicht der TCM und Homöopathie

Die chinesische Medizin hält das Eindringen bioklimatischer Faktoren (Qi der Umwelt wie Wind, Kälte, Nässe, Hitze) in den Organismus für das pathogene Agens. Natürlich kannte man vor 5000 Jahren noch keine Viren, sodass man hier ein Analogon zu den heutigen Krankheitserregern findet. Wesentlich unterscheidet sich jedoch die Konsequenz der Theapiemaßnahmen: Man versucht, die eingedrungene Pathologie wieder auszuleiten über die Vorstellung, dass es windausleitende, kälteausleitende und nässeausleitende Akupunkturpunkte gibt; es werden also die Sekretionen der Nasenschleimhäute nicht geblockt, sondern eher angeregt. Eigentlich könnte man sich gut vorstellen, dass damit auch Viren und Virusprodukte mit ausgeschieden werden, die sich bei unterdrückender Behandlung im Gewebe festsetzen.

Auch die Homöopathie rät zur Ausleitung der Krankheit über Anregung der Sekretion und sieht in der Unterdrückung von Sekreten die Wegbereitung zur sykotischen Diathese, einer konstitutionellen Erkrankungsbereitschaft des Patienten für chronische Erkrankungen.

Diese Theorie ist in der Praxis tatsächlich immer wieder zu beobachten: Nach mehrmaligen allopathischen Therapieversuchen einer Erkältung wird der Patient immer anfälliger; die Infekte treten in immer kürzeren Abständen auf und verlaufen auch zusehends heftiger, d. h. die Neigung zu gelb-grün gefärbten Sekreten ist auffällig, die Mitbeteiligung tiefer gelegener Abschnitte der Luftwege im Sinne einer Bronchitis bis zur Bronchospastik (Asthma) unübersehbar. In der TCM spricht man von einem „Hineindrücken" der pathologischen Faktoren Wind-Kälte von der Oberfläche in die Tiefe und einem Wandel der Symptomatik in eine Hitze-Erkrankung (Änderung der Sekretfarbe von weiß zu gelb-grün) durch die Abwehraktivität des körpereigenen Yang.

Plötzlich kommt es zu einem Stillstand des Verlaufs, der eine Heilung vortäuscht. Die Pathologie schwelt unter der Oberfläche weiter und breitet sich entlang des Verlaufs des Magenmeridians aus. Die resultierenden Magen-Darm-Beschwerden unter dem Bild von Reizdarm oder gar Colitis werden nie als Folgeerscheinung der unterdrückten Erkältung erkannt. Aber auch dieses Stadium ist irgendwann überwunden. Jetzt allerdings kommt die Patientin mit weißlichem Fluor oder wiederholten Blasenentzündungen in die Praxis. Der Mann klagt über Prostatabeschwerden und eine unspezifische Urethritis. Keime sind in beiden Fällen nicht so richtig zu finden, das Ganze ist sehr eigenartig: „Unspezifische Cystitis, Prostatitis, Urethritis" lautet die Verlegenheitsdiagnose. Wieder wird – obwohl eigentlich nicht indiziert – mit Antibiotika, Antimykotika und anderen unterdrückenden Methoden behandelt. Dabei wäre es einfach, aus der Anamnese den Leidensweg des Patienten zu rekonstruieren und zumindest jetzt noch eine ausleitende Therapie anzusetzen. Denn die Urogenitalregion mit ihren Körperöffnungen ist die letzte Station auf dem Weg des Magenmeridians, äußere Pathologien loszuwerden. Wird jetzt nicht gehandelt, so kommen diese Patienten in einigen Jahren mit Arthrosen insbesondere der Kniegelenke; hier hat sich dann die Pathologie Wind-Kälte aus dem energetischen Stadium „materialisiert" in Form anatomischer Veränderungen am Gelenksknorpel und festgesetzt und ist eigentlich nur noch symptomatisch erleichternd zu behandeln.

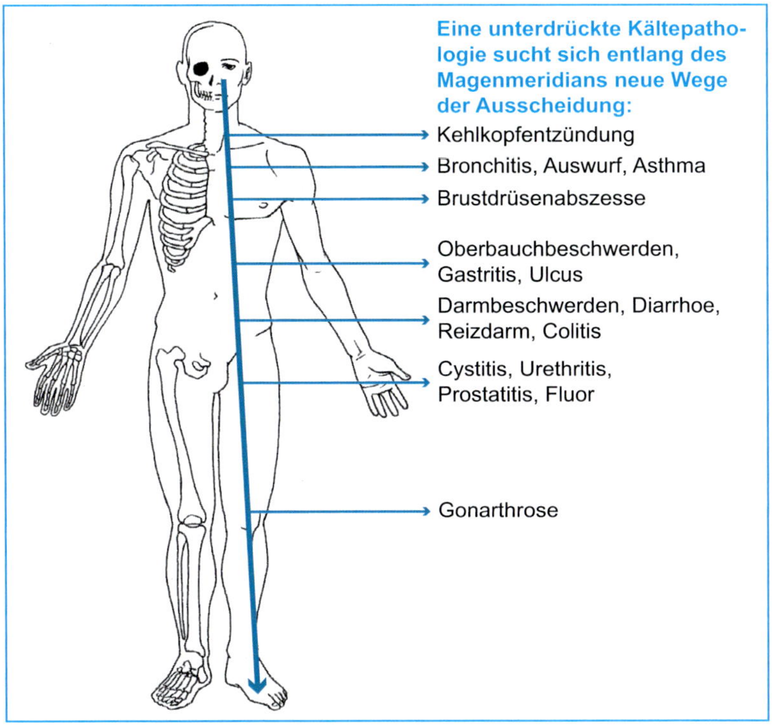

Abb. 110: Eindringen äußerer pathogener Faktoren über den Magenmeridian

Die Konsequenz für die Zukunft bedeutet: antiphlogistische Therapie, antibiotische Therapie – wenn nötig – ja, aber nie ohne zusätzlich ausleitende Behandlung. Nie sollten jedoch sekretunterdrückende Maßnahmen getroffen werden, auch wenn der Leidensdruck der Patienten hier besonders dramatisiert zum Ausdruck kommt.

Therapiekonzept der TCM

1. Ausleitung Wind-Kälte-Nässe-Hitze aus dem Kopfbereich: Gb 20, Bl 10, LG 14, Di 4, 20, Yin Tang (Glabella)
2. Stärkung der Lungenenergetik (Abwehr-Qi der Lunge): Lu 7, Bl 13, KG 17, Ni 6, Lu 11 (Akupunktur bei Halsschmerzen)

Therapiekonzept der Homöopathie

Für akute fieberhafte Infekte sind die bewährten Mittel Aconitum (Angst, Unruhe, Fieberanstieg nachts, nach kaltem Wind) und Belladonna (rotes Gesicht, Fieberanstieg abends, nach körperlicher Anstrengung). Im weiteren Verlauf unterstützen Bryonia, Echinacea, Eupatorium, Ferrum phos., Grindelia, Hepar sulfuris, Nux vomica, Pulsatilla und Sulfur.

1. Blutiges Sekret: Belladonna, Hepar sulfuris, Mercurius solubilis, Nitricum acidum
2. Eitrige Sekretion: Calcium carbonicum, Hepar sulfuris, Mercurius solubilis, Lycopodium, Silicea
3. Fließschnupfen, reichlich: Allium cepa, Natrium muriaticum, Nux vomica
4. Grünliches Sekret: Mercurius solubilis, Pulsatilla, Sepia
5. Krustenbildung: Thuja
6. Trockenheit der Nase: Calcium carbonicum, Lycopodium
7. Verstopfte Nase, auch nachts, Kinder: Nux vomica
8. Wundmachend: Mercurius solubilis, Sulphur

Praxis-Tipps Homöopunktur

Gerade zu Beginn einer Erkältung ist die Differenzierung recht schwierig; hier hat sich eine Standard-Mischung von Echinacea, Eupatorium, Ferrum phosphoricum und Hepar sulfuris zur Injektion und oralen Gabe bewährt.

Bei lange unterdrückten Infekten, die dann sekundäre Symptome im Urogenitalbereich zeigen, müssen die dortigen Symptome zur Mittelwahl herangezogen werden (siehe auch in den entsprechenden Kapiteln).

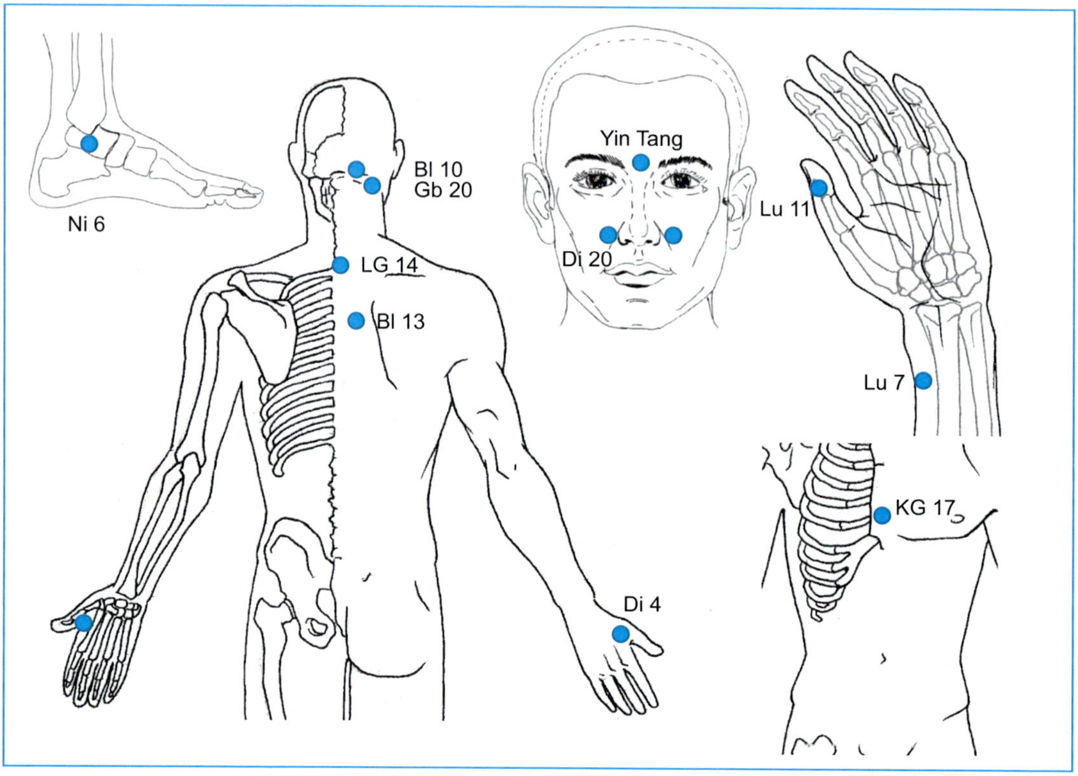

Abb. 111: Homöopunktur der Rhino-Sinusitis

Schlafstörungen

Der Abusus von Tranquillizern und Schlafmitteln ist ein Zeichen dafür, dass wir auf den Schlaf nicht verzichten wollen und können, dass wir mit Schlaflosigkeit in der Regel nicht umgehen können, sondern den Schlaf erzwingen möchten. Dabei sind die Ursachen für Schlafstörungen sehr vielfältig. Die Lebensgewohnheiten spielen eine gewichtige Rolle: Alkohol, Koffein, Nikotin, schwer verdauliches Essen am Abend, unregelmäßiger Lebensrhythmus, aufregende abendliche Unterhaltungserlebnisse per TV, Literatur oder Events bringen uns ebenso aus dem Rhythmus wie Stress, Kummer, Sorgen und Ängste. Schlaflosigkeit verstärkt die Problematik, da die Erholung, Entspannung und Verarbeitung der Probleme in Träumen fehlt. Dafür ist nicht nur das Schlafen an sich, sondern auch die Schlafqualität und Schlaftiefe wichtig.

Schlaf aus Sicht der TCM

Die Aktivität des Tages wird durch Yang-Energie ermöglicht, die Ruhe der Nacht durch ein Überwiegen der Yin-Energie, die besonders im Funktionskreis des Herzens dafür sorgt, dass sich der Geist zur Ruhe legen kann. Yin-Energie des Herzens bedeutet auch Herz-Blut. Ein Mangel an Herz-Yin und -Blut kann durch emotionale Belastungen des Herzens direkt bewirkt werden, aber auch über die Wandlungsphasen durch eine stress-, wut- und zorngeplagte Leber (aufsteigendes Leber-Yang), eine sorgengeplagte Milz (Verminderung der Blutsynthese), eine durch Traurigkeit und Verlust geschwächte Lunge (gehemmter Qi-und Blut-Aufbau) und nicht zuletzt durch einen Nieren-Essenzmangel (Yin-Mangel) bei chronischer Überarbeitung, Existenzängsten, chronischen Erkrankungen, sexueller Überaktivität oder einfach durch Essenzminderung im Alter. Je nach der Ursache finden wir im gestörten Funktionskreis die entsprechenden zusätzlichen Symptome und Zeichen auf der Zunge.

Eine gute Orientierungshilfe für einen Therapieansatz bietet die chinesische Organuhr, wonach im Zweistundenrhythmus jeweils einer der zwölf Meridiane (Funktionskreise) in seinem energetischen Tagesmaximum arbeitet: Es ist die Zeit, in der das jeweilige System ein Maximum der Entgiftungs- und Stoffwechselaktivität aufweist. Ist diese Reinigungsphase des Funktionskreises blockiert, resultieren daraus zum jeweiligen Zeitpunkt außer diffusen vegetativen Beschwerden auch Schlafstörungen: Gallenblase 24 Uhr, Leber 2 Uhr, Lunge 4 Uhr. Das bedeutet, dass das regelmäßige Erwachen gegen 2 Uhr eine Therapie der Leberenergetik über die Punkte Le 2, 3, 5, 8, Bl 18 und der Energetik der im fördernden Zyklus vor- und nachgeschalteten Elemente Niere und Herz erfordert. Wir arbeiten hier also einmal mit der Organuhr, die die zeitliche Abfolge der Energiemaxima beschreibt, und andererseits mit dem fördernden Kreislauf der fünf Wandlungsphasen, aus dem die Elemente erkennbar sind, die für die Lieferung von Energien jeweils zuständig sind.

Bei einem Blut-Mangel des Herzens sehen wir eine blasse Zunge; der Patient klagt über Gedächtnisschwäche und Schwindel, allgemeine Müdigkeit und Schläfrigkeit tagsüber, Verdauungsstörungen im Sinne einer Milz-Qi-Schwäche (Blähneigung, Inappetenz, weiche, ungeformte Stühle, seitliche Zahneindrücke an der Zunge) sowie Erwachen in den frühen Morgenstunden, wobei das Wiedereinschlafen nicht möglich ist.

Therapiekonzept: Herzblut stärken, Geist beruhigen, Milz tonisieren – Punkte Ma 36, KG 12, MP 6, He 7, Bl 15, Ni 6

Die Yin-Leere des Herzens durch geistige Überarbeitung zeigt sich in einer Symptomatik der „leeren Hitze": rote Zungenspitze, dünner, gelblicher Zungenbelag. Der Patient spürt Herzpalpitationen, schnellen Puls, Unruhe, Kurzatmigkeit, verbale Kommunikationsunlust, Nachtschweiß und allgemeine Schwäche, leidet unter Einschlafstörungen, unruhigem Hin- und Herwälzen im Bett und aufschreckenden Träumen.

Therapiekonzept: Herz-Hitze beseitigen, Herz-Yin nähren, Milz-Qi tonisieren – Punkte He 6 (Akutpunkt, Xi-Punkt, beseitigt Herz-Hitze bei Yin-Leere), He 7, LG 13 (Höhe Bl 11, 1. BWD, beseitigt Hitze bei Yin-Mangel), Ni 3, Ni 7 (beseitigt Nachtschweiß), 3E 5 (Ausgleich von Yin und Yang), KS 6 (beruhigt den Geist, reguliert das Qi im mittleren Erwärmer)

Ist für die Yin-Leere des Herzens eine Yin-Leere der Niere verantwortlich, leidet der Patient neben Einschlafstörungen und unruhigen Träumen, Unruhe, Schwindel und Gedächtnisstörungen noch an Beschwerden in der LWS und den Kniegelenken, an Tinnitus, Gehörstörungen und Zahnproblemen. 5

Therapiekonzept: Herz und Niere harmonisieren, Yin nähren, Geist beruhigen – Punkte LG 20 (beruhigt den Geist), He 7 (beruhigt Geist, beseitigt Hitze, nährt Yin), MP 6 (nährt Blut, harmonisiert Niere, Milz und Leber als Gruppen-Lo-Punkt), Ma 36 (Ho-Punkt, beseitigt Hitze und Feuchtigkeit, harmonisiert den Geist), Ni 6

Eine Yin-Leere des Herzens mit Hitzesymptomatik kann jedoch auch bei aufsteigendem Leber-Yang Schlafstörungen auslösen: häufig unterbrochener, traumgestörter Schlaf, schlaflose Nächte, Unruhe, Kopfschmerzen, Rötung der Augen, Hypertonie, Hitzegefühl. Auf die Leberpathologie weisen noch ein

saurer Mundgeschmack, die geröteten Zungenränder, eventuelle Nageldystrophien, Kopfschmerzneigung, trockene, gerötete Augen, Schwindelneigung und morgendliche Muskel- und Gelenksteifigkeit hin.
Therapiekonzept: Herz-Yin stärken, Leber sedieren, Nieren-Yin stärken – Punkte He 7, KS 6, LG 20, Bl 15, Le 2, 3, 8, Bl 18, Ni 3

Die blockierte Mitte (Milz und Magen) führt zu eine Dissoziation von Hitze und Kälte im Organismus: Im oberen Drei-Erwärmer (Thorax, Herz, Lunge, Kopf, Arme) herrscht Hitze durch Yang-Überschuss vor, da das Nahrungs-Yin von der Milz wegen Yang-Mangel nicht nach oben transportiert wird (Durchschlafstörungen, traumgestörter Schlaf, häufiges Erwachen mit Einschlafstörungen, Nachtschweiß), und im unteren Drei-Erwärmer ein Yin-Überschuss mit Yang-Mangel, gekennzeichnet durch kalte Füße, Ödemneigung, „schwere Beine“, wässrige Stühle, häufiges Wasserlassen und Nykturie. Der Milz-Yang-Mangel kann durch Kummer und Sorgen, den Übergriff einer erhitzen Leber oder einem Nieren-Yang-Mangel bedingt sein.
Therapiekonzept: Die Mitte stärken (Milz und Magen), Hitze oben ausleiten, Yin oben stärken, Yang unten stärken, Kälte unten ausleiten – Punkte Ma 36, KG 12, MP 6, Lu 7, Ni 6, He 7, Gb 20, An-mian, Di 4, LG 4, Bl 23, Ni 7, Ni 1

Zusammenfassung wichtiger Leitsymptome und Haupt-Therapiepunkte:

1. Einschlafstörung: Herz-Yin-Mangel (He 7, Ni 3)
2. Frühes Erwachen mit Einschlafstörung: Herz-Blut-Mangel (He 7, Ni 6)
3. Durchschlafstörung mit häufigem Erwachen: aufsteigendes Leber-Yang, Lungen-Yin-Mangel (Le 3, Lu 7)
4. Nachtschweiß: Yin-Mangel des Herzens und Yang-Mangel der Niere (He 5, Ni 7, Ni3)
5. Nykturie: Nieren-Yang-Mangel (in der Regel auf dem Boden eines Yin-Mangels) (LG 4, Ni 7, Ni 3)
6. Einschlafstörung vor Mitternacht: Gallen-Qi-Mangel (Gb 37, He 5)
7. Erwachen 2 Uhr: Leber-Yang-, Leber-Blut-Mangel (Le 2, 3, 5, 8)
8. Erwachen 4 Uhr: Lungen-Yin-Mangel (Lu 7, 9, Bl 13)

Schlafstörungen aus Sicht der Homöopathie

Fast alle homöopathischen Arzneimittelbilder haben einen Bezug zum Schlaf; eine individuelle Abstimmung des passenden Arzneimittels ist deshalb besonders wichtig. Allgemein dreiwertige Mittel für Schlafstörung sind: Ars-alb., Bell., Bry., Cal-carb., Lach., Merc., Nux-v., Phos., Puls., Rhus-tox., Sep., Sil., Sulph. und Thuj.

Praxis-Tipps Homöopunktur

Hier hat sich auch eine organotrope Mischung aus Crataegus, Taraxacum, Nux vomica und Solidago zur Injektion auf die Zustimmungspunkte Bl 13, 15, 18, 23 bewährt.
Spezielle Indikationen bei Schlafstörungen:

1. Nach zu spätem Abendessen: Pulsatilla
2. Nach Alkohol: Nux vomica, Cimicifuga, Gelsemium
3. Bei Angst: Arsenicum album, Aconitum
4. Nach Anstrengung: Arsenicum album
5. Nach Aufregung: Nux vomica
6. Durch Gedankenzudrang: Arsenicum album, Nux vomica, Pulsatilla
7. Bei Gedanken an Unangenehmes: Natrium muriaticum
8. Durch Hitzegefühl: Sulphur
9. Durch Hungergefühle: Lycopodium, Phosphor
10. Durch Juckreiz: Psorinum, Sulphur
11. Durch Kopfschmerzen: Aurum, Sulphur

12. Durch Kummer: Natrium muriaticum
13. Durch zu viel Licht im Zimmer: Coffea, Nux vomica, Staphisagria
14. Nach Schlaftablettenabusus: Nux vomica
15. Durch Ruhelosigkeit: Aconitum, Arsenicum album, Mercurius solubilis
16. Durch nächtliche Schmerzen: Mercurius, Rhus toxicodendron
17. Durch Kreuzschmerzen: Rhus toxicodendron
18. Durch sexuelles Verlangen: Calcium carbonicum, Staphisagria
19. Durch Nykturie: Natrium muriaticum
20. Durch Zahnschmerzen: Aurum, Chamomilla, Sepia, Silicea

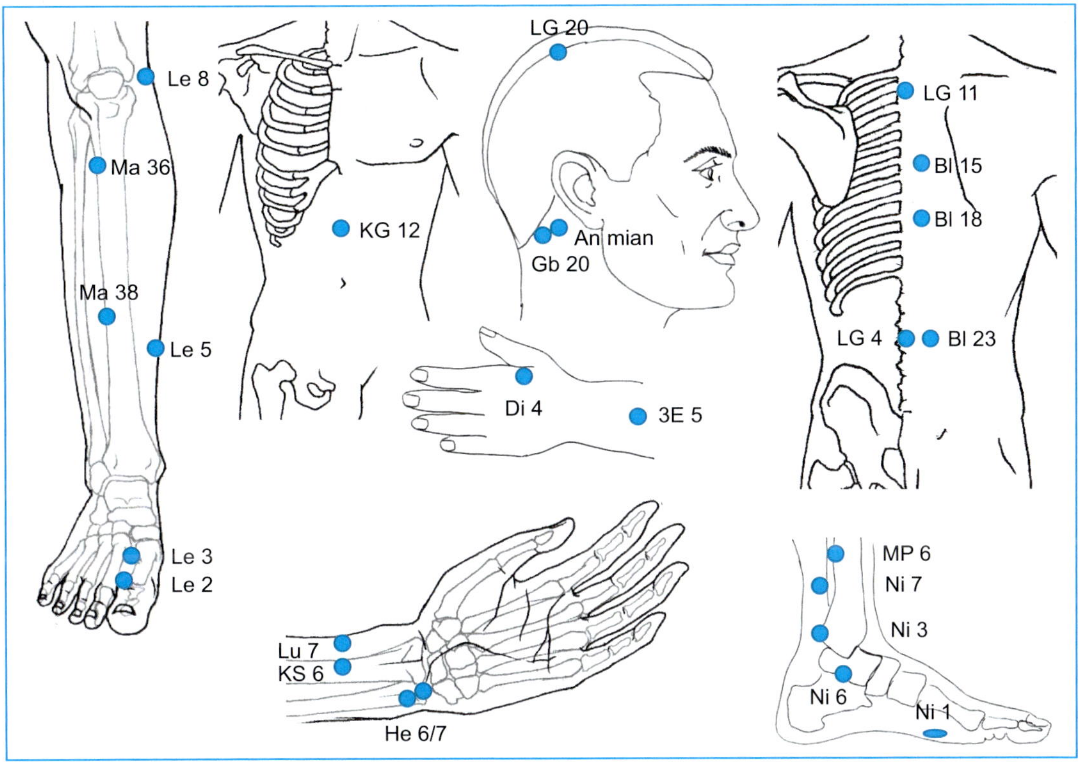

Abb. 112: Homöopunktur bei Schlafstörungen

Schmerzhafte Erkrankungen des Bewegungsapparats

Die häufigsten Beschwerden, mit denen Patienten die Praxen aufsuchen, sind Schmerzen im Bereich des Bewegungsapparats. Die Ursachen hierfür sind sehr vielfältig (Trauma, Überforderung, Fehlbelastung, Verkühlung, Durchnässung, psychische Anspannung, Fehlhaltung, Konstitution, Allgemeininfekte, Rheuma, Arthrose etc.), die schulmedizinische Diagnostik meist unergiebig (keine eindeutig pathologischen Röntgen- oder Laborbefunde) und die Therapiemöglichkeiten unbefriedigend (Schonung, Ruhigstellung, Schmerzmittel, Cortison, Physiotherapie). Die chinesische Medizin und die Homöopathie bieten hier sowohl für den Therapeuten als auch für den Patienten sehr erfreuliche Alternativen.

Schmerzhafte Erkrankungen des Bewegungsapparats aus Sicht der TCM

Die chinesische Medizin sieht in den schmerzhaften Erkrankungen des Bewegungsapparats ein „obstruktives" schmerzhaftes Syndrom oder „Bi"-(= Verstopfung)-Syndrom. Damit wird das Eindringen von Wind-Kälte-Nässe in die Oberfläche (Meridiane, tendinomuskuläre Meridiane, Luo-Gefäße) beschrieben, gefolgt von einer Zirkulationsstörung des körpereigenen Qi und Bluts, wobei die Stagnation den Schmerz auslöst. Betroffen sind nicht die Organe, sondern die Leitbahnen. Wind alleine führt zu hellen Schmerzen und Starre, rasch wechselnder Symptomatik und Lokalisation, Nässe zu Schwellung, Taubheitsgefühl, Schweregefühl und Spannung, Kälte zu fixierten, stechenden Schmerzen und Blutstagnation (livide Hautverfärbung). Diese Zustände sind primär äußere Füllesymptomatiken, die durch das Eindringen heftiger klimatischer Faktoren, meist jedoch in Kombination mit einer Abwehrschwäche des Patienten entstehen.

Abwehrschwäche beim Patienten kann ein schwaches Wei-Qi (Abwehr-Qi) der Lungen bedeuten, einen Blut- und Qi-Mangel des Patienten, körperliche Überlastung durch Beruf und Sport (einseitige Bewegungen, Schwitzen bei unzureichender Bekleidung, Durchnässung), Sitzen auf kalter Unterlage, Wohnen und Schlafen in feuchten Räumen, Barfußgehen auf kalten Böden, altersbedingten Blut- und Yin-Mangel, Traumafolge (Stagnation von Blut und Qi) oder auch emotionale Belastungen wie Ärger, Schreck, Ängste, Depressionen, die im Endeffekt zu einem Qi- und Yin-Mangel führen.

Die klassische Schilderung beschreibt das Eindringen der pathogenen Faktoren in einen Meridian am 3. Punkt von der Peripherie aus (bei Yin-Meridianen der Quellpunkt), die Verbreitung an der Oberfläche (Haut) über die Luopunkte (Vernetzung) und das Vordringen in Richtung Gelenke vom „Jing"- („King"- oder Fluss-) Punkt aus. Die Gelenke sind somit die Stationen, an denen sich die Pathologien sammeln. Gelenke sind die Orte des Zusammentreffens von Yin und Yang, Actio und Reactio, Bewegung und Materie, Blut und Qi.

Eine Hitzesymptomatik mit Rötung und Schwellung stellt meist ein sekundäres Stadium dar, bei dem die primäre Kältesymptomatik sich durch die Abwehrmechanismen des Körpers in Hitze wandelt, häufig vergesellschaftet mit Nässe (Schwellung).

Beim chronischen Bi-Syndrom kommt es durch mangelhafte Umwandlung der Körperflüssigkeiten zur Schleimbildung, die sich als Deformation der Knochen an den Gelenken ablagert (das Nieren-Yang verdampft die Flüssigkeiten), verbunden mit einer chronischen Blutstagnation, ständigem und intensivem Schmerz. Hinter diesen chronischen Formen stecken auch Schwächen innerer Organe: Nierenschwäche bei Knochendeformationen, Herzschwäche bei Blutstagnationen, Leberschwäche bei Sehnensteifigkeit, Milzschwäche bei Muskelschmerzen und Lungenschwäche bei Kälte der Haut. Hier ist eine Mitbehandlung der inneren Organenergetik notwendig.

Beim chronischen Bi-Syndrom ist nicht nur der direkte Meridianbefall mit Wind-Kälte-Nässe, sondern auch eine fortgeleitete Pathologie möglich (siehe Sinusitis), wobei die pathogenen Faktoren durch unterdrückende Therapien besonders entlang der Yang-Achsen (z. B. Tai-Yang Dünndarm – Blase, Shao-Yang Drei-Erwärmer – Gallenblase und Yang-Ming Dickdarm – Magen) wandern und so im Gefolge einer chronischen Sinusitis eine Periarthritis humeroscapularis oder auch eine Gonarthrose entstehen können.

Therapiekonzept der TCM

Bei akutem Bi-Syndrom

Es sind immer alle drei Komponenten in unterschiedlicher Ausprägung vorhanden: (Einzelheiten der Therapie siehe auch in den Kapiteln *Schmerzhafte Erkrankungen des Ellbogengelenks – Epicondylitis, der Hand- und Fingergelenke, der Hüfte – Insertionstendopathie, der Hüftgelenke – Coxarthrose, der Kniegelenke, der Nackenregion, des Schultergelenks, der Sprung- und Zehengelenke*)

1. Wind muss vertrieben werden durch Stärkung des Blutes
2. Kälte muss zerstreut werden durch Tonisieren des „Feuers"
3. Nässe muss aufgelöst werden durch Stärkung der Milz

Bei chronischem Bi-Syndrom

Zunächst Therapie wie im akuten Stadium, dazu jedoch:

1. Das Abwehr-Qi der Lunge stärken (Yang): Lu 7, Ni 6, Bl 13, Ma 36, KG 4, 6
2. Die Niere als Quelle des gesamten Yang stärken: LG 4, 12, 14, Dü 3, Bl 62, KG 4, Bl 23
3. Organbezogene Punkte je nach vorherrschender Symptomatik:
   a. He 5, KS 6, MP 10, Bl 17 bei Blutstagnation
   b. MP 5 bei Muskelschmerzen
   c. MP 6, 9, Bl 22, Di 11 bei Nässe
   d. Le 3, 5 bei Steifigkeit
   e. Lu 7 bei Kältegefühl
   f. Ni 3, 4, Bl 11 bei Knochendeformation
4. Übergeordnete Kardinal-Punkte:
   a. 3E 5-Gb 41 (vertreiben Wind)
   b. Dü 3-Bl 60 (stärken Nieren-Yang)
5. Vorbeugende Wirkung: Di 11, Ma 36, Bl 23 und Bl 43

Schmerzhafte Erkrankungen des Bewegungsapparats aus Sicht der Homöopathie

Ähnlich wie in der chinesischen Medizin kennt man in der Homöopathie die auslösenden Faktoren wie Wind, Kälte und Nässe bei schmerzhaften Erkrankungen des Bewegungsapparats.

Homöopathische Medikamente und ihre Beziehung zu äußeren pathogenen Faktoren

Wind	Kälte	Nässe	Hitze	Trockenheit schönes Wetter
Bryonia ++	Bryonia +++	Bryonia ++	Bryonia +(+)	Bryonia ++
Nux-vomica +++	Nux-vomica +++	Nux-vomica +++		Nux-vomica +++
Rhus tox. +++	Rhus tox. +++	Rhus tox. +++		
Silicea +++	Silicea +++	Silicea ++	Silicea ++	Silicea +
Sulfur ++	Sulfur ++	Sulfur +++	Sulfur ++	Sulfur +
Hepar sulf. +++	Belladonna +++	Dulcamara +++	Belladonna +++	Causticum +++
Kalium carb. ++	Hepar sulf. ++	Calcium carb. +++	Lycopodium +++	Hepar sulf. +++

Die gängigsten Mittel wie Bryonia, Rhus toxicodendron, Nux vomica, Silicea, Sulfur etc. zeigen eine sehr ausgeprägte Affinität zu bestimmten äußeren Einflüssen. Weitere Charakteristika:

1. Bryonia: Schmerzen bei der geringsten Bewegung, ärgerlicher Patient, Gelenksknirschen
2. Nux vomica: äußerst zugluftempfindlich, gestresst, reizbar
3. Rhus toxicodendron: Beschwerden bessern sich bei fortgesetzter Bewegung
4. Silicea: frostig, hüllt den Kopf ein, stinkender Fußschweiß, eitrige Hautprobleme
5. Sulfur: Neigung zu Ergüssen in den Gelenken, juckende Hautausschläge

Praxis-Tipps Homöopunktur

In der Praxis hat sich eine Mischung von Bryonia, Berberis (Gewebeübersäuerung, Leber-Gallen-Nieren-Mittel, Sehnen-Mittel) und Rhus toxicodendron als Mischinjektion bewährt; bei Gelenksergüssen zusätzlich Sulfur.

Schmerzhafte Erkrankungen des Ellbogengelenks – Epicondylitis

Patienten mit Schmerzen unter dem Bild eines „Tennisellbogens“ haben meist noch nie in ihrem Leben Tennis gespielt. Der Schmerz konzentriert sich auf den Epicondylus humeri lateralis (seltener auch medialis) bei Faustschluss, dazu ist die Ellbogenregion hochgradig druckempfindlich, die Beweglichkeit im Gelenk ist erhalten.

Schmerzhafte Erkrankungen des Ellbogengelenks aus Sicht der TCM

Durch Überlastung bei der Arbeit oder beim Sport und zusätzlicher Einwirkung von Wind-Kälte-Nässe entsteht dieses Bi-Syndrom (Obstruktion der Leitbahnen führt zur Stagnation von Qi und Blut). Betroffen sind beim lateralen Schmerzbild der Dickdarmmeridian und die Drei-Erwärmer-Leitbahn, beim medialen Schmerz die Dünndarm- und Lungenleitbahn. Die eingedrungene Pathologie sollte zunächst über die entsprechenden Ting-Punkte ausgeleitet werden; Störherdeinwirkungen aus der Kopfregion (Zähne, Tonsillen, Nasennebenhöhlen) sind wie im Bereich der Schulter möglich und erfordern eine entsprechende Mitbehandlung. Nachdem dieses Krankheitsbild relativ häufig ohne die entsprechenden auslösenden Faktoren in der Anamnese auftritt, ist auch eine Verlagerung emotionaler Störungen aus dem Bereich des Herzens (Erststation jeder seelischen Belastung) über den Dünndarmmeridian, aus dem Bereich der Lunge (Trauer, Verlust) über den Dickdarmmeridian und aus dem Bereich der Leber (Stress, Zorn, Ärger, Hass, Neid) über Gallen- und Drei-Erwärmer-Meridianverlauf als körperlicher Schmerz möglich. Kummer, Sorgen, Partnerschaftsprobleme und Mobbing bewirken über den Magenmeridian eine energetische Schwäche in den Yang-Ming-Achsen mit Beteiligung des Dickdarmmeridians. Auffallend in dieser Richtung ist auch die Hartnäckigkeit des Krankheitsbildes. Deshalb sollte bei Therapieresistenz die Wirkung über die Achsen Tai-Yang Dü-Bl, Shao-Yang 3E-Gb und Yang-Ming Di-Ma versucht werden, gegebenfalls auch eine Stärkung der pyschischen Aspekte der Yin-Organe über die Quell-, Zustimmungs- oder Seelenpunkte auf dem Außenast des Blasenmeridians.

Therapiekonzept der TCM

1. Lokale Punkte: Di 10, 11, 12, Dü 8, Lu 5, He 3, 3E 10
2. Fernpunkte: Dü 3 (Spasmolyse), 3E 5 (Entzündung, Ausleitung), Gb 41 (Meisterpunkt der großen Gelenke, Windausleitung)
3. Achsenpunkte: Bl 40 (zu Dü 8), Gb 34 (zu 3E 10) und Ma 36 (zu Di 11)
4. Psychische Punkte: He 5, 7 (Freudlosigkeit, Hektik), Lu 7, Di 4 (Trauer, Verlust), Le 3 (Stress)
5. Tonsillenstörherd: Lu 11
6. NNH-Störherd: Di 4, 20, Yin Tang, 3 E5
7. Zahnstörherde: Di 1, 2, 4

Schmerzhafte Erkrankungen des Ellbogengelenks aus Sicht der Homöopathie

1. Arsenicum album: ziehende Schmerzen bis zur Achselhöhle, angstvoller, pedantischer Typ
2. Belladonna: pulsierende Schmerzen, nachts
3. Berberis: ziehende Schmerzen, chronisch, ärgerlich
4. Bryonia: Schmerzen bei der geringsten Bewegung, wie gelähmt
5. Calcium carbonicum: Schmerzen beim Greifen; lascher, pastöser Typ, Schweiße
6. Causticum: Schmerzen beim Ausstrecken des Armes, chronischer Kummer, luftzugempfindlich

7. Lycopodium: reißender Schmerz
8. Rhus toxicodendron: durch Überlastung, Durchnässung, besser durch fortgesetzte Bewegung, reißender Schmerzcharakter
9. Sulphur: Schmerzen beim Heben eines Gegenstands, reißend

Praxis-Tipps Homöopunktur

Die Auswahl der homöopathischen Mittel richtet sich nach der Symptomatik; Bryonia, Calcium carbonicum, Rhus toxicodendron und Sulphur werden häufig zu finden sein. Bei der Injektion der lokalen Punkte kann 0,5–1 ml eines 2 %igen Lokalanästhetikums zugegeben werden. Die Kombination mit Körperakupunktur und Ohrakupunktur der lokalen Schmerzpunkte ist bei der Hartnäckigkeit des Krankheitsbilds (besonders nach vorausgegangenen Cortisoninjektionen) sinnvoll.

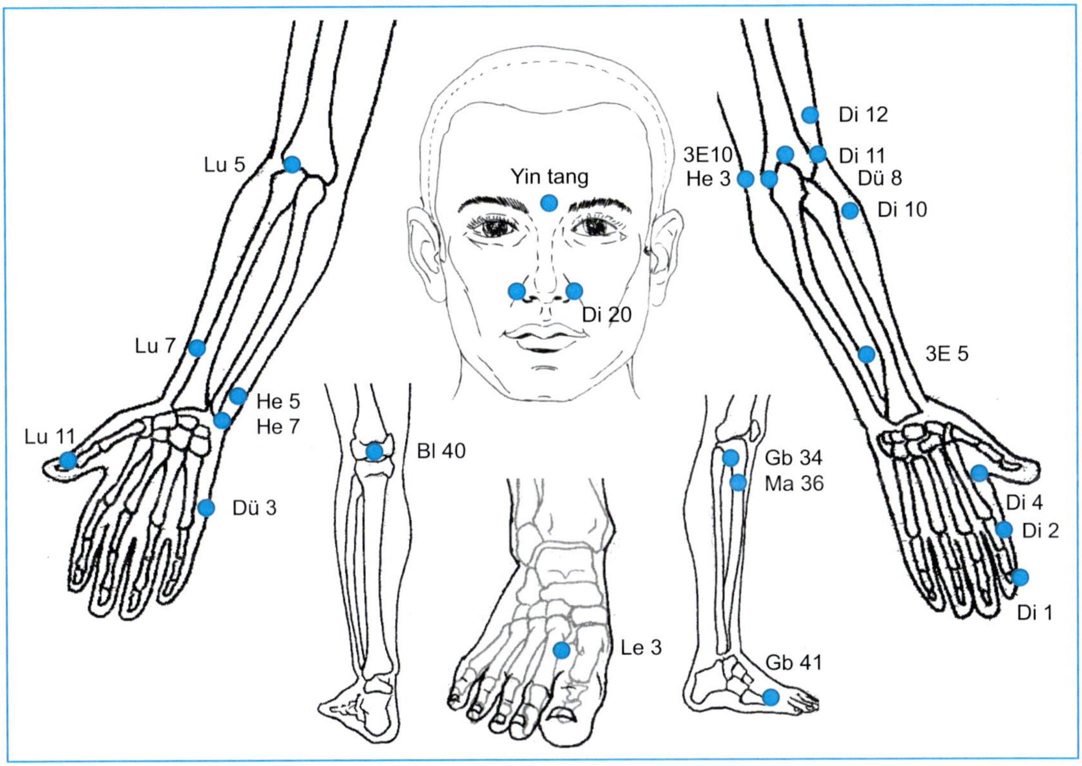

Abb. 113: Homöopunktur bei Epicondylitis

Schmerzhafte Erkrankungen der Hand- und Fingergelenke

In der Anamnese finden wir Überlastungen durch Hausarbeit, berufliche oder musische Tätigkeiten, die eine intensive Bewegung im Bereich der Handgelenke und Finger erfordern (Musikinstrumente, Computertastatur, Stricknadeln etc.), wobei eine Wind-Kälte-Nässe-Exposition dann das Schmerzbild auslöst. Im Rahmen der Menopause und bei bekannter familiärer Disposition entwickeln sich besonders bei Frauen entzündliche, sehr schmerzhafte Arthritiden der Fingergelenke (Heberden-Arthrose), wogegen bisher keine erfolgreiche Therapie bekannt ist.

Schmerzhafte Erkrankungen der Hand- und Fingergelenke aus Sicht der TCM

Nach dem oben geschilderten Muster des Befalls mit Wind-Kälte-Nässe bei vorausgegangener Überlastung handelt es sich um ein Bi-Syndrom mit schmerzhafter Obstruktion der Leitbahnen für den Qi- und Blutfluss. Für die Hände sind die bisher verwendeten peripheren Punkte zum Ausleiten fast schon in der Krankheitszone; wir müssen deshalb auf weiter distal gelegene Punkte wie die Ting-Punkte und Ba-Xie-Punkte ausweichen.

Therapiekonzept der TCM

1. Ausleitung der Pathologie über die Ba-Xie-Punkte
2. Ausleitung der Pathologie über die Ting-Punkte der betroffenen Meridiane: Lu 11, Di 1, KS 9, 3E 1, Dü 1, He 9. Diese Punkte sind höchst empfindlich (aber auch sehr wirksam) und sollten nur mit feinen Akupunkturnadeln (mit Führungsröhrchen) gestochen werden.
3. Lokale Punkte für das Handgelenk: 3E 4, Di 5 (Tabatière), Dü 5, He 7, KS 7, Lu 9
4. Lokale Punkte für die Fingergelenke: Di 3, Dü 3, 3E 3
5. Schmerzen am Daumen: Lu 7, 9, 10, 11
6. Übergeordnete Punkte: KS 6, 3E 5
7. Yang-Achsenfernpunkte am Fuß: Bl 60 (zu Dü 5), Gb 40 (zu 3E 4) und Ma 41 (zu Di 5)

Schmerzhafte Erkrankungen der Hand- und Fingergelenke aus Sicht der Homöopathie

1. Arnika: Überanstrengung
2. Causticum: Kälteeinwirkung, chronischer Kummer
3. Colchicum: gichtig
4. Lycopodium: gichtig
5. Rhododendron: schlimmer vor Gewitter
6. Rhus toxicodendron: Überlastung, Nässe, Kälte; Schmerzen auf der Beugeseite

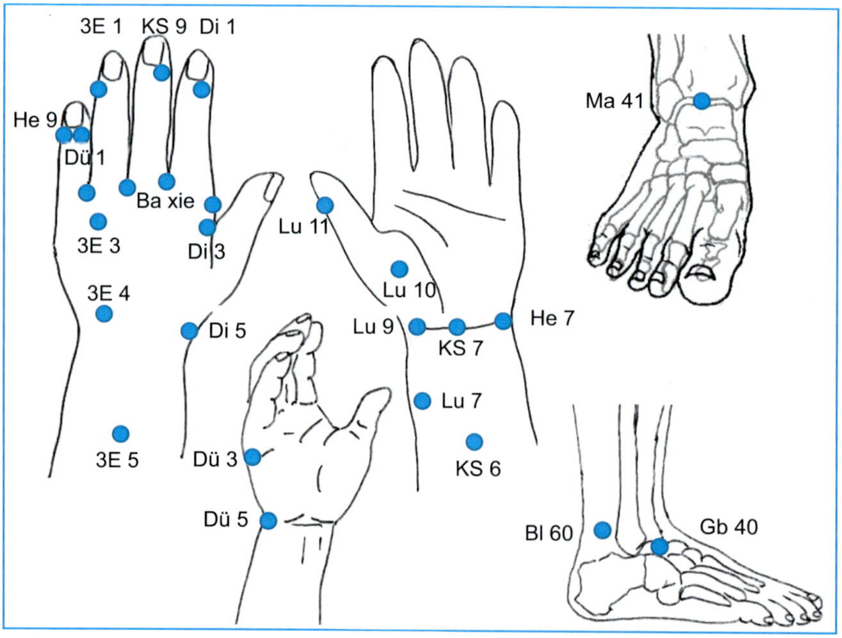

Abb. 114: Homöopunktur und Akupunktur bei schmerzhaften Erkrankungen der Hand- und Fingergelenke

7. Sulphur: entzündliche Aktivität.
8. Aurum: rheumatisch, arthrotisch

Praxis-Tipps Homöopunktur

Besonders bewährt hat sich bei Heberden-Arthrose die Anwendung von Aurum metallicum D30 auf die Ba-Xie-Punkte einmal pro Monat.

Schmerzhafte Erkrankungen der Hüfte – Insertionstendopathie

Vom Patienten beklagte „Hüftschmerzen" werden häufig als „Coxarthrose" vorschnell in eine falsche diagnostische Schublade verschoben, wogegen man mit wenigen Handgriffen am seitlich liegenden Patienten im Bereich des proximalen Oberschenkels, etwas distal vom Trochanter maior femuri, eine andere häufige Quelle seiner Beschwerden deutlich ertasten kann: die Insertionsstelle der Gefäßmuskulatur. Durch Fehlhaltung und Überlastung kann es hier zur äußerst schmerzhaften „Insertionstendopathie" kommen.

Insertionstendopathie aus Sicht der TCM

Es handelt sich um ein Bi-Syndrom: lokale Stagnation von Qi und Blut durch Blockade des freien Energieflusses. Wind-Kälte oder Nässe haben sich dort festgesetzt und verursachen die schmerzhafte Obstruktion. Die Zone der Beschwerden betrifft recht genau den Verlauf des Gallenblasenmeridians; die Auswirkungen von Ärger, Zorn, Wut und Stress können sich in diesem Krankheitsbild zeigen.

Therapiekonzept der TCM

1. Wind-Kälte-Nässe aus dem Gallenblasenmeridian ausleiten: Gb 44 (Ting-Punkt), Gb 43 (Tonisierungspunkt), Gb 41 (Wind-Punkt, öffnet das Gürtelgefäß), Gb 34 (Meisterpunkt für Sehnen), Gb 31 („Ort des Windes"), Gb 30 (lokaler Punkt)
2. Unbedingt den lokalen Schmerzpunkt aufsuchen („Ashi-Punkt"), diesen jedoch vorzugsweise mit Homöopunktur behandeln
3. Die Leberenergetik sedieren (das Leberblut kühlt, nährt und befeuchtet die Sehnen): Le 3, 5, 8

Insertionstendopathie aus Sicht der Homöopathie

Aus der Erfahrung hat sich die Mischung von Berberis, Bryonia und Rhus toxicodendron bestens bewährt, initial unter Zugabe von 1 ml eines 2 %igen Lokalanästhetikums.

Praxis-Tipps Homöopunktur

Es genügt die infiltrative Injektion von ca. 5–6 ml Lösung (3 Mittel plus Lokalanästhetikum) in der Tiefe der schmerzhaften Insertionsstelle am Oberschenkel und die ergänzende Nadelung der drucksensiblen Punkte auf dem Gallenblasen- und Lebermeridian (meist Gb 31, 34 oder 39, 41 und Le 3, 5, 8). Nach der ersten Therapie meist 80–90 % Besserung, Wiederholung der Behandlung eventuell nach 3–7 Tagen.

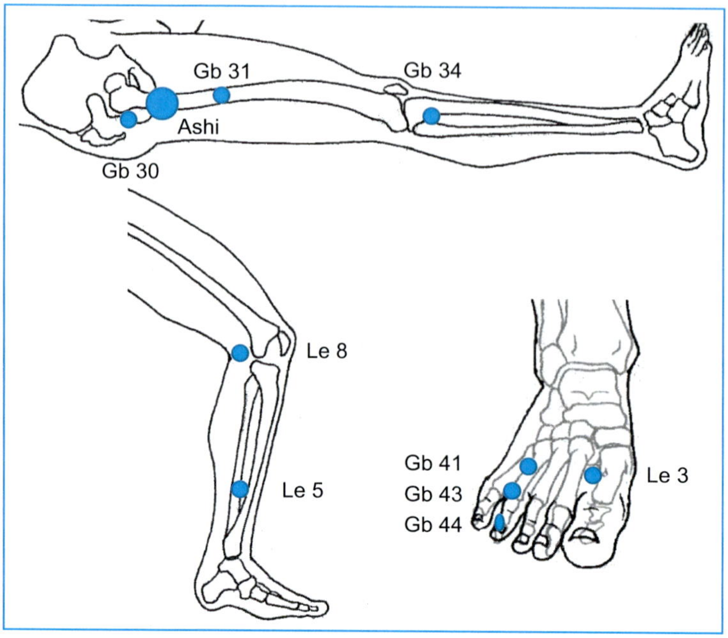

Abb. 115: Homöopunktur und Akupunktur bei Insertionstendopathie am Oberschenkel

Schmerzhafte Erkrankungen der Hüftgelenke – Coxarthrose

Schmerzen im Hüftbereich können mit wenigen Handgriffen differenzialdiagnostisch eingeordnet werden in Insertionstendopathien am Trochanter maior femuri (seitlicher Schmerz), Coxarthrose (Schmerz in die Leiste und zum Knie ziehend, schmerzhafte Rotationseinschränkung des Hüftgelenks) und Schmerzsyndrome aus dem Rücken ausstrahlend wie ISG-Blockade oder Lumbo-Ischialgie. Diese Differenzierung ist auch im Hinblick auf die Punktwahl bei der Homöopunktur wichtig. In diesem Kapitel konzentrieren wir uns auf das Schmerzbild im Sinne der Coxarthrose. Aus schulmedizinischer Sicht liegt der Coxarthrose häufig eine angeborene Fehlbelastung der Hüftgelenke (Hüftdysplasie, syphilitische Diathese) zugrunde. Die Schmerzentwicklung verläuft schleichend über Jahre.

Schmerzhafte Erkrankungen der Hüftgelenke aus Sicht der TCM

Auf dem Boden möglicher Vorschädigungen (Dysplasie, Überlastung, Trauma) führen Wind-Kälte-Nässe-Exposition oder auch das Herabsteigen dieser pathogenen Faktoren aus dem Nebenhöhlenbereich durch unterdrückende Therapie von Erkältungen über den Magenmeridian zur Blockierung des Qi- und Blutflusses im Bereich des Hüftgelenks (Bi-Syndrom). Die gezielte Anamnese liefert den Hinweis auf diesen schulmedizinisch vernachlässigten Pathomechanismus. Betroffen sind neben dem Magenmeridian (ventraler Schmerz zur Leiste und zum Knie) auch der Gallenblasenmeridian (lateraler Schmerz, Thema Wind und Zuständigkeit für die Gelenke).

Therapiekonzept der TCM

1. Ausleitung von Wind-Kälte-Nässe: aus der Magen-Dickdarm-Achse über den Ting-Punkt Ma 45, den Tonisierungspunkt Ma 41 und den Ho-Punkt Ma 36 sowie den lokalen Punkt Ma 31
2. Ausleitung von Wind-Kälte-Nässe aus dem Dickdarmmeridian über Di 3 (Windpunkt der Klassik), 4, 20, Yin Tang
3. Ausleitung von Wind-Kälte-Nässe über den Gallenblasenmeridian: Gb 44 (Ting-Punkt), Gb 43 (Tonisierungspunkt), Gb 41 (Wind-Punkt, Meisterpunkt für die großen Gelenke, Öffnungspunkt für

das Gürtelgefäß), Gb 34 (Meisterpunkt der Sehnen), Gb 31 („Ort des Windes") und Gb 30 (lokaler Punkt), Knochenstoffwechselpunkte wie Bl 11 und Ni 6

4. Ausleitung speziell von Nässe über den Milzmeridian: MP 3, 5, 9, 12 (Leiste)
5. Übergeordnete Punkte: 3E 5 (rheumatische Entzündung) mit Gb 41 und Dü 3 (öffnet LG) mit Bl 62 (öffnet aufsteigendes Yang-Gefäß), Punkte über Kreuz stechen; bei Frauen statt Dü 3 und Bl 62 häufig wirksamer: Lu 7 und Ni 6
6. Da die Schonhaltung bei der Coxarthrose meist zu einer Fehlhaltung im LWS-ISG-Bereich führt: lokale Schmerzpunkte über ISG und LWS suchen

Schmerzhafte Erkrankungen der Hüftgelenke aus Sicht der Homöopathie

Wegen der destruktiv-syphilitischen Züge der Coxarthrose sollte eine toxische Belastung mit Quecksilberamalgam (häufig auch der Auslöser chronischer Sinusitiden) nach Möglichkeit beseitigt werden. Arsenicum, Aurum, Berberis, Mercurius und Silicea sind passende Mittel bei diesem Miasma.

Insgesamt zeigt Rhus toxicodendron die meisten Symptome der Coxarthrose-Problematik: Schmerzen nachts, morgens, nach dem Aufstehen, beim Sitzen, bei Anstrengungen, Besserung nach fortgesetzter Bewegung (auch bei Lycopodium und Pulsatilla). Calcium carbonicum hat Schmerzen nach Anstrengung, Ledum ausgeprägt rechtsseitig, Causticum ausgeprägt linksseitig und bei Husten.

Als weitere Mittel können Chelidonium (Gallenprobleme), Colchicum (Hyperurikämie) und Hepar sulfuris (äußerst empfindlich auf Kälte und Berührung, Neigung zu eitrigen Infekten) passen.

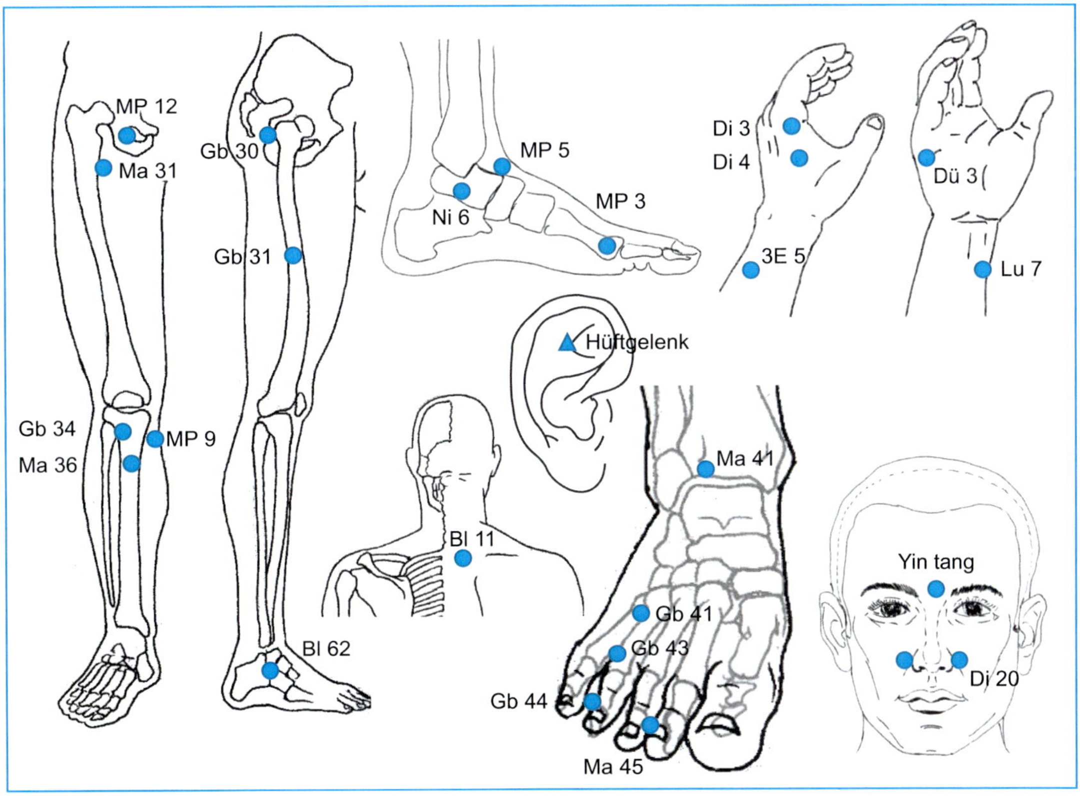

Abb. 116: Homöopunktur und Ohrakupunktur des Hüftgelenks

Praxis-Tipps Homöopunktur

Bewährt hat sich die Einstiegstherapie mit einer Mischung aus Berberis, Bryonia und Rhus toxicodendron mit 2- bis 3-wöchentlichen Anwendungen und individueller Ergänzung durch die oben erwähnten Mittel. Immer in Kombination mit Akupunktur behandeln, wenn möglich auch die lokalen Schmerzpunkte oder Störherdpunkte am Ohr einsetzen.

Schmerzhafte Erkrankungen der Kniegelenke

Wie immer bei der Anwendung alternativer Heilmethoden sollte eine schulmedizinische Abklärung der Beschwerden vorausgehen, um dem Patienten vorrangige Therapiemethoden nicht vorzuenthalten. Insgesamt darf man jedoch vermuten, dass derzeit allzu leichtfertig die Indikation zu operativen Eingriffen am Knie gestellt wird. Sicher ist die Routine-Technik weit fortgeschritten, jedoch das Einzelschicksal der Patienten mit Infektionen und anderen Komplikationen wie Thrombosen und Embolien häufig mit dem Nutzen nicht zu rechtfertigen.

Schmerzhafte Erkrankungen der Kniegelenke aus Sicht der TCM

Die Energetik der Niere beherrscht die Funktion der Kniegelenke. Eine Störung des Nieren-Yin (durch die Lebensweise, Überarbeitung, Erbanlage, emotionale Faktoren wie Existenzängste) äußert sich in schleichend beginnenden, beidseitigen Knieschmerzen, häufig verbunden mit Kälte- und Schwächegefühl (Yang-Schwäche durch Yin-Mangel). Hier finden wir meist noch weitere Nieren-Yin-Mangel-Zeichen wie Risse auf der Zunge, schlechte Zähne, vorzeitiges Ergrauen der Haare, Störung des Gehörs mit rauschendem Tieftontinnitus oder Hörminderung und Lumbalgien.

Einseitige Kniegelenksbeschwerden, die zum Teil auch witterungsbedingt auftreten, zeigen den Befall der knienahen Meridiane mit Wind-Kälte-Nässe, wobei sich hier auch die unterdrückte Kälte-Pathologie aus den Nasennebenhöhlen über den Magenmeridian absteigend festsetzen kann. Die Anfälligkeit steigt mit Vorschädigungen des Kniegelenks durch Traumata, berufliche (kniende Arbeiten) oder sportliche Überlastung und ist natürlich auch von der Stärke der Erbenergie (Nieren-Yin) des Patienten abhängig (siehe oben).

Bei der Entwicklung eines Therapiekonzepts sind somit ätiologische Faktoren und die Lokalisation der Beschwerden zu beachten. Das Kniegelenk wird außen-seitlich vom Gallenblasenmeridian, außen-vorne vom Magenmeridian und außen-hinten vom Blasenmeridian energetisch versorgt. Auf der Medialseite finden wir mittig den Lebermeridian, mehr nach vorne den Milzmeridian und nach dorsal den Nierenmeridian.

Therapiekonzept der TCM

1. Ungeachtet der Schmerzlokalisation in Bezug auf die Leitbahnen können wir übergeordnete Punkte verwenden: 3E 5 (antientzündlich) und Gb 41 (Windausleitung, Meisterpunkt für die großen Gelenke), MP 5 (vertreibt Nässe, stärkt das Bindegewebe), Gb 34 (Meisterpunkt für Sehnen), Ma 36 (stärkt das Qi, lindert Schmerzen), Ma 35 (äußeres Knieauge, Xi-Yan) und das „Innere Knieauge" (Nei-Xi-Yan). Sonderpunkte befinden sich noch in der Mitte der Patella und an deren Oberrand (Kranichkopf, „Heding").
2. Laterale Schmerzen im Verlauf des Gallenblasenmeridians: Gb 44 (Ting-Punkt), Gb 43 (Tonisierungspunkt), Gb 40 (Quellpunkt), Gb 33 (lokal über Meniscus lat.)
3. Schmerzen an der Medialseite im Verlauf von Leber- und Milzmeridian: MP 9 (Ödeme), Le 8 (nährt das Leberblut, gegen Steifigkeit der Gelenke), Le 7 („Knietor" vertreibt Kälte-Nässe)
4. Dorsale Knieschmerzen betreffen den Blasen- und Nierenmeridian: Bl 40, Bl 39, Ni 10

5. Tief im Gelenk empfundene Schmerzen reagieren auf die Nieren-Leitbahn mit Zangentechnik (ventral-dorsale Nadelung): Bl 40, 39, Ni 10, äußeres und inneres Knieauge, Ni 3, 6
6. Schmerzen oberhalb des Kniegelenks: Ma 34, MP 10

Schmerzhafte Erkrankungen der Kniegelenke aus Sicht der Homöopathie

Die am häufigsten in der Praxis benötigten Mittel sind Aurum, Bryonia, Berberis, Causticum, Ledum, Lycopodium, Rhus toxocodendron und Sulfur. Aurum zeigt ein syphilitisches Miasma mit Lebensüberdruss, Depressionen, Hypertonie und rheumatischer Diathese. Die Schmerzen sind besonders nachts und bei Kälte stärker. Bryonia erkennt man an der Trockenheit der Synovia mit arthrotischem Gelenksreiben und Schmerzen bei der geringsten Bewegung (aktiv und passiv). Berberis gehört zur gichtigen Diathese mit genereller Übersäuerung und schmerzt in den Sehnen und der Gelenkskapsel. Der Causticumpatient ist weinerlich, mitfühlend und gerechtigkeitsfanatisch, hat eventuell viele Schicksalsschläge erlitten und zeigt dann reißende rheumatische Beschwerden, besonders auch in der Kniekehle mit Gelenksteifigkeit und Muskelspasmen, die sich durch Bettwärme bessern. Bei Ledum sehen wir meist ein heißes, rotes, geschwollenes Knie wie bei Gicht, schlimmer durch Bettwärme und nachts. Lycopodium ist ein abdominell geblähter, narzisstischer Haustyrann, streitsüchtig und feige, leidet unter Gicht. Bei Rhus toxicodendron finden wir häufig Verkühlung mit Nässeeinwirkung oder Zerrungen und Verrenkungen in der Anamnese; die Schmerzen bessern sich durch trockene, heiße Anwendungen und fortgesetzte Bewegung. Sulfur klagt über brennende Schmerzen, schlimmer nachts in der Bettwärme und präsentiert ein pralles Knie mit Erguss.

Differenzierung der Schmerzen:

1. Nachts im Bett: Sulfur
2. Durch Kälte: Rhus toxicodendron

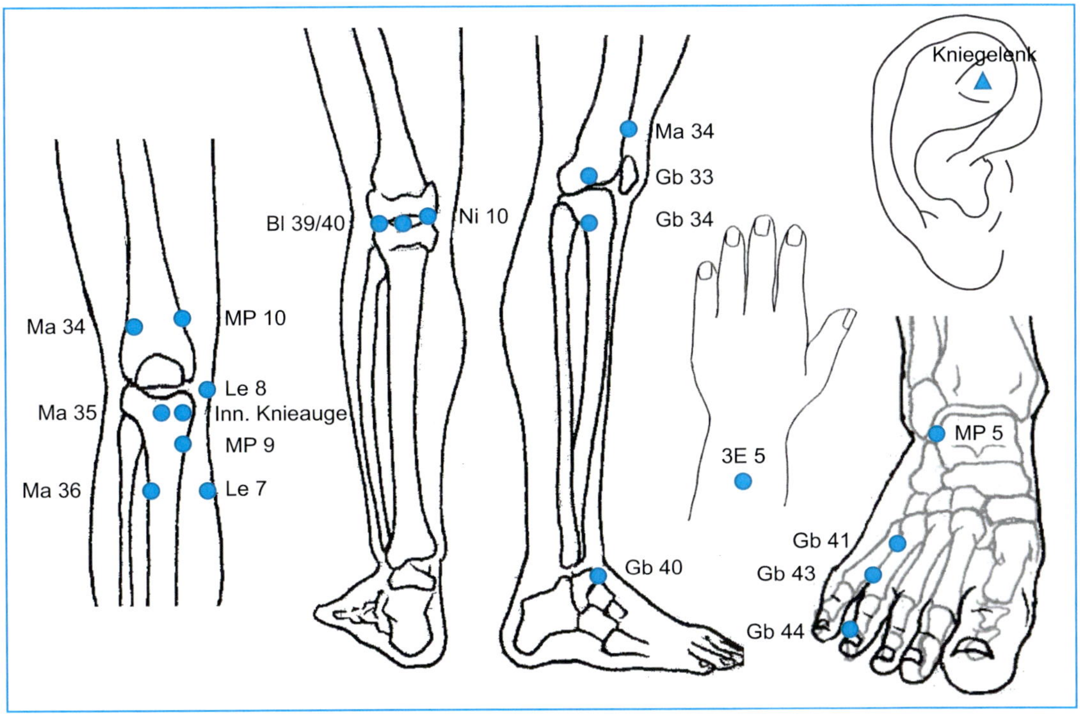

Abb. 117: Homöopunktur und Ohrakupunktur bei Knieproblemen

3. Im Sitzen: Sulfur, Rhus toxicodendron
4. Bei Bewegung: Bryonia
5. Beim Gehen: Ledum
6. Gehen bessert: Lycopodium, Rhus toxicodendron
7. Rheumatisch: Bryonia, Causticum, Rhus toxicodendron, Thuja
8. Gichtig: Berberis, Ledum, Lycopodium, Sulfur
9. Beim Heruntergehen von Treppen: Rhus toxicodendron
10. Wärme verschlechtert: Ledum
11. Wärme bessert: Causticum
12. Crepitatio: Bryonia
13. Erguss: Sulfur

Praxis-Tipps Homöopunktur

Sehr gut bewährt hat sich die Mischung Bryonia – Berberis – Rhus toxicodendron, wenn kein Gelenkserguss vorliegt. Zur Therapie eines Ergusses sollte Sulfur statt Bryonia beigemischt werden. Auch hier führt die zusätzliche Stimulation der Ohrpunkte für das Kniegelenk zu einer wesentlich schnelleren Beschwerdebesserung.

Schmerzhafte Erkrankungen der Nackenregion

Die schulmedizinischen Diagnosen lauten von Okzipital-Neuralgie über Zervikalsyndrom mit mehr oder weniger radiologisch verifizierbaren Veränderungen der Halswirbelsäule, traumatisch bedingtem Schmerzbild (Schleudertrauma) bis zu psychisch ausgelösten Beschwerden im Rahmen einer Depression. Eine Ausschlussdiagnostik im Hinblick auf maligne oder metastatische Prozesse ist bei chronischen und unerklärlichen akuten Beschwerden unabdingbar.

Probleme der Nackenregion zeigen auch Schwindel, Tinnitus, Gesichtsneuralgien, Kopfschmerzsymptomatiken und Parästhesien der Arme.

Schmerzhafte Erkrankungen der Nackenregion aus Sicht der TCM

Schmerz bedeutet Stagnation von Qi und Blut, wobei in der Nackenregion eine besondere Expositionsstelle und Empfindlichkeit für das Eindringen äußerer pathogener Faktoren (Wind-Kälte-Nässe) als Zirkulationshindernis vorliegt. Hierbei ist die Tai-Yang-Achse (Dü-Bl) meist die zuerst befallene Leitbahn (steifer Nacken, Schmerzen beim Vorbeugen des Kopfes), später breitet sich die Pathologie über die Shao-Yang-Achse (3E-Gb) weiter aus (Schmerzen bei Rotation der HWS) und ergreift die Yang-Ming-Achse (Di-Ma) mit Schmerzausbreitung in die Schultern und ins Gesicht.

Das emotionale Erleben des Patienten hat über den Herzmeridian (Yin-Partner des Dünndarmmeridians) mit Freudlosigkeit, über den Lebermeridian (Yin-Partner des Gallenblasenmeridians) mit Stress und Ärger und über den Lungenmeridian (Yin-Partner des Dickdarmmeridians) mit Traurigkeit und Verlustsituationen eine direkte Auswirkung über die Energetik der Yang-Partner auf die Nacken- und Schulterregion. Die Yang-Meridiane sind in ihrer Funktionserfüllung immer von der Energie des Yin-Partners abhängig. Da der Funktionskreis der Leber der Wandlungsphase Holz-Wind zugeordnet ist, sind Patienten mit einer gestörten Leberenergetik besonders anfällig.

Traumatische Ereignisse (HWS-Schleudertrauma) führen zur Stagnation des Blutes und dadurch auch Stagnation des Qi.

Bei Beschwerden im Bereich der HWS sollten wir immer Herdgeschehen im Nasennebenhöhlen-, Tonsillen- und Zahnbereich beachten. Die sogenannten Adlerschen Druckpunkte weisen auf mögliche Störzonen hin: subokzipitaler Druckschmerz bei chronischen Prozessen der Stirn- und Keilbeinhöhle,

Druckschmerz auf dem Processus lateralis von C1 Affektion der Nase und Kieferhöhle, Druckschmerz auf dem Processus lateralis von C2 Störung aus dem Oberkiefer-Zahnbereich und von C3 aus dem Unterkiefer-Zahnbereich. Eine Empfindlichkeit über C4–C7 besteht bei tonsillären Prozessen, bei C7 besonders bei akuten Ereignissen. Damit korreliert auch die Bewegungseinschränkung der HWS: Beugung und Dorsalflexion werden zwischen C0/C1, Rotation zwischen C1/C2 und Seitenneigung zwischen C2/C3 bei entsprechenden herdbedingten Blockierungen behindert.

Therapiekonzept der TCM beim akuten Zervikalsyndrom

1. Wind ausleiten: Gb 20, Bl 10, LG 16
2. Spasmolyse durch Fernpunkte Dü 3 (dorsale HWS, Lenkergefäß, Meisterpunkt für Spasmolyse), 3E 5, Gb 39 (Gruppen-Luo für Bl-Gb-Ma) (laterale HWS), 3E 8 (Gruppen-Luo für Dü-3E-Di)
3. Den Blasenmeridian stärken: Bl 60, Ni 4 (Luopunkt der Ni leitet Energie der Ni auf Bl)
4. Bei Frauen eventuell KS 6 (nervöse Anspannung, hormonelle Dysregulation)
5. Mitbehandlung von verdächtigen oder auch verifizierbaren Störzonen (NNH, Tonsillen/Narben, Zähne) über die Ohrakupunktur, Neuraltherapie oder Körperakupunktur:
   a. NNH Di 4, 20, Yin Tang
   b. Tonsillen Lu 11, 3E 5, 15, Gb 21
   c. Zähne Di 1, 2, Dü 1
   d. Auch der Einsatz der Hua-Tuo-Jia-Ji-Punkte (0,5 Cun seitlich der Proc. spinosi) hat eine entsprechende störherdmindernde reflektorische Wirkung.

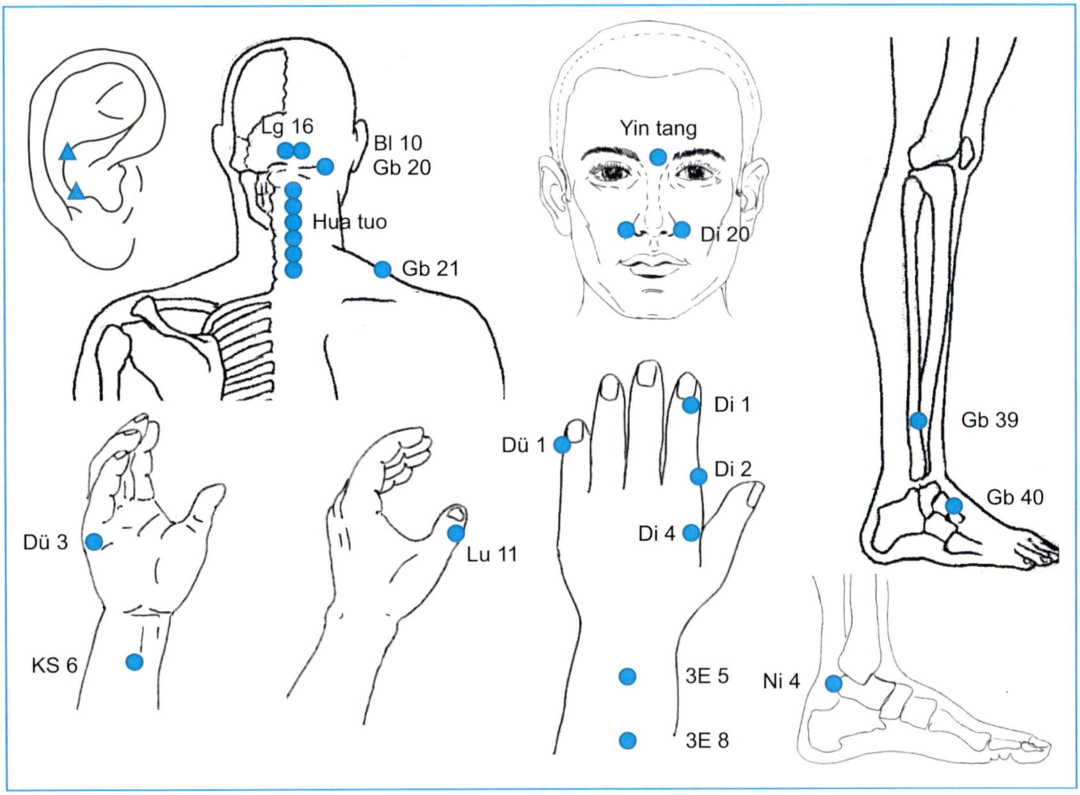

Abb. 118: Homöopunktur und Ohrakupunktur bei Zervikalsyndrom

In chronischen Fällen sind psychisch wirksame Punkte für die entsprechende Stimmung des Patienten wichtig: He 5, 7 bei Freudlosigkeit, Hektik, Lu 7, Di 4 bei Traurigkeit, MP 5, 6 bei Kummer, Mobbing, Grübeln, Sorgen, Überforderung durch Denkarbeit und Lernen, Ni 3, 4, 6 bei Existenzängsten und Le 2, 3, Bl 18 bei Stress und Ärger.

Schmerzhafte Erkrankungen der Nackenregion aus Sicht der Homöopathie

Die Vielschichtigkeit der Nackenschmerzen erfordert häufig ein individuelles Vorgehen.

1. Aconitum: durch kalten Luftzug ausgelöst
2. Berberis: Ärger, rezidivierende, chronische Beschwerden
3. Bryonia: Schmerzen bei der geringsten Bewegung, reizbar, finanzielle Sorgen
4. Causticum: durch kalten Luftzug bei schönem Wetter; chronische Sorgen
5. Cimicifuga: Frauen in der Menopause
6. Gelsemium: nach Aufregung
7. Lachesis: Frauen in der Menopause
8. Natrium muriaticum: nach Enttäuschung, Verlusten
9. Rhus toxicodendron: bessert sich bei fortgesetzter Bewegung, durch Erkältung, Durchnässung, Überanstrengung
10. Sulphur: nach Baden im kalten Wasser

Praxis-Tipps Homöopunktur

Als „erste Hilfe“ bis zu einer genaueren Differenzierung hat sich die Kombination von Bryonia, Berberis und Rhus toxicodendron, eventuell unter Zusatz von 0,5–1 ml eines 2 %igen Lokalanästhetikums bewährt für die Punkte Gb 20, Bl 10, LG 14, 16 und die Hua-Tuo-Jia-Ji-Punkte. Weitere Punkte sollten mit Akupunkturnadeln behandelt werden. Zu empfehlen ist die Kombination der lokalen Schmerzpunkte über die Ohrakupunktur.

Schmerzhafte Erkrankungen des Schultergelenks

In der Praxis werden wir mit diesem Krankheitsbild sehr häufig konfrontiert, wobei außer der Schmerzsymptomatik in der Regel die Patienten auch noch unter sehr hinderlichen Bewegungseinschränkungen leiden. Die sorgfältige orthopädische Abklärung deckt zwar unterschiedliche Strukturen des Schultergelenks als Auslöser auf, die Therapie besteht jedoch meist in Injektionen von Corticoiden und Lokalanästhetika, wobei die Erleichterungen oft nur zeitlich begrenzt anhalten.

Schmerzhafte Erkrankungen des Schultergelenks aus Sicht der TCM

Neben Trauma (Stagnation des Bluts), Überanstrengung und Projektion eines Gallenblasenschmerzes in die Schulterregion finden wir in der Regel einen Befall der Meridiane mit Wind-Kälte-Nässe im Sinne eines Bi-Syndroms mit Stagnation von Qi und Blut. Beim Abduktionsschmerz ist die Leitbahn des Dickdarms, bei Adduktionsschmerz die der Lunge betroffen. Die Innenrotation und der Schürzenbindergriff mit Schmerzen im Bereich des Schulterblattes werden durch Befall des Dünndarmmeridians behindert. Bei der seitlichen Bewegung ist die Leitbahn des Drei-Erwärmers mit betroffen.

Interessant ist auch die emotionale Beeinflussbarkeit der Schulter über die Meridianenergetik: Traurigkeit und Verlustreaktionen (Lu-Di), Stress und Ärger (Gb-3E-Achse) sowie Freudlosigkeit (Dü-He und KS-3E) transformieren sich in körperliche Schmerzen. Über die Meridianverläufe werden jedoch nicht nur psychische Belastungen in körperliche gewandelt, es übertragen sich ebenfalls somatische Pathologien auf das Schultergelenk: Eine chronische Sinusitis oder auch postoperative Narbenstörzonen aus dem Nasen- und Nasennebenhöhlenbereich (Dickdarmmeridian) lösen ebenso Schulterprobleme aus wie eine chronische Tonsillitis, Tonsillennarben nach Operation oder Zahnherde (nach Bahr besonders an den Zähnen 36 (linker Unterkiefer) und 46 (rechter Unterkiefer)).

Therapiekonzept der TCM

Akute Schmerzen des Schultergelenks

1. Ausleitung von Wind-Kälte-Nässe über Gb 20, Bl 10, 3E 15
2. Lokale Punkte über dem Acromioclavicular-Gelenk: Di 15, 3E 14, Gb 21
3. Lokale Punkte über dem Schulterblatt: Dü 9, 10, 11, 12, 13, 15
4. Lokale Punkte nahe Humeruskopf: Jian-nei-ling, Lu 2, He 1 (Axilla)
5. Lokale Punkte im Verlauf des Dickdarmmeridians: Di 4, 10, 11, 14
6. Spezialpunkte bei Schultersteife: Ma 38 (gleiche Seite wie Beschwerden), Bl 58

Chronische und rezidivierende Schmerzen des Schultergelenks

Wenn das Therapiekonzept für akute Beschwerden keine anhaltende Besserung bewirkt, denke man an Störherde (Sinusitis, Tonsillen, Zähne) oder psychische Komponenten:

1. Zahnstörherde: Di 1, 4
2. Tonsillenstörherde: Lu 11, 3E 5
3. Sinusitis als Störherd: Di 4, 20, Yin Tang (Glabella)
4. Traurigkeit, Verlustsituation: Lu 7, Bl 13, Di 4, Dü 3, He 1, 7

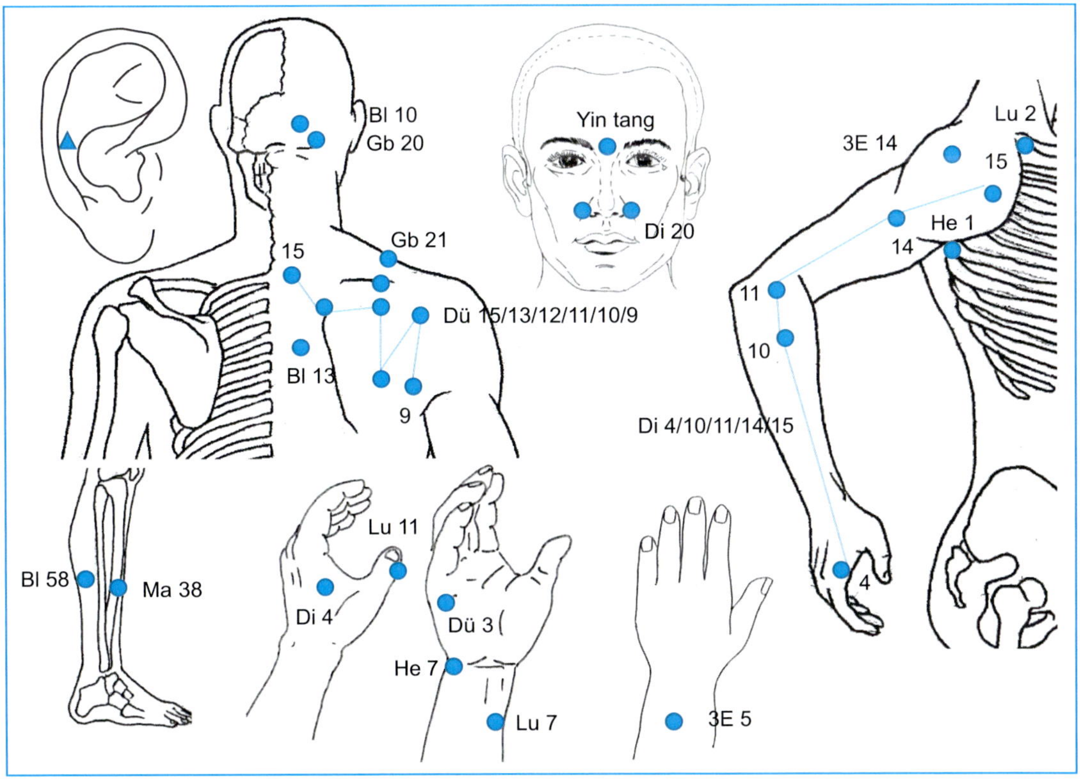

Abb. 119: Homöopunktur und Ohrakupunktur des Schulterschmerzes

Schmerzhafte Erkrankungen des Schultergelenks aus Sicht der Homöopathie

1. Belladonna: heftige Schmerzen, pochend, nachts
2. Berberis: chronische Schmerzen, Übersäuerung, Ärger
3. Bryonia: Schmerzen bei der geringsten Bewegung, ärgerlich
4. Causticum: kalter Luftzug bei schönem Wetter, langer Kummer
5. Chelidonium: Leber-Gallen-Patient, Ärger, Wut, Zorn, Gallensteine
6. Ferrum: Schmerzen schlimmer in Ruhe, muss nachts aufstehen und umhergehen
7. Rhus toxicodendron: Überlastung, Durchnässung, Kälte; nächtliche Schmerzen
8. Sanguinaria: nächtliche Schmerzen rechts mit Bewegungseinschränkung
9. Thuja: nach Erkältungen mit Unterdrückung des Sekrets (chronische Sinusitis); links
10. Sulphur: brennende Schmerzen, nach kaltem Bad

Praxis-Tipps Homöopunktur

Sehr viele Patienten klagen im akuten Stadium über nächtliche Schmerzen in Ruhe und bei der geringsten Bewegung. Die Hauptmittel sind Belladonna, Rhus toxicodendron, Berberis und Thuja, da die Nebenhöhlen fast immer eine Störherdfunktion ausüben. Die Behandlung kann täglich, in schweren Fällen auch mehrmals täglich durchgeführt werden, sehr gut ergänzt durch Körper- und Ohrakupunktur.

Schmerzhafte Erkrankungen der Sprung- und Zehengelenke

Eine internistische (labormäßige) und orthopädische Abklärung der Beschwerden ist zum Ausschluss rheumatischer, stoffwechselbedingter (Gicht) oder neoplastischer Erkrankungen wichtig. Häufig werden sich keine exakten Diagnosen stellen lassen, sodass man von Überlastungssyndromen (Fehlstellungen, Übergewicht, Sport, stehender Beruf, unpassendem Schuhwerk etc.) ausgeht.

Schmerzhafte Erkrankungen der Sprung- und Zehengelenke aus Sicht der TCM

Bei diesem Bi-Syndrom handelt es sich – begünstigt durch die oben erwähnten Belastungsfaktoren – wieder um das Eindringen von Wind-Kälte-Nässe in die Leitbahnen (Meridiane und tendinomuskuläre Meridiane) mit Obstruktion für die Zirkulation des körpereigenen Qi und Blutes. Im Alter wird ein Mangel an Nieren-Yin und Blut die Problematik fördern. Man denke deshalb wie immer bei der Therapie des Bi-Syndroms daran, dass Blut den Wind vertreibt.

Therapiekonzept der TCM

1. Wind-Kälte-Nässe ausleiten über die Ba-feng-Punkte (acht Winde) und/oder die Ting-Punkte an den Akren: Großzehe – MP 1, Le 1, zweite Zehe – Ma 45, vierte Zehe – Gb 44, fünfte Zehe – Bl 67, plantar – Ni 1. Die Ting-Punkte sind natürlich nicht injizierbar, sondern nur mit feinen Akupunkturnadeln zu therapieren (Führungsröhrchen!), wogegen sich die Ba-feng-Punkte hervorragend zur Homöopunktur eignen.
2. Stärkung des Nieren-Yin: Ni 3, Ni 6
3. Stärkung des Blutes: MP 3, 5, 6. MP 3 und MP 5 sind hervorragend zum Vertreiben von Kälte und Nässe geeignet.
4. Lokale Punkte: lateraler Knöchel – Gb 40, Bl 62, Bl 60, medialer Knöchel – MP 5, Ni 6, Ni 3, 4, Fußrücken – Ma 41, 42, Großzehe – MP 1, 2, 3, 4, Le 1, 2, 3
5. Übergeordnete Punkte: 3E 5, Gb 41 (Rheuma), Lu 7, Ni 6 (Gicht), Ma 36, Gb 34, MP 9 (Schmerzen)

Schmerzhafte Erkrankungen der Sprung- und Zehengelenke aus Sicht der Homöopathie

Allgemein bewährt sind: Bell. (3) – heiß, pochend; Berb. (1), Bry. (1), Calc-carb. (2), Caust. (2), Led. (3) – Gicht, Schmerzen beim Auftreten; Lyc. (2) – Gicht, Rhus-tox. (3) – beim Sitzen, besser in Bewegung;

Sulph. (1) – Gicht und Thuj. (1) – Sykose. Nach Verstauchungen der Knöchel: Arn., Led., Rhus-tox., Ruta (alle 3). Schmerzen morgens im Bett: Nux-vom.

Schmerzhafte Prozesse der Zehen sprechen sehr gut auf Homöopunktur der Ba-feng-Punkte an: bei rheumatischen und arthrotischen Beschwerden mit Aurum met., Apis, Bryonia, Berberis und Rhus toxicodendron.

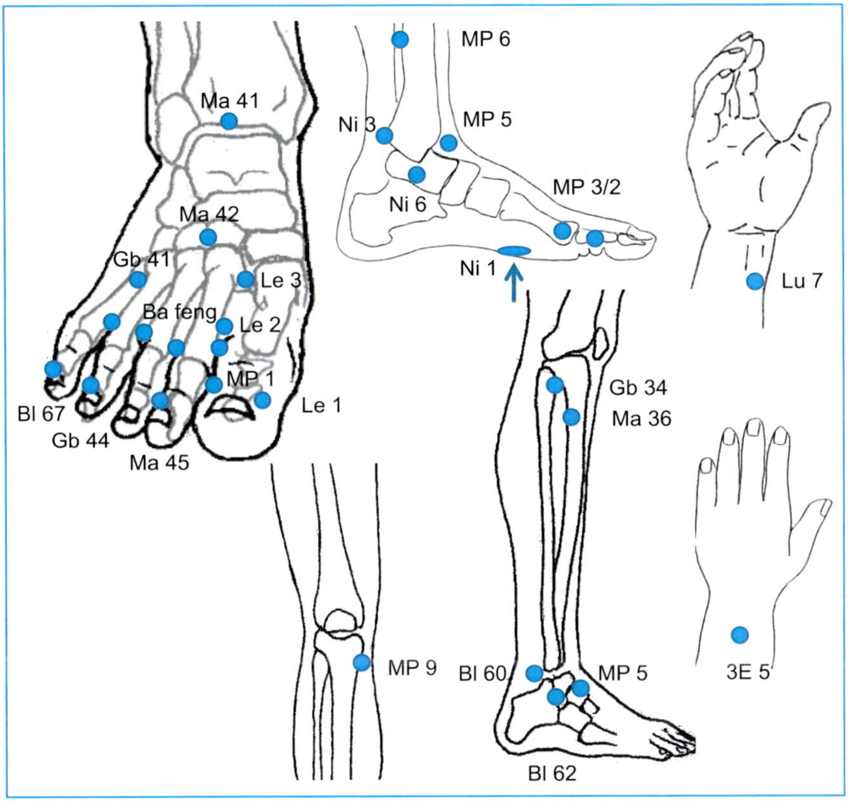

Abb. 120: Homöopunktur der Sprung- und Zehengelenke

Schwindel (allgemein)

Schwindel hat die vielfältigsten Ursachen. Der Patient verspürt entweder ein Benommenheitsgefühl mit Schwankschwindel und Gangunsicherheit bzw. Fallneigung oder aber im schlimmeren Fall einen Drehschwindel mit Übelkeit und Verlust des Gleichgewichts. Die Körper- und Kopfhaltung oder bestimmte Bewegungen und Lagewechsel können auslösend wirken.

Außer bestimmten Erkrankungsformen (Morbus Menière, Multiple Sklerose, Hypertonie oder Hypotonie, Anämie, Cervicalsyndrom, Depressionen etc.) sind vielfältige, schulmedizinisch häufig nicht eindeutig definierbare Störungen als Auslöser vorhanden. Eine neurologische, HNO-ärztliche und internistische Abklärung sollte immer vor dem Einsatz der Homöopunktur erfolgen.

Schwindel aus Sicht der TCM

Die chinesische Medizin unterscheidet zwei grundsätzliche Muster:

1. Fülle-Muster mit aufsteigendem Leber-Yang, Leber-Feuer oder Leber-Wind (Schwindel, Drehschwindel, Tinnitus, rotes Gesicht, Übelkeit) oder/und Ablagerung von „trübem" Schleim bei Milz-Qi-Schwäche, wodurch das klare Yang nicht mehr zum Kopf aufsteigen kann (Benommenheit, Konzentrationsstörungen, Völlegefühl, Übelkeit, klebrige Zunge)
2. Leere-Muster mit Qi- und Blutmangel bei Milz- und Herz-Schwäche (leichter Schwindel, besonders bei Lagewechsel, Müdigkeit, schlechtes Gedächtnis, Schlaflosigkeit, Depressionen) oder/und Nieren-Essenz-Mangel (betrifft Yin- und Yang-Energie) mit Leeregefühl im Kopf, Erschöpfung, Tieftontinnitus (Wasserrauschen), Schlaf- und Gedächtnisstörungen, Kreuz- und Knieschmerzen

Therapiekonzept der TCM

Die meist älteren Patienten leiden in der Regel unter einer kombinierten Ursache. Diese Schwindelformen treten häufig im Zusammenhang mit Mobbing und Erschöpfungsreaktionen auch bei jüngeren Patienten auf. Nach den fünf Wandlungsphasen leert aufsteigendes Leber-Yang die Nieren-Essenz, erhitzt das Herz und attackiert Milz und Magen. Somit ist auch eine vielschichtige Regulationsunterstützung sinnvoll:

1. Leber-Yang-Feuer-Wind beruhigen und ausleiten: Le 2 (Feuer), Le 3 (Yang), Gb 20 (Wind), 3E 5 (Yang), LG 16, Dü 3 (Wind), Di 4 (Hitze)
2. Durch Stärkung der Mitte (Milz und Magen) Schleim auflösen, Qi und Blut mehren: MP 3, 6, 9, Ma 36, 40, Le 8, KG 12, Lu 7, KG 17, Bl 17
3. Den Geist klären: KS 6, LG 20 (lässt klares Yang aufsteigen), He 7, Bl 15
4. Die Niere stärken: Ni 3, 6, KG 4, Bl 23, Dü 3, Bl 62

Schwindel aus Sicht der Homöopathie

Passende Arzneien sind: Bry. (bei der geringsten Bewegung), Cocc. (im fahrenden Wagen), Con. (bei Bewegung des Kopfes), Dulc. (Nässe verschlimmert), Gels. (Aufregung), Lyc. (Ärger), Nat-m. (Kummer), Nux-v. (Stress), Phos. (nervös, schwach, ängstlich), Puls. (weint, braucht Trost), Rhus-tox. (Bewegung bessert, nachts schlechter), Sil. (friert, stinkender Fußschweiß) und Sulph. (Hitzewallungen) (3). Es ist also eine Auswahl aufgrund der begleitenden Symptome zu treffen (zur Differenzierung siehe Kapitel *55 häufige homöopathische Arzneimittelbilder – Leitsymptome und Wirkresonanzen zu Akupunkturpunkten* (Seite 67).

Praxis-Tipps Homöopunktur

In der Regel sehen wir Patienten mit Schwindel beim Aufstehen, Aufsitzen, bei Kopfbewegungen und mit Unsicherheit beim Gehen. Hier hat sich die Kombination von Bryonia, Nux vomica und Rhus toxicodendron zur Homöopunktur sehr bewährt, eventuell ergänzt durch Conium, Natrium muriaticum und Sulfur im Wechsel. Die Therapie wird zunächst über lokale Punkte Gb 20, Bl 10, LG 14, Dü 3 und Bl 62 über Kreuz mit 3E 5 und Gb 41 eingeleitet, dann entsprechend variiert. Tägliche Anwendungen sind zunächst sinnvoll, später 1×/Woche oder seltener. Die begleitende orale Gabe der ausgewählten Homöopathika in Q-Potenzen ist wichtig.

Die aufgeführte Behandlung ist ebenso bei Morbus Menière wie bei Cervikalsyndrom einsetzbar. Physiotherapeutisch ist die Sturzprophylaxe für diese Patienten eine wesentliche Hilfe.

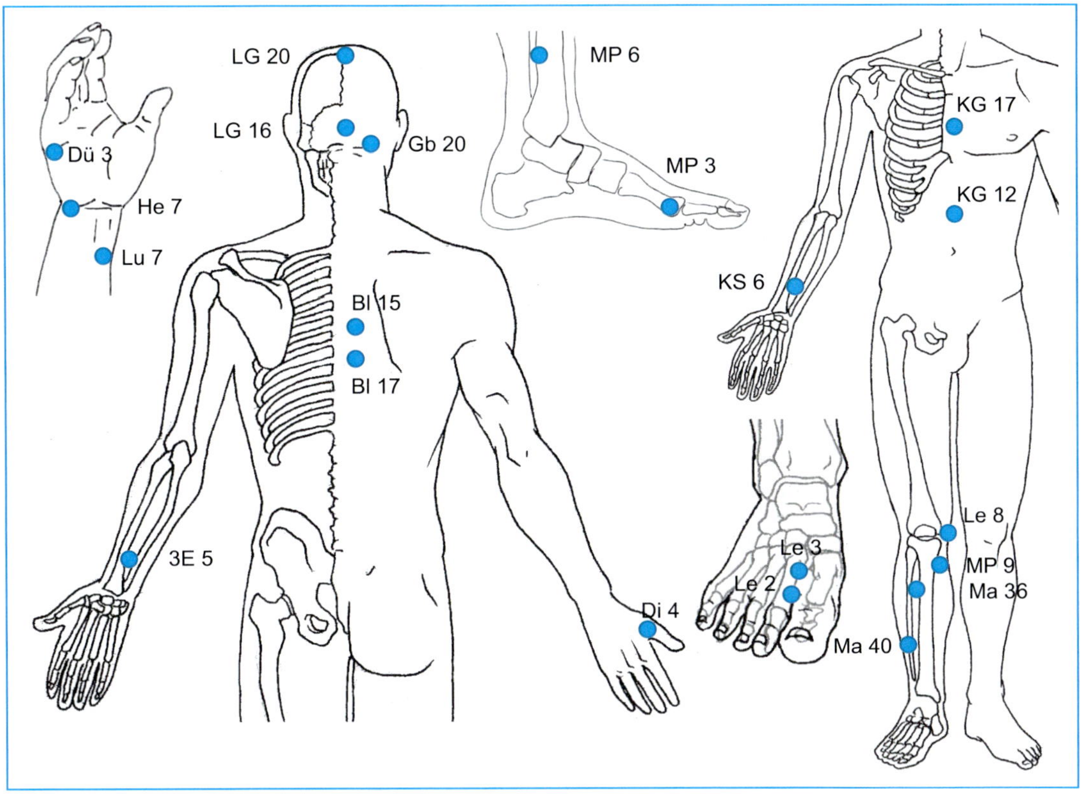

Abb. 121: Homöopunktur bei Schwindel

Schwindel (motorisch ausgelöst)

Aus dem Bereich der Akupunktur und der Naturheilverfahren hat sich empirisch eine Auslösung von Schwindelsymptomatik über gestörte motorische Abläufe gezeigt. Für die Registrierung der Körperhaltung ist die Spannung der Muskulatur der Beine, der Augenmuskulatur und der Muskulatur der Kiefergelenke eine wichtige Information. Bei Störungen im Bereich der Beine nach Gelenksversteifungen (Sprunggelenke) oder Gelenksimplantationen führt die veränderte Mechanik zur Überreizung des Meldesystems und zusammen mit einer Störung der Kiefergelenke bei Fehlbiss oder der Augenmuskeln bei Augenerkrankungen und Fehlsichtigkeit zu Gleichgewichtsstörungen, die der Patient als „Schwindel" empfindet.

Zusätzlich zu den im Kapitel *Schwindel (allgemein)* aufgeführten Behandlungsmaßnahmen ist hier die Behandlung über die ergänzende Ohrakupunktur wichtig. Man sucht sich beidseitig die Punkte für Kiefergelenke, Augen, C0/C1 und die pathologischen Punkte im Bereich der Beine: Sprunggelenk, Knie oder Hüfte.

Ergänzend kann die Homöopunktur mit Bryonia, Berberis und Rhus toxicodendron an den Punkten Gb 20 (Augen, C0/C1), Dü 19 (Kiefergelenk), Gb 30 (Hüftgelenk), Ma 35 (Kniegelenk) oder Ma 41 (Sprunggelenk) zusammen mit den übergeordneten Punkten Dü 3, Bl 62 überkreuz mit 3E 5 und Gb 41 eingesetzt werden.

5

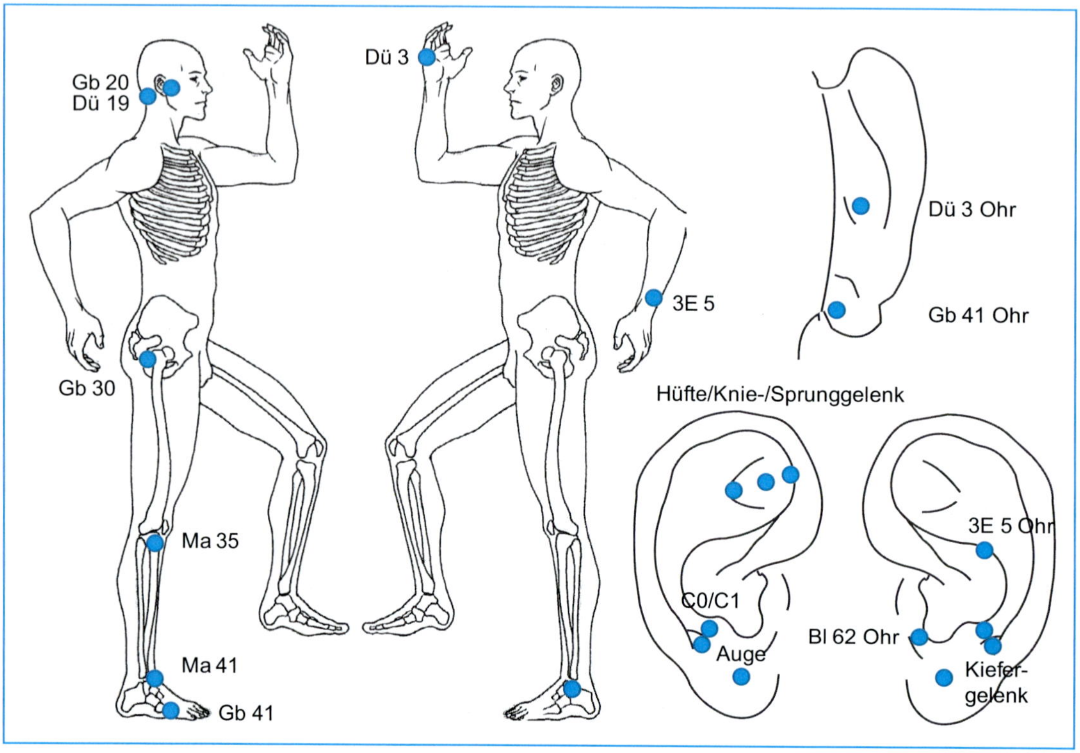

Abb. 122: Ohrakupunktur und Homöopunktur bei motorisch ausgelöstem Schwindel

Seekrankheit

Bei der Bewegungskrankheit oder Kinetose kommt es durch schwankende Bewegungen zu einer Überreizung des Vestibularapparates mit Schwindel, Schweißausbrüchen, Übelkeit, Erbrechen, Hypotonie und Kopfschmerzen.

Seekrankheit aus Sicht der TCM

Rebellierendes Magen-Qi treibt die Peristaltik in die Gegenrichtung nach oben und lässt das Milz-Qi absinken (Hypotonie, Schwindel, Kopfschmerzen).

Therapiekonzept der TCM

1. Das rebellierende Magen-Qi umdrehen: Ma 36
2. Milz und Magen harmonisieren: KS 6, KG 12, Bl 20, 21
3. Das Leber-Yin stärken (harmonischer Fluss von Qi und Blut): Le 14, Gb 8

5

Seekrankheit aus Sicht der Homöopathie

Bryonia, Cocculus, Conium und Nux vomica entsprechen den Symptomen. Die Mittel können als Mischung auf die oben genannten Punkte verteilt werden. Zur Vorbeugung, besonders bei Kindern vor Autoreisen, genügt häufig die orale Gabe von Cocculus D30 vor und während der Reise.

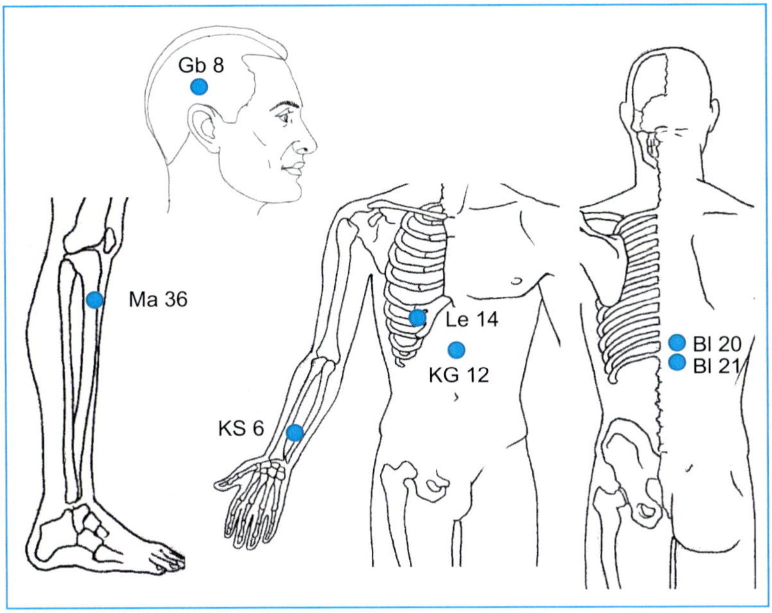

Abb. 123: Homöopunktur der Seekrankheit

Singultus (Schluckauf)

Der Singultus entsteht durch rasche, unwillkürliche Kontraktion des Zwerchfells mit heftiger Einatmung und nachfolgendem geräuschvollem Verschluss der Glottis. Die meist vorübergehende, harmlose Störung kann jedoch auch anhaltend und quälend auftreten bei Zwerchfellreizungen, mediastinalen oder abdominellen Erkrankungen, Schädigungen des Gehirns (Schlaganfall, Encephalitis, Trauma) oder psychogen.

Singultus aus Sicht der TCM

Das Leber-Qi greift Milz und Magen an, wobei der Magen energetisch in einem Yin-Mangelzustand ist.

Therapiekonzept der TCM

1. Das Leber-Qi beruhigen: Le 2, 3 (spasmolytisch), Bl 18, Gb 24, Le 14
2. Das Qi und Yin von Milz und Magen stärken: Bl 20, 21, KG 12, 13, 14, 15, 17, Le 13, Ma 36, MP 4, 6
3. Den Geist beruhigen, die Lateralität stärken: Gb 20, LG 20, He 5, 7, KS 6, KG 24

Singultus aus Sicht der Homöopathie

Als Hauptmittel kommen in Frage: Ars-alb., Bry., Ign., Lyc., Nat-mur., Nux-vom., Sulph.

Initial hat sich bei thoracalen und abdominellen Reizauslösungen die Kombination von Bryonia, Nux vomica, Taraxacum und Sulphur als günstig zur Injektion in die oben genannten Punkte erwiesen. Nach cerebralen Traumen und nach Apoplexie sollte man Arnica und Natrium sulfuricum versuchen, eventuell im frischen Stadium Aconitum, Belladonna, Bryonia und Gelsemium.

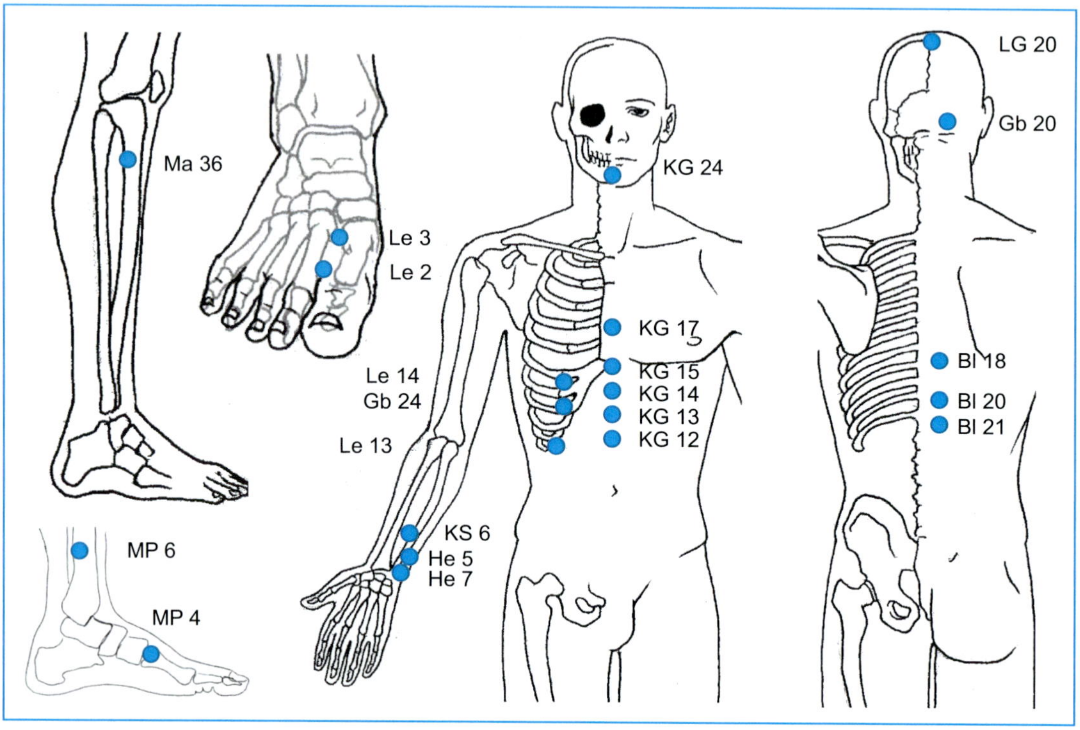

Abb. 124: Homöopunktur bei Singultus

Spannungskopfschmerz

siehe *Kopfschmerzen* (Seite 180)

Stenocardien – Angina pectoris – Präcordiale Beschwerden

Anfallsartige Schmerzen in der Herzgegend, die durch eine Durchblutungsstörung (Sauerstoffmangel) der Herzmuskulatur (Verengung der Koronargefäße) infolge körperlicher oder seelischer Überanstrengung ausgelöst wird. Die sogenannte stabile Form tritt mit relativer Regelmäßigkeit unter bestimmten Belastungen auf; die instabile Form tritt plötzlich auf und ist als kardiologischer Notfall wegen Herzinfarktgefahr stationär zu überwachen.

Daneben sehen wir häufig Patienten mit sogenannten „präcordialen" Beschwerden, die durchaus durch vertebragene oder intercostale Reizzustände ausgelöst sein können, oder ähnlichen Schmerzzuständen im Rahmen einer Pneumonie mit Pleuritis (auch Malignom). Im Zweifelsfall sollte immer eine internistisch-kardiologische Abklärung erfolgen.

Stenocardien aus Sicht der TCM

Hier kennen wir verschiedene Mechanismen, die das Beschwerdebild auslösen können. Unserer Koronargefäßtheorie entspricht das Muster „Stagnation des Blutes", „schmerzhafte Obstruktion des Thorax" oder „Bi-Syndrom des Thorax". Die Ursache für die Blutstagnation kann das Eindringen äußerer Kälte sein, wodurch das Yang, die bewegende Kraft für das Blut, von Herz und Lunge abnimmt. Kalte Ernährung, Fett, Süßes, Milchprodukte, unregelmäßige Ernährung beeinträchtigen die Milzfunktion ebenso wie Kummer und Sorgen und führen über Schleimablagerungen zur Blutstagnation. Die Abnahme des

Nieren-Yang im Alter schwächt die treibende Kraft für das Blut. Die Pulskraft entspringt nach TCM-Vorstellungen dem „großen Verbindungsgefäß des Magens", das vom Magen zur linken Brustseite verläuft, weshalb bei „cardialen" Beschwerden immer Ma 36 und Ma 40 mitbehandelt werden.

Somit finden wir bei Stenocardien in der Regel eine lokale Fülle (Blut, Kälte, Schleim) im Thorax, hinter der eine energetische Leere von Milz, Herz, Lunge, Magen und Niere stehen können. Aufsteigendes Leber-Yang nach Ärger kann ebenfalls ein ausgesprochenes Beklemmungsgefühl im Thorax auslösen, wobei es sich um eine Qi-Stagnation handelt.

Therapiekonzept der TCM

1. Stagnation des Qi bei aufsteigendem Leber-Yang: KG 17 (bewegt das Qi im Thorax), KS 6 (bewegt Qi, beruhigt Geist), 3E 6, Gb 34 (bewegen Qi im Abdomen), Le 3 (Ärger), Bl 14, 15, 17, 18 (Zustimmungspunkte für KS, He, Blut, Le)
2. Stagnation des Blutes – stechender, fixierter Thoraxschmerz, gestaute Zungenvenen, Zunge rot: Bl 13, 14, 15, 17 (Zust. Lu, KS He, Blut), KG 17, 14 (Alarmpunkte Thorax, He), KS 4, 6 (Stenocardie), Ma 40 (Schleim), LG 12
3. Schleimstagnation im Thorax – Dyspnoe, Husten, Auswurf, klebriger Zungenbelag: KS 6, Bl 13, 14, 15, KG 9, 12, 14, 17, Ma 40, MP 6, Lu 7, 9
4. Das Herz stärken (Symptome von Herz-Yin- oder -Yang-Schwäche – Unruhe, Nachtschweiß, Einschlafstörungen, Palpitationen): He 5, 7, Bl 15, KG 14, KG 17, KS 6, Bl 14
5. Die Niere stärken (Symptome der Nierenschwäche – Knie-, Kreuzschmerzen, Zähne, Gehör): Ni 3, Bl 23, LG 4, KG 4, Ni 25
6. Milz und Magen stärken (Symptome der Milz-Qi-Schwäche – Völle, Blähungen, Diarrhoe, Schleim, Auswurf, Adipositas): KG 6, 12, MP 6, Bl 20, Ma 36, 40, KS 6, MP 4

Stenocardien aus Sicht der Homöopathie

1. Dreiwertige Mittel: Apis, Aur., Arn., Ars-alb., Cact., Phos., Rhus-tox., Spig.
2. Zweiwertige Mittel: Acon., Cimic., Nux-vom.
3. Einwertige Mittel: Crat., Sulph., Thuj.

Praxis-Tipps Homöopunktur

Bei akuten Beschwerden ist Arsenicum album, Cactus und Crataegus eine Mischung, die sowohl die Herz- als auch die Angstsymptomatik berücksichtigt. Arnika und Aurum helfen bei hypertonen Blutdruckwerten, Aconitum bei Kälteauslösung und nächtlicher Angst, Cimicifuga bei Patientinnen im Klimakterium, Nux vomica nach Stress, Ärger, Nikotin- und Alkoholabusus. Thuja ist ein wichtiges Mittel zur Therapie der sykotischen Diathese, die häufig hinter dem metabolischen Syndrom liegt.

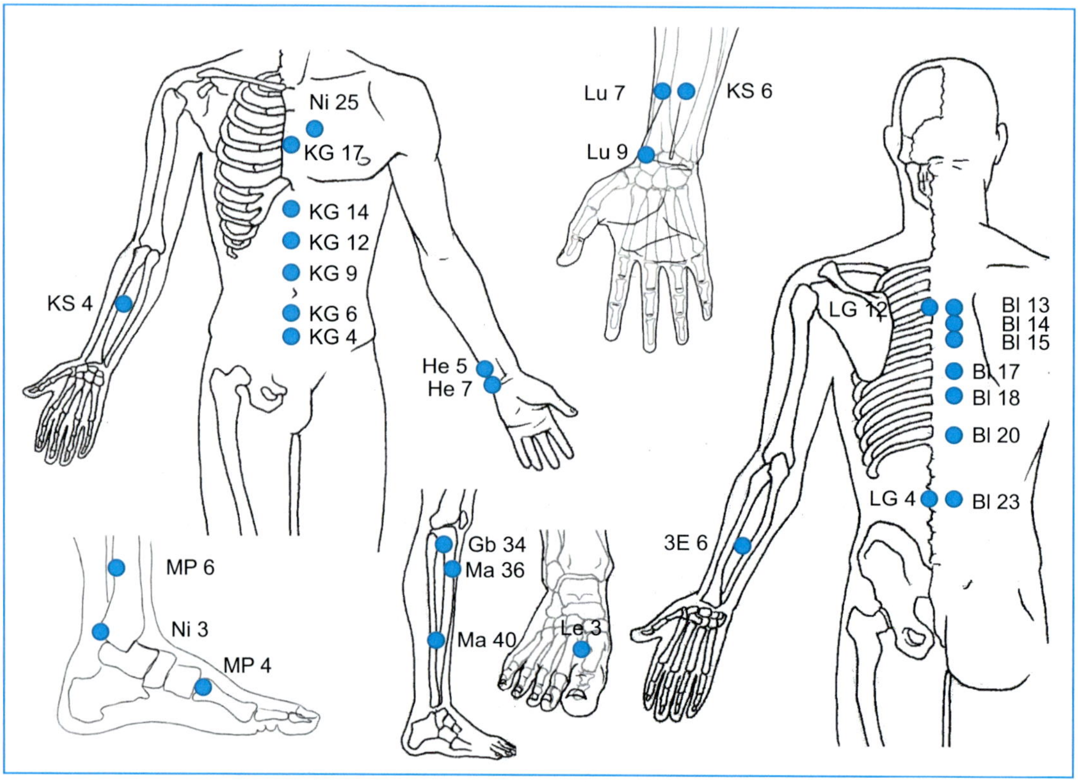

Abb. 125: Homöopunktur bei Stenocardien

Tinnitus (Ohrgeräusche)

Die Zahl der Patienten, die (manchmal auch nur beiläufig) über Ohrgeräusche klagen, nimmt ständig zu. Die Symptomatik kann eventuell dramatische Formen annehmen, insbesondere wenn im Rahmen eines Hörsturzes oder einer Menière-Erkrankung noch weitere Beschwerden wie Gehörverlust und Schwindel auftreten. Differenzialdiagnostisch sind zunächst Erkrankungen im Gehörgang und Mittelohr auszuschließen sowie durch spezielle fachärztliche Untersuchungen auch Erkrankungen des Innenohrs und des Hörnervs (Akustikusneurinom, Glomustumor). Einige Medikamente wie ASS, Diuretika, Streptomycin und Zytostatika zeigen Nebenwirkungen im Ohrbereich. Toxische Belastungen mit Alkohol, Nikotin, Blei (Drucker, Tankwarte) und Amalgam lösen ebenfalls Tinnitusbeschwerden aus.

Da wir wenig objektive Befunde erheben können, ist die Anamnese wichtig: plötzlicher oder langsamer Beginn, ein- oder beidseitig, Charakter des Geräusches (Brummen, Sausen, Wasserrauschen, Pfeifen, Klingeln, Knallen, Tiefton, Hochton) und Intensität (wie im Verlauf des Tages, Beeinträchtigung des Schlafs), auslösende Faktoren (Schalltrauma, emotionale Belastungen, Änderung der Lebensumstände, Erschöpfung), hormonelle Situation (Menses, Vita sexualis, Hormontherapien), Persönlichkeitsstruktur (Pflichtbewusstsein, Perfektionismus, Insuffizienzgefühle, Schuldgefühle). Auch eine Auflistung vorausgegangener Erkrankungen im HWS- und Kopfbereich (Zähne, Nasennebenhöhlen, Tonsillen, Ohren) mit Frage nach operativen Eingriffen und Zahnsanierungsmethoden sollte nicht fehlen (Störherdmöglichkeiten).

Die schulmedizinische Therapie versucht zunächst durchblutungsfördernde Mittel sowie Antidepressiva.

5

Tinnitus aus Sicht der TCM

Nach der traditionellen Lehre wird das Gehör energetisch von der Niere versorgt. Dabei ist das Hören von Tönen eine Yang-Aktivität, die durch die Yin-Basisenergie ermöglicht wird. Yin-Abnahme im Alter führt somit zur Schwerhörigkeit, andererseits aber auch zu einem relativen Yang-Überschuss („leere Hitze"), der Töne hören lässt, die nicht von außen kommen. Das Ohr wird weiterhin energetisch von der Shao-Yang-Achse Drei-Erwärmer und Gallenblase regiert, die ihrerseits mit der Leberenergetik und den Leberemotionen sowie KS-Emotionen eng verbunden ist.
Die chinesische Medizin unterteilt die Problematik in zwei grundlegende Muster:

1. Fülle-Muster durch aufsteigendes Leber- und Gallenblasenfeuer oder Schleimfeuer (plötzlicher und heftiger Beginn mit Hochtongeräuschen)
2. Leere-Muster durch Mangel an Nieren-Yin, Qi oder Blut (langsamer Beginn, Tieftongeräusche)

Tinnitus durch Fülle-Muster

Wir sehen das typische Bild des aufsteigenden Leber-Yang in seiner Symptomsteigerung über Hitze bis zum Feuer mit Auslösung durch Ärger, Stress, Wut, Zorn und Frust, plötzlichem und heftigem Beginn, rotem Gesicht, geröteten Augen, hohem Blutdruck, Schwindel und Pfeifen oder Klingen im Ohr. Häufig sind ähnliche Beschwerden schon in kurzzeitigen Attacken vorausgegangen. Die Zunge ist rot, besonders seitlich an den Rändern, der Belag gelblich. Dieses Leberfeuer kann die Milz im Rahmen des kontrollierenden Zyklus (Großmutter – Enkel) angreifen und dann zur „Schleimbildung" führen, wodurch das Ohrgeräusch sich in ein „Grillenzirpen" wandelt und Husten mit Auswurf hervorruft.

Therapiekonzept bei Fülle-Tinnitus

1. Das Leber-Yang und -Feuer eindämmen: Le 2, 3E 5, 3E 3, 3E 17, Gb 8, Gb 20, Gb 43
2. Das Nieren-Yin stärken: Ni 3, 6, Bl 23
3. Schleim ausleiten durch Stärkung der Milz: Ma 40, KG 9, 12, MP 9, Bl 20, He 7, Di 4
4. Punkte zur Stärkung der lokalen Energetik am Ohr: 3E 21, Dü 19, Gb 2 (alle in einer Linie vor dem Tragus des Ohres)
5. An der Ohrmuschel finden wir die Punkte: Zone der Töne, C0/C1, Ohr im Ohr

Tinnitus durch Leere-Muster

Zu seiner Funktionserfüllung benötigt das Gehör Nieren-Yin sowie im Bereich des oberen Drei-Erwärmers Qi (aus der Lunge) und Blut (aus dem Herzen), also nochmals Yin-artige Energieformen. Ein Mangel entsteht durch chronische Überarbeitung, chronische emotionale Belastung, sexuelle Überaktivität, im Alter oder durch zusätzliche chronische Erkrankungen, auch in Form von Störherden. Das Nachlassen der Nierenessenz zeigt sich unter anderem in Gedächtnisschwäche, Knie- und LWS-Problemen, verminderter Libido und Potenz, Zahnschäden, unscharfem Sehen und Schwindelneigung. Ein konsekutiver Mangel an Herz-Yin führt zu Schlafstörungen und Reizbarkeit. Der dadurch ausgelöste Tinnitus beginnt langsam und leise, periodisch und klingt wie Wasserrauschen. Dyspnoe, Schweißausbrüche und leise Stimme weisen auf einen zusätzlichen Qi-Mangel durch die Lunge, Herzrhythmusstörungen, Einschlafstörungen, Unruhe und Ängstlichkeit auf ein Herz-Blut-Mangel hin.

Therapiekonzept bei Leere-Muster

1. Das Nieren-Yin und -Yang stärken: Ni 3, 7, Bl 23, LG 4
2. Das Lungen-Qi tonisieren: Lu 7, 9, KG 17, Bl 13, KG 6
3. Das Herz-Blut nähren: MP 6, He 5, 7, Bl 15, KG 14, KG 4, KS 6
4. Lokale Punkte an Ohr und Kopf: LG 20, 3E 21, Dü 19, Gb 2
5. Das Leber-Blut nähren und kühlen: Le 3

Auch eine Einteilung nach hauptsächlich betroffenen Funktionskreisen in Analogie zur schulmedizinischen Diagnostik ist möglich:

1. Niere: „Cochleär-sensorischer Komplex“. Innenohrstörung, beidseitiger Hochtontinnitus mit Hörverlust (Hörsturz). Ängstlicher Patient mit Existenzängsten und Bedrohtheitsgefühl. Punkte: Bl 23, 52, Ni 3, 6, 7.
2. Leber: „Somatosensorischer Komplex“. Irritation des Nucleus cochlearis, wobei einseitig chaotische Reizsignale zur Hörzone gesendet und als Tinnitus wahrgenommen werden. Häufig mitausgelöst durch Störherde (Zähne, Tonsillen, NNH, Kiefergelenk, HWS, Narben). Gereizte ärgerliche Patienten mit Stresssymptomatik und aufsteigendem Leber-Yang. Punkte: Bl 18, 47, Le 2, 3, 8.
3. Herz: „Zentraler Ursachenkomplex“. Sensibilisierung und erhöhte Aufmerksamkeit für ein beidseitiges hochfrequentes Geräusch ohne Hörminderung durch eine neurotische Konfliktbewältigung mit psychosomatischer Verlagerung. Lebensdisharmonie mit Freud- und Lustlosigkeit, Depression. Punkte: Bl 15, 44, KG 17, He 5, 7, KS 6.
4. Milz: „Endolymphatische Druckerhöhung“. Morbus Menière. Schwindelattacken mit rauschendem Tinnitus, besonders auch bei Herderkrankungen (Zähne, Tonsillen, NNH, Kiefergelenke, HWS, Narben). Patienten mit Kummer, Sorgen, Mobbing, Partnerschaftsproblemen, geistiger Überforderung. Punkte: Bl 20, 49, MP 3, 6, 9, Ma 36, KG 12.
5. Lunge: „Toxische Schädigung“. Medikamente (siehe oben), äußere pathogene Faktoren (Otitis media), Zahnersatzmaterial (Amalgam, Palladium). Patienten mit Verlustsyndrom, Traurigkeit, Infektanfälligkeit. Punkte: Bl 13, 42, KG 17, Lu 7.

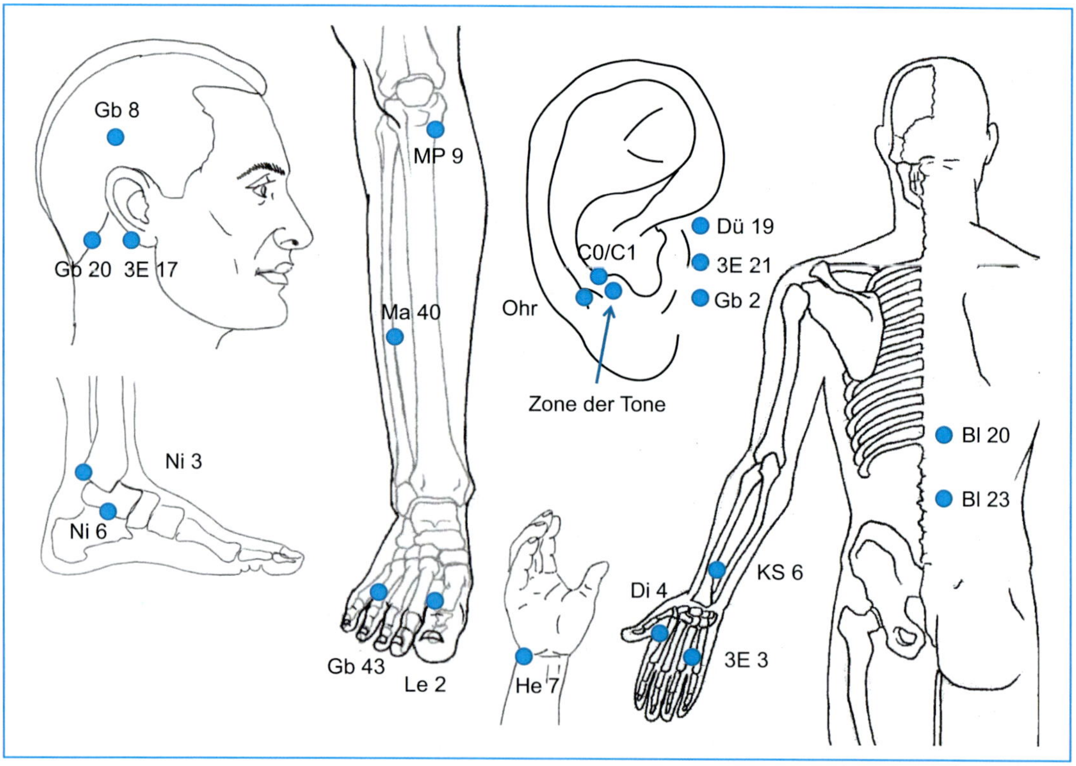

Abb. 126: Homöopunktur beim Tinnitus-Fülle-Muster

Tinnitus aus Sicht der Homöopathie

Die Suche nach einem konstitutionellen Mittel ist zu empfehlen, jedoch muss man sich bei akuten Beschwerden zunächst an den aktuellen Symptomen orientieren.
Allgemein kommen bei Ohrgeräuschen folgende Mittel zum Einsatz:

1. Dreiwertig: Bell., Calc-carb., Caust., Lyc., Puls., Sang., Spig., Sulph.
2. Zweiwertig: Bry., Nat-mur., Nux-v., Sep., Sil.
3. Klingeln: (3) Bell., Calc-carb., Caust., Lyc., Puls., Sep., Sulph.
4. Knallgeräusch: Rhus-tox.
5. Pfeifen: Nux-vom. (2)
6. Pulssynchrones Rauschen: Nux-vom., Puls., Rhus-tox., Sep.
7. Rauschen (3): Lyc., Nat-mur., Phos.
8. Sausen: (3) Bell., Caust., Lyc., Nux-vom., Puls., Sil., Sulph.
9. Wiederhall: Caust., Lyc., Phos., Sep.

Praxis-Tipps Homöopunktur

Als „erste Hilfe" hat sich eine Mischung aus Bryonia (Ärger, Leber, HWS), Nux vomica (Stress, Hektik, Ärger) und Sulphur (Leber, Blut, Reizbarkeit) bewährt. Auch der Zusatz von Neuraltherapeutika im Sinne einer Neuraltherapie (Störherde) ist initial zu erwägen. In den ersten Tagen kann die Therapie bei heftigen Beschwerden mehrmals durchgeführt und gegebenenfalls durch Ohrakupunktur ergänzt werden.

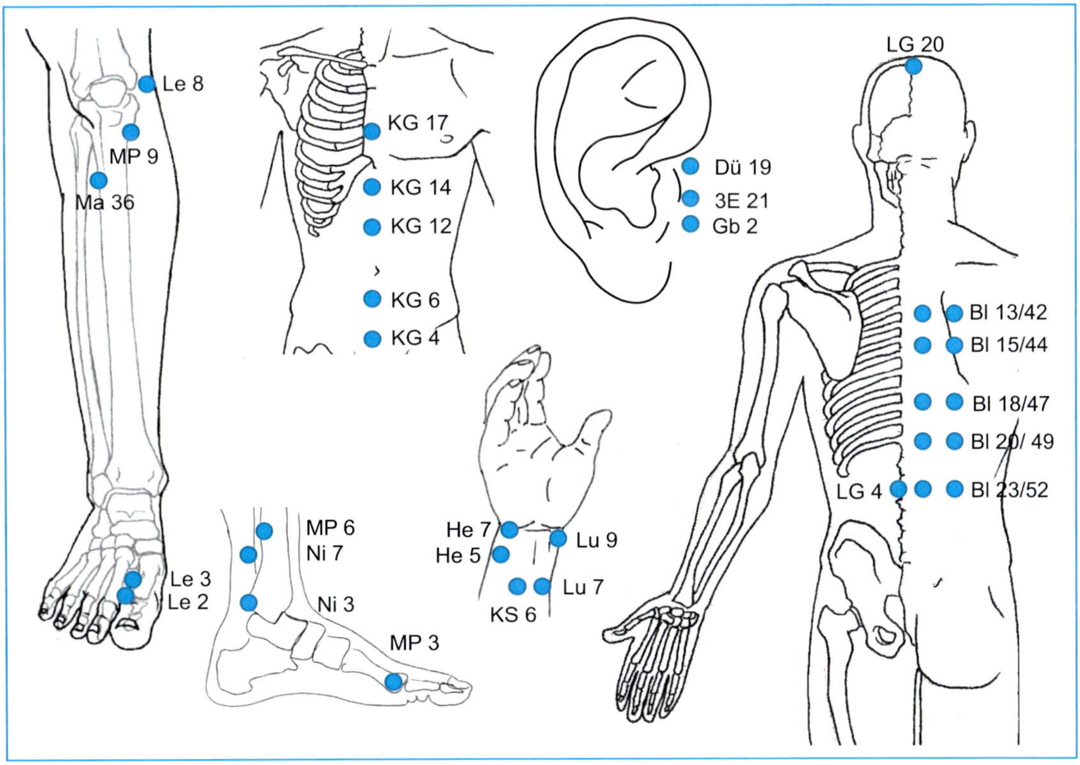

Abb. 127: Homöopunktur beim Tinnitus-Leere-Muster

Im weiteren Verlauf kann man sich auch organotrop orientieren, wenn die Similefindung nicht gelingt: Solidago (Niere), Crataegus (Herz), Bryonia, Taraxacum, Sulphur und Nux vomica (Leber).

Tonsillitis

Erkältungen beginnen gewöhnlich mit Schnupfen und Halsschmerzen. Leider ist die ärztliche Kunst gerade in diesen Fällen von der Angst vor den selten möglichen Komplikationen geprägt. Es ist die Angst, einen „Kunstfehler" vorgeworfen zu bekommen und strafrechtlich belangt zu werden, wenn die Gabe eines Antibiotikums nicht rechtzeitig erfolgt. Da sind die Staats- und Rechtsanwälte sehr schnell aktiv! Um den Schaden einer sinnlosen, unnötigen und nicht indizierten Antibiose, die zu lebensbedrohlichen Resistenzen, Allergisierungen, Photodermatosen und Darmdysbiosen führen kann, kümmert sich niemand. Eine leider schizophrene Auffassung von Heilkunst, diktiert von den verantwortlichen „Wissenschaftlern", Schulmedizinern und Pharmazeuten.

Tonsillitis aus Sicht der TCM

Der Befall von Wind-Kälte oder Wind-Nässe-Kälte steht im Vordergrund. Dazu öffnet häufig eine Abwehrschwäche des Patienten den Schutzmantel aus Lungen-Wei-Qi, sodass die pathogenen klimatischen Faktoren (analog den ubiquitären Viren) in das Gewebe eindringen können. Es handelt sich also um einen Zustand der Fülle meist auf dem Hintergrund einer energetischen Schwäche. Die einsetzenden Abwehrmechanismen des Yang führen im Kampf gegen die eingedrungenen Faktoren zu einer Hitzesymptomatik, d. h. die Pathologie wechselt die Zeichen von Kälte zu Hitze.

Bei der Therapie spielt somit die Ausleitung der pathogenen Faktoren die größte Rolle, danach der Aufbau der köpereigenen Abwehrkräfte. Unterlässt man die Ausleitung, verbleibt der Krankheitsauslöser im Meridiansystem oder Gewebe und wird bei der nächsten zusätzlichen Belastung (Kälte oder Emotion) erneut zur Erkrankung führen. Die schulmedizinische Therapie alleine stellt hier den Anfang eines manchmal langen Leidensweges mit „Immunschwäche" und chronischer Infektanfälligkeit dar.

Therapiekonzept der TCM

1. Ausleitung: Gb 20, Bl 12 (Wind, Kälte), Di 4 (Wind, Hitze, Kälte), Lu 11 (Ting-Punkt, Meisterpunkt für Halskrankheiten), Ma 45 (Ting-Punkt), LG 14
2. Stärkung des Abwehr-Qi: Lu 7, KG 17, Bl 13, KG 12, Ma 36, MP 6, Ni 3, 6

Tonsillitis aus Sicht der Homöopathie

Auch aus Sicht der Homöopathen ist die Therapie einer einfachen Erkältung mit unterdrückenden und sekretionshemmenden Arzneimitteln für den Patienten nachteilig, weil hierdurch die sykotische Diathese gefördert und der Grundstein für eine spätere Infektanfälligkeit gelegt wird.

Praxis-Tipps Homöopunktur

Zu Beginn der Erkrankung benötigt man häufig Apis (blasse Schwellung der Uvula), später Belladonna (intensive Rötung des Rachens und der Tonsillen). Sehen wir den Anfang einer weißen Stippchenbildung, ist Mercurius angezeigt; befürchten wir einen peritonsillären Abszess, hilft nur noch Silicea. Acidum nitricum hat stechende Schmerzen, Lachesis ist im Beginn einseitig links mit Erstickungsgefühl. Sulphur und Thuja passen bei bekannter psorischer bzw. sykotischer Diathese. Sulphur brennt wie Feuer, Thuja zeigt Polypen, Warzen und ölig-schweißige Gesichtshaut.

Sehr bewährt hat sich die Fertigmischung Immunorell® (Eupatorium, Hepar sulfuris, Ferrum phos., Echinacea) als initiales Mittel bei Erkältungen.

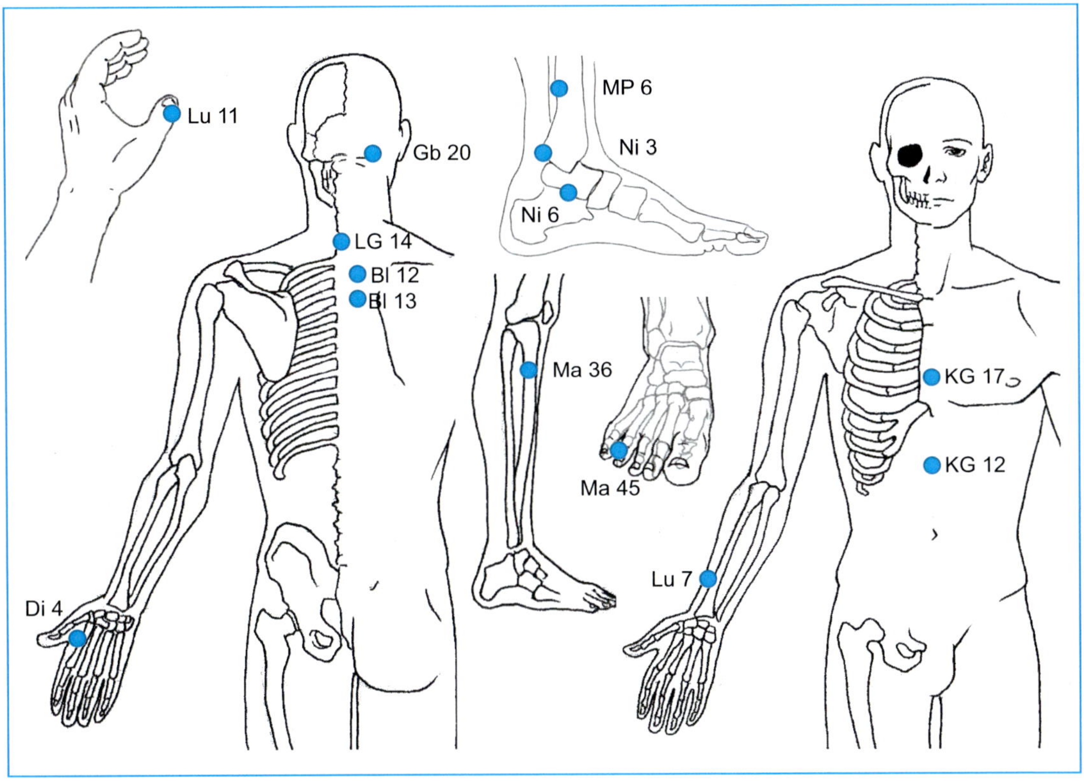

Abb. 128: Homöopunktur bei Tonsillitis

Trigeminus-Neuralgie

Fast immer einseitige, anfallsartige heftige Schmerzattacken in einem oder zwei Ästen des Nervus trigeminus mit tonisch-klonischen Krämpfen der mimischen Gesichtsmuskulatur und anschließender Hautrötung. Frauen sind häufiger betroffen als Männer, die rechte Gesichtshälfte häufiger als die linke. Die Schmerzauslösung erfolgt häufig durch Kälte, Sprechen, Essen, Trinken, Berührung, Waschen. Schulmedizinisch werden Antiepileptika versucht (Carbamazepin, Gabapentin, Phenytoin).

Trigeminus-Neuralgie aus Sicht der TCM

Einseitiger Befall der Meridiane des Dickdarms, Dünndarms und Magens (Trigeminus II und III) sowie Blase, Gallenblase, Drei-Erwärmer und Magen (Trigeminus I) mit Wind-Kälte, die zur Obstruktion führen. Somit handelt es sich um eine Fülle-Erkrankung mit äußerer Wind-Kälte aufgrund einer Abwehrschwäche durch einen inneren Yang-Mangel, also der Kombination mit einem inneren Leere-Kälte-Muster. Die Zunge zeigt einen dünnen weißen Belag auf einem blassen Zungenkörper. Es besteht eine deutliche Empfindlichkeit gegen Kälte und Zugluft. Durch die Stagnation des Qi entsteht die Schmerzsymptomatik, Parästhesien deuten auf den Qi-Mangel hin, Taubheitsgefühl auf einen zusätzlichen Blutmangel. Schmale, schwache und adipöse Menschen sind besonders anfällig für Wind-Kälte-Befall. Die Symptomatik betrifft das Versorgungsgebiet der Yang-Ming-Achse: Dickdarm- und Magenmeridian (Nase, Lippen, Zähne, Wangen, Stirn).

Das Therapiekonzept erfordert die Ausleitung der Kälte aus dem Gesicht, die Stärkung des Abwehr-Qi und des Qi allgemein (Parästhesien) sowie des Blutes (Taubheitsgefühl).

5

Therapiekonzept der TCM

1. Ausleitung Wind-Kälte aus dem Kopf: Gb 20, Bl 12, Ma 6, 7, Di 4, 20, Ma 41, 45
2. Stärkung von Qi und Blut: Lu 7, KG 6, 12, Ma 36
3. Spezialpunkte und lokale Punkte: Dü 18, Jia cheng jiang (bds. der Mentolabialfalte), Bl 2, 3, Gb 1, 14, 13, Ma 3, Ma 8, 3E 23
4. Anregung der Qi-Zirkulation über die Achsen-Punkte:
   a. Tai-Yang Dü 2, Bl 67
   b. Shao-Yang 3E 2, Gb 44
   c. Yang-Ming Di 2, Ma 45

Also jeweils den antiken Kältepunkt auf dem oberen Meridian (2. Punkt von distal) und den Ting-Endpunkt zur Ausleitung auf dem unteren Meridian.

Trigeminus-Neuralgie aus Sicht der Homöopathie

Durch Kälteeinfluss ausgelöste Schmerzen reagieren auf Aconitum, Causticum, Kalium carb., Nux vomica, Rhus toxicodendron. Bei häufigen Sinusitiden in der Vorgeschichte sollten Argentum nitricum, Magnesium fluoratum, Mercurius solubilis (cave Amalgam!), Pulsatilla, Sulfur (Auslösung durch Waschen) oder Thuja eingesetzt werden. Nervöse, erschöpfte und ängstliche Patienten benötigen Arsenicum album, nach Infekten eventuell Gelsemium oder Kalmia. Bei Frauen um die Menopause hat sich Cimicifuga bewährt. Bei Schmerzen durch die geringste Bewegung (Sprechen, Kauen, Schlucken) ausgelöst verwende man Bryonia.

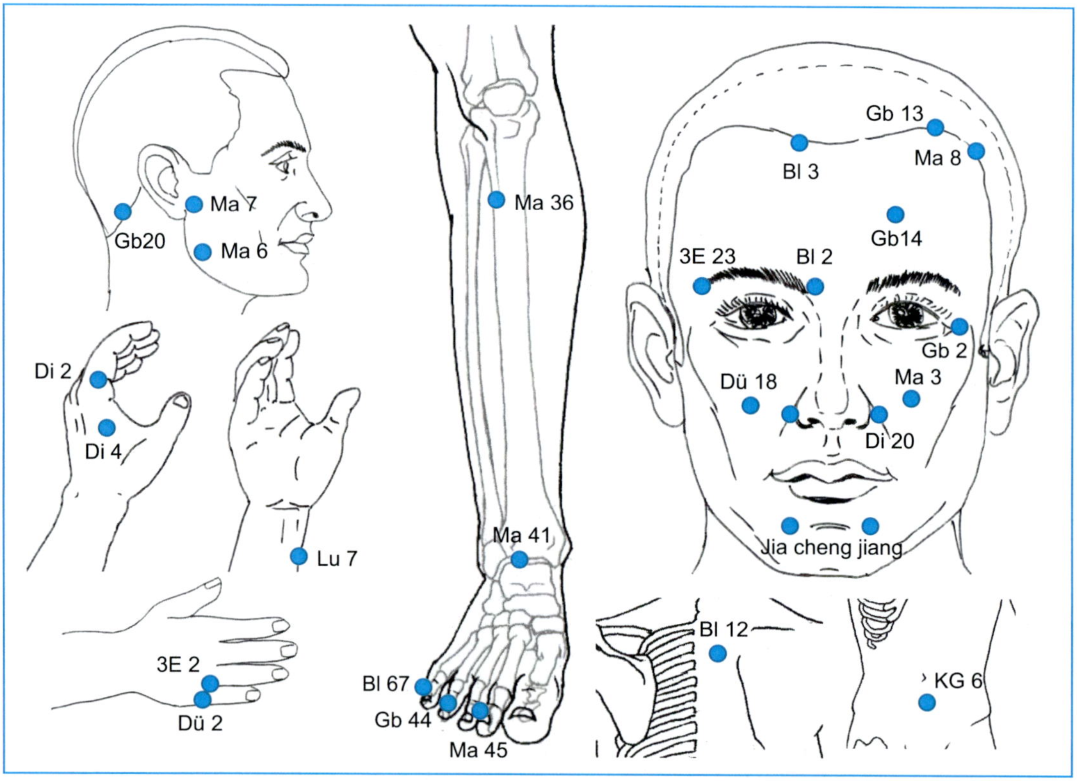

Abb. 129: Homöopunktur bei Trigeminus-Neuralgie

Praxis-Tipps Homöopunktur

Die Therapie wird zunächst in Kombination mit Akupunktur vorzugsweise an gesichtsfernen gleichseitigen Punkten durchgeführt, unterstützt durch Punkte auf der beschwerdefreien Seite im Gesichtsbereich. Die Kombination mit einer schmerzfreien Lasertherapie wird dabei von den Patienten dankbar angenommen. Eine laufende antiepileptische Therapie sollte zunächst parallel weitergeführt werden und darf erst im Laufe von Wochen oder Monaten langsam reduziert werden.

Übergewicht – Gewichtsreduktion

In der Regel handelt es sich um ein nutritiv-toxisches Übergewicht; eine hormonelle Fehlsteuerung insbesondere der Schilddrüse sollte ausgeschlossen werden. Patienten und Patientinnen in den Wechseljahren sind ebenfalls gefährdet durch die hormonelle Umstellung und es existieren Überlegungen, ob eine Substitution mit Östrogenen bei der Frau oder Testosteron beim Mann hier eine positive Stoffwechseländerung bewirken könnte.

In jedem Falle wird eine Neuorientierung der Lebensweise notwendig sein, um ohne Hunger auch dauerhaft des Gewicht zu reduzieren. Dazu gehören:

1. Vermehrte körperliche Bewegung
2. Konsequentes Meiden von Alkohol
3. Kalorienbewusste Ernährung, jedoch keine Hungerkuren!

Übergewicht aus Sicht der TCM

Viele Patienten hoffen auf ein Rezept, mit dem das körpereigene Fett ohne große Eigendisziplin einschmilzt. Meist nehmen wir Ärzte diese Patienten, die behaupten, eigentlich gar nicht viel zu essen, zumindest viel weniger als die anderen, schlanken Familienmitglieder, nicht ernst, denn von nichts kommt nichts. Entgegen dieser Meinung hat die chinesische Medizin eine ganz eigene Theorie der Entstehung der Adipositas, die sich nach meinen Beobachtungen auf jährlichen Chinareisen bestätigt. Die traditionelle Medizin beschuldigt Milch und Milchprodukte, Rohkost, Kaltes, Fett und Getreideprodukte wie Brot und Müsli die Schwächung des Milz-Qi zu bewirken. Das Milz-Qi hat die Aufgabe, aus dem Nahrungsangebot die Nahrungsenergie (Nahrungs-Qi) und das reine Wasser zu separieren. Bei geschwächtem Milz-Qi und Milz-Yang (durch Kaltes) wird der Wassergehalt der Nahrung nicht verarbeitet, sondern als Schleim und letztendlich als Fett im Organismus abgelagert. Man kann dies sehr gut an der jungen chinesischen Stadtbevölkerung in den letzten Jahren beobachten, die sich immer häufiger nach den modernen westlichen Gewohnheiten ernährt: Die Jugend wird immer dicker, aufgedunsener und fetter; die Alten, die bei ihren Essgewohnheiten in Form von warmer Kost und warmen Getränken bleiben, zeigen nach wie vor keine Gewichtsprobleme. Für die Senioren und die Landbevölkerung sind Milch und Käse ein Greuel, Rohkost und Müsli unbekannt.

Seit einigen Jahren empfehle ich meinen übergewichtigen Patienten mit großem Erfolg die Ernährungsumstellung auf die Art der Chinesen. Dass es hierbei zu einer Normalisierung der Verdauung mit Nachlassen von Blähneigung, Flatulenz und Völlegefühl sowie zu einem normalen, geformten Stuhl anstelle der breiigen, gasigen, explosiven Darmentleerung kommt, ist ein mehr als erfreulicher Nebeneffekt.

Interessant ist auch der psychische Hintergrund aus der Sicht der chinesischen Medizin. Wir kennen im Westen den Ausdruck „Entscheidungen aus dem Bauch heraus" treffen, wobei auf diese Art getroffene Entscheidungen häufig stimmiger sind als die „verkopften". In der gesamten asiatischen Philosophie spielt der Bauch (die „Mitte", Milz und Magen) beim konstruktiven „Denken" eine ganz große Rolle, wobei Kummer, Sorgen und Grübeln, also die negativen, destruktiven Seiten des Denkens, die Milz energetisch schwächen. Dazu gehören auch Partnerschaftsprobleme und Mobbing. Hier bauen sich die Patienten den Fettpanzer häufig auch als Schutzmantel gegen die Angriffe von außen auf.

Therapiekonzept der TCM

1. Das Milz-Qi und die Mitte stärken: MP 4, 6, 9, Bl 20, KG 12, Le 13, Ma 36
2. Das Herz stärken (in den Wandlungsphasen Mutter der Milz): He 7, Bl 15
3. Die Leber sedieren (Stress, Ärger, Frust): Le 3, Bl 18
4. Den Energieaufbau fördern über Lunge und Niere, Traurigkeit und Ängste abbauen: Lu 7, Ni 6

Übergewicht aus Sicht der Homöopathie

Hier finden wir eine betont sykotische Diathese mit der Neigung zur Überfunktion und Speicherung (siehe auch *Metabolisches Syndrom*).

Als Hauptmittel dienen Calc-c., Caps., Ferr., Graph. und Nat-m. (3). Übergewicht während der Menopause reagiert auf Cimic. (1), Graph. (3) und Sep. (1); Fettansammlungen im Bereich der Oberschenkel und am Gesäß auf Lyc. (1) und Nat-m. (1).

Weitere häufige Mittel in der Praxis sind: Berb. (1), Bry. (1), Lyc. (2), Phos. (2), Puls. (2) und Thuj. (1).

Praxis-Tipps Homöopunktur

Den besten Erfolg erhält man bei auf die Konstitution des Patienten gut passenden Arzneimitteln. Bryonia (Angst vor finanziellem Ruin) sowie Natrium muriaticum (Folge von Enttäuschung, Partnerschaftsprobleme) und Calcium carbonicum (ängstlich, träger Stoffwechsel) werden häufig im Einsatz sein. Im Zusammenhang mit den Wechseljahren bieten sich die oben erwähnten entsprechenden Mittel an. Unterstützend kann Fucus vesiculosus oral eingesetzt werden.

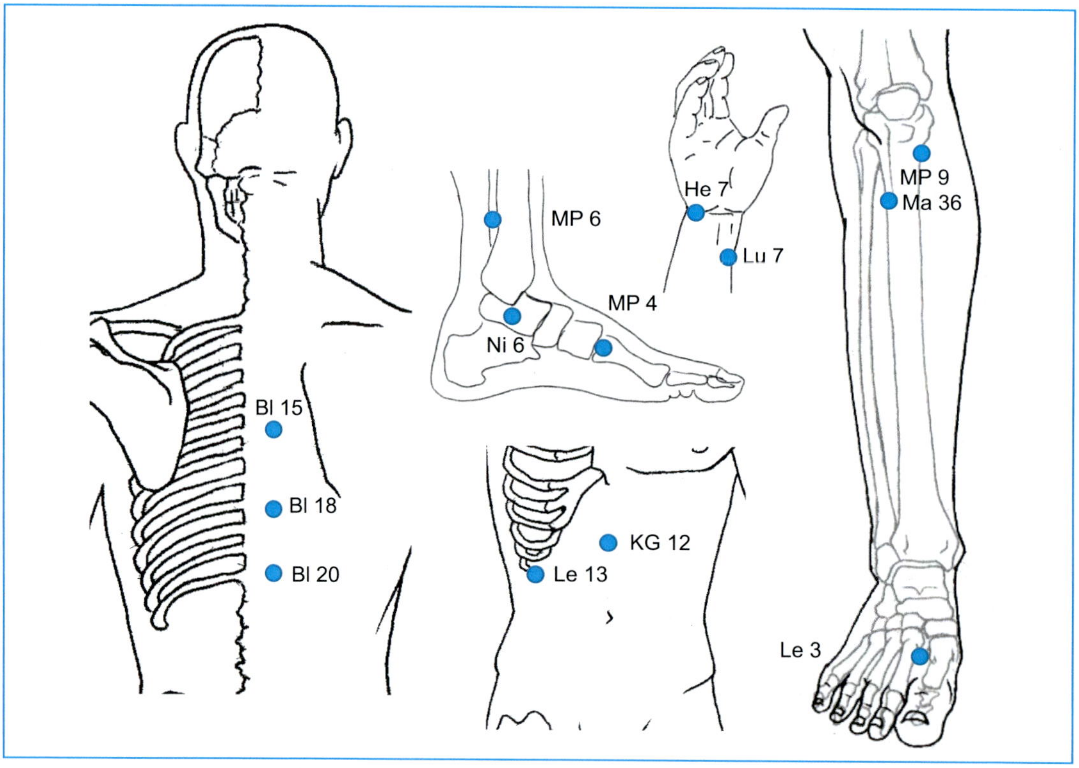

Abb. 130: Homöopunktur bei Übergewicht

Urticaria

Die Nesselsucht zählt in der Regel zu den Allergien vom Sofort-Typ, jedoch kann zumeist in der Praxis kein auslösendes Allergen definiert werden. Die Quaddeln kommen und vergehen, ohne dass irgendwelchc Zusammenhänge regelmäßig verantwortlich gemacht werden können. Meist behilft man sich in der Schulmedizin mit Antiallergika, Calcium oder gar Corticoiden.

Urticaria aus Sicht der TCM

Die Symptomatik mit schnellem Wechsel der Zeichen, Juckreiz, Erhabenheit über das Hautniveau weisen auf eine Wind-Fülle-Symptomatik hin. Es besteht folglich ein Zusammenhang mit dem Funktionskreis der Leber, wobei alimentäre Störungen meist weniger relevant sind als emotionale. Mit Hilfe der Körperseele „po“ der Lunge projizieren sich die seelischen Belastungen auf die Haut (ähnlich wie bei der Neurodermitis). Bei der Nesselsucht bewegen wir uns also im Problemkreis Leber-Stress, Einengung des Lebensraums, Aggressionen, Lunge-Traurigkeit, Verlust, Loslassen und Niere-Existenzängste. Die Körperseele „po“ stellt nämlich einen Teilaspekt der Nieren-Essenz dar.

Therapiekonzept der TCM

1. Wind ausleiten, die Leber sedieren: Gb 20, Bl 18, Gb 34, 3E 5, Gb 41
2. Die Körperseele „po“ der Lunge beruhigen: Lu 7, Di 4, Bl 13, 42
3. Die Nieren-Essenz stärken: Ni 3, 6, Bl 23, 52, KG 12, Ma 36, MP 6

Urticaria aus Sicht der Homöopathie

Apis (nachts), Rhus toxicodendron (Nässe, Kälte) und Dulcamara (Nässe, Kälte) sind die am häufigsten indizierten Mittel. Weiter kommen Arsenicum album (Brennen), Causticum (Gerechtigkeitsfanatiker),

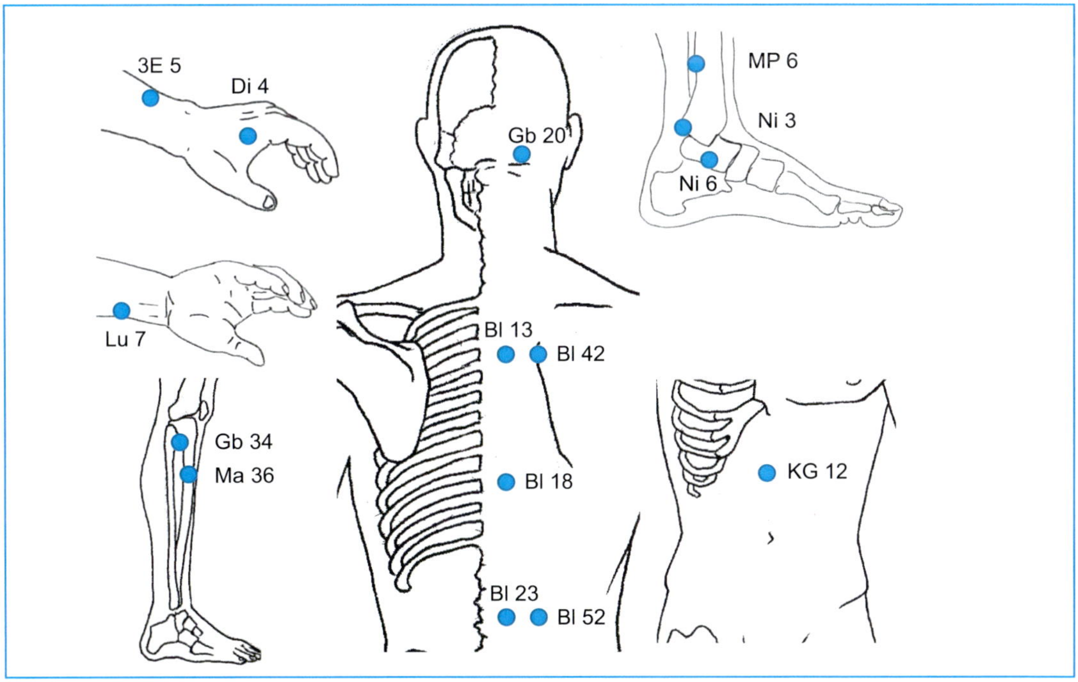

Abb. 131: Homöopunktur bei Urticaria

5

Hepar sulfuris (Überempfindlichkeit gegen Kälte), Natrium muriaticum (Liebeskummer) und Sulphur (Pubertät, null Bock) in Frage.

Uterusmyom

siehe *Hypermenorrhoe* (Seite 167)

Witterungsbedingte Kopfschmerzen

siehe *Kopfschmerzen* (Seite 180)

Zosterneuralgie

siehe *Herpes zoster (und simplex)* (Seite 162)

Anhang

Abkürzungen der 50 häufig gebrauchten Homöopunktur-Mittel

1. Agn: Agnus castus
2. Arg nit: Argentum nitricum
3. Arn: Arnika
4. Ars alb: Arsenicum album
5. Aur: Aurum metallicum
6. Berb: Berberis
7. Bry: Bryonia
8. Calc carb: Calcium carbonicum
9. Caust: Causticum
10. Cimic: Cimicifuga
11. Cocc: Cocculus
12. Con: Conium
13. Cort: Cortisonum
14. Crat: Crataegus
15. Cupr: Cuprum aceticum
16. Dulc: Dulcamara
17. Dros: Drosera
18. Eichh: Eichhornia
19. Gels: Gelsemium
20. Grind: Grindelia
21. Ham: Hamamelis
22. Hep sulf: Hepar sulfuris
23. Ign: Ignatia
24. Ipecac: Ipecacuanha
25. Kali bi: Kalium bichromicum
26. Lach: Lachesis
27. Lyc: Lycopodium
28. Magn fluor: Magnesium fluoratum
29. Merc sol: Mercurius solubilis
30. Nat mur: Natrium muriaticum (chloratum)
31. Nat sulf: Natrium sulfuricum
32. Nux vom: Nux vomica
33. Okou: Okoubaka
34. Phyt: Phytolacca
35. Phos: Phosphorus
36. Pop: Populus
37. Puls: Pulsatilla
38. Rhus toxicodendron
39. Rumx: Rumex
40. Sang: Sanguinaria
41. Sep: Sepia
42. Sil: Silicea
43. Solid: Solidago
44. Spig: Spigelia
45. Staph: Staphisagria
46. Sulf: Sulphur
47. Tarax: Taraxacum
48. Turn: Turnera diffusa (Damiana)
49. Thuj: Thuja
50. Zinc: Zincum

Literatur

Allen, H. C.: Leitsymptome homöopathischer Arzneimittel. Urban & Fischer, München, 2005

Anthony, C. K., Moog, H.: I Ging – Das kosmische Orakel. Atmosphären-Verlag, München, 2004

Bahn, J.: Laser- und Infrarotstrahlen in der Akupunktur. Karl F. Haug Verlag, Heidelberg, 1984

Bahr, F., Bushe-Centmayer, K., Dorfer, L., Jost, F., Litscher, G., Suwqanda, S., Zeitler, H.: Das große Buch der klassischen Akupunktur. Urban & Fischer, München, 2007

Bahr, F.: Einführung in die wissenschaftliche Akupunktur. MMV Medizin Verlag, 1999

Bailley, P. M.: Psychologische Homöopathie. Droemersche Verlagsanstalt Th. Knaur Nachf., München, 2000

Bek, L., Offik, A.: Chakras und Farben. Aquamarin-Verlag, Grafing, 2006

Birch, S., Junko, J.: Japanische Akupunktur. MLV Medizinisch Literarische Verlagsgesellschft mbH, Uelzen, 2001

Charette, G.: Homöopathische Arzneimittellehre für die Praxis. Hippokrates Verlag, Stuttgart, 1982

Cohen, K.: Qi Gong. Verlagsgruppe Weltbild GmbH, Augsburg, 2006

Cooper, J. C.: Der Weg des Tao. O. W. Barth Verlag, 1977

Coulter, C. R.: Portraits homöopathischer Arzneimittel, Bd. 1 und 2. Karl F. Haug Verlag, Heidelberg, 1991

Dethlefsen, T., Dahlke, R.: Krankheit als Weg. C. Bertelsmann Verlag, München, 1983

Douglas, N., Slinger, P.: Das große Buch des Tantra. Heinrich Hugendubel Verlag, Kreuzlingen/München, 2004

Dschuang Dsi: Das wahre Buch vom südlichen Blütenland (Übersetzung von Wilhelm, R.). Eugen Diederichs Verlag, München, 1996

Eberhard, W.: Lexikon chinesischer Symbole. Heinrich Hugendubel Verlag, Kreuzlingen/München, 2001

Enders, N.: Bewährte Anwendung der homöopathischen Arznei. Karl F. Haug Verlag, Heidelberg, 1992

Finkel, M.: Angewandte Homöosiniatrie. Sonnentag-Verlag, 2000

Fischer, T.: Wu wei – Die Lebenskunst des Tao. Rowohlt Taschenbuchverlag, Reinbek bei Hamburg, 2005

Fischer, T.: Yu wei – Die Kunst, sich das Leben schwer zu machen. Rowohlt Taschenbuchverlag, Reinbek bei Hamburg, 2006

Flaws, B.: 70 grundlegende Rezepte der Chinesischen Arzneimitteltherapie (Übersetzung von Höll, A.). Verlag für Ganzheitliche Medizin Dr. Erich Wühr GmbH, Kötzting, 1997

Focks, C.: Atlas Akupunktur. Gustav-Fischer-Verlag, Ulm, 1999

Frase, W., Bauer, G.: Moderne Homöosiniatrie. Aurelia Verlag GmbH, Baden-Baden, 2002

Gallavardin, J. P.: Homöopathische Beeinflussung von Charakter, Trunksucht und Sexualtrieb. Karl F. Haug Verlag, Heidelberg, 1985

Gawlik, W.: Arzneimittelbild und Persönlichkeit. Hippokrates Verlag, Stuttgart, 1990

Gawlik, W.: Homöopathie und konventionelle Therapie. Hippokrates Verlag Stuttgart, 1988

Geißler, J., Quak, T.: Leitfaden Homöopathie. Urban & Fischer, München, 2005

Gleditsch, J. M.: Reflexzonen und Somatotopien. WBV Biologisch-Medizinische Verlagsgesellschaft, Schorndorf, 1983

Gu, X.: Konfuzius zur Einführung. Junius Verlag GmbH, Hamburg, 2002

Guter, J.: Lexikon zur Geschichte Chinas. Marixverlag, Wiesbaden, 2004

Hahnemann, S.: Die chronischen Krankheiten. Organon-Verlag, Berg am Starnberger See, 1983

Hahnemann, S.: Organon der Heilkunst. Organon-Verlag, Berg am Starnberger See, 1985

Heider de Jansen, M.: Das große Handbuch der Chinesischen Ernährungslehre. Windpferd Verlagsgesellschaft mbH, Aitrang, 2006

Hertel, H.: Bildatlas der Herddiagnostik im Kieferbereich. Karl F. Haug Verlag, Heidelberg, 1992

I Ging, Das Buch der Wandlungen (Orginalübersetzung von Wilhelm, R.). Marixverlag, Wiesbaden, 2004

Imhäuser, H.: Homöopathie in der Kinderheilkunde. Karl F. Haug Verlag, Heidelberg, 1987

Julian, O.: Materia medica der Nosoden. Karl F. Haug Verlag, Heidelberg, 1983

Kämper, H.: Atlas der Homöosiniatrie. Karl F. Haug Verlag, Heidelberg, 2008

Kampik, G.: Propädeutik der Akupunktur. Hippokrates Verlag, Stuttgart, 1988

Kaptchuk, T. J.: Das große Buch der chinesischen Medizin. Fischer Taschenbuchverlag, Frankfurt am Main, 2006

Kent, J. T.: Kents Repertorium der homöopathischen Arzneimittel, Bd. 1–3. Karl F. Haug Verlag, Heidelberg, 1986

Kitzinger, E.: Akupunktur in der Orthopädie. Karl F. Haug Verlag, Heidelberg,1982

Köhler, G.: Lehrbuch der Homöopathie, Bd. 1 und 2. Hippokrates Verlag, Stuttgart, 1986

Köhler, B.: Biophysikalische Informationstherapie, 6. Aufl: Einführung in die Quantenmedizin. Verlag Videel OHG, 2006

Kungfutse: Gespräche (Übersetzung von Wilhelm, R.). Heinrich Hugendubel Verlag, Kreuzlingen/München, 2008

Laotse: Tao te king (Übersetzung von Wilhelm, R.). Marixverlag, Wiesbaden, 2004

Lebarbier, A.: Schule der Akupunktur. MLV Medizinisch Literarische Verlagsgesellschft mbH, Uelzen, 1978

Leonhardt, H.: Grundlagen der Elektroakupunktur nach Voll. MLV Medizinisch Literarische Verlagsgesellschft mbH, Uelzen, 1977

Li, T., Lachner, A.: Wortschatz Chinesische Medizin. Urban & Fischer, München, 2005

Li, X., Zhao, J.: Erkrankungsmuster und ihre praktische Anwendung in der Akupunktur. MLV Medizinisch Literarische Verlagsgesellschft mbH, Uelzen, 1998
Lorenzen, U.: Terminologische Grundlagen der traditionellen chinesischen Medizin. Verlag Müller&Steinicke, München, 1998
Maciocia, G.: Die Praxis der Chinesischen Medizin. Verlag für Ganzheitliche Medizin Dr. Erich Wühr GmbH, Kötzting, 1997
Maciocia, G.: Grundlagen der chinesischen Medizin. Urban & Fischer München, 2008
Maciocia, G.: Zungendiagnostik in der chinesischen Medizin. MLV Medizinisch Literarische Verlagsgesellschft mbH, Uelzen, 1997
Mandel, P.: Energetische Terminalpunkt-Diagnose. Synthesis-Verlag, 1983
Mandel, P.: Praktisches Handbuch der Farbpunktur. Energetik Verlag, Bruchsal, 1986
Meng, A.: Lehrbuch der Tuina-Therapie – Die traditionelle chinesische Massage. Karl F. Haug Verlag, Heidelberg, 1999
Mezger, J.: Gesichtete homöopathische Arzneimittellehre, Bd. 1 und 2. Karl F. Haug Verlag, Heidelberg, 1988
Möller, H. G.: In der Mitte des Kreises – Daoistisches Denken. Insel Verlag, Frankfurt am Main, 2001
Nogier, P.: Lehrbuch der Auriculotherapie. Maisonneuve-Verlag, Sainte-Ruffine, 1969
Odier, D.: Tantra-Eintauchen in die absolute Liebe. Aquamarin Verlag, 2007
Ortega, S.: Anmerkungen zu den Miasmen oder chronischen Krankheiten im Sinne Hahnemanns. Karl F. Haug Verlag, Heidelberg, 1987
Oschman, J. L.: Energiemedizin. Urban & Fischer, München, 2009
Osho: Buddha sprach. Wilhelm Goldmann Verlag, München, 2005
Osho: Das Chakra Buch. Innenwelt Verlag GmbH, Köln, 2007
Platsch, K. D.: Die fünf Wandlungsphasen – Das Tor zur Chinesischen Medizin. Urban & Fischer, München, 2005
Platsch, K. D.: Psychosomatik in der Chinesischen Medizin. Urban & Fischer, München, 2000
Popp, F. A.: Biophotonen – Neue Horizonte in der Medizin. Karl F. Haug Verlag, Heidelberg, 2006
Porkert, M., Hempen, C. H.: Systematische Akupunktur. Urban & Schwarzenberg, München, 1985
Porkert, M.: Die chinesische Medizin. Econ Taschenbuchverlag GmbH, Düsseldorf, 1986
Raupach, W. R.: Das Chakra Aura System. Co'med Verlagsgesellschaft, Hochheim, 2007
Reiter, F. C.: Taoismus zur Einführung. Junius Verlag GmbH, Hamburg, 2003
Schlüren, E.: Homöopathie in Frauenheilkunde und Geburtshilfe. Karl F. Haug Verlag, Heidelberg, 1987
Schmidt, W. G. A.: Der Klassiker des Gelben Kaisers zur Inneren Medizin. Verlag Herder, Freiburg im Breisgau, 1993
Schroyens, F.: Synthesis Repertorium 9.1. 2008
Seiler, H. P.: Die Weiheschen Druckpunkte. Karl F. Haug Verlag, Heidelberg, 2001
Sharamon, S., Baginski, B. J.: Das Chakren-Handbuch. Winpferd Verlagsgesellschaft mbH, 1988
Shen, D. H., Wu, X. F., Nissi, W.: Handbuch der Dermatologie in der Chinesischen Medizin (Übersetzung von Hendry, I.). Verlag für Ganzheitliche Medizin Dr. Erich Wühr GmbH, Kötzting, 1998
Strittmatter, B.: Das Störfeld in Diagnostik und Therapie. Hippokrates, 1998
Strittmatter, B.: Taschenatlas Ohrakupunktur. Hippokrates Verlag Stuttgart, 2003
Temelie, B.: Ernährung nach den fünf Elementen. Joy Verlag, Sulzberg, 1992
Tschuang-Tse: Der Mann des Tao und andere Geschichten. Wilhelm Goldmann Verlag, München, 2005
Vithoulkas, G.: Essenzen homöopathischer Arzneimittel. Sylvia Faust Verlag, Augsburg, 1998
Voegeli, A.: Die rheumatischen Erkrankungen. Karl F. Haug Verlag, Heidelberg, 1981
Volkmar, B.: Die Fallgeschichten des Arztes Wan Quan. Elsevier GmbH, München, 2007
Wildish, P.: Daoismus im Überblick – Die Weisheitslehre von Yin und Yang. Verlag Herder, Freiburg im Breisgau, 2002
Wong, K. K.: Die Kunst des Qi Gong. Droemersche Verlagsanstalt Th. Knaur Nachf., München, 1999
Yamamoto, T.: Neue Schädelakupunktur. Verlag für Ganzheitliche Medizin Dr. Erich Wühr GmbH, Kötzting, 2005
Zeitler, H.: Akupunktur des Kopfschmerzsyndroms. Karl F. Haug Verlag, Heidelberg, 1982
Zeitler, H.: Akupunkturtherapie mit Kardinalpunkten. Karl F. Haug Verlag, 1981
Zeitler, H.: Einführung in die Schädelakupunktur. Karl F. Haug Verlag, 1977
Zhang, Y. H., Ken, R.: Den Drachen reiten. O. W. Barth Verlag, 2001
Zhao, J., Li, X.: Erkrankungsmuster und ihre praktischen Anwendungen in der chinesischen Medizin. MLV Medizinisch Literarische Verlagsgesellschft mbH, Uelzen, 1998
Ziff, S., Till, T.: Amalgam – Die toxische Zeitbombe. Felicitas Hübner Verlag, Waldeck, 1985

Index